神经内科值班医师手册

On Call：Neurology

（第4版）

原　著　Stephan A. Mayer
　　　　Randolph S. Marshall

主　译　元小冬

副主译　王淑娟　卢利红　李建全　王　义

北京大学医学出版社

SHENJING NEIKE ZHIBAN YISHI SHOUCE（DI 4 BAN）

图书在版编目（CIP）数据

神经内科值班医师手册（第4版）/（美）斯蒂芬·A. 迈尔
（Stephan A. Mayer），（美）伦道夫·S. 马歇尔
（Randolph S. Marshall）原著；元小冬主译 . —北京：
北京大学医学出版社，2022.1（2023.5 重印）
书名原文：On Call: Neurology，4th Edition
ISBN 978-7-5659-2525-2

Ⅰ.①神… Ⅱ.①斯… ②伦… ③元… Ⅲ.①神经系
统疾病－诊疗－手册 Ⅳ.① R741-62

中国版本图书馆 CIP 数据核字（2021）第 237161 号

北京市版权局著作权合同登记号：图字：01-2021-5763

Elsevier (Singapore) Pte Ltd.
3 Killiney Road, #08-01 Winsland House I, Singapore 239519
Tel: (65) 6349-0200; Fax: (65) 6733-1817

On Call: Neurology, 4th Edition
Copyright © 2021 by Elsevier, Inc. All rights reserved.
ISBN-13: 978-0-323-54694-2

This translation of On Call: Neurology, 4th Edition by Stephan A. Mayer, Randolph S. Marshall was undertaken by Peking University Medical Press and is published by arrangement with Elsevier (Singapore) Pte Ltd.
On Call: Neurology, 4th Edition by Stephan A. Mayer, Randolph S. Marshall 由北京大学医学出版社进行翻译，并根据北京大学医学出版社与爱思唯尔（新加坡）私人有限公司的协议约定出版。
《神经内科值班医师手册》（第 4 版）（元小冬　主译）
ISBN: 978-7-5659-2525-2
Copyright © 2021 by Elsevier (Singapore) Pte Ltd. and Peking University Medical Press.
All rights reserved. No part of this publication may be reproduced or transmitted in any form or by any means, electronic or mechanical, including photocopying, recording, or any information storage and retrieval system, without permission in writing from Elsevier (Singapore) Pte Ltd and Peking University Medical Press.

神经内科值班医师手册（第 4 版）

主　　译：元小冬
出版发行：北京大学医学出版社
地　　址：（100191）北京市海淀区学院路 38 号　北京大学医学部院内
电　　话：发行部 010-82802230；图书邮购 010-82802495
网　　址：http://www.pumpress.com.cn
E-mail：booksale@bjmu.edu.cn
印　　刷：北京信彩瑞禾印刷厂
经　　销：新华书店
责任编辑：畅晓燕　　责任校对：靳新强　　责任印制：李　啸
开　　本：889 mm×1194 mm　1/32　印张：18.125　字数：510 千字
版　　次：2022 年 1 月第 1 版　2023 年 5 月第 2 次印刷
书　　号：ISBN 978-7-5659-2525-2
定　　价：98.00 元
版权所有，违者必究
（凡属质量问题请与本社发行部联系退换）

译校者名单（按姓名汉语拼音排序）

鲍薇薇　邓红亮　冯玉靖　耿晓双　侯晓强　皇甫春梅
李佳慧　李建全　李壬子　李文娜　李雪梅　刘　维
刘业松　卢利红　马　英　孟艳红　欧　亚　孙玉洁
王　琪　王　茜　王淑娟　王　义　吴建坤　吴宗武
徐　斌　玄丽慧　闫丽丽　杨　娜　杨秀平　元小冬
张丽环　张丽丽　张丽曼　张楠楠　张萍淑　赵俊梅
赵　萌　赵仕琪　周立富

原著者名单

CIGDEM AKMAN, MD
Chief, Child Neurology
Director, Pediatric Epilepsy
Department of Neurology
Columbia University Irving
    Medical Center
New York, NY, United States
Chapter 27: Pediatric Neurology

NEERAJ BADJATIA, MD, MSc
Professor and Vice Chair
Department of Neurology
University of Maryland School of
    Medicine
Baltimore, MD, United States
Chapter 9: Head Injury

MICHELLE BELL, MD
Assistant Professor
Department of Neurology
Columbia University Irving
    Medical Center
New York, NY, United States
Chapter 10: Focal Mass Lesions

COMANA CIORIOU, MD
Assistant Professor
Department of Neurology
Columbia University Irving
    Medical Center
New York, NY, United States
Chapter 18: Pain Syndromes

JAN CLAASSEN, MD, PhD
Associate Professor of Neurology
    and Neurosurgery
Department of Neurology
Columbia University Irving
    Medical Center
New York, NY, United States
**Chapter 4: Acute Seizures and
    Status Epilepticus**

**NEHA DANGAYACH, MD,
    MSCR**
Assistant Professor
Departments of Neurosurgery and
    Neurology
Icahn School of Medicine at
    Mount Sinai
Co-Director, Neurosciences ICU
Mount Sinai Health System
New York, NY, United States
**Chapter 16: Neuromuscular
    Respiratory Failure**

**ERROL LLOYD GORDON, Jr.,
    MD**
Associate Professor
Department of Internal
    Medicine
University of Oklahoma College of
    Medicine, School of
    Community Medicine
Tulsa, OK, United States
Chapter 19: Brain Death

LAWRENCE HONIG, MD, PhD
Professor of Neurology
Director, Center of Excellence for
Alzheimer's Disease
Department of Neurology, Taub
Institute, and Sergievsky Center
Columbia University Irving
Medical Center
New York, NY, United States
Chapter 28: Dementia

FABIO IWAMOTO, MD
Assistant Professor
Deputy Director, Division of
Neuro-Oncology
Department of Neurology
Columbia University Irving
Medical Center
New York, NY, United States
Chapter 23: Neurooncology

**JULIE KROMM, BMSc, MD,
FRCPC**
Postdoctoral Clinical Fellow
Department of Neurological
Critical Care
Columbia University Irving
Medical Center
New York, NY, United States
**Chapter 4: Acute Seizures and
Status Epilepticus**

ELAN D. LOUIS, MD
Professor of Neurology
Director, Movement Disorders
Department of Neurology
Yale University School of
Medicine
Professor of Epidemiology
Yale University School of Public
Health
New Haven, CT, United States
Chapter 25: Movement Disorders

**JEREMY J. MOELLER, MD,
FRCPC**
Associate Professor
Department of Neurology
Yale University School of
Medicine
New Haven, CT, United States
**Chapter 26: Epilepsy and Seizure
Disorders**

JAMES M. NOBLE, MD, MS
Associate Professor of Neurology
Department of Neurology
Taub Institute
Columbia University Irving
Medical Center
New York, NY, United States
**Chapter 8: Delirium and
Amnesia**

**ASHWINI K. RAO, OTR/L,
EdD**
Associate Professor
Department of Rehabilitation and
Regenerative Medicine
(Physical Therapy)
G.H. Sergievsky Center
Columbia University Irving
Medical Center
New York, NY, United States
Chapter 11: Gait Failure

CLAIRE RILEY, MD
Assistant Professor of Neurology
Director, Multiple Sclerosis
Center
Department of Neurology
Columbia University Irving
Medical Center
New York, NY, United States
**Chapter 21: Demyelinating and
Inflammatory Disorders
of the CNS**

KIRK ROBERTS, MD
Associate Professor
Department of Neurology
Columbia University Irving
    Medical Center
New York, NY, United States
**Chapter 14: Dizziness and
    Vertigo**

JANET C. RUCKER, MD
Bernard A. and Charlotte Marden
    Professor of Neurology
Departments of Neurology and
    Opthalmology
New York University School of
    Medicine, NYU Langone
    Medical Center
New York, NY, United States
**Chapter 12: Acute Visual
    Disturbances**

HIRAL SHAH, MD
Assistant Professor
Department of Neurology
Columbia University Irving
    Medical Center
New York, NY, United States
Chapter 11: Gait Failure

TINA T. SHIH, MD
Associate Professor
Department of Neurology
University of California at San
    Francisco, San Francisco
San Francisco, CA, United States
Chapter 17: Syncope

KIRAN THAKUR, MD
Winifred M. Pitkin Assistant
    Professor
Department of Neurology
Columbia University Irving
    Medical Center
New York, NY, United States
**Chapter 22: Infections of the
    CNS**

**NATALIE WEATHERED, MD,
MS**
Assistant Professor of Neurology
Department of Neurology
Weill Cornell Medicine
New York, NY, United States
**Chapter 7: Spinal Cord
    Compression**

LOUIS WEIMER, MD
Professor
Department of Neurology
Columbia University Irving
    Medical Center
New York, NY, United States
**Chapter 20: Nerve and Muscle
    Diseases**

**MARIANNA SHNAYDERMAN
YUGRAKH, MD**
Assistant Professor
Department of Neurology
Columbia University
New York, NY, United States
Chapter 15: Headache

译者前言

《神经内科值班医师手册》(*On Call：Neurology*)从1997年第1版出版，到2008年我们将其第3版翻译成中文版，再到今年我们的第4版中译版本即将问世，转瞬已近25年。在这段如梭的时光中，临床诊疗技术迅猛发展，神经病学的临床诊断和治疗水平也飞速提高，基于各种循证医学证据的指南性的神经病学诊断标准和治疗方案不断推出。第4版正是在这种大背景下孕育而生的，其编著者也由第1版的5位，增加到了目前的25位。第4版手册为医学院校的医学生和各级医疗机构的实习医师、住院医师、主治医师提供了一本与时俱进的、查询便捷、实用性强的临床参考宝典。

我们在临床工作中，遇到神经系统疾病患者的主诉千奇百怪，临床表现也光怪陆离。如何从患者的地域风俗、方言习语、生活习惯中甄别出其病史和症状的本质，从复杂的神经系统检查中明晰其中的核心体征，并选择恰如其分、快速的辅助检查技术，迅速做出疾病准确的定位和定性诊断，然后立即对可能危及生命的症状和体征给予有效处置，从而为患者进一步的治疗赢得时间，这是每一位临床医生，特别是青年医生应有的基本临床功底。然而，多数青年医生由于从事临床工作的时间短，接触的病例类型和数量有限，还没有形成科学高效的思维模式和临床习惯，使得他们在临床实战中难免会忙乱无章，导致治疗效果不佳，甚至错失救治时机。本书正是以临床实战模板的形式展示给读者，使其能够在简单、易行、易记的流程图方式指导下，形成良好的临床思维模式和工作习惯，进而掌握常见神经系统疾病的诊断和治疗，特别是急危重症患者的快速处置，从而提高神经内科临床诊疗水平。

同时，本书也为高年资神经内科医生与所带教医生之间的教学相长提供了一种新的思路。正如本书原著在献辞页中所说："本书献给纽约-长老会医院的住院医师和实习医师，无论是过去还是现在，是他们一直帮助着我们的教与学！"我们在带教实习医师的过程中，学生常常会提出一些临床所见与教科书中的经典表述不一致之处，甚至以教科书为依据指出我们的不足。此时，我们如何将学生的思路从疑惑之中拉回到临床现实中来，并以此为契机改进我们的临床工作模式，是本书的一个特有功能。本书以近乎真实的临床诊疗模式，为读者提供了临床切入点和流畅、完整的后续诊疗指南。此时，我回想起以前为眩晕患者进行的临床查房过程带给我的启示。当时主管医师考虑其诊断为眩晕原因待查，椎-基底动脉供血不足？耳石症待除外。然而，该患者的双侧椎动脉和基底动脉等脑动脉的多普勒超声检查没有见到异常改变，眼震电图和相关体位诱发试验也未见异常。我进一步询问病史和各项检查，发现患者有明显的焦虑和抑郁状态。此刻，一位实习医师向我提出了一个问题："老师，是眩晕引起了患者的焦虑和抑郁状态，还是她的情感状态异常引起了眩晕？"正是在这位同学提出的问题启发下，患者被确诊为由情感异常引发的眩晕感，在给予相应的治疗后，患者很快症状缓解出院。这也促使我对于此类问题进行了更为深入的思考，并在中国医师协会相关专家组织编写的《神经系统常见疾病伴抑郁诊治指南》（人民卫生出版社出版）一书中，承担了"眩晕伴抑郁诊治"的撰写工作。基于种种此类经历，无论是医学生还是不同专业和岗位的医生，都能在本书中找到自己学习、工作经历中遇到问题时解决方法的缩影。

在本书第 4 版中，我们高兴地见到全书的结构基本保持了第 3 版中读者喜闻乐见的形式。从第 1 部分介绍住院医师如何接诊可能患有神经系统疾病的患者，并快速做出疾病定位和定性诊断的概论，到第 2 部分讲述各级医师值班、会诊时可能遇到神经系统疾病患者的常见症状和体征，以及病情威胁生命时的临床诊疗思路和处置切入点，特别是此部分与第 3 版相比增加了"局灶性占位性病变"的章节，从而使读者对神经外科相关领域疾病与神经内科疾病鉴别诊断的认识更加全面。第 3 部分则是对第 2 部分涉及较少的神经肌肉疾病、运动障碍、小儿神经病、痴呆等特定神经系统疾病的临床特征和诊断进行了独具特色的讲解，尤其是对于它们的临床治疗进行了重点论述。正是本书的这些特点，使之成为青年医生或基层医生非常实用的指导用书。

正如 2021 年诺贝尔生理学或医学奖授予揭示温度觉与触觉感受器秘密的美国科学家 David Julius 和 Ardem Patapoutian，2004 年授予在人体气味受体和嗅觉系统组织方式研究中做出杰出贡献的 Richard Axel 和 Linda B. Buck，1967 年授予在视觉领域中发现视网膜紫质感光生化反应的 George Wald，1961 年授予发现耳蜗为听觉器官的 Georg von Békésy，1944 年授予发现不同类型感觉神经纤维的 Joseph Erlnger 和 Herbert Gasser，是他们本着科学求真的精神，揭示了人类感知世界的视、听、触、味、嗅这 5 种方式的秘密。我也希望有更多的青年医师能够以更深远的眼光去看待临床遇到的种种问题，以创新性的思维方式去解决这些难题。我想，这也正是蕴含于本书的初衷和终极目的！

元小冬
开滦总医院
2021 年 11 月

原著前言

　　1997 年，我们出版了第 1 版《神经内科值班医师手册》（*On Call: Neurology*）。这是一本服务于医学生、实习生和在医院及诊所为神经科患者提供诊疗服务的医生的袖珍参考书。目的是为读者提供一本精心组织、易于理解的工具书，用于评估和管理急诊室、重症监护室、住院病房或门诊的神经系统疾病患者。

　　长期以来，神经病学一直被认为主要是一种诊断性学科。1997 年，神经病学才开始进入治疗学快速进展的新时代。组织纤溶酶原激活剂最近被批准用于治疗急性缺血性卒中，新一代用于治疗多发性硬化的疾病修饰生物疗法刚刚被引入，一大批抗癫痫新药开始上市，这只是其中的几个例子。这是一个激动人心的时代，我们觉得神经病学文献在某种程度上没有跟上时代发展。传统上医生们过于注重诊断而非治疗，过于注重复杂性而非简单性。

　　在《神经内科值班医师手册》一书中，我们通过强调治疗学（例如，所有药物的剂量都用黑体字标明）和引导读者了解经验丰富的临床神经病学专家的重点突出且目标明确的思维过程，试图使传统的临床口袋指南更现代化。在设计方面因为照顾到内容范围的广度，从而可能限制了内容的深度。我们希望本书所给出的内容能激励神经病学专业的学生们（无论是医学生还是神经内科主治医生）去研究文献和分析有价值的资料，并能够独立做出最适合患者健康状态的结论。简而言之，我们希望本书能够成为读者解决神经病学临床问题的起点，而不是最终的标准。

　　令人高兴的是，事实证明正是如此。我们可以稳妥地说

《神经内科值班医师手册》是神经病学袖珍指南中的经典之作。在过去的 20 年里，这本书在世界各地的住院医生诊室、护士站和白大衣口袋里无处不在，影响了整整一代的年轻神经内科医生和护士。我们现在很激动地向大家介绍这本书的第 4 版，新版充分更新，以反映在神经诊断和治疗学方面的最新进展。第 1 版完全是我们自己所写，但随着神经病学的复杂性和可选择的治疗方法逐渐增加，《神经内科值班医师手册》现在以一种多作者参与的形式，允许真正的专家们传授他们的智慧。

感谢我们的患者、同事和纽约-长老会医院纽约神经病学研究所的老师们，是他们鼓励和启发我们写了第 1 版《神经内科值班医师手册》。我们特别要感谢 J. P. Mohr、John Brust 和 Matthew Fink。我们要向 Lewis P. Rowland 致敬，他是 20 世纪伟大的神经病学家。他们的声音在本书的许多内容中都能听到，他们对教学和教育的奉献精神激励着我们，也激励着无数其他神经病学专家。

Stephan A. Mayer

Randolph S. Marshall

本书献给纽约－长老会医院的住院医师和实习医师，无论是过去还是现在，是他们一直帮助着我们的教与学！

目　　录

本书结构

本书分为 4 个主要部分：

第 1 部分为**概论**，提供了神经内科患者的临床接诊方法概况，包括神经系统检查、神经解剖学定位和神经病学的诊断性检查。

第 2 部分是**值班时的常见症候**。在急诊科、门诊或住院楼，普通值班医生常常需要神经内科会诊，这是由患者的主诉症状决定的。每个问题都应从初始阶段开始处理，值班医生首先应该在电话中询问有关的问题，并给出临时医嘱，床旁处理时应注意威胁生命的主要疾病。

值班电话

问题

评价紧急状态的相关问题。

医嘱

紧急状态的医嘱就是稳定患者的病情，并在到达患者病床旁之前了解其他有关的信息。

通知值班护士

通知值班护士，告知住院医生期望其到达患者病床旁的时间。

途中思考

在途中（如在电梯中时），住院医生在对患者进行评估的同时，还要考虑鉴别诊断的问题。

威胁生命的主要情况

除非立即采取措施，否则可能导致患者死亡或神经系统损害的神经内科急症。

病床旁

快速视诊

快速视诊检查的目的是通过快速视诊评估，将患者归入以下三种类型：良好、疾病或危重症。这有助于确定进行立即干预的必要性。

生命体征

注意患者异常的生命体征。

选择性采集病史和查阅病历

包括患者的阴性表现，并进行神经系统回顾。

选择性体格检查和神经系统检查

迅速、有重点地进行神经系统检查，以评估患者神经系统功能障碍的范围和程度。

处理

为进行神经系统诊断性检查提供指导，并提供指定的药物及其剂量。当有适应证时，还可以提供检查项目清单和特殊的处理方法。

　　第 3 部分为**特定神经系统疾病**，对于重要的神经系统疾病及其处理方法进行了概述，这些疾病在"值班时的常见症候"部分中并没有全面涵盖，例如中枢神经系统感染、多发性硬化、神经肌肉疾病、运动障碍和颅内肿瘤。

　　第 4 部分为**附录**，主要提供了神经解剖学方面的参考信息及其他有助于处理神经系统疾病的信息。其中，**值班医生处方集**是治疗神经系统疾病的常用药物一览表，给出了各种药物的适应证、作用机制、剂量、给药途径、不良反应和最佳用法。

第 1 部分　概论

第 1 章

值班医生神经内科患者的接诊方法：病史采集、鉴别诊断和解剖学定位

现在是凌晨，你接到急诊室一位住院医生的电话。有一位48 岁的教师今天清晨开始出现头痛、颈痛和尿失禁，伴有右手不能拿笔。你应该如何进行处理？你应该告诉急诊室住院医生什么？应该开医嘱检查什么项目？情况有多紧急？

神经病学，大概比医学中任何其他学科都更需要掌握详细的解剖学知识和诊断性检查技术。电生理学、血清学、遗传学、病理学和大量的影像学技术，使我们能够比以前更准确地做出诊断。然而，无论是简单的诊断还是复杂的诊断难题，均在患者将其症状反映给医生时即已开始。

我们常说，90% 的神经病学诊断来源于患者的病史。诚然，医生没有根据患者的初始主诉，而是通过开出一系列诊断性检查无意中发现诊断的"散弹射击"方式是个例外。本书所描写的情况是应对急诊患者的主诉迅速作出反应，而在遇到的情况中，最重要的一个环节就是与患者的最初交流。本书的目的就是指导你通过有逻辑、有重点和有效的方式，去诊断和处理患者发生的紧急问题。本书第 4 版已更新了急诊神经病学所有相关章节的内容，包括最新的药物选择和诊断流程。在讨论值班时处理患者的一般原则以后，本章的内容还涵盖了依照鉴别诊断原则和解剖学定位采集神经病学病史的一些要点。神经系统体格检查在第 2 章进行概述，最重要的初始诊断性检查基础在第 3 章中论述。

值班时患者处理的原则

1. 从最初的电话交流中获取足够的信息

明确主诉的性质，了解他的急迫性和严重性，并要了解到目前为止已经做了什么（已经检查生命体征了吗？各种化验项目都已经送检了吗？）

2. 在你见到患者以前确定要做的鉴别诊断工作

一些初步的想法会使你与患者进行更加有效、直接的交流，并指导患者的检查。将你的诊断按照优先顺序列表，并将其中最有潜在危险的诊断放在诊断列表的顶端，其后是最可能的诊断。

3. 重点是你在患者床旁的评估

此时，与你接收患者入院时或者在门诊第一次给患者看病时进行的全面检查不同，你值班时所采集的病史和为患者进行的检查需要重点突出且行之有效。

4. 知道何时求助其他科室会诊

例如，眼科会诊一例需要鉴别视网膜动脉分支闭塞和前部缺血性视神经病的患者，或者神经外科会诊一例放置颅内压监测仪的患者。

5. 你的临床记录要准确和简明扼要

虽然尽量彻底解决临床问题是你的责任，但有时在你接触患者的过程中，你不可能立即做出诊断或完成治疗。因此，你必须尽可能准确地写出患者的病史和查体记录，并确认你记录的日期和时间。如果因为有其他急诊，你不能按时到达患者床旁，一定要记录清楚，包括相关实验室检查数据。你对问题的评价和简洁的陈述应该完整、清晰，治疗建议应该表述清楚，并要与所开的医嘱一致。如果患者的家属参加讨论，则讨论的内容和结果要有记录。

神经内科病史采集的原则

神经内科病史的主要特征包括以下内容：

1. 患者的人口统计学资料：年龄、性别、种族，以及相关信息

年龄一般在最初考虑鉴别诊断时非常重要，例如疾病引起的共济失调发生在 45 岁以下患者时，鉴别诊断应该包括多发性硬化和病毒性小脑炎；而同样的共济失调发生在老年患者时，鉴别诊断列表中发生脑梗死和酒精性小脑变性的可能性更大。具有性别特异性的神经系统疾病包括良性颅内高压和多发性硬化，这些疾病在女性更多见。

种族性差异包括多见于非洲裔美国人和西班牙人的颅内动脉硬化，而白种人则有颅外动脉硬化的高发趋势。

2. 疾病的时间进程

患者发病及病程中的时间特点是你将获得的最重要的病史之一。许多神经系统疾病可以通过当时发病的病程加以区分。在多种主诉中，突然发病提示可能为血管病或是癫痫发作性病因；数分钟到数小时内发病者，提示中毒或感染性病因的可能；症状为亚急性或慢性进展者，提示我们应该进行代谢性、肿瘤性或变性疾病方面的检查。

同时，症状的后继表现类型也很重要。症状为阵发性且持续时间较为短暂时，其鉴别诊断可以局限在一定的范围内，一般要考虑短暂性脑缺血发作、偏头痛和癫痫发作；重症肌无力、多发性硬化和周期性瘫痪也具有波动性或反复发作的病程，但典型病例很少出现迅速复发的情况。

3. 症状学特征

值班医生要求患者详细描述症状似乎有些过分或效率低，然而，只有当你进一步确认了所描述的症状时，才可以有把握地除外最初一些证据不足的诊断。发病形式、以前的发病情况、背景事件和主诉特点（包括使之好转或恶化的因素），对于做出最初的鉴别诊断非常重要。你可能需要不止一次地询问或者应用一些术语去引导患者详细地说出他们的特殊症状。众所周知，在神经内科中常有一些意义不明确的症状描述，例如"发沉"，可能意味着无力、麻木或者笨拙；"发木感"，可以是指感觉减退或者感觉异常；"头晕"，可以指眩晕、头晕目眩或者头脑混乱；"困惑"，

可能意味着定向障碍、烦躁不安、失语甚至困倦。同时要
警惕代替症状出现的实际诊断，如对一个上臂持续性"痫
性发作"的患者或一个同时有"外伤"的患者，则应该更
改症状用语。

4. 病史

虽然不是每次看病时都必须了解详细的病史，但你需
要获得可能导致患者产生主诉症状的任何疾病信息。例如，
如果需鉴别是否为卒中时，则应重点了解是否存在脑血管
病的危险因素，包括心脏病、高血压、糖尿病和吸烟等。
如果考虑为癌症转移或者副肿瘤性疾病时，则癌症病史很
重要。有些系统性疾病，例如结节病、系统性红斑狼疮和
糖尿病，可能与一系列神经系统主诉有关。对每位患者都
应该获得目前用药的信息。在考虑患者中毒和感染性病因
时，旅行史和职业史可能有一定关系。如果患者不能提供
必要的信息，你可以询问患者的家属或看护者，或者查阅
患者的病历记录。

确定最初的鉴别诊断

神经内科主诉本身有助于我们在**解剖学定位**的基础上进
行鉴别诊断。例如，急性视觉功能障碍可以分为单侧视力丧失
（提示视网膜或视神经病变）、双眼视野缺损（提示视束或视
放射疾病）或者复视（提示神经肌肉或者脑干功能障碍）。其
他神经系统主诉最好在开始时就根据**起病速度**进行分类。例
如，对于急性共济失调可能的诊断就不同于慢性或亚急性步态
障碍的相关诊断。然而，许多神经系统疾病的鉴别诊断包含各
种各样的疾病，除非从病史和体格检查中获得更多信息，否则
这些疾病很难分类。对于这些主诉，我们建议你制订一个考虑
鉴别诊断的标准方法。一个有助于记忆、在多个章节出现的缩
写可能会很有用：VITAMINS，分别代表血管性（Vascular）、
感染性（Infectious）、创伤性（Traumatic）、自身免疫性
（Autoimmune）、代谢性或中毒性（Metabolic/toxic）、医源

性 / 特发性或遗传性（Iatrogenic/idiopathic or hereditary）、肿瘤性（Neoplastic）、癫痫发作性 / 精神病性 / 结构性（Seizure/psychiatric/structural）病因。

解剖学定位

　　神经系统检查见第 2 章。明确的解剖学定位原则是这部分强调的重点，因为神经系统疾病的正确诊断一般要依赖于病灶的定位。表 1.1 至表 1.4 列出了从脑损害到外周病变定位的一般原则。大多数定位情况在"值班时的常见症候"相关章节中进行了讨论。

表 1.1	上运动神经元（锥体）系统的定位原则：肌张力增高，引起痉挛状态和反射亢进	
部位	症状	体征
皮质	• 肢体和面部不同程度的力弱 • 感觉症状 • 语言、视觉或注意力改变	• 力弱程度不同（例如上肢力弱比面部和下肢严重） • 失语、偏盲或偏侧忽视 • 皮质性或初级感觉缺失 • 认知功能障碍
放射冠	• 肢体和面部不同程度的力弱	• 力弱程度不同 • 初级感觉缺失
内囊	• 仅有力弱	• 面部、上肢和下肢同时和同等程度受累
脑干	• 单侧或双侧力弱 • 复视、眩晕、构音障碍或力弱	• 严重偏瘫 • 眼动或吞咽障碍 • 姿势性运动
脊髓	• 步态异常 • 行走困难 • 尿失禁	• 面部正常 • 痉挛性四肢轻瘫（颈部）或下肢轻瘫（胸部） • 有感觉平面

表 1.2	下运动神经元系统的定位原则：肌张力降低，引起肌肉松弛和反射减弱	

部位	症状	体征
脊髓前角	• 进行性迟缓性力弱	• 肌萎缩、力弱、肌束震颤 • 没有感觉缺失
神经根 / 神经丛	• 单个肢体力弱和感觉缺失 • 颈、后背或肢体疼痛	• 根性或丛性分布的力弱 • EMG 显示受累肌肉有失神经支配表现
神经	• 局灶性力弱（单神经炎） • 远端力弱（多神经病）	• 局灶性或远端力弱 • 受累分布区出现肌萎缩 • 肌束震颤 • 反射减弱 • 神经传导检查显示传导减慢或低波幅；EMG 有失神经支配表现
神经肌肉接头	• 迟缓性力弱 • 复视	• 依酚氯铵（滕喜龙）试验阳性 • EMG 重复神经电刺激显示波幅递减反应
肌肉	• 近端力弱 • 上楼梯和梳头困难 • 肌肉痛	• 近端力弱 • EMG 表现为多相性、低波幅运动单位

EMG，肌电图

表 1.3	脑干定位原则：特异性脑神经受损指导定位（图 1.1）
部位	**症状和体征**
中脑	<ul><li>眼球垂直凝视障碍</li><li>CN 3 麻痹（伴对侧外展性眼球震颤提示同侧 INO）</li><li>CN 4 麻痹</li><li>对侧运动性体征（偏瘫提示 Weber 综合征，共济失调提示 Claude 综合征，震颤或舞蹈症提示 Benedikt 综合征）</li><li>意识、知觉或行为改变（大脑脚性幻觉症）</li></ul>
脑桥	<ul><li>构音障碍和吞咽困难</li><li>对侧轻偏瘫或偏身感觉缺失</li><li>同侧面部感觉缺失（CN 5）</li><li>同侧凝视麻痹（PPRF）或一个半综合征（PPRF 和 MLF）</li><li>闭锁综合征（两侧脑桥基底部；伴有眼球浮动）</li><li>水平性眼球震颤（一般为脑桥臂）</li><li>共济失调</li></ul>
脑桥延髓交界区	<ul><li>眩晕（CN 8）</li><li>构音障碍</li><li>水平或垂直性眼球震颤</li><li>对侧偏身感觉缺失和轻偏瘫</li></ul>
延髓外侧（Wallenberg 综合征）	<ul><li>同侧 Horner 综合征</li><li>同侧肢体共济失调</li><li>同侧面部和对侧身体麻木</li><li>共济失调步态</li><li>眩晕、头晕、恶心（CN 8）</li><li>吞咽困难（CN 9 ～ CN 12 麻痹）</li></ul>
延髓内侧（罕见）	<ul><li>对侧偏瘫</li><li>对侧脊髓后索性感觉缺失</li><li>同侧舌肌力弱（CN 12 麻痹）</li></ul>

CN，脑神经；INO，核间性眼肌麻痹；MLF，内侧纵束；PPRF，脑桥旁正中网状结构

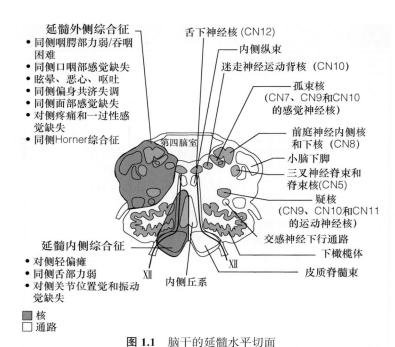

延髓外侧综合征
- 同侧咽腭部力弱/吞咽困难
- 同侧口咽部感觉缺失
- 眩晕、恶心、呕吐
- 同侧偏身共济失调
- 同侧面部感觉缺失
- 对侧疼痛和一过性感觉缺失
- 同侧 Horner 综合征

舌下神经核 (CN12)
内侧纵束
迷走神经运动背核（CN10）
孤束核（CN7、CN9 和 CN10 的感觉神经核）
前庭神经内侧核和下核（CN8）
小脑下脚
三叉神经脊束和脊束核(CN5)
疑核（CN9、CN10 和 CN11 的运动神经核）
交感神经下行通路
下橄榄体
皮质脊髓束

第四脑室

延髓内侧综合征
- 对侧轻偏瘫
- 同侧舌部力弱
- 对侧关节位置觉和振动觉缺失

XII
内侧丘系
XII

■ 核
□ 通路

图 1.1 脑干的延髓水平切面

表 1.4	脊髓定位原则：通过结合所累及的传导束进行辅助定位	
部位	**症状和体征**	**常见病因**
脊髓半横断性损害（Brown-Séquard 综合征）	• 同侧轻偏瘫 • 对侧脊髓丘脑束性感觉缺失 • 同侧脊髓后索性感觉缺失 • 括约肌功能障碍	• 穿通伤 • 脊髓外部压迫
脊髓前索	• 上、下运动神经元瘫痪 • 脊髓丘脑束性感觉缺失 • 括约肌功能障碍 • 脊髓后索功能保存	• 脊髓前动脉梗死（一般累及 T4～T8）
脊髓中央部	• 下肢轻瘫 • 下运动神经元瘫痪；上臂弛缓性萎缩和肌束震颤 • "披肩"样分布的感觉缺失（如在颈部）	• 脊髓空洞症 • 颈部屈-伸性损伤 • 髓内肿瘤

续表

部位	症状和体征	常见病因
脊髓后索	<ul><li>本体感觉和振动觉缺失</li><li>节段性麻刺感和麻木感</li><li>"束带"样紧缩感</li></ul>	<ul><li>维生素 B_{12} 缺乏</li><li>脱髓鞘疾病（多发性硬化）</li><li>外源性压迫</li></ul>
枕骨大孔	<ul><li>痉挛性四肢轻瘫</li><li>颈部疼痛和强直</li><li>C2～C4 和上面部麻木感</li><li>同侧 Horner 综合征</li><li>同侧舌肌和斜方肌力弱</li></ul>	<ul><li>肿瘤（脑膜瘤、脊索瘤）</li><li>寰枢椎半脱位</li></ul>
脊髓圆锥	<ul><li>下骶部鞍区感觉缺失（S2～S5）</li><li>括约肌功能障碍；无性能力</li><li>后背痛或直肠痛</li><li>L5 和 S1 运动缺陷（踝和足力弱）</li></ul>	<ul><li>髓内肿瘤</li><li>脊髓外部压迫</li></ul>
马尾	<ul><li>括约肌功能障碍</li><li>下肢轻瘫伴多个神经根分布区的力弱</li><li>多发双侧皮节感觉缺失</li></ul>	<ul><li>髓外肿瘤</li><li>癌性脑膜炎</li><li>蛛网膜炎</li><li>椎管狭窄</li></ul>

（元小冬　译　王淑娟　李建全　审校）

第 2 章

神经系统检查

即使随着神经影像学技术的进一步有效应用，在神经病学的实际工作中，临床检查仍然非常重要。**这是因为神经系统检查可提供其他检查所不能提供的关键性信息，例如患者的神经系统功能是否正常。** 然而不幸的是，很多临床医生从来都没有熟练掌握神经系统检查，因为做这些检查被认为太耗费时间、过于复杂且其相关性并不可靠。而在实际值班环境中，神经科专科医生几乎从不像医学院教的那样进行全面的从头至尾的检查，而是把重点放在发生的问题上，跳过了没有关系的检查部分，并主动检查病史中提示的假定病变部位。

本章的目的是使医生熟悉（或复习）神经系统检查的基本内容。对于特殊的临床表现（如昏迷、后背痛或急性力弱），要按照问题所提示的方向进行检查，这些会在以后的章节进行论述。

神经系统的检查

神经系统的检查内容如框 2.1 所示。

精神状态

如何强调精神状态检查的重要性都不为过。对于怀疑颅内病变的患者（如突然出现剧烈头痛的患者），其精神状态改变所反映的问题远远多于单一的疼痛：说明大脑不能维持其正常功能。这对提示进一步的检查和处理很有意义。

人的精神活动格外复杂，神经内科的学生经常在精神状态检查方面出现困难，因为他们学会的仅仅是精神功能"量

框 2.1	神经系统的检查内容

- 对于初学者，要记住神经系统检查的全部内容可能很困难，因此，在初学神经系统检查时，应记住神经系统检查的 7 个主要组成部分的英文第一个字母（M C M C R S G），这对避免遗漏可能有一定的帮助：
- 精神状态（**M**ental status）
- 脑神经（**C**ranial nerves）
- 运动（**M**otor）
- 协调性（**C**oordination）
- 反射（**R**eflexes）
- 感觉（**S**ensory）
- 步态和姿势（**G**ait and station）

表"评估（框 2.2），而不是如何将所有表现进行整合。为了简化精神状态检查，我们主张应用强调 5 项基本因素的五步检查法：①警觉性和注意力；②意识混乱、定向力障碍或行为异常；③语言；④记忆力；⑤其他大脑高级皮质功能。

- **第一步：意识水平、注意力和集中能力的检查**

　　正如图 2.1 的图解所示，脑的醒觉和注意力机制（由脑干网状激活系统弥漫性投射到皮质介导）是所有高级认知功能的基础。意识水平、注意力和精神集中能力可以在概念上构成金字塔的三个层面，在更基础层面的功能障碍（意识水平降低）几乎肯定出现金字塔上层的功能异常（注意力和集中能力）。同样，如果患者不能保持醒觉或注意力或精神集中能力，则不会有正常的记忆力、语言或其他高级神经功能。谵妄的特征是患者出现严重的注意力障碍，而其警觉性相对保留（轻度嗜睡到警觉过度的状态）。

1. **意识水平**：患者是处于警觉状态，还是嗜睡、昏睡或昏迷状态？嗜睡类似于困倦，但有一个很重要的区别，即患者不能完全和持续处于清醒状态。昏睡可以定义为需要通过疼痛刺激才能获得患者的最佳语言或运动反应。昏迷则提示患者在疼痛刺激时仍无反应。

2. **注意力**：患者注意你了吗？在嗜睡或脑病的患者，注意

框 2.2	精神状态：情感和高级认知功能
行为	患者的行为是否正常、有敌意或表现怪异吗？
抽象推理能力	患者能够判断相似的事物或解释谚语吗？抽象推理能力差导致以"具象思维"为主。
自知力	患者对当前的医疗问题能够正确理解吗？
判断力	患者的判断力有障碍吗？询问患者，如果他或她在电影院发现了一个钱包或闻到烟味时，他或她将做什么？
计算力	患者能够做加、减和乘法吗？
视空间能力	患者能够抄写数字、画一个表盘或将一条线对分为两段吗？
运用	患者是否有失用症，即无法模拟或执行简单的运动任务，如刷牙（观念运动性失用），或概念化、计划并执行一系列任务，如在缺乏理解力的情况下折叠一封信并密封在信封中（观念性失用）。失用症通常定位于优势半球的额叶或顶叶。
情感	患者的情感（立即表达并观察到的情绪）有压抑、欣快、受限制、平淡或与场景不相符的表现吗？
情绪	患者的长期情绪倾向如何？
思维形式	患者是否显示出联想松散、思维散漫、言不达意、病理性赘述或不连贯？在没有意识水平障碍时，有注意力、记忆力、语言、思维障碍这些精神疾病的特征吗？
思维内容	患者的思维内容有偏执、妄想、强迫性、固执、恐惧或现实感丧失的特征吗？
感知能力	患者有幻觉或错觉吗？

力可以完全损害。注意力正常的患者是看着你回答问题，并能够立即执行命令。注意力障碍的特征是视觉注视和跟踪障碍、语言反应缓慢并需要多次提示，以及运动不连贯。视空间半侧忽视起因于大脑半球较大的病灶，几乎总是与注意力完全受损相关。

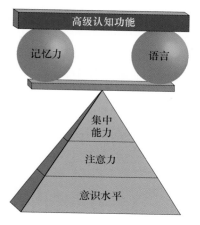

图 2.1 人类认知功能的基本要素图解。醒觉机制（意识水平、注意力和集中能力）是全部精神活动的基础。语言和记忆力是可在解剖学上定位的、高度发展的基本认知形式。其他全部高级认知功能均有赖于这三个基本要素的正常功能

3. **集中能力**：患者能从 20 倒数到 1 和倒背月份吗？这些是相对来说需要学习的任务，与应用"减 7 系列"的计算方法相比，较少受以前受教育程度的影响。异常反应包括停顿过长、遗漏和顺序颠倒。

- **第二步：定向力障碍、意识混乱或行为异常的评估**

    这一步最初是基于采集病史过程中对患者的观察。对于行为的评价应该使用精神活动（激动与意志力丧失）和情绪反应（喜悦、悲伤、愤怒或平淡）这样的术语。

1. **有条理地检查患者对人物名称、地点、时间（日期、星期几、月份、年份）和环境的定向力。** 定向力障碍反映了脑的整合功能异常。与醒觉、记忆或语言异常不同，定向力障碍不能提示解剖学的定位诊断，因为脑内没有"定向力中枢"。请记住，典型的定向力障碍是遵循一系列连续的表现方式而发展的，首先涉及的是环境，然后是时间、地点和人物名称。因此，时间和地点定向正常的患者，如果不知道他或她自己的姓名时，则是精神疾

病方面的问题。

● **第三步：语言检查**

优势半球的局灶性损害可以导致失语，定义为语言的产生或理解异常。在临床工作中，语言的 4 个基本组成成分均应进行检查。

1. **流利性**：患者言语的速度和流畅性表现正常吗？流利性障碍定义为言语生成的速度减慢。其特征为讲话费力、找词困难、缺乏正常的语法和句法，给予持久的回应，并出现自发性错语。

2. **理解**：患者能够执行一步性和二步性命令吗？如果患者注意力正常，而不能执行命令，则提示听觉性理解障碍。

3. **命名**：患者能够说出手表、钢笔和眼镜的名称吗？对命名不能和错语性错误进行检查。我们可以听到语音错语（一个音素被另一个音素所替代，例如"tadle"代替了"table"）和语义错语（一个词被另一个语义相关的词所代替，例如用"门"代替了"窗户"）。

4. **复述**：患者能够重复"火车迟到了一个小时"和"今天是阳光明媚的好天气"吗？在流利性或理解严重缺陷而复述正常时，可以诊断为经皮质失语症，这提示患者的预后较好。

在得到患者的流利性、理解、命名和复述这些信息以后，你能够诊断和分类各种失语症（表 2.1）。请患者大声阅读，也是失语和失读症的一个敏感筛查测试。Barca 失语（定位于优势半球的额叶背外侧部）可以导致言语不流利、讲话费力，一般与偏瘫的临床表现有关。Wernicke 失语（定位于颞叶的后上部）能够导致流利的无意义言语并伴有理解障碍，在大多数情况下，患者不知道出现了问题（病感失认症）。如果出现失语症，要想了解失语更准确的特征，则要详细地检查阅读和书写。不要将失语与构音障碍混淆，后者是一种运动性障碍。

● **第四步：记忆力检查**

记忆力分为**即刻记忆、短期记忆**和**长期记忆**。在神

表 2.1	失语症的分类

	流利性	理解	命名	复述
Broca 失语（运动性）	0	+	0	0
Wernicke 失语（感觉性）	+	0	0	0
经皮质运动性失语	0	+	0	+
经皮质感觉性失语	+	0	0	+
完全性失语	0	0	0	
传导性失语	+	+	0	0
命名性失语	+	+	0	+

0，异常；＋，正常

经内科患者中，即刻记忆障碍一般是由于注意力障碍而不是由于单纯的记忆缺失所致。短期记忆可通过要求患者在 3 ～ 5 min 内回忆三个词（如珍妮、红色、大象）进行检查。长期（遥远）记忆最好通过询问一些著名的公众人物 [如罗纳德·里根（Ronald Reagan）或马丁·路德·金（Martin Luther King）]、重大历史事件（如 9·11 事件）或知名体育人物（如穆罕默德·阿里）进行检查。严重遗忘症可以发生虚构（不正确）的反应，并且反应很快，患者对他们完全混淆的事实毫无洞察。

- **第五步：情绪和高级认知功能的检查**

  精神状态检查中的这些成分如框 2.2 所示，它们一般没有解剖学定位的意义，也不一定在所有的患者中均要进行检查。其主要价值在于鉴别复杂的认知功能与神经精神性疾病。

脑神经

CN 1　嗅神经

嗅神经功能检查很少进行，一般可以省略。

CN 2　视神经

1. 眼底

检查是否有视盘水肿、视盘苍白或萎缩、视网膜出血或渗出、自发性静脉搏动以及高血压微血管改变（动静脉局部狭窄和铜丝症）（图 2.2）。

2. 视野

与患者面对面站立，指导他或她注视你的鼻子，并让患者在 4 个象限方向数手指（图 2.3）。Visual acuity 分别对每侧眼睛进行检查。如果患者有注意力障碍，则可以检查其受惊吓时的眨眼反应。

3. 视敏度

检查戴眼镜时的视敏度（视力），应用袖珍斯内伦视力表（Snellen chart）或"近视力卡（near card）"，一次检查一只眼睛。

4. 色觉

色觉一般仅由眼科医生进行检查，视神经疾病可以发生色觉异常。

CN 3、4、6　动眼、滑车和展神经

1. 眼睑

检查是否有上睑下垂，定义为眼睑下垂，不能见到

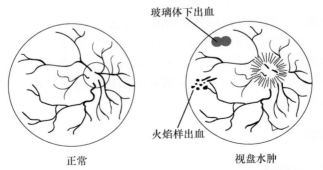

玻璃体下出血

火焰样出血

正常　　　　　　　视盘水肿

图 2.2　眼底检查的常见异常表现。视盘水肿的特征性表现为视盘充血、视盘边缘模糊，正常情况下清楚可见的血管跨视盘边缘走行的现象消失

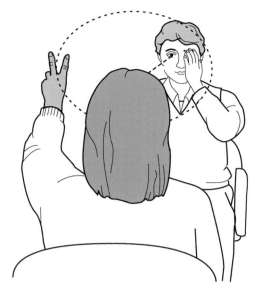

图 2.3　视野检查方法

明显的瞳孔上缘。上睑下垂发生在动眼神经（CN 3）损伤或 Horner 综合征（上睑下垂、瞳孔缩小、面部无汗）时，后者是由于中枢性或周围性交感神经通路损伤所致。

2. 瞳孔

检查瞳孔的形状、对称性、对光反射和调节功能。两侧瞳孔不等大（瞳孔不对称）可因瞳孔缩小（一侧瞳孔异常缩小）或瞳孔扩大（一侧瞳孔异常扩大）引起。在有些情况下，要在明亮或黑暗的条件下进行检查，以便确定哪一侧瞳孔有异常。

传入性瞳孔障碍（afferent pupillary defect，APD）或者 Marcus Gunn 瞳孔，可以由视神经损害所致（如多发性硬化中的视神经炎）。我们可以利用强光检查诱发出相应的症状：将光线从一侧眼睛间隔 3 s 左右移动至另一侧眼睛，当光线照射瞳孔时，异常侧瞳孔将会扩大而不是缩小。

3. 眼外运动

要求患者注视并使眼球跟随你的手指运动。单侧眼球运动障碍一般起源于单个的脑神经功能缺损。除了检查眼球运动受限以外，观察是否有注视异常（方波急跳、眼球震颤、斜视性眼阵挛）、平稳视跟踪（扫视跟踪）以及扫视性眼球运动［缩量扫视（hypometric saccades）、视辨距不良］改变。我们可以通过让患者从一只手到另一只手迅速转换注视方向来检查扫视情况。

视动性眼球震颤（opticokinetic nystagmus，OKN）是一种正常的生理性眼球震颤，发生在让患者注视一连串的运动性视觉刺激物时（如应用有条纹的条带检查 OKN）。OKN 不对称性消失是由于条带运动一侧的额叶或顶叶损害所致。

CN 5　三叉神经

三叉神经 3 个分支（V1、V2 和 V3）的感觉功能可以分别通过检查前额、面颊和下颏部位的轻触觉、针刺觉和温度觉进行评价（图 2.4）。运动功能可以通过检查下颌侧向运动的不对称性进行评估。翼外肌无力可以导致张口时下颌向同侧偏移以及向对侧的侧向运动力弱。

角膜反射（由 V1 介导）可以通过应用一个棉条轻触角

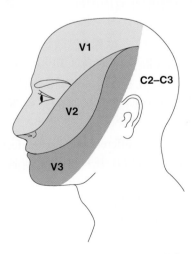

图 2.4　三叉神经的感觉分布

膜，导致眼轮匝肌收缩（CN7）而引出。一般仅在昏迷患者或怀疑局灶性脑干或脑神经病变（如听神经瘤）时才需要进行这项检查。

CN 7 面神经

睑裂增大和鼻唇沟变浅提示面肌无力。要求患者示齿、抬眉，并检查闭眼、闭唇时抵抗阻力的力量。上运动神经元性面瘫时，对侧前额的表现正常，因为额肌是由双侧上运动神经元的神经支配，而下面部的肌肉不是双侧性支配的。

味觉，一般仅在有面肌无力表现时才需要进行检查。检查时，将舌牵拉在外，用湿棉签蘸糖或盐水涂在舌尖和舌的一侧。如有味觉缺失，则证明在鼓索神经连接点的近端有周围性 CN 7 损害。

CN 8 前庭蜗神经

听觉障碍可以通过检查每侧耳能否辨别手指摩擦音进行筛选。如果出现单侧耳听力丧失，则需要应用 512 Hz 的音叉鉴别感音性耳聋与传导性耳聋。

- Weber 试验是通过叩击音叉，并将其放置在紧靠前额正中部进行检查。询问患者两侧的音调是否相等。患侧耳音调减弱提示感音神经性耳聋，患侧耳音调升高则为传导性耳聋（中耳听小骨疾病）。传导性耳聋时表现为通过颅骨传导的纯音，而在正常耳则音调柔和，这是因为竞争性的环境噪声是通过鼓膜和听小骨传导所致。

- Rinne 试验可用于证实患耳是否存在传导性耳聋。叩击音叉，并将其放置在乳突上，让患者在不能听到声音时立即告知，然后马上再将其放在外耳道前：正常时患者能够再次听到声音，如果听不到声音则为传导性耳聋。

CN 9，10 舌咽神经和迷走神经

要求患者张口并说"啊"，检查软腭上抬的对称性和程度，注意听患者是否有声音嘶哑或鼻音（均为 CN 10 的运

动功能）。咽反射可以通过应用一个棉拭子轻触咽后壁进行检查（CN 9 的感觉功能，CN 10 的运动功能），通常老年患者可以减弱或缺失。吞咽困难和误吸的危险最好通过让患者吞咽少量的水（3 盎司）来进行筛查，咳嗽提示有误吸和气道的保护功能丧失。

CN 11　副神经

让患者抵抗阻力屈曲颈部和向两侧转头（检查胸锁乳突肌）。左侧胸锁乳突肌收缩可使头转向右侧，反之亦然。再让患者抵抗阻力进行耸肩以检查斜方肌。

CN 12　舌下神经

让患者伸舌并分别顶住两颊部。单侧 CN12 障碍时，伸舌时可导致舌向力弱侧偏斜，并且不能将舌推向对侧颊部。

运动

1. 望诊

寻找有无肌肉萎缩、肌束震颤和不自主运动。一侧肢体优先自发运动提示未使用侧肢体轻瘫。如果患者昏迷，则要检查挤压胸骨时的优先局部反应。

震颤应该评价是出现在休息时（静止性震颤），还是出现在持续固定姿势时（姿势性震颤）或主动运动时（运动性或意向性震颤）。

2. 肌张力

请患者放松，然后通过被动地移动患者的肘、腕和膝部，检查患者的肌张力。

a. **肌张力降低**：发生在急性麻痹、下运动神经元病、同侧小脑性损害和舞蹈病时。

b. **肌张力增高**有三种类型：

（1）**痉挛状态**出现在上运动神经元损害时。其特征通常为被动屈伸肢体时，肌张力突然增加（一个"制动装置"）。折刀现象是有时在活动腿部时遇到的一种特殊的痉挛形式，肌张力在运动开始时非常大，然后缓慢地降低，直至突然失去抵抗。

（2）**强直**发生在基底节疾病。在整个运动范围均表现为阻力增加。齿轮样强直现象是帕金森综合征的特征性征象，其特点是规律的齿轮样阻力消失。如果让患者反复做张开和闭合这种矛盾性的手掌运动，则腕部的齿轮样强直一般会增强。

（3）**不自主性抵抗**（握持性抵抗）或伸展过度，发生于痴呆和额叶综合征。其特征为多变的、不连续性肌张力增加，并与放松交替出现。

3. 轻偏瘫筛查试验

在多数病例中，大脑损害可导致轻微的偏瘫，但抵抗阻力时的力量正常。下述是筛查轻偏瘫的敏感试验（图 2.5）。

a. 内旋偏移试验

让患者保持双臂向前伸出的姿势，掌心向上，闭眼。检查有无内旋并向下偏移的表现。

b. 快速手指叩击试验

分别检查每个手的拇指和示指叩击。虽然一般认为这是小脑功能障碍的体征，但快速运动的手指减慢也发生在皮质脊髓束受到损害时。

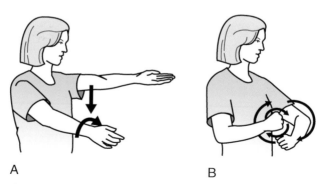

A　　　　　　　　　　　　B

图 2.5　轻偏瘫的筛查方法。**A.** 内旋偏移试验：力弱的右臂内旋并向下偏移。**B.** 前臂旋转试验：力量较强的左前臂有围绕力弱的右前臂"旋转"的趋势

c. 前臂旋转试验

让患者握拳，并使其前臂互相围绕着旋转。有轻偏瘫时，力量正常的前臂将出现围绕力弱的前臂旋转的趋势。

4. 肌力

除非怀疑患者力弱的病因为周围性损害，通常无须对各个单独肌群进行详细的主动抵抗阻力时的肌力测试。一般我们检查患者的肩部、腕部、髋部和踝部的肌力就可以达到筛查的目的。请注意，卧床患者进行下肢力量的评价一般不可靠，行走是筛查下肢力弱的最有效方法。

常规的肌力分级情况，如框 2.3 所示。

协调性

小脑半球疾病可以导致肢体的共济失调，而小脑中线部位损伤能引起步态共济失调。下列试验可用于检查患者的不协调性和共济失调。

1. 指鼻试验

让患者用一个指尖交替触及自己的鼻尖和检查者的手指，检查有无意向性震颤（接近目标时不规律的混乱性运动）和过指现象（一般闭眼时更容易引出）。检查者手持笔帽，要求患者慢慢把钢笔放入笔帽中，这样可以检测出轻微的辨距不良（图 2.6）。

2. 快速节律性轮替运动

让患者每个手指快速连续触及拇指，或者尽可能快地翻

框 2.3	肌力分级量表
0	未见肌肉收缩
1	仅能检查到轻微肌纤维收缩
2	仅能在重力平面上运动
3	有抵抗重力的主动运动，但不能抵抗阻力
4	有抵抗阻力的主动运动，但强度低于正常肌力（可以分级为4+、4 或者 4−）
5	正常肌力

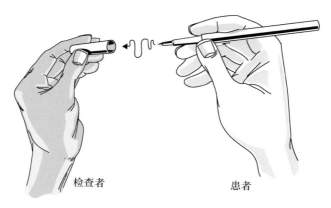

图 2.6　轻微辨距不良的筛查方法。手持钢笔帽，当患者试图把钢笔放入笔帽中时，观察有无意向性震颤

转手心和手背（旋前-旋后），或者快速交替用足趾和足跟触及地板。在有小脑疾病时，这些运动缓慢而且笨拙（轮替运动障碍）。

3. 跟-胫试验

采取平躺姿势，让患者用单脚的脚跟在对侧胫骨前面从上到下滑行。有肢体共济失调时，可以出现左右"震颤"。

反射

1. 深部腱反射

在正常情况下用叩诊锤叩击肌腱，可以产生肌肉反射性收缩，这是由下运动神经元反射弧介导的。反射亢进主要是由于上运动神经元损害所致，这是正常的下行性抑制释放的结果；而反射减弱是由于下运动神经元损害所致。主要的深部腱反射及其相应的脊神经根支配列于表 2.2 中。严重腱反射亢进可以引起肌阵挛，即叩击肌腱或背屈踝关节能够引起反复的节律性收缩。

按照惯例，深部腱反射可以分为 0～5 级（框 2.4）。

2. 跖反射

用你的叩诊锤手柄末端快速地划击患者的足底，从足

表 2.2	深部腱反射
反射	**节段**
下颌反射	三叉神经（CN 5）
肱二头肌反射	C5 和 C6
肱桡肌反射	C5 和 C6
肱三头肌反射	C7 和 C8
屈指（Hoffman）反射	C8 和 T1
膝反射	L2、L3 和 L4
踝反射	S1

框 2.4	腱反射分级量表
0	无
1	减弱
2	正常
3	亢进（可以波及周围的肌肉）
4	不持续性肌振挛（颤动数次）
5	持续性肌阵挛

后跟开始，沿着足外缘向上并横过足的跖球到达𧿹趾的基底部。在跖趾关节处出现𧿹趾屈曲为正常反应，𧿹趾伸展（巴宾斯基征）发生于上运动神经元损害时。如果患者敏感，仅轻划足跟外缘就能引起正常的反应。

3. **皮肤反射**

这些反射不需要作为常规检查，但当怀疑存在脊髓或马尾损害时应进行检查。正常老年人或肥胖个体常常缺乏这些反射。这些反射的存在提示所检查的脊髓和相应水平的感觉和运动神经功能正常。

a. **腹壁反射**

应用一把钥匙、小木棒或叩诊锤柄，在腹壁脐的上部（T8 ～ T9）和下部（T11 ～ T12）分别从外侧向内侧轻划。正常反应为出现同侧的腹直肌局部收缩。

b. 提睾反射

　　轻划大腿内侧（L1 ～ L2）引起同侧阴囊（S1）上提性收缩。

c. 球海绵体肌反射和肛门反射

　　紧握阴茎头（S2 ～ S3）或轻滑肛门周围皮肤（S3 ～ S4）引起肛门外括约肌（S3 ～ S4）反射性收缩。

4. 额叶释放征

　　这些原始性反射通常见于痴呆或额叶疾病，但也可以出现在正常个体。

a. 鼻、吸吮和觅食反射

　　这些反射可以通过轻触上唇或嘴旁引出。

b. 掌颏反射

　　轻划掌面引起同侧颏肌收缩，出现单侧掌颏反射提示对侧额叶疾病。

c. 抓握反射

　　将两个手指放在患者的手掌中，可以引起患者的不自主性抓握反应。

d. 眉心反射

　　每次轻叩两眼间的眉心区域，均可以引起反射性的瞬目反应。

感觉

　　感觉系统检查因其存在主观性，是神经系统检查中最困难和最不可靠的部分。在意识水平降低或注意力有严重障碍的患者，感觉系统检查一般不能提供有价值的信息，因此在这些患者进行神经系统检查时应该省略这一部分。在绝大多数情况下，除了患者有感觉障碍的症状外，一般不需要检查感觉障碍的体征。**成功且有效地进行感觉系统检查的关键是：要知道你自己正在寻找什么信息。**典型的感觉缺失可以出现特异性的表现形式，你应该尽量将其归入或排除（框 2.5）。

　　框 2.6 列出了几个简单的规则，使对感觉系统的检查更为容易。

1. 主要的感觉模式

感觉是由两个通路传导：后索，传导振动觉、关节位置觉；脊髓丘脑束，传导痛、温觉。触觉则通过两个感觉通路进行传导，因此，触觉的传导一般最后受到影响。

a. 轻触觉

用指尖或棉棒进行轻触觉检查。异常疼痛是指正常的非疼痛性刺激（如轻触觉）引起的疼痛反应。

b. 针刺觉

应用一个清洁安全的针状物进行检查。痛觉过度是指一种夸大的疼痛感觉；痛觉过敏是指一种异常的疼痛感觉（如烧灼感和麻刺感）。

c. 温度觉

可应用在凉水中浸泡过的叩诊锤或音叉的手柄进行检查。

框 2.5 感觉缺失类型

- 偏身感觉缺失（皮质损害）
- 手套-袜套样感觉缺失（周围神经病变）
- 脊髓水平和 Brown-Séquard 综合征（脊髓损害）
- 皮肤节段性感觉缺失（神经根病）
- 周围神经性感觉缺失（单神经病）
- 马鞍样感觉缺失（马尾或脊髓圆锥病变）

框 2.6 感觉功能检查规则

1. 不要引导性询问患者问题。

当检查偏身感觉缺失时，要问"这种感觉两侧相同吗？"如果你问"哪一侧感觉更敏锐一些"，你可能会得到互相矛盾（且毫无意义）的侧别相关回答。

2. 在描绘感觉缺失的区域图时，要从病灶部位向正常区域移动。

与何时针刺变钝相比，患者能够更好地鉴别出何时针刺变尖锐。

3. 要谨防患者疲劳。

在感觉系统检查时需要集中精力，因此患者可能会出现疲劳。与其采取彻底的自上而下的方法，还不如有重点地进行感觉系统检查。

d. 振动觉

应用 128 Hz 的音叉在脚趾、内踝、膝盖、手指、腕部和肘部进行检查，并询问患者这种感觉何时消失。在老年人，足部的振动觉一般减弱或消失。

e. **关节位置觉（本体感觉）**

抓握住患者指（趾）两侧，并请患者鉴别轻微的（5°～ 10°）、随机向上或向下的运动。但请记住，即使本体感觉完全消失，患者回答正确的概率也仅为 50%。

2. **皮质感觉模式**

如果初级感觉模式完好无损，则所出现的这些模式障碍主要提示对侧顶叶的功能障碍。这种皮质感觉系统检查的主要作用是能够检测轻微的单侧感觉忽略。

a. **两点辨别觉（面–手检查）**

让患者闭眼，同时快速触及一侧面颊和对侧手部。反应消失是指患者始终忽略一侧的手部刺激，提示病灶位于对侧顶叶。远端忽视是指对两侧的手部刺激出现同样的忽略倾向，发生于痴呆和额叶疾病。

b. **皮肤书写觉**

要求患者闭眼，并让患者鉴别在其手掌上所写的数字。

c. **实体觉**

要求患者闭眼，并让患者分辨放在其手掌中的钥匙、硬币、回形针或类似的实物。

步态和姿势

步态障碍可以起源于许多神经系统结构中的某一部位功能障碍，包括运动皮质、皮质脊髓束、基底神经节、小脑、前庭系统、周围神经、肌肉、视觉以及本体感觉传入束（表 2.3）。**因此，步态检查是一种非常好的临床筛查方法，多数从业医生都将它作为神经系统检查的第一步。**

步态分析的具体组成部分包括姿势、站立宽度、步距、前臂摆动情况和平衡状况。步态障碍的特殊类型列于表 2.3。

检查方法如下：

1. **自然步态**
2. **串联步态**

让患者走直线，患者一只脚的足跟接触到另一只脚的足趾。

3. **趾尖步态**
4. **足跟步态**
5. **坐位站起**

让患者前臂叠放在胸前从椅子上站起，以评价大腿近端的力量。

表 2.3	步态障碍
步态	**特征**
轻偏瘫步态	患者的患肢拖拉或画弧运动（僵硬的从外向前的画弧运动），并有同侧摆臂运动减少
共济失调步态	患者转方向时为宽基底姿势，并出现蹒跚步态；患者始终向病变累及的小脑同侧跌倒
帕金森病步态	患者为弯腰姿势，小碎步（慌张步态），有犹豫和冻结现象，并呈整体性转身
跨阈步态	患者从地面向上高抬膝，这是由于其踝关节背屈不能所致，落地时患者的脚掌拍打地面（由于周围神经病变所致）
蹒跚步态	患者骨盆的不能承重侧随每一步前行而下落（肌病的骨盆带肌力弱所致）
剪刀步态	患者步态僵硬，步距短，并互相交叉前行（为下肢痉挛性轻瘫所致）
失用步态	患者的步态缓慢，不稳定；患者行走时启动困难，脚几乎不能抬离地面（即"磁性步态"）（由脑积水或额叶疾病所致）
癔症性步态	患者具有一种奇异的、野性的、倾斜性步态，但从不跌倒；患者显示出极好的平衡功能

6. **Romberg 试验**

让患者睁眼站立，双足并拢。如果患者不能这样做，则已有严重的小脑或前庭功能障碍。如果患者仅在闭眼后出现明显的站立不稳或跌倒状态，则为 Romberg 试验阳性。试验阳性则提示本体感觉（即神经病变或脊髓后索疾病）或前庭功能障碍。

7. **牵拉试验**

检查者站在患者的身后，后拉患者的双肩。正常情况下，患者应该能够在移动一步后恢复平衡。出现跌倒或连续后退状况（后退多步）提示患者姿势反射障碍，可在帕金森综合征时出现。

（徐　斌　译　王淑娟　卢利红　审校）

第 3 章

诊断性检查

　　一份详尽的病史和体格检查应该可以帮助你对疾病进行定位诊断，并做出鉴别诊断。对诊断的证实通常需要进行神经病学的诊断性检查。当进行本章所讲述的任何检查时，你应该清楚你想通过这些检查寻求什么，并且要了解每项检查的敏感性（即疾病诊断成立时出现阳性结果的概率）和特异性（即疾病诊断不成立时出现阴性结果的概率），同时也要考虑风险、获益和费用。

腰椎穿刺

　　当 CT 检查结果正常时，通过腰椎穿刺（lumbar puncture，LP）进行脑脊液检查对于诊断脑膜炎和蛛网膜下腔出血非常必要。腰椎穿刺也能够辅助诊断周围神经病、癌性脑膜炎、假性脑瘤、多发性硬化以及其他多种炎性疾病。

- **腰椎穿刺术**

　　正确的体位是穿刺成功的关键（图 3.1）。患者背部垂直于床的边缘，头屈曲，腿向头部蜷缩呈胎儿状，头下放置一个枕头，在两腿之间再放置一个枕头有助于操作，双肩和臀部保持彼此平行并与床面垂直（即不要向前倾斜），通过两侧髂嵴连线（穿过髂嵴的顶点）确定 L4 和 L5 之间的间隙，在此连线的上一椎体水平进针，即在 L3 和 L4 间进针。消毒后，局部注射 2% 利多卡因，使用 20 或 22 号穿刺针进行穿刺，穿刺针与床面平行并稍向头侧倾斜。当进入蛛网膜下腔时，会感觉到轻微的"落空感"，立即测量脑脊液的初压，并收集脑脊液。

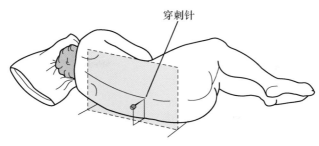

穿刺针

图 3.1　腰椎穿刺体位。头下垫一枕头，臀部和双肩彼此平行并与床面垂直，腰椎穿刺针应与床面平行

● **脑脊液检查**

　　该项检查通常包括细胞计数（2 ml）、蛋白质和葡萄糖分析（2 ml）、革兰氏染色和培养（2 ml）、脑脊液性病研究实验室（VDRL）检验（1 ml），其他脑脊液检查项目见框 3.1。如果发现红细胞、脑脊液黄变，则要鉴别是真正的蛛网膜下腔出血（＞ 12 h），还是穿刺损伤造成的脑脊液微黄色表现。在评估穿刺性损伤时，白细胞的检查很重要，外周血中白细胞和红细胞的正常比值应为 1∶700。

● **腰椎穿刺检查的并发症**

　　腰椎穿刺最常见的并发症是低颅压性头痛（约占 5%），是由于持续性脑脊液从穿刺部位渗漏导致颅内压降低，以及患者站立时牵拉对疼痛敏感的硬脑膜所致。和常规的尖端为斜面、末端有孔的穿刺针（Quincke）比较，使用一个 22 号具有侧孔的细笔尖样腰穿针（Sprotte 或 Gertie Marx），可将出现这种并发症的风险降到最低。其他并发症少见，且仅在具有以下病症的患者中发生：①如果穿刺针在穿透硬脊膜之前穿过感染组织（如蜂窝织炎）则易导致脑膜炎；②有凝血障碍的患者可出现硬膜外血肿伴马尾神经受压；③小脑幕裂孔疝易出现于占位性病变或有严重的颅底脑膜炎患者；④部分脊髓阻滞的患者可能导致完全性脊髓阻滞和脊髓压迫。这些易感性状态

| 框 3.1 | 脑脊液检查 |

- 细胞计数
- 蛋白质和葡萄糖含量测定
- 革兰氏染色和培养
- 性病研究实验室（VDRL）检查
- 印度墨汁染色（查找新型隐球菌）
- 湿涂片镜检（查找真菌和阿米巴）
- 抗酸染色和培养（查找结核分枝杆菌）
- 隐球菌抗原滴度测定
- pH 和乳酸测定（在 MELAS 时异常）
- 寡克隆区带测定（在多发性硬化时异常）
- IgG 指数（鞘内 IgG 产物）
- IgG 和 IgM 病毒抗体测定
- 乳胶凝集反应细菌抗原测定（查找肺炎链球菌、脑膜炎双球菌和流感嗜血杆菌）
- 病毒分离检查
- 细胞学检查（需要用甲醛溶液固定）
- 莱姆病抗体滴度测定（与血清滴度比较）和蛋白质印迹（Western Blot）分析
- 莱姆病、结核病和病毒性脑炎的聚合酶链反应检查
- 13-9-9 蛋白测定和 RT-QuIC 技术（在克−雅病中升高）

Ig，免疫球蛋白；MELAS，线粒体脑肌病伴乳酸酸中毒和卒中样发作；RT-QuIC，实时振荡诱导转化

都是腰椎穿刺的相对禁忌证，而不是绝对禁忌证。是否进行腰椎穿刺检查，要根据每一位患者的风险 / 收益比给予综合评估。

计算机断层显像（CT）

CT 通过轴向 X 射线穿透头部来提供大脑的"切片"图像，其涉及的辐射量基本上无害。组织的区别依据它们使 X 线束衰减的程度：

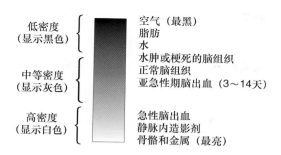

低密度
（显示黑色）{ 空气（最黑）
脂肪
水

中等密度
（显示灰色）{ 水肿或梗死的脑组织
正常脑组织
亚急性期脑出血（3～14天）

高密度
（显示白色）{ 急性脑出血
静脉内造影剂
骨骼和金属（最亮）

- **静脉内强化**

  注射的造影剂在正常状态下局限于脑血管内。因此，对比度增强可以发现血脑屏障的破坏。对比度增强对怀疑颅内肿瘤、脓肿、血管畸形或初次癫痫发作的诊断都有帮助。

- **CT 灌注成像**

  单层或多层 CT 灌注扫描是通过应用一个 18 号静脉穿刺针将造影剂注射到静脉内，使用计算机软件对图像进行结构重建，得到有关脑血流量、脑血容量和平均通过时间的彩色编码图。CT 灌注成像的主要用途是显示急性缺血性脑卒中或蛛网膜下腔出血患者的非梗死性低灌注区域的情况。

- **CT 血管造影**

  在静脉推注造影剂和计算机图像重建后，得到的三维立体图像能够更好、更清晰地显示颈部和颅内近端的大动脉（图 3.2）。CT 血管造影对诊断颅外颈动脉狭窄、颅内近端动脉的狭窄或闭塞以及颅内囊状动脉瘤非常有帮助。但需注意的是，对于鉴别远端血管系统的更细微病变，如血管炎性串珠样病变、真菌性动脉瘤或硬脑膜动静脉瘘，CT 血管造影则具有一定的局限性。

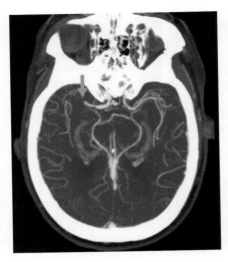

图 3.2　CT 血管造影显示右侧大脑中动脉闭塞

磁共振成像

　　磁共振成像（MRI）在精确度和分辨率等方面比 CT 更佳，但是检查需要的时间更长。MRI 在评价脑干和颅后窝病变时要优于 CT，在鉴别脊髓髓内病变方面优于脊髓造影。由于 MRI 需要强大的磁场，因此不会暴露于放射线。然而，MRI 检查禁用于体内植入有磁铁性物质的患者，如心脏起搏器、矫形外科针和较旧的动脉瘤夹。

- **T1 像**

　　T1 像［回波时间（echo time，TE）< 50 ms，重复时间（repetition time，TR）< 100 ms］能够清晰显示解剖结构。脑脊液和骨骼呈现黑色，正常脑组织呈灰色，脂肪和亚急性出血（> 48 h）显示为白色；大多数病理组织（如梗死、肿瘤）因含水量较高，颜色比正常脑组织暗一些。脂肪抑制性 T1 像对诊断头颈动脉夹层的壁内血栓（呈白色）有帮助。

- **T2 和液体衰减反转恢复（FLAIR）成像**

T2（TE > 80 ms，TR > 2000 ms）和 FLAIR 成像在显示病理方面最佳。大多数病理性组织（如梗死、肿瘤）呈高信号（白色），反映组织含水量较高。FLAIR 通常比 T2 更敏感。在 FLAIR 成像中，脑脊液呈黑色，而在 T2 像脑脊液呈白色。血液在 T2 像上则根据出血时间的不同，信号强度也不同，如表 3.1。

- **弥散加权成像**

弥散加权成像（DWI）对诊断急性脑卒中患者的超早期缺血有帮助。严重脑缺血会立即引起水的弥散系数降低，在数分钟内图像即可呈现高信号。超过几个小时，随着缺血进一步加重直到梗死形成，DWI 所显示的病灶在 T2 和 FLAIR 上亦可见相应的高信号。"T2 穿透"提示高强度 T2 病灶在 DWI 像上产生增强信号的趋势，出现弥散受限的假阳性表现。

- **表观弥散系数（ADC）图**

与 DWI 相比，ADC 图更能反映缺血和细胞毒性水肿引起的弥散受限。通过数学计算（因此它们具有较低的清晰度和分辨率）消除了 T2 穿透效应，由局部缺血引起的弥散受限在 ADC 上呈黑色或暗色，DWI 上的亮区对应 ADC 上

表 3.1	MRI 上出血性表现的演变		
特征	**T1 像**	**T2 像**	**代谢变化**
出血 4～6 h	无变化	○	氧合血红蛋白的红细胞完整
出血 7～72 h	无变化	●	脱氧血红蛋白的红细胞完整
出血 4～7 天	○	●	高铁血红蛋白的红细胞完整
出血 1～4 周	○	○	高铁血红蛋白释放
出血数月	●	●	巨噬细胞内含铁血黄素
水肿	●	○	含水量增多

●，低信号，显示为黑色；○，高信号，显示为白色

的亮区与血管源性水肿一致。

- **质子密度成像**

  质子密度成像的信号密度居于 T1 和 T2 之间。它主要用于脑室周围病变（如白质脱髓鞘）与 CSF 进行鉴别。

- **短 Tau 反转恢复（STIR）序列**

  STIR 序列是 T1 和 T2 信号及脂肪抑制的总和。用于评估癫痫患者的颞叶内侧硬化。

- **流空信号**

  流空信号在 T1 和 T2 图像上均显示为黑色，并且它们代表高速率的血液流动［如正常的脑血管或动静脉畸形（AVM）］。

- **磁共振血管成像（MRA）**

  MRA 可以显示颅外和颅内的脑血液循环，同时可把大脑和颅骨从影像中"剔除"。该分辨率适合于分辨较大的血管损伤［如颈内动脉（ICA）狭窄和大动脉瘤］，但在评估较小的损伤时（如串珠形成、远端血管痉挛）较差。高时间分辨率对比增强 MRA（time-resolved contrast-enhanced MRA）的分辨率优于传统 MRA，特别是在显示严重的颈动脉狭窄时。

- **磁共振静脉成像**

  磁共振静脉成像可提供大部分静脉窦的影像，在诊断硬脑膜静脉窦血栓形成方面很有帮助，但对于发现皮质静脉血栓形成却比血管成像的敏感性差。

椎管造影术

椎管造影术是通过腰椎或枕骨下途径将造影剂注入椎管。患者处于倾斜位，通过 X 线和轴位 CT 可直观显示脊髓蛛网膜下腔，以及硬膜外压迫性损害、椎间盘破裂和脊髓表面血管畸形。近年来，这项检查已经大部分被 MRI 取代。但是在 MRI 不能确诊时，进行椎管造影术仍然有助于诊断，并且该项检查能够排除 MRI 不能除外的脊髓压迫症。该项检查的并发症通常与腰椎穿刺的并发症相同。

多普勒超声检查

● **颈动脉双功能多普勒超声检查**

这种成像技术能对颈内动脉颅外段的狭窄程度提供准确的非侵入性评价。B 型超声检查可以显示动脉壁的图像，并能够发现斑块，而脉冲多普勒超声检查可以分析速率和与狭窄有关的涡流等改变。其结果通常分为以下几种类型：①正常；②狭窄率 < 40%；③狭窄率在 40% ～ 60%；④狭窄率在 60% ～ 80%；⑤狭窄率在 80% ～ 99%；⑥闭塞。如果颈动脉多普勒超声提示血管闭塞，则常常需要进行血管造影术加以证实，因为在所有病例中不能排除重度狭窄。将探头放置在后枕部也能鉴别近端椎动脉血流正常、高阻力或无血流。

● **经颅多普勒（TCD）超声检查**

该项检查能够测量颅内大动脉近端［ICA 虹吸段、大脑中动脉（MCA）、大脑前动脉（ACA）、大脑后动脉（PCA）、眼动脉、基底动脉和椎动脉］的血流速度。通过 TCD 超声检查获得的主要参数为血流速率和脉冲指数。TCD 可用于以下疾病的检查：

1. 诊断颅内狭窄或闭塞
2. 评估颈动脉狭窄或闭塞的血流动力学意义（检测 MCA 狭窄后的血流和显示 ACA 及眼动脉的侧支循环情况）
3. 评估蛛网膜下腔出血患者的血管痉挛（高流速血流）
4. 筛查动静脉畸形（高流速血流、低脉冲指数）
5. 识别颅内压严重升高（低流速血流、高脉冲指数）
6. 诊断脑死亡（收缩期棘波伴舒张期血流消失）

血管造影术

脑血管造影术能够对颅外和颅内段血管提供高分辨率影

像（图3.3）。血管造影也已成为治疗卒中的越来越重要的治疗手段。方法为经股动脉插入一根细小的导管进入脑动脉。血管造影术可用于鉴别以下疾病：

1. 血管闭塞或狭窄
2. 动脉夹层

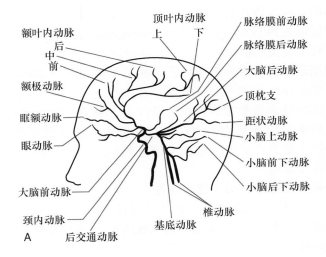

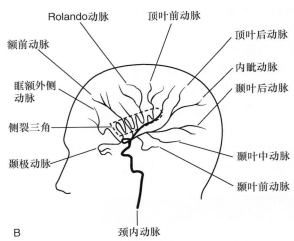

图3.3　脑血管造影侧位图解。**A.** 大脑前动脉和大脑后动脉；**B.** 大脑中动脉

　　3. 动脉瘤

　　4. 动静脉畸形

　　5. 血管炎性狭窄（"串珠"样改变）

　　6. 硬脑膜静脉窦血栓形成

● **血管造影术的并发症**

　　尽管穿刺部位的感染或出血常发生，但最重要的并发症（1% ～ 2% 患者）是脑卒中，是由导管的插入导致栓子脱落引起，并且最常见于老年动脉粥样硬化性疾病患者。

肌电图和神经传导检查

　　肌电图（EMG）和神经传导检查能够分别评估肌肉和神经的完整性和功能，实际上是服务于临床，并作为临床检查的延伸。

● **肌电图**

　　肌电图能够鉴别神经源性和肌源性损害，精确定位受损肌肉的分布范围，并用疾病的独特特征（如肌强直）诊断具体的肌肉病变。通过将针电极插入肌肉，分析运动单位动作电位，包括静息电位（自发性活动）和不同程度肌肉收缩状态下的电位变化。分析参数如下：

　　1. **插入性电活动**。神经源性损害和肌源性损害均可见过多的插入性电活动，因此无特异性。

　　2. **自发性电活动**。正常肌肉处于电静息状态，自发性肌纤维收缩（纤颤电位和正锐波）和自发性运动单位放电（肌束震颤）通常表示肌肉失神经支配。在急性神经损伤（如椎间盘突出和神经根受压）后，自发性电活动常在 2 周后出现。椎旁肌失神经支配意味着神经根损伤，而不是神经丛或周围神经远端损伤。肌强直是以运动单位持续放电为特征，为高频率、波幅消长样放电，产生一种"轰炸机俯冲"的声音。

　　3. **运动单位电位**。该参数能够鉴别肌病和失神经支配。神经源性损害的特征是反映以前失神经支配的运动单位的神经再支配，导致波幅增高，多相波增多。肌源性损害反映大量肌纤维丢失，导致出现波幅低、持续时间短的多相波。

4. **募集电位**。随意肌肉收缩产生进行性运动单位募集和基线完全消失的密集干扰相。在神经源性疾病中，受影响肌肉的运动单位数量减少，可引起减少的或不连续的运动单位募集。在肌源性疾病中，肌纤维大量丢失，可导致早期募集反应和低振幅干扰相。

5. **单纤维肌电图（SFEMG）**。该项技术可检测由同一运动神经元支配的单个肌纤维放电间的短暂性联系。神经肌肉传递障碍（如重症肌无力）会导致多变的间期，被称为"颤抖"。

● **神经传导检查**

　　神经传导检查可用于检查运动神经或感觉神经。其方法是通过对周围神经上方的皮肤施加电刺激，记录其传导速度和"下游"动作电位的波幅。可分析以下参数：

1. **传导速度**。脱髓鞘性神经病，传导速度通常降低（＜正常的60%）。传导阻滞反映局灶性脱髓鞘；当传导阻滞近端的神经刺激产生复合肌肉动作电位（CMAP）的波幅小于传导阻滞远端刺激所获得波幅的50%时，为存在传导阻滞。

2. **波幅**。CMAP的波幅与刺激周围神经兴奋的肌纤维数量有关。通常，CMAP波幅降低而传导速度相对保留是轴突性神经病的特征。

3. **迟发性反应**。F波是由同一神经先逆向传导，而后转为顺向传导产生。F波的延迟或缺失，联合正常的周围神经传导，提示神经近端病变（如神经根受压、吉兰-巴雷综合征早期）。H反射反映了踝反射时的电活动，能够评估S1神经根的完整性；逆行电位沿感觉神经、脊髓内突触传导，然后沿运动神经进行顺向传导。

4. **重复刺激**。肌肉对重复刺激的反应有助于评估神经肌肉接头疾病。在重症肌无力（见第16章）中，2～3 Hz的重复刺激会产生一个特征性的递减反应（在第 1 至第 5 个 CMAP 之间波幅下降＞ 10%）。

脑电图

脑电图（EEG）是对大脑表面电活动进行的多导联记录，是分析背景节律的波幅和频率（图 3.4）（δ 波＜ 4 Hz；θ 波，4 ～ 7 Hz；α 波，8 ～ 13 Hz；β 波＞ 13 Hz）。正常清醒成人，在闭眼休息状态下可以检测到大脑后部以 α 节律占优势。睡眠时可以出现特征性的连续性改变（在顶部可以出现短暂进行性慢波、睡眠性纺锤波和 K 综合波），反映了大脑高度的、有组织的同步性电活动。常规 20 ～ 40 min 的脑电图检查可以对癫痫样疾病进行评价。

对于住院患者，一天或更多天的 24 h 连续脑电图（continuous EEG，cEEG）监测已迅速取代常规脑电图检查，因为它可以更敏感地发现非惊厥性癫痫发作的电活动。在重症监护病房，长期 cEEG 监测对于难治性非惊厥性癫痫持续状态的昏睡和昏迷患者的静脉滴定给药治疗具有重要作用。常规监测 cEEG 也越来越多地用于昏迷状态的一般评估。另外，应用 48 h 脑电图监测，对 10% ～ 30% 其他方式不能检测到癫痫电活动的患者可以检测到发作性电活动（参见第 4 章）。

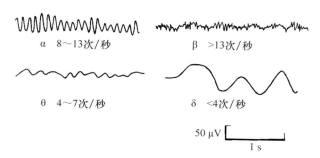

α 8～13次/秒

β >13次/秒

θ 4～7次/秒

δ <4次/秒

50 μV

1 s

图 3.4 基本脑电图节律。（From Solomon GE，Kutt H，Plum F.Clinical Management of Seizures.2nd ed.Philadelphia，PA：WB Saunders；1983.）

● **癫痫**

　　脑电图在癫痫患者中的主要价值是用于检测发作间期癫痫样活动（孤立的尖波和棘波）。局灶性癫痫样活动反映了一个孤立的刺激性病灶和与之相关的部分性癫痫发作，反之弥漫性起源的发作性尖波和棘波放电则与癫痫大发作有关（图 3.5）。然而，没有癫痫样放电并不排除癫痫发作，因为癫痫患者中有 20% ～ 40% 的脑电图记录看起来是正常的。睡眠、睡眠剥夺、过度换气和光刺激都可诱发癫痫发作或失神小发作，它们统称为激活程序。典型癫痫发作的电活动具有特征性的发作起始、演变、棘波或尖波节律性出现或发作期放电表现，而且至少持续 10 s。典型癫痫发作的脑电图表现要注意其频率、波幅、部位和形态学变化。cEEG 对发作后长时间的非惊厥性癫痫持续状态（复杂部分

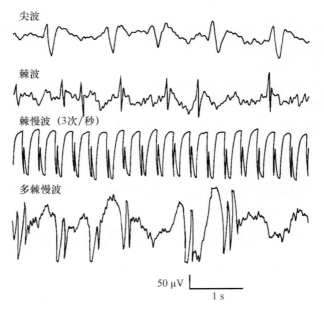

图 3.5　癫痫患者癫痫发作的脑电类型。（From Solomon GE，Kutt H，Plum F.Clinical Management of Seizures.2nd ed.Philadelphia，PA：WB Saunders；1983.）

性发作或失神小发作）或不能解释的意识障碍的诊断非常重要。

- **昏睡和昏迷的评估**

　　背景呈弥漫性慢波（在 θ 和 δ 波范围之间），在任何原因引起的意识水平障碍患者中普遍存在。局灶性病变患者（如脑卒中或脑肿瘤），慢波则更多见于同侧大脑半球。对原因不明的昏迷患者，cEEG 无论是对发现非惊厥性癫痫活动，还是显示能提示特异性诊断的独特的背景模式都有帮助。

1. **周期性癫痫样放电**（periodic epileptiform discharges，PED）：这种放电可能发生在任何类型的大面积脑破坏性病变中或局灶性癫痫发作的后期。尽管一般认为 PED 本身不代表发作性活动，但在某些发作时间过长的非惊厥性癫痫持续状态患者，间歇性或进展性的高频 PED（＞2 Hz）可能反映了持续的癫痫发作，否则不用积极治疗。PED 可进一步分为单侧性（lateralized PED，LPED）、双侧和独立性（bilateral and independent PED，BiPED）、或广泛性（generalized PED，GPED）。当 PED 出现时，意味着长期 cEEG 中出现癫痫发作的风险增加。

2. **三相波**：并无特异性，但常常高频出现在代谢性脑病患者（如肝、肾和肺衰竭）。

3. **β 电活动**：弥散性缓慢扩散的 β 波常提示巴比妥类药物、苯二氮䓬类药物或其他镇静催眠类药物中毒。

4. **类周期性放电**：类周期性放电是以反复出现、但不规则、两侧同步的阵发性高波幅尖波为特征，是亚急性硬化性全脑炎（SSPE）和克-雅病的特征性表现。

5. **刺激诱发的节律性、周期性或发作性放电**（stimulus-induced rhythmic，periodic，or ictal discharges，SIRPID）：这是昏迷患者特有的现象，在这种情况下，伤害性刺激（如挤压指甲）会导致昏迷患者短暂、非持续性的高波幅节律性活动、PED 或发作性放电。原因可能是大脑皮质过度兴奋，且最常发生于癫痫发作后昏迷的患者。在约 10% 的昏迷患者中发现了 SIRPID，其预后意义尚不清楚。

● **昏迷的预后**

在缺血-缺氧性昏迷患者中，意识是否恢复与背景节律的减弱以及衰减的程度相关。阵发性抑制型、弥漫性低振幅衰减、对外界刺激的反应缺失和脑电图痫性发作均提示心脏停搏后预后不良和其他原因的昏迷。必须要记住，预后一般与昏迷原因而不是昏迷深度的相关性更强。α 波昏迷和纺锤波昏迷模式多发生于脑干昏迷，通常对刺激的反应缺失，预后不良。

● **脑死亡**

脑电活动消失常常用来检测和证实脑死亡（见第 19 章）。

诱发电位

诱发电位可记录由视觉、听觉或感觉刺激在中枢感觉传导通路中产生的电活动。在头皮或棘突区放置电极，并应用计算机对信号进行平均化和放大后进行记录，从而形成一种具有解剖学相关性的特征性波峰。诱发电位检查有三种类型：

● **视觉诱发电位**（visual evoked responses，VER）

通过轮流交替的棋盘方格图案或动态的闪光刺激视觉，记录的是枕叶皮质受刺激产生的波形。

● **脑干听觉诱发电位**（brain stem auditory evoked responses，BAER）

听觉信号通过耳机产生的咔嚓声传递，可以记录到刺激 CN 8、蜗神经核、脑桥和下丘脑所产生的波形。

● **躯体感觉诱发电位**（somatosensory evoked potentials，SSEP）

对周围神经进行电刺激，刺激腰骶部或臂丛神经、颈髓背柱核和感觉皮质可产生相应的波形（N20 电位）。

诱发电位在临床实际工作中可应用于以下几个方面：

1. **多发性硬化**。诱发电位可通过识别不同解剖部位的亚临床脱髓鞘病灶（如横贯性脊髓炎患者的 VER 异常），用于诊断仅有单一症状的患者。

2. **脑干病变**。脑干损害可以应用 BAER 进行证实和定位。

3. **听神经瘤**。BAER 可用来诊断 CN 8 损伤。

4. **脊髓损伤**。SSEP 可通过区别部分性或完全性脊髓损伤而判断其预后。

5. **缺血-缺氧性昏迷**。如在第 5 天或之后出现双侧 N20 皮质诱发电位缺失，高度提示其意识可能不会恢复。

肌肉和神经活检

　　肌肉和神经活检标本非常脆弱、易损，因此常常是由有经验且有丰富神经病理学知识的外科医生进行检查和分析。尽管任何部位的肌肉标本都可以进行活检，但一般常同时检查腓肠神经和腓肠肌。肌肉活检对于诊断肌病的原因至关重要，如多发性肌炎、遗传性生物化学缺陷、线粒体疾病、结节病、危重症肌病和感染（如旋毛虫病）。通过神经活检能够诊断的神经病的病因见表 20.4。

脑活检

　　脑活检可以通过开颅手术进行，通常在非优势半球颞叶前部获取或通过应用立体定向探针进行定位。尽管对于深部病变通常需要进行立体定向活检，但开颅手术的诊断率更高，因为可以获得更多的组织。无论是否有疑问，当定位于 MRI 上信号异常区域或增强病灶时，脑活检的诊断收益总是最大的。脑活检的主要并发症是出血（约占 1%）。脑活检对诊断脑肿瘤或脑脓肿、中枢神经系统（CNS）血管炎、神经结节病、病毒性脑炎、遗传性代谢性疾病和克-雅病具有重要的意义。

　　　　　　　　　（张丽曼　译　王淑娟　王　义　审校）

第 2 部分
值班时的常见症候

急性癫痫发作和癫痫持续状态

癫痫发作（seizures）是由于大脑皮质神经元过度、同步性异常放电，导致神经系统功能的突然变化，这取决于所累及的大脑区域。当癫痫发作累及整个大脑时，会导致意识突然改变，伴或不伴运动表现，此类发作被归为全面性癫痫发作（图 4.1）。局灶性癫痫发作（见图 4.1）常累及脑的局部区域，导致局灶性功能障碍，可能包括运动表现或非运动表现，如感觉障碍、行为或认知改变、自动症或言语异常。局灶性癫痫发作可进一步细分为伴意识障碍和不伴意识障碍两种状态。癫痫持续状态（status epilepticus，SE）定义为持续 5 min 或更长时间的临床和（或）脑电发作活动，或反复癫痫发作，且在两次发作期间，患者不能回到基线状态。癫痫持续状态是一种神经科急症，当终止癫痫发作的内在机制失效并伴有兴奋性通路的增强时可发生，最终导致神经元死亡、死亡率增加和临床结局恶化。

对于那些目睹了这一事件的人来说，癫痫发作可能是戏剧性的和可怕的，引发恐慌而不是理性的思考，即使是在神经科或急诊科救治也是如此。有效的管理（图 4.2）需要快速而全面的同步评估和治疗，以确保：

1. 提供必要的支持性护理；

2. 终止持续的癫痫发作，防止再次发作；

3. 识别和治疗癫痫发作的根本原因。

本章讨论癫痫发作和癫痫持续状态的紧急处理。癫痫（epilepsy）是一种慢性疾病，定义为反复的、没有诱因的痫性发作，将在第 26 章进行讨论。

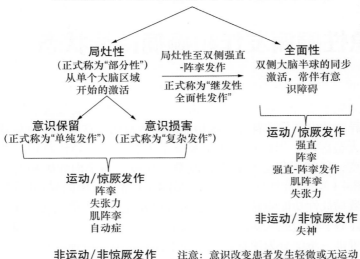

图 4.1   癫痫分类

值班电话

问题

1. 生命体征如何？气道通畅吗？
2. 患者还在抽搐吗？
   - 如果是，持续了多长时间？
   - 如果不是，患者是否有多次癫痫发作，但没有恢复到基线水平？

   癫痫持续状态是一种神经急症，定义为持续发作 ≥ 5 min，或反复发作，两次发作期间未恢复到基线状态。在没有其他证据的情况下，任何发作时间不明的癫痫患者都应被认为是癫痫持续状态。

癫痫持续状态（SE）
发作持续时间≥5 min或发作次数≥2次并且期间未恢复到基线水平

	支持性护理	终止和预防癫痫发作（见表4.3）	识别和治疗病因（见表4.1～表4.3）
紧急初始治疗	• 保持冷静 • 维持人群秩序 • 保护患者——清理床铺、侧卧位、抬起侧栏 • 开通2条静脉通道 • 应用监护仪并获取生命体征 • 吸氧 • 如意识水平低下则检查ABG • 如果需要进行ABC	• 1线AED 　◇ 静脉推注劳拉西泮 4 mg（或0.1 mg/kg），如果癫痫发作不停止，再次静注4 mg 　◇ 可替代的苯二氮䓬类药物——见表4.3	• 癫痫发作分类——图4.1 • 床边血糖 　◇ 低血糖，处方：维生素B$_1$ 100 mg+50 ml 50%葡萄糖 • 实验室检查：CBC、电解质、Mg、Ca、PO$_4$、Cr、BUN、AST、ALT、ALP、胆红素+/-AED水平和毒理学检查
紧急控制治疗	• 继续监控Sz/AED的并发症 　◇ 注意LOC↓、HR↓、BP↓、RR↓ 　◇ 可考虑减慢AED输液速度、液体管理、经鼻通气、气管插管等	• 除非找出原因并立即纠正，否则应使用2线AED 　☒ 磷苯妥英20 mg/kg，速度200 mg/min（如果使用苯妥英钠，最高剂量为50 mg/min） 　☒ 丙戊酸钠20～40 mg/kg 静滴，速度3～6 mg/(kg·min) 　☒ 左乙拉西坦20 mg/kg静滴超过15 min 　☒ 苯巴比妥20 mg/kg，速度75 mg/min	• 可逆性癫痫病因的治疗——见表4.4 • 进行初步的病史记录和重点检查——见表4.5和表4.7 • 进行持续的脑电图监测以评估NCSz
难治性SE的治疗	• 如果癫痫发作仍持续（惊厥或非惊厥），呼叫ICU • 患者需要 　◇ ICU重症监护 　◇ 插管+机械通气 　◇ +/-静脉输液 　◇ +/-血管加压素	• 3线AED： 　◇ 咪达唑仑0.2 mg/kg静脉注射负荷量→0.2～2 mg/(kg·min)静脉输注 　◇ 丙泊酚1～2 mg/kg静脉注射负荷量→20～200 μg/(kg·min)静脉输注 　◇ 追加2线AED	• 一旦病情稳定，可考虑根据病史/检查结果进行进一步检查 　◇ 神经影像 　◇ 腰椎穿刺 　◇ 副肿瘤性检查 　◇ 血管检查 　◇ 毒理学检查 • 治疗潜在病因
超级难治性SE的治疗	• 继续监测持续癫痫发作和抗癫痫药物的并发症，及潜在病因	• 4线AED： 　☒ 戊巴比妥5～20 mg/kg静脉注射负荷量，速度≤50 mg/min→0.5～5 mg/kg静脉输注 　◇ 追加3线AED • 滴定其他AED以协助停止输液 • 其他选择：氯胺酮、吸入麻醉剂、生酮饮食、类固醇、IVIG、神经从麻醉剂、外科手术、迷走神经刺激	• 继续进行相应的调查和治疗

持续管理： 一旦癫痫发作得到控制，注意维持癫痫发作的预防措施（表4.7），继续监测，完成检查，继续治疗，相应地滴定抗癫痫药物，并就癫痫发作进行安全教育（表4.7）

图 4.2 癫痫持续状态的处理。ABC，气道、呼吸和循环；ABG，动脉血气；AED，抗癫痫药物；ALP，碱性磷酸酶；ALT，谷丙转氨酶；AST，谷草转氨酶；BP，血压；BUN，血尿素氮；CBC，全血细胞计数；Cr，肌酐；HR，心率；ICU，重症监护病房；IVIG，静脉注射免疫球蛋白；LOC，意识水平；NCSz，非惊厥性癫痫发作；RR，呼吸频率；Sz，癫痫发作

3. **患者的意识水平如何？**

　　患者可能会因为非惊厥性癫痫持续状态、癫痫发作后状态、中止癫痫发作的药物治疗或癫痫发作的潜在原因而引起意识水平下降。在经过进一步检查（包括脑电图）排除非惊厥性癫痫持续状态或潜在病变之前，我们不应该认为意识水平改变是由癫痫发作后状态或药物所引起。

4. **患者手指末梢血糖水平和生命体征如何？**

　　局灶性或全面性癫痫发作的患者可能是由高血糖或低血糖所致，除非血糖得到纠正，否则它们可能对抗癫痫药物（antiepileptic drugs，AED）无效。了解患者的生命体征（即使不再发作）对于评估患者病情的急迫性至关重要。

5. **该患者是初次发作吗？**

　　如果患者既往有癫痫病史，应该了解过去是否有应用 AED 及药物是否有效的相关记录，也应获得患者既往 AED 的过敏情况和并发症等信息。

6. **患者正在服用抗癫痫药物吗？**

　　任何正在服用 AED 的癫痫发作患者都应检测其药物的血药浓度。不按医嘱服药是癫痫患者出现癫痫持续状态的最常见原因。在有些患者中 AED 达中毒水平，可能会导致癫痫发作。

医嘱

1. **保护患者免受潜在伤害**。将患者置于侧卧位防止误吸，清除床上尖锐或坚硬的物品，抬起侧栏，并在侧栏上加衬垫。
2. 获取全部**生命体征**，如可能进行生命体征监测。
3. 确保存在**两条静脉通路**。
4. 确保床边备有氧气、抽吸装置、口咽通气道、面罩等**通气设备**。
5. 对于持续时间 ≥ 2 min 的癫痫发作，予静脉推注**劳拉西泮 0.1 mg/kg**。对于大部分患者，给予 2 mg 静脉推注，可重复 4 次，总量达到 8 mg。尽管首次推注 2 mg 后可终止癫痫发作，但仍需要给予全部负荷量，以最大程度地减少随后 6 ～ 12 h 内再次发作的机会。

6. 检查指尖血糖水平，如果确认有低血糖，则应**静脉注射维生素 B₁ 100 mg，然后静脉注射 50% 葡萄糖 50 ml**。

7. 实验室检查，包括全血细胞计数、电解质、钙、镁、磷、肌酐和肝功能。如果患者意识不清，需完善动脉血气分析。根据临床情况，可能还需要进行毒理学分析或抗癫痫药物血药浓度测定。

通知值班护士

"尽快在几分钟内到达病床旁"。

如果患者癫痫发作仍然持续，必须考虑紧急医疗救护。即使患者已停止癫痫发作，由于误吸或意识水平降低，患者仍可能病情不稳定，并且可能在几分钟内发生另一次癫痫发作，需紧急评估。

途中思考

癫痫发作的鉴别诊断是什么？

在你去患者病床旁的路上，你应该根据开始与护士的电话交谈时所获取的信息，得出一个可能的诊断列表，请记住以下 2 条规则：

- 规则 1：并不是所有的阵发性发作都是癫痫发作。注意假性癫痫发作，包括低血糖、晕厥、扑翼样震颤、卒中或短暂脑缺血发作、肌阵挛、肌张力障碍、震颤、发作性睡病、复杂性偏头痛、惊恐发作、短暂性全面性健忘、过度换气、阵发性非癫痫性发作或装病。这些情况需要不同的管理方式，而不是按癫痫处理。

- 规则 2：癫痫发作是一种症状，而不是疾病。必须始终确定癫痫发作的根本原因。使用助记符 VITAMIN CD 进行鉴别诊断（表 4.1 和表 4.2）。

| 表 4.1 | 引起癫痫发作的疾病 |

	类别	疾病
V	血管性	颅内出血、脑梗死（急性或慢性[a]）、静脉窦血栓形成、可逆性后部脑病综合征、蛛网膜下腔出血、血管畸形、淀粉样血管病
I	感染性	中枢神经系统感染：脑膜炎或脑炎（细菌、病毒、真菌）或脓肿（细菌、真菌或寄生虫）； 全身感染：肺炎、尿路感染、菌血症等；可降低患者的癫痫发作阈值，应该考虑
T	外伤性	急性或慢性创伤性脑损伤，伴或不伴硬膜下或硬膜外血肿、脑挫伤或创伤性蛛网膜下腔出血
A	自身免疫性	自身免疫性脑炎（如 NMDA）、原发或继发性中枢神经系统血管炎（如系统性红斑狼疮）、多发性硬化、急性播散性脑脊髓炎和其他炎性脱髓鞘疾病
M	代谢性 / 中毒性	低血糖症或高血糖症、低钠血症或高钠血症、低钙血症或高钙血症、低镁血症、甲状腺功能亢进、尿毒症和高血氨症； 表 4.2 列出可能导致癫痫发作的常见毒品和药物
I	特发性	特发性癫痫
N	肿瘤性	脑转移瘤、原发性 CNS 肿瘤、副肿瘤性脑炎
C	先天性	先天性脑畸形、先天性代谢紊乱
D	变性疾病	某些类型的痴呆症，既有快速进展型（如克-雅病），也有缓慢进展型（如阿尔茨海默病），可能会引起癫痫发作，但较少见

[a] 慢性缺血性脑血管病是成人新发癫痫发作的最常见原因
CNS，中枢神经系统；NMDA，N- 甲基 -D- 天冬氨酸

表 4.2	可能引起癫痫的药物	
分类	**类别**	**药物**
抗菌药物	喹诺酮类	环丙沙星、左氧氟沙星、莫西沙星
	碳青霉烯类	亚胺培南、美罗培南
	头孢菌素类	头孢吡肟、头孢克肟、头孢他啶、头孢呋辛、头孢氨苄
	青霉素类	青霉素、氨苄西林、合成青霉素
	其他	甲硝唑、异烟肼（T）、齐多夫定、乙胺嘧啶
抗抑郁药	SNRI	安非他酮、文拉法辛、度洛西汀
	SSRI（T）	氟西汀、艾司西酞普兰
	TCA（T）	阿米替林、去甲替林、丙咪嗪、氯米帕明、马普替林
	其他	锂（T）
抗精神病药	典型	氟哌啶醇、氯丙嗪、硫利达嗪、三氟拉嗪、奋乃静
	非典型	舍曲林、利培酮、喹硫平、洛沙平、氯氮平
镇痛药	阿片类药物	芬太尼、哌替啶、羟考酮、右丙氧芬、喷他佐辛
	非甾体抗炎药	吲哚美辛、酮咯酸
麻醉药	局麻（T）	利多卡因、布比卡因、普鲁卡因
	吸入性	恩氟烷
细胞毒性药	钙调神经磷酸酶抑制剂	他克莫司、环孢素
	烷化剂	环磷酰胺、苯丁酸氮芥、顺铂
	抗代谢药	甲氨蝶呤、麦考酚酯
	其他	长春新碱、多柔比星
镇静剂（W）	苯二氮䓬类药物	劳拉西泮、替马西泮、氯硝西泮等；氟吗西尼，一种苯二氮䓬类拮抗剂，也可引起癫痫发作
	其他	唑吡坦、扎来普隆、羟乙酸钠、乙醇
拟交感神经药物	—	麻黄碱、可卡因、苯丙胺
其他 [a]	—	胰岛素（可引起低血糖）、抗组胺药、抗胆碱能药物、胆碱能药物、某些支气管扩张剂和抗高血压药

[a] 潜在可能诱发癫痫发作的药物种类繁多，如果对药物诱发的癫痫发作有任何担忧，建议药房除了停止所有不必要的药物外，还应进行进一步的调查。

SNRI, 5- 羟色胺-去甲肾上腺素再摄取抑制剂；SSRI, 选择性 5- 羟色胺再摄取抑制剂；T, 药物中毒时癫痫发作；TCA, 三环类抗抑郁药；W, 戒断时癫痫发作

威胁生命的主要情况

- 如果没有保护好气道，可能会发生胃内容物的**误吸**、**上气道阻塞**，并导致**低氧血症/高碳酸血症性呼吸衰竭**。
- **抽搐导致的头部外伤**。
- 长时间癫痫发作导致的**乳酸酸中毒、高热、横纹肌溶解、脑水肿或低血压**，可能造成永久性脑损伤。

病床旁

快速视诊

1. **患者仍在癫痫发作吗？**

当你达到床旁时大部分患者已经停止发作，如果在你到达时，患者仍在继续发作，则应为癫痫持续状态，必须立即处理终止癫痫发作。

2. **如果患者癫痫发作已经停止，应该评估患者的意识水平。**

患者是清醒，并处于警觉状态吗？全面性发作后常常具有一段意识水平低下或躁动期，也可能出现诸如偏瘫的局灶性神经功能缺损。请记住，由于持续的非惊厥性癫痫持续状态、癫痫发作后状态、应用中止癫痫发作的药物或癫痫发作的潜在原因等，患者的意识水平可能会下降。

3. **患者有任何呼吸窘迫的征象吗？**

如果患者具有明显的呼吸急促、呼吸困难、血氧饱和度下降或口咽部梗阻，查看之前的动脉血气是否有严重的高碳酸血症或低氧血症（如果尚未化验，请考虑在患者状态不好的情况下完善动脉血气）。如果有任何问题，立即呼叫相关人员进行气管插管。

处理

对癫痫发作和癫痫持续状态的有效管理（见图 4.2）需要

快速而全面的同步评估和治疗，以确保：

 1. 终止癫痫持续状态，并预防下次癫痫发作；

 2. 确定和治疗癫痫发作的根本原因；以及

 3. 根据需要提供支持性护理。

 尽管下文中介绍的大部分内容都是列表格式，但重要的是要记住，大多数步骤应该同步进行，因为它们是由医疗团队成员在医生的指导下完成的。

紧急初始治疗

1. **保持安静**。癫痫发作很容易引起病房里其他人的恐惧和惊慌。控制住病房人员的情绪，请家属离开病房，并保证一旦控制住患者的癫痫发作，将向他们交代病情。您可能需要提醒房间中的其他医护人员安静下来，并发出明确的处置指令。

2. **保护患者**。留下 1 ~ 2 人以使患者保持侧卧位，清理床上锋利或坚硬的物品，竖起侧栏，并在侧栏加衬垫。

3. **吸氧**。特别是老年人或者既往有心脏疾病的患者。

4. **确保建立 2 条有效的静脉通路**。如果患者没有静脉通路，可由 1 或 2 个人抓住患者的前臂，同时由经验丰富的人员建立 2 条静脉通路，并采血。避免使用肘前静脉，因为此时患者抽搐，上肢屈曲，可以引起静脉穿刺部位的血液阻塞。

5. **检查生命体征和指尖血糖水平**。

 ● 低血糖引起的癫痫发作，缓慢静脉注射 **50% 葡萄糖 50 ml** 加以纠正。如果患者有酒精中毒史或怀疑是酒精中毒时，在给 50% 葡萄糖之前可以**缓慢注射维生素 B₁ 100 mg，注射时间超过 3 ~ 5 min**。使用维生素 B₁ 将防止易感患者发展成 Wernicke 脑病。如果是由低血糖引起的癫痫发作，在葡萄糖注射完毕后，发作应该立即停止，并很快清醒。

 ● 如果患者是由高血糖引起的癫痫发作，静脉注射 10 单位的胰岛素，然后根据监测的血糖水平调整静脉滴注速度。

6. 如果癫痫发作刚刚开始，**观察并等待 2 min**。大多数癫痫发作会在短时间内自发停止。只要解决了误吸和身体伤害的风险，就不会对患者造成直接危害。在等待期间，请执行以下操作：

- 应用 10 ml 注射器抽取 **8 mg 劳拉西泮**，如果癫痫发作没有自发停止，则需要给药（见下文）。
- **进一步在床边采集病史**，继续询问在初次电话里未能获知的信息。例如这是第一次发作吗？患者正在使用抗癫痫药物吗？患者的入院诊断是什么？患者有糖尿病吗？患者是否有免疫力低下？患者最近 24 h 是否发热？患者正在服用什么其他药物？
- **观察癫痫发作类型并进行分类**（见图 4.1）。大部分癫痫发作表现为 2 种类型之一：惊厥型和非惊厥型。全面性惊厥发作是以双侧强直-阵挛性发作为特征，并伴有意识水平改变。确定"非惊厥型"癫痫发作更具有挑战，其主要表现为阵发性意识水平的改变，伴或不伴轻微的运动症状，如眨眼、面肌抽搐、头旋转、运动性自动症。

7. **如果癫痫发作在 2 min 内没有缓解：**

- 如果血糖水平正常或在给予葡萄糖后，予**静脉推注劳拉西泮 4 mg（0.1 mg/kg）**（表 4.3）。床边应该放一个面罩，因为苯二氮䓬类药物会引起呼吸抑制和镇静作用。
- 表 4.3 列有静脉注射劳拉西泮的替代药物：
  - **咪达唑仑 10 mg 肌内注射（肌注）或 0.2 mg/kg 静脉注射或舌下给药。**
  - **地西泮 5 ～ 10 mg 静脉推注或 20 mg 经直肠给药。**
  - 如果没有静脉通道，可予劳拉西泮 0.1 mg/kg 肌注，也可经鼻腔内给药。
- 进行**血液检测**寻找可以纠正的潜在原因：全血细胞计数、电解质、镁、钙、磷、葡萄糖、肌酐、尿素氮、肝功能、血氨、乙醇浓度、毒理学分析和抗癫痫药物血药浓度（如果可行）。有关具体可逆性癫痫发作的治疗方案参见表 4.4。

表 4.3　用于治疗癫痫持续状态的药物

药物治疗	剂量	不良反应	考虑因素
紧急初始治疗			
劳拉西泮	负荷量：4 mg（0.1 mg/kg）至总量 8 mg IV，（如果没有静脉通路，IM）	呼吸抑制，镇静	确保附近有通气设备
咪达唑仑	10 mg IM 或 0.2 mg/kg IV/SL		
地西泮	5～10 mg IV 或 20 mg PR		
紧急控制治疗			
磷苯妥英或苯妥英钠	负荷量：15～20 mg/kg IV，速度 200 mg/min（磷苯妥英）或 50 mg/min（苯妥英钠）；如初始负荷用药后仍有抽搐，则需额外增加 10 mg/kg	心律失常，低血压，肝毒性，全血细胞减少症，Steven-Johnson 综合征，紫手套综合征	持续 ECG 监测有无心动过缓，QT 间期延长等；应定期检查血压；如出现低血压或心律失常，缓慢输液
丙戊酸钠	负荷量：20～40 mg/kg IV，速度 3～6 mg/（kg·min）；理想情况用药，且很少引起低血压；如果在初始负荷量后仍有抽搐，则额外增加 20 mg/kg	肝毒性，高氨血症，胰腺炎，血小板减少症，低纤维蛋白原血症	不镇管状态日本未镇静患者的 GBM 患者的首选药物
左乙拉西坦	负荷量：20 mg/kg IV 超过 15 min	精神错乱，激越	相互作用最小；CrCl 减少和 RRT 需要调整剂量

续表

药物治疗	剂量	不良反应	考虑因素
难治性癫痫持续状态的治疗			
苯巴比妥	负荷量：15～20 mg/kg IV，速度 75 mg/min	镇静、呼吸抑制、低血压	由于有不良反应，需要密切观察
咪达唑仑	负荷量：0.2 mg/kg IV 每 5 min 一次，直至癫痫停止；静脉输注：0.2～2 mg/（kg·min）	镇静、呼吸抑制、低血压	需要 ICU 监护，插管 ± 血管加压药；滴定至脑电图提示癫痫发作停止或爆发抑制
丙泊酚	负荷量：1～2 mg/kg IV；静脉输注：20～200 μg/（kg·min）	镇静、呼吸抑制、低血压、心动过缓、丙泊酚输注综合征	
超级难治性癫痫持续状态的治疗			
戊巴比妥	负荷量：5～20 mg/kg IV，速度≤50 mg/min；静脉输注：0.5～5 mg/（kg·h）IV	镇静、呼吸抑制、低血压、肠梗阻、免疫抑制	需要 ICU 监护，插管 ± 血管加压药；滴定至脑电图出现爆发抑制
氯胺酮	负荷量：0.5～4.5 mg/kg；输注：最高至 5 mg/（kg·h）	镇静、高血压、神经毒性	加入正在进行的咪达唑仑输注液体中

CrCl, 肌酐清除率；ECG, 心电图；GBM, 多形性胶质母细胞瘤；ICU, 重症监护病房；IM, 肌内注射；IV, 静脉注射；PR, 直肠给药；RRT, 肾替代疗法；SL, 舌下含服；生理盐水封管

表 4.4	癫痫发作可逆性病因的急性期治疗

可逆性病因	治疗
急性卒中	考虑 rt-PA 静脉溶栓（发病 ≤ 4.5 h）和血管内机械取栓术（发病 ≤ 6 h）
ICH/SAH/PRES	降低 SBP 至 ≤ 140 ～ 160 mmHg； 拉贝洛尔 10 mg IV，每 10 min 一次，最高 300 mg/24 h； 如果 HR < 60 次 / 分，保持； 肼屈嗪 5 ～ 10 mg IV，每 15 ～ 30 min 一次； 依那普利 1.25 mg IV，每 6 h 一次
感染	针对疑似感染的经验性抗生素治疗： 　头孢曲松 2 g IV，每 12 h 一次， 　万古霉素 1 ～ 1.5 g，每 12 h 一次； 经验性脑炎覆盖： 　阿昔洛韦 10 mg/kg IV，每 8 h 一次
自身免疫 / 炎症	甲泼尼龙 1 g/d IV，应用 3 ～ 5 天； 进一步的免疫抑制用药将取决于潜在的病因（自身免疫性 / 副肿瘤性脑炎、血管炎、脱髓鞘疾病）
低血糖症	维生素 B_1 100 mg IV，然后 50% 葡萄糖 50 ml IV；维持胰岛素和降血糖药物
高血糖症	胰岛素 10 U IV。根据葡萄糖水平进一步滴定剂量； 评估和治疗糖尿病酮症酸中毒、高血糖症高渗状态
低钠血症	3% NaCl 50 ～ 100 ml 静脉推注（仅在低钠血症伴有癫痫发作或昏迷的情况下使用）； 明确并治疗潜在病因
低镁血症	$MgSO_4$ 2 g 静脉推注 5 min 以上（仅在重度低镁血症导致癫痫发作的情况下给予）； 明确并治疗潜在病因
低钙血症	10 ml（1 g）$CaCl_2$ 或葡萄糖酸钙，静脉推注 5 min 以上； 明确并治疗潜在病因
高钙血症	积极水化联合呋塞米，随后肾替代治疗； 明确并治疗潜在病因
低磷血症	磷酸钠 0.32 ～ 0.64 mmol/kg IV，速度 ≤ 7 mmol/h（仅在重度低磷血症引起癫痫发作时才给予）
中毒反应 / 药物过量	向中毒控制中心咨询解毒剂和支持性治疗

HR，心率；ICH，脑出血；IV，静脉注射；PRES，可逆性后部脑病综合征；SAH，蛛网膜下腔出血；SBP，收缩压；rt-PA，重组组织型纤溶酶原激活剂

紧急控制治疗

1. 在应用全量苯二氮䓬类药物后，无论癫痫发作是否已经停止，均应**再应用一次抗癫痫药物**，除非癫痫发作的原因已得到纠正。"确立癫痫持续状态治疗试验（ESETT）"目前正在进行中，以帮助确定最佳的二线治疗药物。如果癫痫患者有已知有效的抗癫痫药，则可以给予该药物的负荷量；否则，最常用的药物见表 4.3。

- **磷苯妥英或苯妥英钠是最常用的。**
  - 负荷量：**静脉注射 20 mg/kg，速度分别为 150 mg/min（磷苯妥英）和 50 mg/min（苯妥英钠）。磷苯妥英也可以肌注。如果知道患者已经服用苯妥英钠，并怀疑患者未达到治疗水平，或者如果他们在初始负荷量治疗后仍继续发作，则可给予 10mg/kg 的单次剂量推注。**
  - 不良反应：这两种药物都会导致心律失常、QT 间期延长和低血压。其他潜在不良反应还有肝毒性、全血细胞减少症、Steven-Johnson 综合征和紫手套综合征。
  - 注意事项：输液期间应持续监测心电图（ECG），并定期监测血压。如果出现心电图改变或低血压，应减慢给药速度。应注意药物众多的相互作用。

- **丙戊酸钠**
  - 负荷量：**20 ～ 40 mg/kg 静脉注射，速度为 3 ～ 6 mg/（kg·min），如果在初始负荷量 10 min 后仍抽搐，则再加 20 mg/kg。**
  - 不良反应：肝毒性、高血氨性脑病、胰腺炎、血小板减少症和血小板功能障碍，以及低纤维蛋白原血症。
  - 注意事项：没有镇静作用，很少会导致低血压，这使其成为不插管状态患者的理想药物。可能也是治疗多形性胶质母细胞瘤患者的首选药物。

- **左乙拉西坦**
  - 负荷量：**20 mg/kg 静脉注射，持续 15 min 以上。**
  - 不良反应：精神错乱、激越。

- 注意事项：药物相互作用最小。对于肾功能较差的患者或接受肾替代治疗的患者需要调整剂量。
- 苯巴比妥
  - 剂量：**静脉注射 20 mg/kg**，最大速度 75 mg/min。
  - 不良反应：镇静、呼吸抑制、低血压。

2. 劳拉西泮和磷苯妥英联合应用可控制约 70% 的持续性惊厥发作。这种疗法成功的可能性与癫痫发作起始和开始治疗之间的时间间隔直接相关。当抗癫痫药在癫痫发作后 30 min 内启动时，80% 的患者有反应；但如果患者在治疗前其癫痫发作超过 2 h，则成功率下降至 40%。

3. 考虑非惊厥性癫痫持续状态：此时，惊厥活动可能减少或停止，并且不论癫痫发作是否停止，患者都可能保持无反应状态。患者可能会因为非惊厥性癫痫持续状态、癫痫发作后状态、应用终止癫痫发作的药物或癫痫发作的潜在原因而导致意识水平下降。惊厥性癫痫持续状态终止后不能觉醒（即听从指令）的患者需要连续脑电图（cEEG）监测以检测正在进行的非惊厥性癫痫发作活动。cEEG 将在 30% ~ 50% 的这些患者中检测到额外的癫痫电活动，约 15% 的患者可检测到正在进行的非惊厥性癫痫持续状态。如果不加以控制，这些癫痫发作可能会导致长期意识不清状态和继发性脑损伤。

难治性癫痫持续状态的治疗

在接受足量的苯二氮䓬类药物和给予第二次 AED 后，继续存在临床或脑电记录癫痫发作的患者被认为处于难治性癫痫持续状态。根据研究的不同，这些患者的死亡率为 25% ~ 60%，他们需要入住重症监护病房进行积极的管理，包括气管插管、持续监测（包括 cEEG），以及在优化其他 AED 的情况下持续输注镇静剂。

癫痫持续状态治疗中最常见的错误是给予的治疗量不足。患者需要进行快速、积极的治疗，直到癫痫发作被控制。

1. 此阶段合理的治疗方案包括（见表 4.3）：
   - 咪达唑仑，这种短效苯二氮䓬类药物是最受青睐的药物，因为它相对安全，易于滴定，起效快、消除快。
     - 剂量：**0.2 mg/kg 静脉推注，每 5 min 一次**，直至癫痫发作停止，然后通过 cEEG 滴定 **0.2 ～ 2 mg/（kg · h）静脉输注**。
     - 不良反应：呼吸抑制、低血压、镇静。
   - 丙泊酚
     - 剂量：**静脉负荷量 1 ～ 2 mg/kg**，然后通过 cEEG 滴定**静脉输注 20 ～ 200 μg/（kg · min）**。
     - 不良反应：呼吸抑制、低血压、心动过缓、镇静、丙泊酚输注综合征（横纹肌溶解、代谢性酸中毒、肾衰竭和心力衰竭）。
   - 额外的 AED 负荷：在某些情况下（例如，不能或不应该插管的患者）可以尝试额外的 AED 负荷。丙戊酸钠如果还没有给药，在这种情况下通常是受欢迎的。

超级难治性癫痫持续状态的治疗

　　如果对足量的苯二氮䓬类药物和另外 2 种 AED 没有反应，患者被认为处于超级难治性癫痫持续状态。

1. 此时，通常需要采用全巴比妥酸盐麻醉或输注氯胺酮的形式进行最终治疗（见表 4.3）。
   - 戊巴比妥
     - 剂量：**5 ～ 20 mg/kg 静脉输注，速度 ≤ 50 mg/min**，然后以 **0.5 ～ 5 mg/kg 静脉输注**滴定至 cEEG 爆发抑制。
     - 不良反应：低血压、镇静、呼吸抑制、肠梗阻、免疫抑制。
     - 注意事项：低血压通常需要应用血管加压药。
   - 氯胺酮
     - 剂量：0.5 ～ 4.5 mg/kg 负荷量，然后 1 ～ 5 mg/（kg · h）。
     - 不良反应：镇静、高血压、神经毒性。

- **注意事项**：在持续输注咪达唑仑的基础上加用，保持较高的正常镁水平，以达到最大效果。

2. **脑电记录的癫痫发作控制（或脑电图显示爆发抑制）通常维持 24 ～ 48 h**，然后逐渐停止前述药物的持续输注。为了从连续注射镇静剂中进行过渡，也会相应地滴定其他维持性AED。

3. 癫痫持续状态的**替代治疗**包括氯胺酮、吸入麻醉药、皮质类固醇、静脉注射免疫球蛋白、血浆置换、低温、迷走神经刺激和手术治疗。这些都是根据潜在的病因进行选择，治疗效果不一。

持续管理

在处理癫痫发作或癫痫持续状态时，首要任务是在提供支持性护理的同时尽快终止癫痫发作。然而，在上述努力的同时，应在癫痫发作停止之后，必须**考虑和解决癫痫发作的潜在病因**。虽然绝大多数癫痫发作可以通过抗惊厥治疗得到控制，但在查明潜在病因并加以治疗之前，可能无法完全控制癫痫发作。除非处理得当，否则潜在病因也可能直接导致患者发病和死亡。要找出潜在病因，我们应该：

1. **选择性采集病史和查阅病历**
   - **确定发作的特征**，以确保该事件是癫痫发作而不是假性发作（表 4.5）。这是通过与患者和（或）目击者按时间顺序交谈来完成的，如下所示：
     - **发作前阶段**：局灶性发作开始时可能出现先兆症状。最常见的先兆为嗅觉、味觉或其他内脏感觉性先兆，常常出现于运动或感觉表现之前。而晕厥之前可能出现头晕、出汗、面色苍白、视物模糊、胸痛、心悸或呼吸急促。患者在事件发生前即刻所做的事情也可能会有所帮助（例如，站起后出现头昏眼花继而意识丧失的患者更像是晕厥而不是癫痫发作）。
     - **发作事件**：试着找出癫痫发作的任何局灶性表现。局

表 4.5	区分癫痫发作和假性癫痫发作

	病史		
	事件发作前	事件	其他
癫痫发作	各种可能的先兆： 　精神性 　嗅觉 　味觉 　视觉 　内脏感觉	刻板事件 运动活动：局灶性或全面性。如果是全面性，确保同步性 意识水平改变 局灶特征：头或眼偏斜、自动症、强直性姿势 可能咬舌、尿 / 便失禁、发绀 精神错乱、激越 发作后 Todd 麻痹	系统回顾：可能会显示之前的全身症状，提示潜在病因的线索 之前的睡眠剥夺可能会降低癫痫发作阈值 既往病史：热性惊厥、头外伤、卒中、脑炎、脑肿瘤 药物：见表 4.2 社会史：酗酒、吸食毒品
偏头痛	各种先兆 　视觉 　感觉	严重头痛伴随： 　恐音症、畏光症、恶心或呕吐	既往病史：偏头痛 家族史：偏头痛
晕厥	长时间站立 头昏目眩 出汗 胸痛 心悸 管状视野 呼吸急促	软弱无力 面色苍白 闭眼 尿失禁可能 注意：抽搐性晕厥可能类似癫痫发作 卧位缓解 事件发作后意识错乱极轻微	系统回顾：可能会显示先前的心脏症状 既往史：心脏病 用药：新型抗高血压药
PNES	环境压力大 情绪暴发 / 心烦意乱	非刻板印象的双侧动作，但意识保留 非同步的双侧动作 头部抖动 骨盆前推 立即恢复正常	既往病史：癫痫（许多 PNES 患者也有癫痫），精神合并症

病史			
	事件发作前	事件	其他
TGA	无先兆	失忆数小时，其他所有神经功能均保留	无
TIA	无先兆	≤1 h 神经系统阴性症状，定位于血管分布区 意识没有改变 完全缓解	既往史：卒中危险因素 社会史：吸烟者

PNES，阵发性非癫痫发作；TGA，短暂性全面性健忘；TIA，短暂性脑缺血发作

灶性发作开始的部位有助于确定潜在病灶的部位。开始的时候有没有头和眼睛的偏斜？是否注意到自动症？是否运动活动先开始于身体的某一部分，然后再泛化？如果发生全身性运动活动，是否有节律性和同步性？患者是否失去知觉、大小便失禁、咬伤唇舌？假性癫痫发作将有不同的症状（见表 4.5）。尝试量化事件的持续时间。

- **发作后阶段**：事件发生后，患者是昏昏欲睡、意识模糊、烦躁不安，还是立即恢复正常？事件发生后是否有短暂的局灶性缺损，包括肢体无力（Todd 麻痹）或失语症？

- **进一步的病史和病历回顾应该询问：**
  - 潜在的根本病因。
  - 系统回顾可能会发现先前的症状，如头痛、发热、颈部僵硬、睡眠不足、心脏症状等，这可能为潜在的病因提供线索。
  - 回顾既往病史和手术史可能会发现导致癫痫发作的潜在疾病，如既往卒中、脑外伤、已知恶性肿瘤（肺癌、乳腺癌和结肠癌是最常转移到脑部的恶性肿瘤）、HIV 或其他易导致机会性感染的免疫缺陷、肝病或肾病等。

既往心脏病可能提示晕厥。

- 药物治疗应该审查潜在的致痫药物，以及对 AED 的依从性。最近增加或改变降压药可能提示晕厥。
- 应审查是否存在非法吸毒和饮酒的个人史。
- 最近的实验室检查结果可能为潜在的病因提供线索。

● 相关社会史

- 除了询问吸毒和酗酒的情况外，还应该询问患者目前的职业、爱好和出行方式，因为这与讨论癫痫发作安全性和驾驶 / 工作限制有关。

2. 选择性体格检查

● 癫痫发作患者的体格检查（表 4.6）将根据临床情况和患者参与检查的程度而有所不同。一次癫痫发作并恢复到正常水平的患者可进行全面的神经系统检查，而需要气管插管和镇静以控制癫痫发作的患者只能进行有限的神经系统检查。无论如何，都应该进行全身体格检查，进行检查是为了评估癫痫发作的病因线索。重要的是要特别注意单侧局灶性神经功能缺损，这可能表明结构性损害。

3. 进一步检查与回顾

　　在积累了病史、体格检查和初步检查的信息后，应做出有效的鉴别诊断。像往常一样，在急性情况下，鉴别诊断应该包括最危险的疾病诊断以及最可能的疾病诊断。进一步的检查应该从鉴别诊断开始进行：

● 如果还没有进行脑电图（EEG）检查，而癫痫的诊断还没有明确，则应立即检查 **EEG**。发作间期癫痫样电活动常常预示着癫痫发作的风险增加，需要应用抗癫痫药物维持治疗。如果患者反应迟钝，也应进行 EEG 检查，以评估潜在的持续性非惊厥性癫痫发作。

● 如果查体有局灶性缺损，或者癫痫发作是从局部开始，或者患者为新发癫痫时，应进行**计算机断层扫描（CT）**检查。根据临床情况，还可进行磁共振成像（MRI）、磁共振血管成像（MRA）、磁共振静脉成像（MRV）或 CT 血管成像（CTA）检查。请记住，急性脑梗死 6 h 内 CT

表 4.6	癫痫发作的主要体格检查
体格检查	**解释**
生命体征	
体温	尽管长时间癫痫发作后可引起发热，但发热常提示可能存在感染
心率	癫痫发作后可能出现窦性心动过速，但持续性窦性心动过速或心律失常可能提示晕厥、心源性栓塞事件，或潜在感染或中毒综合征
血压	高血压性脑病可表现为癫痫发作
血氧饱和度	血氧饱和度降低可能提示存在误吸
呼吸频率	发作后可见呼吸急促，但持续的呼吸急促可能提示潜在的感染、代谢紊乱或中毒综合征
神经系统	
意识水平	全面性癫痫发作后可能出现一段昏睡、昏迷或注意力不集中的时期；如果患者清醒，嘱其从 20 倒数至 1，以此作为注意力的筛查
语言检查	患者在语言流利性、命名、重复或理解方面的异常可能提示优势半球的局灶性病变
脑神经	持续的凝视偏斜、眼球震颤、轻微的眼睑或面部抽搐可能提示正在进行的癫痫发作；双眼视力障碍提示可能为 PRES；其他缺陷将有助于局灶性病变的定位
运动和反射	偏瘫可能严重，也可能轻微；偏瘫可能是短暂的（由于 Todd 麻痹）或者持续性的；无论哪种情况，都提示局灶性病变 反射不对称或单侧巴宾斯基征阳性提示可能为局灶性病变
感觉检查	偏身麻木或对感觉刺激的减退或忽视可能有助于局灶性病变的定位
头颈部	
创伤评估	急性或慢性头部创伤可能是癫痫发作的原因，或是癫痫发作的结果；癫痫发作的患者也可能咬伤舌头、嘴唇或颊黏膜

续表

体格检查	解释
眼底镜检查	视盘水肿提示颅内压增高
颈部活动度	脑膜刺激征提示潜在的脑膜炎或脑膜脑炎
呼吸系统	
肺部听诊	局灶性支气管呼吸音或干啰音提示误吸
心脏	
心脏听诊	新出现的心脏杂音可能提示心源性栓塞（如果发热需考虑感染性心内膜炎）
胃肠道和泌尿生殖系统	
观察	失禁
肌肉骨骼系统和皮肤	
观察	咖啡牛奶斑、葡萄酒色痣等提示潜在的神经皮肤疾病；癫痫发作可能导致局部血肿、撕裂伤或骨折

PRES，可逆性后部脑病综合征

平扫可能看不到病灶。

- 如果由于先前的症状、发热、脑膜炎或白细胞增多而怀疑感染，则应完成感染性检查，以找出最可能的来源。这可能包括**腰椎穿刺术**、血液和尿液培养、病毒血清学检查以及胸部 X 线检查。
- 对于患者既往服用的 AED，以及在急诊处理期间使用的所有 AED，都应该在第 2 天早上测定其 **AED 血药浓度**。
- 如果临床病史怀疑吸食毒品或中毒综合征（表 4.7），则应送检进行毒理学检查。
- 如果在最初的评估中确定了代谢原因，并给予治疗以纠正异常的实验室检查结果，则可能需要进一步的检查，包括重复测试异常值。
- 根据临床情况，进一步的检查可能包括自身免疫性 / 副肿瘤性抗体组和风湿病性 / 血管炎性抗体组。

| 表 4.7 | 癫痫发作的预防措施和安全性措施 |

预防措施	安全性措施
床：应该在最低的位置	开车：患者在（特定管辖区）驾驶前必须在一段设定的时间内没有癫痫发作
侧栏：应该竖起并加垫 走动：只在有人看管的情况下才能进卫生间	职业：在运输行业工作的患者，或者从事设备搬运、明火、化学药品、高空作业相关工作的患者可能需要考虑休假、改变职责或转行
生命体征：仅应测量腋窝温度	休闲：可能需要停止单独运动、骑自行车，以及游泳、潜水、浮潜等运动
监督：当使用锋利物品时	家：避免洗澡、不要锁浴室门、关掉热水器、用回火炉煮饭、限制乙醇摄入、避免睡眠剥夺、避开高处、避开电动工具等
	女性：育龄期女性需要避孕以避免抗癫痫药物的致畸性

- 如果未确定癫痫发作的潜在原因，则可能是特发性癫痫。脑电图有助于鉴别特定的癫痫综合征。
- 如有可能，应解决已确定的潜在病因（见表 4.4）。抗癫痫药物应根据需要进行滴定。然而，请注意，若单次的首次发作已经停止，通常不需要使用 AED 治疗。抗癫痫治疗应该用于多于 1 次发作的患者，或者有危险因素导致可能再次发作的患者（更多细节见第 26 章）。仍然住院的患者应该采取**癫痫预防措施**（表 4.7），以确保他们再次发作时的安全。应该对出院患者进行有关**癫痫发作的安全和限制措施**的教育（见表 4.7）。

（赵俊梅 译 王淑娟 王 义 审校）

第 5 章

昏睡和昏迷

昏睡（stupor）和昏迷（coma）分别是指中度和重度意识水平降低，急性发作的昏睡或昏迷是内科急症。各种各样的代谢紊乱和结构异常均可以产生这种症状。其处理主要是稳定患者的病情，明确诊断及针对病因进行治疗。

值班电话

问题

1. 生命体征如何？
2. 气道得到保护了吗？

　　昏睡和昏迷的患者由于咳嗽反射和咽反射减弱以及由于呼吸驱动力减弱所致缺氧，有高度误吸的危险。气管插管是保护气道和保证充足氧气供应的最有效方法。

3. 有外伤、服用药物或毒物接触史吗？

　　需要快速获取患者最近的情况和既往内科或神经系统疾病。可以查看急诊医疗服务记录。

4. 有人能够提供患者的既往史吗？

　　应该确定患者的亲属、朋友、急救人员或其他任何最近与患者有接触的人员，并通知他们等待进一步的询问。

医嘱

1. 如果患者处于深度昏迷或出现呼吸衰竭的征象，应该立即请麻醉科医生进行气管插管。

　　对于呼吸正常的昏睡或昏迷患者，经面罩给予 100% 的氧气，直到通过脉搏血氧饱和度监测低氧血症纠正为止。

2. 建立一个静脉通路。

3. 测定脉搏血氧饱和度。

4. 测定指尖血葡萄糖含量。

　　谨记要立刻检查血糖，因为低血糖症引起的昏睡或昏迷是可快速治疗的病因，昏睡或昏迷可与其他诊断同时存在（如败血症、心脏停搏或创伤）。

5. 进行诊断性血液检测。

- 血生化〔葡萄糖、电解质、血尿素氮（BUN）和肌酐〕；
- 全血细胞计数（CBC）；
- 动脉血气分析；
- 钙、镁测定；
- 凝血酶原时间（PT）/ 部分凝血活酶时间（PTT）。

6. 如果昏睡或昏迷的病因不清楚，要进行毒理学检测、甲状腺功能测定、肝功能检测、血清皮质醇和血氨水平测定。

7. 插入 Foley 导尿管。

8. 检查尿常规、心电图（ECG）和胸部 X 线。

9. 进行急救治疗。这些措施常在现场或当昏睡及昏迷原因不明的情况下使用。

- **静脉给予维生素 B_1 100 mg。**

　　维生素 B_1 可以缓解由于急性维生素 B_1 缺乏导致的昏睡或昏迷（Wernicke 脑病），但它必须在输入葡萄糖之前使用，因为高血糖症能够引起维生素 B_1 的消耗和 Wernicke 脑病急剧恶化。

- **50% 的葡萄糖液 50 ml（1 安瓿），静脉注射。**

- **纳洛酮 0.4 ～ 0.8 mg，静脉注射。**

　　纳洛酮可以逆转由于阿片制剂中毒引起的昏迷，可能需要用至 10 mg 才能纠正严重的中毒。

- **氟吗西尼（Romazicon）0.2 ～ 1.0 mg，静脉注射。**

　　氟吗西尼可缓解由于苯二氮䓬类药物中毒引起的昏睡或昏迷，最多可能需要用到 3 mg 才能控制病情。如果已经出现癫痫发作则不要应用，因为氟吗西尼可能会进一步促使癫痫发作。

途中思考

什么原因导致了昏睡和昏迷？

昏睡和昏迷可能由影响双侧大脑半球或脑干的疾病所致。一般来说，一侧大脑半球受累不会引起昏睡和昏迷，除非有明显的占位效应导致颅内压升高，或压迫对侧大脑半球或脑干。局灶性脑干或双侧丘脑病灶是通过损害网状激活系统引起昏迷。代谢性和发作性疾病所致意识障碍是因为影响了正常脑代谢和电活动而使意识水平降低。昏睡和昏迷的原因（表 5.1）可以概括地分为 4 种类型：

1. 结构性颅内疾病

在大多数病例中，这些病变可以通过阳性脑影像学（CT 或 MRI）或在脑膜炎或脑炎病例中通过腰椎穿刺（LP）进行诊断。

2. 中毒或代谢性疾病

这些疾病通常需要（但并非总是）经过一些血液检查来证实。药物中毒、脓毒症、肾衰竭、缺氧、低血糖症、多系统器官衰竭，是中毒或代谢性脑病的常见原因。

3. 发作性或发作后状态

急诊连续脑电图（EEG）监测对诊断活跃的、持续的痫性电活动或发生于癫痫发作后的癫痫样活动，如棘波或周期性癫痫样放电（periodic epileptiform discharges，PED）至关重要。

4. 心因性反应迟钝

从理论上讲，这是一种行为障碍，心因性反应迟钝是一种类似昏迷的状态，因为大脑功能正常。这些状态是由于其可逆性进行定义的。

表 5.1	昏睡和昏迷的病因

1. 结构性颅内疾病
   - a. 外伤
     - （1）硬膜外出血、硬膜下出血、脑出血或蛛网膜下腔出血
     - （2）弥散性轴索损伤
     - （3）脑震荡
   - b. 脑血管疾病
     - （1）脑出血或蛛网膜下腔出血
     - （2）大脑半球或脑干梗死
     - （3）硬脑膜窦血栓形成
     - （4）可逆性后部脑病综合征
   - c. 感染
     - （1）脑膜炎
     - （2）脑炎
     - （3）脑脓肿
   - d. 炎症性疾病
     - （1）自身免疫性血管炎或脑炎
     - （2）脱髓鞘性疾病（如多发性硬化）
   - e. 肿瘤
   - f. 脑积水
2. 中毒或代谢性疾病
   - a. 全脑缺血-缺氧
   - b. 电解质紊乱或酸-碱失衡
     - （1）pH 失调
     - （2）高钠血症或低钠血症
     - （3）高血糖症或低血糖症
     - （4）高钙血症或低钙血症
   - c. 药物中毒或戒断反应
   - d. 体温紊乱（高热或低体温）
   - e. 器官系统功能障碍
     - （1）肝（肝性脑病）
     - （2）肾（尿毒症）
     - （3）甲状腺（黏液水肿、甲状腺危象）
     - （4）肾上腺（肾上腺功能亢进或功能减退）
     - （5）多系统器官衰竭
   - f. 癫痫发作或发作后状态
   - g. 维生素 B_1 或维生素 B_{12} 缺乏
3. 心因性反应迟钝

威胁生命的主要情况

有 3 种引起昏迷的常见且可治疗的病因，常可以迅速导致患者死亡：

- **脑疝的形成和脑干受压**

    颅内占位性病变可导致昏睡或昏迷，是神经外科急症（图 5.1）。

- **颅内压（ICP）升高**

    颅内压升高可引起脑灌注不足和全脑缺血-缺氧性损害（见第 13 章）。

- **脑膜炎或脑炎**

    早期治疗可阻止细菌性脑膜炎或疱疹性脑炎引起的死亡（见第 22 章）。

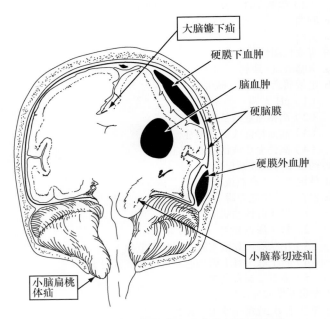

图 5.1　局部颅内压改变患者发生的脑疝类型

病床旁

选择性采集病史

昏迷的原因常可以通过询问病史来确定。向患者的家人、朋友、急救人员或其他近期与患者有过接触的人询问下列问题：
1. 近期的情况

最后看到患者是在什么时候？患者是如何被发现的？以前有神经系统疾病吗？最近是否有外伤或毒物接触？
2. 既往史
3. 精神病史
4. 药物治疗史
5. 是否吸毒或酗酒

选择性体格检查

不论有无病史，昏迷的病因均可能通过体格检查寻找出来。

一般体格检查

- 生命体征：严重高血压提示由卒中、颅内压增加或高血压性脑病引起的中枢神经系统结构性损害。
- 皮肤：寻找外伤、针孔、皮疹、樱桃红（提示一氧化碳中毒）或者黄疸的体征。
- 呼吸：酒精、丙酮或肝病性口臭（肝衰竭）能够产生刺激性或"水果"气味。
- 头：应该检查颅骨是否有骨折、血肿和撕裂伤。
- 耳鼻喉：
  - 脑脊液耳漏或鼻漏是由于伴有硬脑膜破裂的颅骨骨折所致（指尖血糖测定如指示高血糖，可以区别脑脊液与黏液）。
  - 鼓室积血高度提示颅底骨折。
  - 舌咬伤提示有无人目击的癫痫发作。
- 颈（如果怀疑颈椎骨折，则不要搬动颈部）：颈强直意味着脑膜炎或蛛网膜下腔出血。

神经系统检查

神经系统检查的目标是：①确定昏迷的深度；②寻找导致昏迷的具体病因。

1. 一般性表现

眼睑闭合不全和下颌松弛表明患者处于深昏迷状态。头和双眼凝视偏斜表明同侧大脑半球有大面积损害。观察是否有肌阵挛（提示一种代谢过程）、有节律的肌肉抽搐（提示癫痫发作状态）或手足搐搦（自发性、较长时间的肌肉痉挛）。

2. 意识水平

许多不准确的术语被用于描述意识水平降低（如嗜睡、意识混浊、思睡、迟钝）。由于缺乏与这些术语相对应的准确表现，更为有用的是通过**患者对特殊刺激做出的反应**来判断意识水平。例如，"短暂的睁眼和用简短的词语回应重复问话"，或"触压胸骨时呻吟和有反应"。需要记住，昏迷的特征是缺乏执行简单一步指令的能力。

Glasgow 昏迷量表评分（表 5.2）包括患者对言语和伤害性刺激的反应，这是一种重复性好和应用广泛的量化意识水平的方法。为了简便起见，我们提倡将意识障碍的患者描述为嗜睡、昏睡或昏迷。

a. 嗜睡

除了患者不能变为完全清醒的状态以外，嗜睡类似于睡眠。在询问患者熟悉的问题时，他们表现淡漠和迟缓。他们不能充分完成简单的集中注意力方面的指令，例如从 20 数到 1 或倒着背诵月份。

b. 昏睡

昏睡定义为需要疼痛刺激才能引起肢体运动或语言反应的状态。对于语言命令很少或没有反应。疼痛刺激能够引起患者对问题的简单反应，如喊叫（"哎哟"）或呻吟。当被强烈刺激唤醒后，患者可能暂时出现应答反应，但更多的表现仅是对疼痛的局部反应。

表 5.2	Glasgow 昏迷量表	
指标	**患者反应**	**得分**
睁眼反应	自发性	4
	对声音刺激	3
	对疼痛	2
	无	1
最佳运动反应	服从指令	6
	对疼痛刺激有局部反应	5
	逃避疼痛刺激	4
	刺激时呈屈曲姿势	3
	刺激时呈伸展姿势	2
	无	1
最佳语言反应	熟悉和定向正确	5
	熟悉和定向不佳	4
	用不恰当的词汇	3
	发出难于理解的声音	2
	无	1
总分		3～15

表中，格拉斯哥昏迷量表（GCS）评分应按子分数记录，而不是总分。如 e2 m5 v2 表示患者疼痛刺激后睁眼，定位反应但无跟踪，疼痛刺激发出咕噜声和呻吟而无言语

c. 昏迷

昏迷的定义是患者对于任何刺激均没有言语或复杂的运动反应。昏迷患者不能执行或模仿语言指令，不熟悉也不会点头回答问题。Glasgow 昏迷量表评分 8 分或低于 8 分经常被诊断为昏迷。

3. 呼吸

昏迷经常伴有异常的呼吸模式（图 5.2），这可以帮助我们进行定位诊断。插管患者的呼吸方式可以通过将气管内插管暂时与呼吸机断开的方法进行观察。

a. 没有定位意义的呼吸模式

（1）任何原因引起的重度昏迷均可以出现**呼吸抑制**，尤

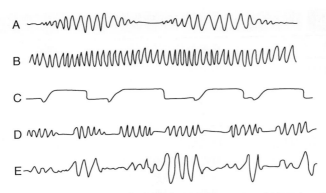

图 5.2　与昏迷有关的异常呼吸模式。曲线表示胸壁运动的程度，向上的偏移代表吸气。**A.** 潮式呼吸；**B.** 中枢神经性过度换气；**C.** 长吸式呼吸；**D.** 丛集性呼吸；**E.** 共济失调性呼吸

其是中毒。

（2）**潮式呼吸**的特点是过度换气和呼吸暂停交替出现。这通常发生于双侧大脑半球损害或代谢性**脑病**患者。一般认为缓慢的潮式呼吸代表着一种"稳定"的呼吸模式，这种模式并不预示着即将发生呼吸停止。快速交替的潮式呼吸则可能预示着病情恶化。

（3）昏迷患者的**过度换气**最常由全身性疾病引起。过度换气与乳酸酸中毒、酮症酸中毒、尿毒症或有机酸中毒所导致的代谢性酸中毒有关，还与缺氧或肝性脑病引起的呼吸性碱中毒有关。**中枢神经性过度换气**有时与中枢神经系统淋巴瘤或小脑幕裂孔疝导致的脑干损伤有关。

b. **有定位意义的呼吸模式**

（1）**长吸式呼吸**的特点是吸气期延长（吸气痉挛），然后是呼吸暂停，提示脑桥损害。

（2）**丛集性呼吸**为短暂变浅的过度换气与呼吸暂停交替组成。与潮式呼吸相比，丛集性呼吸具有更少的渐强-渐弱特性，并且通常是脑桥或小脑损害的征象。

（3）**共济失调性呼吸（Biot 呼吸）**为一种不规则、混乱

的呼吸模式，它提示延髓呼吸中枢损害，通常与颅后窝病变有关。病情进展时常可发生呼吸暂停。

4. 视野

视野可以通过一些威胁性动作进行检查，通常可引起眨眼。反应不对称性提示有偏盲。

5. 眼底镜检查

视盘水肿发生于颅内压长期（＞12 h）增高后，但很少发生在（颅内压升高）急性期。因此，无视盘水肿不能除外颅内压增高。自发性静脉搏动很难进行辨别，但它们的存在提示颅内压正常。玻璃体下出血表现为视网膜表面的出血，它通常与蛛网膜下腔出血相关。

6. 瞳孔

应该检查瞳孔的形状、大小和对光反射。

a. **对光反射正常和两侧对称**提示中脑结构完整。代谢性昏迷表现为瞳孔对光反射存在而角膜和头眼反射消失。

b. **单侧瞳孔扩大和固定**通常提示同侧颞叶钩回疝，第Ⅲ对脑神经（CN 3，动眼神经）受压，同时可见上睑下垂和眼外斜视。头 CT 上可表现为由于颞叶内侧的压迫出现中线移位和环池（中脑外侧）消失。有时可发生占位性病变对侧的眼球运动受累，造成 CN 3 的"错误定位"。眼球明显浮动提示病情可能危及生命，需要紧急干预以降低 ICP。

c. **瞳孔中位（2～5 mm）固定或瞳孔不规则**提示双侧中脑局灶性病变，或脑疝进展到中脑水平。

d. **针尖样瞳孔**提示脑桥损伤。阿片类或胆碱能药物中毒（如毛果芸香碱）也可以出现类似针尖样瞳孔。

e. **双侧瞳孔固定和散大**说明中央性脑疝形成、全脑缺血-缺氧或巴比妥类药物、东莨菪碱、阿托品或格鲁米特中毒。

7. 眼球运动

双眼水平凝视是由额叶眼动区和脑桥凝视中枢调节。额叶眼动区的作用是使双眼向对侧凝视，而脑桥凝视中枢受刺激时可驱动双眼向同侧凝视。双眼垂直凝视是由位于中脑被盖和间脑下部的中枢调节。对于没有反应的患者，通过**头眼反射**和**眼前庭反射**检查可以引出协同性眼球运动（图 5.3）。这两种反射都可通过刺激半规管进行调节，并通过 CN 8 传入前庭神经核，再与两侧第Ⅲ、Ⅳ、Ⅵ对脑神经核相联系。因此，完整的眼球运动表明脑干从 CN 3 到 CN 8 水平的完整性（中脑和脑桥）。

a. **应注意眼睛休息时的位置**

（1）偏瘫对侧的大脑半球病变导致双眼**向偏瘫对侧凝视**。

（2）**向偏瘫侧凝视**可由以下原因引起：

（a）偏瘫对侧的脑桥病变；

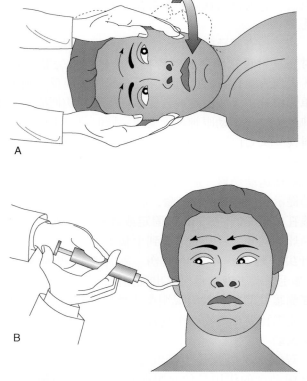

图 5.3 A. "玩偶眼"试验（头眼反射）。在脑干完整（CN3 ～ CN 8）的情况下，眼球向转头的反方向转动。**B.** 冷热水试验（眼前庭反射）。在脑干完整的情况下，将冷水注入外耳道引起两个眼球向注冷水侧同向强直性偏斜

　　（b）偏瘫对侧丘脑病变引起"错向性凝视"；

　　（c）偏瘫对侧半球病变引起的癫痫发作。

（3）中脑顶盖病变导致**眼球强迫向下偏斜**，伴有瞳孔对光反射消失和难治性眼球震颤，被称为 Parinaud 综合征。

（4）**缓慢游动的眼球运动**可以共轭或不共轭，提示双侧大脑半球功能障碍，而脑干功能完整。它们通常与完整和活跃的头眼反射有关。

（5）**眼球浮动**包括双眼向下"急跳"，随后缓慢返回初始位置。它是由双侧脑桥水平凝视中枢受损引起，通常见于闭锁综合征。

（6）**昏迷患者无扫视性（快速）眼球运动，常提示精神性无应答状态。**

b. 检查**视觉定向反应**和**眼球追踪**。这些皮质介导的眼球运动（表 5.3）通常会在昏迷患者苏醒后开始执行口头命令之前恢复。

　　站在床边大声说："嘿，琼斯先生，看着我！"视觉定向反应使患者睁开眼睛并朝您的大致方向看。若他们会定位，将你的脸移到床边。如果他们会跟踪你的脸，然后让患者看着你移动的手指。

c. 记录**头眼反射（玩偶眼）**

　　这种反射是由快速地将患者的头部转向一侧引起。在清醒患者，核上性皮质中枢输入至动眼神经核，控制

表 5.3	皮质介导的眼球运动分级
1. 流畅地追踪移动的手指	
2. 断断续续地追踪移动的手指	
3. 跟踪脸部，而不是手指	
4. 对检查者有视觉定向，但没有跟踪	
5. 无视觉定向反应	

注：追踪意味着更完整的皮质功能和更高的意识水平。皮质介导的眼球运动通常在昏迷患者可以听从口头命令之前开始恢复

着眼球的运动，所以并不能引起该反射。完整的反应包括两个眼球同时充分地向与头部运动相反的方向运动。

一个完整而容易引出的反射（"球形轴承眼"）提示双侧大脑半球功能障碍而脑干结构完整，见于代谢性昏迷。

d. 检查眼前庭反射（冷热水试验）

这种反射是诱导共轭眼动更有效的方法。头在水平面上倾斜30°，使用连接注射器的蝴蝶管向一侧耳朵注入30～60 ml的冰水，正常反应是出现双眼向注水侧的强直运动及向注水对侧的快速眼球震颤（由快相成分方向对侧的额叶介导）。

（1）**双侧强直相完整，无快速反应**，提示双侧大脑半球功能障碍所致昏迷。

（2）**共轭凝视麻痹**可由单侧大脑半球或脑桥病变引起。

（3）**不对称的眼肌无力**提示脑干病变。CN 3、CN 6麻痹和核间性眼肌麻痹是最常见的异常。

（4）**眼前庭反射消失**见于任何原因引起的深昏迷，提示脑干功能严重抑制。

8. 角膜反射

正常情况下，用无菌纱布或棉絮轻触角膜会引起双眼瞬目动作。而水滴不会持续产生同样的刺激。该反射的传入支为三叉神经，传出支为面神经。

9. 咽反射

在气管插管患者，这种反射可以通过轻轻活动气管插管进行测试。

10. 运动反应

运动反应是判断昏迷深度和严重程度的最佳指标。

a. 观察患者**自发性活动**的对称性和意向性。一侧肢体的优先运动多提示无活动侧肢体力弱。

b. 检查**肢体肌张力**的对称性。

轴向张力通过左右转动头部测试。上肢肌张力通过被动活动患者肘部和手腕测试。下肢肌张力通过握住大腿下端做快速提升运动来测试；如果脚后跟抬离床面，肌张力会异常增高。双下肢肌张力增高是脑疝的一个重要体征。全身肌张力增高提示发作时或发作后状态。

　c. **诱导性运动**是通过增强刺激强度，观察患者对刺激的反应来进行系统的检查，顺序如下：

　　（1）**言语命令**。要求患者举起一侧手臂，伸出两个手指，竖起大拇指。伸舌和活动脚趾是合理选择。而睁眼和紧握手常常是一种自动的、反射性的、非意志性的反应，提示言语理解和意识的保存。

　　（2）**轻压胸骨**。用指尖轻轻按压。将床单盖在脸上是一种更温和的中线刺激，试图拉床单是有意识行为的证据。如果对较温和的刺激没有反应，则继续加大指间关节对胸骨的压迫力度。

　　　（a）**抵御反应**，包括精确的手部运动和主动试图推开或除去刺激。

　　　（b）**机体定位反应**较慢且不太准确。见于深昏迷或非优势半球病变，导致空间分辨力受损

　　（3）**按压甲床**。用叩诊锤柄在各个指端逐渐加压。

　　　（a）**回缩反应**是由运动皮质介导。这种运动为突发性、非刻板性运动，且强度是可变的。

　　　（b）**屈肌姿势（去皮质状态）**（图 5.4）是由于大脑半球深部或中脑上部的皮质脊髓束受损所致。完整的反应包括上肢屈曲内收和下肢伸展。

　　　（c）**伸肌姿势（去脑状态）**（图 5.4）包括上肢伸展、内收和内旋以及下肢伸展。它是由脑桥或延髓上部的皮质脊髓束受损所致。

11. **感觉性反应**

　　对伤害性刺激的反应不对称，提示一侧感觉障碍。

12. **反射**

　a. **深部肌腱反射**

　　　不对称时提示器质性病变引起的一侧运动障碍。

　b. **跖反射**

　　　双侧巴宾斯基征可见于器质性或代谢性昏迷。

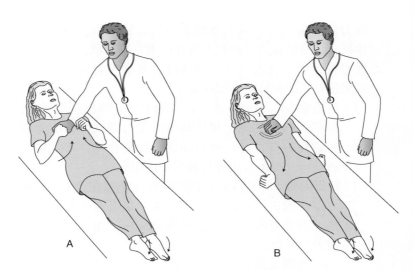

图 5.4 **A**.去皮质性（屈肌）姿势；**B**.去脑性（伸肌）姿势

诊断

询问病史和神经系统检查完成后，应进行鉴别诊断。根据神经系统检查结果，大多数昏睡或昏迷患者可分为以下三类：

1. 脑干功能完整的非局灶性体征

这类患者以正常的瞳孔反射、完整的眼球运动和对称性运动反应为特征，多见于中毒-代谢性疾病、缺血-缺氧性脑病、中枢神经系统感染或脑积水。

2. 局灶性大脑半球体征

这些征象以对侧偏瘫和凝视麻痹为特征，提示中枢神经系统结构性病变，如卒中、硬膜下血肿和肿瘤。如果 CT 或 MRI 正常，那么最可能的原因是由于癫痫发作病灶代谢衰竭而导致的长期发作后状态伴 Todd 麻痹。

3. 局灶性脑干体征

这类患者以瞳孔反射异常、脑神经体征和运动性姿势为特征，提示有脑干病变或伴有脑疝的占位性病变。

由于快速判断昏迷患者是否存在危及生命的情况非常重要，因此在确诊之前，所有患者的诊断流程通常应按以下顺序进行：

1. **头颅 CT 平扫和 CT 血管造影**

CT 血管造影对于排除基底动脉闭塞至关重要，这是一种高度可治性及对时间敏感的医学急症。如果有外伤史或怀疑有外伤史时，需查看骨窗。

2. **伴和不伴钆增强的脑部磁共振成像（MRI）**

MRI 在提示急性缺血性脑卒中（如脑干卒中）、脱髓鞘（如急性播散性脑脊髓炎）或血管源性水肿和微出血（如可逆性后部脑病综合征）方面比 CT 更为敏感。如果怀疑肿瘤或脓肿，则应静脉注射钆造影剂检查。

3. **腰椎穿刺（LP）**

如果 CT 或 MRI 不能确诊，则应进行腰椎穿刺以排除脑膜炎、脑炎或蛛网膜下腔出血。如果不能及时获得脑脊液（CSF），切勿推迟脑膜炎或脑炎的经验性治疗。

4. **连续脑电图监测**

如果 CT 和腰椎穿刺不能确诊，脑电图可能是排除非惊厥性癫痫持续状态、癫痫发作后状态或代谢性昏迷的必要条件。

假性昏迷状态

当考虑昏迷的原因时，很有必要意识到是否存在**假性昏迷状态**。

● **心因性无应答状态**

心因性昏迷发生在生理上清醒但无反应的患者。诊断线索包括抵抗行为（对睁眼或被动肢体运动的主动抵抗）、躲避行为（手从头顶上垂下时避开脸部）、完整的眼球扫视运动、冷热试验时的眼球震颤，以及突然恢复对疼痛刺激反应的警觉性。

● **闭锁综合征**

闭锁综合征是指双侧脑桥损伤（通常由梗死或出血引

起），此时患者清醒，但除眼球垂直运动外，处于完全瘫痪状态。眼球浮动是一种常见的表现。他们对语言命令有上、下眼球活动，证明意识的存在。

- **最小意识状态和无动性缄默症**

无动性缄默症是指由于广泛的丘脑或额叶损伤而导致的极度精神运动迟缓状态（即严重意志力丧失）。这些患者表现为清醒和无反应性，表现为自发性运动非常少，并在延迟很长时间后表现出有限的语言或运动反应。最小意识状态（minimally conscious state，MCS）是一个更为现代的术语，用于描述在昏迷和意识恢复之间的过渡状态。

处理

昏迷患者的急诊处理

1. **占位性病变**需立即进行神经外科评估，因为紧急减压可能会挽救患者生命。

2. 如果怀疑**颅内压增高**，应立即予以治疗。治疗顺序如下：

   a. 头部抬高。

   b. 气管插管和过度换气。

   c. 如果出现严重的躁动，则给予镇静（**咪达唑仑 1 ～ 2 mg 静脉注射**是一种有效的速效药物）。

   d. **快速静脉输注 20% 甘露醇 1.0 ～ 1.5 g/kg**。如果患者出现低血压，合适的替代方案是通过中心**静脉注射 0.5 ～ 2.0 ml/kg 的 23.4% 高渗盐水**。

   在明确的神经外科干预之前，这些疗法可以用来"争取时间"。

   e. **地塞米松 10 mg 静脉注射，每 6 h 一次**，可能有助于减轻肿瘤或脓肿引起的水肿。在这些紧急处理之后，应插入 ICP 监测仪，以进一步指导治疗（见第 13 章）。

3. 如果怀疑是疱疹病毒感染引起的**脑炎**，应经验性给予**阿昔洛韦 10 mg/kg 静脉注射，每 8 h 一次**，然后按照第 22 章所述进一步明确诊断。

4. 如果怀疑**细菌性脑膜炎，**应进行经验性治疗。在等待脑脊液培养结果期间，可**每 12 h 给予头孢曲松 2 g 及万古霉素 1 g 静脉注射，**在此之前可先给予**地塞米松 6 mg 静脉注射进行预处理。**

5. **癫痫持续状态**是引起昏迷的常见原因。诊断非惊厥状态的线索可能包括明显或细微的面部或肢体抽搐、定向凝视偏斜或眼球震颤，但在许多情况下，癫痫发作可能是纯粹的脑电图表现，而没有运动表现。如果怀疑癫痫持续状态，应立即进行连续脑电图监测，并开始一线苯二氮䓬类药物治疗。以**劳拉西泮 0.1 mg/kg 静脉注射**开始，重复 2 mg 剂量。二线药物包括**磷苯妥英 20 mg/kg 或左乙拉西坦 3 ~ 4 g 静脉注射。**如果这些干预措施失败，插管患者的三线治疗开始时可给予咪达唑仑 0.2 mg/kg 负荷量静脉注射，然后以 0.2 mg/（kg·h）输注。更多详情参见第 4 章。

6. **心脏骤停**导致弥漫性缺血-缺氧性脑损伤患者，可在 24 h 内将身体冷却至 33 ~ 36℃，这个过程称为**治疗性温度调节**（therapeutic temperature modulation，TTM）（表 5.4）。通常需要先进的反馈控制技术，以粘性表面冷却系统或血管内热交换导管的形式，快速而精确地冷却患者。冷却后，患者可以每小时 0.20 ~ 0.33℃的速率逐渐复温至 37℃。TTM 的重症监护检查示例见表 5.4。

昏迷患者的一般护理

1. 气道保护

目标是提供充足的氧，保持气道通畅，防止误吸。大多数患者需要气管插管和频繁的经口腔气管吸痰。未行气管插管的昏睡患者应禁食水（nothing per mouth，NPO）。

2. 静脉补液

对于脑水肿或颅内压增高的患者，仅使用等渗液体（如生理盐水）。

表 5.4 心脏骤停后治疗性温度调节（TTM）检查表

低温诱导

- 立即开始冷却至目标体温 33 ～ 36℃
- 用膀胱或食管探头监测中心温度
- 罗库溴铵以一次性麻痹剂量 1 mg/kg 静脉注射加速降温
- 低温开始后维持 24 h

寒战

- 目标是防止四肢明显可见的颤抖
- 对乙酰氨基酚 650 mg，每 4 h 一次，长期应用
- 丁螺酮 30 mg 口服，每 8 h 一次，长期应用
- Bair Hugger 温度设置为 43℃，用于皮肤复温
- 哌替啶 25 mg 静脉注射，每 6 h 一次，必要时应用
- 如果寒战为难治性，给予镁静脉注射，起始 0.5 ～ 1 g/h，目标为镁 3 ～ 4 mEq/L
- 如果寒战仍难治，可加用芬太尼、丙泊酚或右美托咪定滴注（必须插管）
- 如果镇静仍然不起作用，用罗库溴铵 0.01 mg/(kg·min) 开始进行神经肌肉阻滞（必须镇静）

癫痫发作和肌阵挛

- 连续脑电图监测 48 h 以确定是否癫痫发作
- 应用劳拉西泮、苯妥英钠、左乙拉西坦和咪达唑仑（剂量见正文）积极治疗癫痫发作
- 一线药物丙戊酸 500 ～ 2000 mg 静脉注射，每 6 h 一次，治疗肌阵挛

恢复正常体温

- 以每小时 0.20 ～ 0.33℃的速率复温，达到 37℃的目标体温
- 复温后用冷却装置维持正常体温在 37℃，以防止反跳热
- 寒战在复温过程中很常见，应积极治疗

其他监测

- 心电监测、脉搏血氧饱和度监测和二氧化碳描记监测
- 监测血钾，补充钾至目标值 3.0 mmol/L；过度补充会导致复温过程中出现高钾血症
- 滴注胰岛素使血糖维持在 120 ～ 180 mg/dl（胰岛素抵抗在降温时很常见）
- 每天检测血清神经元特异性烯醇化酶（NSE），持续 5 天

（Adapted from Reynolds A，Agarwal S. Hypoxic-ischemic encephalopathy. In Louis ED，Mayer SA，Rowland LP，eds. Merritt's Textbook of Neurology. 13th ed. New York：Wolters Kluwer Publishers，2016：292）

3. 营养

通过小口径鼻十二指肠导管给予肠内营养。鼻胃管有损害上、下食管括约肌的完整性及增加胃食管反流和误吸的风险。

4. 皮肤护理

要求患者每 1～2 h 翻身一次，以防止出现压疮。充气或泡沫床垫和保护性足跟垫也可能是有益的。

5. 眼睛护理

通过关闭眼睑或涂抹润滑剂来防止角膜擦伤。

6. 肠道护理

使用大便软化剂（多库酯钠 100 mg，每日 3 次）避免便秘。消化道插管和类固醇药物可能导致胃应激性溃疡，应通过给予 H_2 受体阻滞剂（雷尼替丁 50 mg 静脉注射，每 8 h 一次）来预防。

7. 膀胱护理

留置导尿管是常见的感染源，应谨慎使用。如有可能，每 6 h 进行一次间歇导尿。

8. 关节活动性

每天安排被动活动度训练以预防挛缩。

9. 预防深静脉血栓形成（DVT）

静止不动是 DVT 和并发肺栓塞的主要危险因素。肝素 5000 单位皮下注射（SC）每 12 h 一次或依诺肝素 40 mg 皮下注射每天 1 次以预防血栓。还可以使用弹力袜。

预后和转归

昏迷患者能否恢复更多地取决于昏迷的病因，而不是昏迷深度。药物中毒和代谢性原因引起的昏迷预后最好，颅脑外伤所致昏迷的预后优于其他器质性病变所致昏迷，全脑缺血-缺氧引起的昏迷预后最差。

在心脏骤停后 3 天，就可以使用多种检测方法来判定预后。评估缺血-缺氧性脑病患者脑损伤严重程度的方法主要有

5 种（见表 5.5）。需要注意的是，昏迷患者的整体预后正在逐步改善。在后低温时代，已有报告恢复的例子，每一个不良表现都列在表中。多年来人们一直认为，许多这些表现意味着完全没有恢复意识的机会。

持续性植物状态（persistent vegetative state，PVS）， 也称为无反应性觉醒综合征（unresponsive wakefulness syndrome，UWS），是指昏迷 30 天或更长时间的患者出现的"能够睁眼但无反应"状态。这些患者恢复了正常的睡眠–觉醒周期，对刺激表现出原始的反应，如咀嚼、吮吸和抓握等，但没有表现出有意识知觉的迹象。预测预后十分重要，因为这些信息可能会影响是否采取维持生命措施的决定，如心肺复苏术（CPR）或重症监护病房（ICU）护理。

从昏迷或 PVS 中恢复意识通常被定义为恢复交流的能力或能够服从指令。根据这个标准，处于植物状态 1 个月后的成年患者中，15% 的非外伤性昏迷患者和 50% 的外伤性昏迷患者可在 12 个月后恢复意识。**盐酸金刚烷胺 100 mg 3 次 / 日**可促进严重脑外伤后 PVS 或最小意识状态（MCS）患者的功能恢复。

表 5.5	心脏骤停后提示预后不良的表现
检查方法	**预后不良表现**
非镇静状态下神经系统检查	• 无角膜或瞳孔反射 • 对疼痛刺激没有反应 • 肌阵挛性癫痫持续状态
48 h 连续脑电图监测趋势	• 等电位或爆发抑制 • 对刺激缺乏反应 • 癫痫持续状态
神经元特异性烯醇化酶水平	• 峰值水平 > 80 μg/L（通常在 24 h）
脑 MRI 及 DWI	• DWI 缺血性损伤负荷＞脑容积的 10%
体感诱发电位	• 双侧皮质 N20 反应缺失

DWI，弥散加权成像；MRI，磁共振成像。
在这种情况下，预后不良被定义为意识不能恢复，例如，转变为持续性植物状态

最小意识状态（MCS）是指患者恢复了执行命令的能力，但在运动或语言功能方面却没有太多恢复。MCS 患者卧床不起，几乎没有表现出更高的认知功能。幸运的是，MCS 通常是患者从昏迷或 PVS 恢复到更好水平的一个过渡状态。在 12 个月后从 PVS 中恢复意识的患者是非常罕见的。

（欧　亚　赵仕琪　译　王淑娟　审校）

第 6 章

急性脑卒中

无论何时当患者突然出现局灶性神经系统损伤的表现时，如偏瘫、偏身感觉缺失、偏盲、失语或共济失调时，即可以怀疑为卒中（表 6.1）。发病时间对于治疗卒中至关重要，因为尽早进行再灌注治疗会使治疗效果更好。据估计，启动治疗的时间每缩短 15 min，患者 3 个月时长期残疾的风险就会随之显著降低。

由于急性卒中早期干预的重要性，因此急诊室管理的重点不应是去寻找细微的、不常见的或有兴趣的神经系统体征，而是做到以下 5 个优先事项。当实施卒中诊治流程时，理想情况下，在患者到达后由 4 名不同的人员（如急诊科主治医师、住院医师、护士和卒中神经科医生）立即共同救治患者。

1. 评估意识水平，确保通畅的气道、呼吸和循环。
2. 获取病史，准确关注症状出现（或被发现）的具体时间，以及当前用药清单。

表 6.1	急性卒中的临床表现

- 突然出现颜面或肢体无力（通常是偏瘫）
- 一个或多个肢体感觉丧失
- 精神状态突然改变（精神错乱、谵妄、嗜睡、昏睡或昏迷）
- 失语症（语无伦次、少语、难懂的语言）
- 构音障碍（言语不清）
- 视觉丧失（偏盲或单眼全盲）或复视
- 共济失调（躯干或肢体）
- 眩晕、恶心、呕吐或头痛

3. 建立大口径（最好是 **18** 号）静脉（**IV**）通道，并进行实验室检查。

4. 执行美国国立卫生研究院卒中量表（**NIHSS**）检查。

5. 尽早获得头部非增强计算机断层扫描（**NCCT**）和 **CT** 血管造影（**CTA**）图像。

　　应该记住，当卒中患者在特定的卒中病房接受治疗时，可以降低死亡率，且康复良好的可能性会明显增加。如果您的患者情况非常复杂或者病情危重，一旦他或她病情稳定，就应考虑将其转移到距离最近的综合性卒中中心。

　　本章主要介绍脑卒中的急救管理。关于医院护理和长期管理的更多信息，请参见第 24 章。

值班电话

问题

1. 主要症状是什么？

2. 症状开始的确切时间是何时？ 如果最初的症状没有被发现，那么最后一次发现是什么时间？

3. 自起病开始，症状是恶化、波动还是改善？

4. 生命体征怎样？

5. 患者有高血压、糖尿病或心脏病的病史吗？

6. 患者是否正在服用抗血小板聚集药物或抗凝药？

　　特别注意的是，当患者正在服用抗凝药时，应该进行紧急 CT 扫描以排除脑出血（ICH），因为早期应用拮抗剂治疗能够挽救患者的生命。

医嘱

1. 用 **0.9%** 生理盐水（**NS**）按 **1 ml /（kg·h）** 的速度建立静脉通道，低渗液体如 5% 葡萄糖和 0.45% 盐水会加重脑水肿。

2. 如果有呼吸窘迫或血氧饱和度＜ 95%，请进行脉搏血氧监测并予以吸氧。

3. 禁食（NPO）。

4. 应用便携式心电监护仪。

5. 立即进行头部非增强 CT 扫描和 CT 血管造影（框 6.1；图 6.1）。

6. 进行下列诊断性血液检查，但不要因为等待实验室检查结果而耽误影像学检查和治疗。

- 全血细胞计数（CBC）和血小板计数
- 血清化学检测（葡萄糖、电解质、血尿素氮、肌酐）
- 凝血酶原时间（PT）[国际标准化比值（INR）/ 部分凝血活酶时间（PTT）]
- 心肌肌钙蛋白水平

框 6.1 **急性脑卒中的急诊 CT 血管造影和灌注成像**

越来越多的大型卒中中心常规地将 CTA 纳入其急性卒中诊治流程，目的是发现可治疗的大血管闭塞（large-vessel occlusion，LVO）（图 6.1）。早期发现 LVO 至关重要，因为这是进行机械取栓的指征。越来越多的卒中中心将 CTA 纳入治疗策略，即在距离患者最后一次已知良好的 24 h 内，无论初始 NIHSS 评分如何，在进行初次非增强 CT 扫描的同时都要进行 CTA 检查。

当发现患者有 LVO，但是距离最后一次良好情况是在 6 ～ 24 h 时，应进行 CTP 成像，以帮助确定其是否为合适的取栓对象。自动图像分析软件可以计算核心梗死体积（ml）（CBF ＜正常值的 30%）、缺血半暗带（错配体积，T_{max} ＞ 6.0 s）和错配比（错配体积 / 核心体积）。

在这些方案中，由于情况紧急和造影剂引起严重肾病的风险较低（＜ 1%），不需要进行常规的血清肌酐水平检查。当证明 LVO 是可以治疗的时候，就会进行"第二步"，动员介入团队，并且尽量将"成像到穿刺"的时间控制在 60 min 之内。

CBF，脑血流量；CTA，CT 血管造影；CTP，CT 灌注；NIHSS，美国国立卫生研究院卒中量表

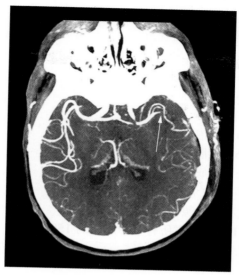

图 6.1 计算机断层扫描血管造影（CTA）显示左侧大脑中动脉 M1 段闭塞（箭头示）。在闭塞部位的近端，前颞支充盈很明显。与对侧相比，大脑中动脉的外侧支充盈则明显减少。（图片由马萨诸塞州波士顿麻省总医院的 Michael Lev 博士提供。）

途中思考

引起卒中的原因是什么？

1. **梗死：占所有卒中原因的 80%**

   a. 栓塞

   （1）心源性栓塞

   （a）心房颤动或其他心律失常

   （b）左心室附壁血栓

   （c）二尖瓣或主动脉瓣疾病

   （d）心内膜炎（感染性或非感染性）

   （2）不明来源的栓塞性卒中（embolic stroke of unknown source，ESUS）

   （3）反常性栓塞（卵圆孔未闭）

（4）主动脉弓栓塞

b. 动脉粥样硬化性血栓形成（大血管或中等血管疾病）

（1）颅外疾病

（a）颈内动脉（ICA）

（b）椎动脉

（2）颅内疾病

（a）颈内动脉

（b）大脑中动脉（MCA）

（c）基底动脉

c. 腔隙性梗死（小穿通支动脉闭塞）

d. 其他或不明来源

2. **脑出血（ICH）：占所有卒中原因的 15%**

a. 高血压

b. 淀粉样血管病

c. 动静脉畸形（AVW）

3. **蛛网膜下腔出血（SAH）：占所有卒中原因的 5%**

a. 动脉瘤性（80%）

b. 非动脉瘤性（20%）

4. **其他原因（可导致梗死或出血）**

a. 硬脑膜窦血栓形成

b. 颈动脉或椎动脉夹层

c. 中枢神经系统血管炎

d. 烟雾病（进行性颅内大动脉闭塞）

e. 偏头痛

f. 高凝状态

g. 药物滥用（可卡因或其他拟交感神经药物）

h. 血液病（镰状细胞性贫血、红细胞增多症或白血病）

i. 线粒体脑病伴乳酸酸中毒和卒中样发作（MELAS）

j. 心房黏液瘤

威胁生命的主要情况

- **小脑幕切迹疝**

  主要发生在下列疾病中：

  1. 大脑半球大面积梗死或出血
  2. 脑出血或蛛网膜下腔出血破入脑室内

- **小脑梗死或出血**

  所有大面积小脑病变的患者都需要进行神经外科评估，因为紧急减压可以挽救患者生命。

- **吸入性肺炎**

  吸入性肺炎是导致卒中患者死亡的常见原因。所有患者均应视为存在吞咽障碍，直到证明不存在为止。

- **心肌梗死**

  急性心肌梗死可使约 3% 的急性缺血性卒中患者病情加重。

病床旁

快速视诊

患者的意识水平如何？

通过评估意识水平能够立即评估患者的紧急程度。昏睡或昏迷患者进一步恶化的风险最高，最有可能从紧急介入治疗中获益。

气道和生命体征

患者有呼吸窘迫吗？

如果患者出现呼吸困难，应立即检查动脉血气水平，并开始吸氧。**患者有严重的呼吸困难或意识水平降低（昏睡或昏迷）时，应先予气管插管，再做 CT 扫描。**任何不能确保气道通畅的情况，都可能导致大量误吸或呼吸停止。

血压如何？

作为脑损伤后的非特异性反应，卒中后常常出现高血压。在缺血性卒中患者，这种反应可能是有利的，因为脑灌注压增加可以改善已经失去了自身调节能力的缺血边缘区域（缺血半暗带）的血流量。因此，在急性缺血性卒中患者过度积极地降压会导致缺血加重和神经功能恶化。因此，除非有非神经系统的指征，否则在 CT 扫描之前只应处理严重的高血压（框 6.2）。

如果患者符合框 6.2 中所列的标准之一，并需要紧急控制血压，可开始**静脉注射尼卡地平 5 mg/h（1 mg/10 ml）**，并调整速度以达到所需的目标血压（框 6.2），最高可达 15 mg/h。如果需要第 2 种药物来控制血压，或者需要控制心率 < 100 次 / 分，可在 2 min 内**静脉推注 20 mg 拉贝洛尔**，然后每 10 min 重复给予 40 mg、60 mg、最后 80 mg，直到达到所需的血压水平，总剂量为 200 mg。

急性卒中时低血压是不常见的。严重到足以诱发脑梗死

框 6.2　急性脑卒中的高血压急诊治疗指南

在 CT 扫描之前
　　如果发生非神经系统的高血压急症，需要治疗高血压：
1. 急性心肌缺血
2. 心源性肺水肿
3. 恶性高血压（视网膜病）
4. 高血压肾病或脑病
5. 主动脉夹层
　　如果血压过高，也需治疗高血压：
1. 收缩压 > 220 mmHg
2. 舒张压 > 120 mmHg
　　否则，在 CT 扫描之前不需要处理 160 ～ 220 mmHg 的收缩压
CT 扫描后
1. 如果发现脑出血，应将收缩压降至 140 ～ 160 mmHg
2. 如果决定给予 t-PA 治疗，应将收缩压降至 ≤ 180 mmHg，舒张压降至 ≤ 105 mmHg

CT，计算机断层扫描；t-PA，组织纤溶酶原激活剂

的低血压是罕见的，但可能发生在颈动脉或颅内动脉严重狭窄的患者。

心率如何？

快速心房颤动在急性缺血性卒中很常见，如前所述，可能需要静脉注射拉贝洛尔治疗。替代方案包括**地尔硫䓬20 ～ 25 mg 或维拉帕米 5 ～ 15 mg 静脉推注。**

体温是多少？

卒中之后引起发热的最常见原因是吸入性肺炎。如果出现发热，应给予对乙酰氨基酚（扑热息痛）650 mg 口服，并应用冰毯，同时进行血和尿培养。如果患者出现呼吸窘迫或看起来特别严重，可以考虑经验性应用抗生素［阿莫西林／舒巴坦（优立新）1.5 g 静脉注射，每 6 h 一次；或克林霉素 600 mg静脉注射，每 8 h 一次］。

选择性采集病史

如果可能，通过目击者进一步证实患者的情况。一定要检查下列内容：

1. 卒中开始的确切时间是何时？

如果症状于 6 h 之内出现，同时通过 CT 确诊为缺血性卒中，可行静脉注射或动脉内再灌注治疗，并应尽快进行评估。

2. 最初的症状是什么？

完全清醒的患者在发病时就出现较重的功能缺损提示为脑梗死，特别是脑栓塞。如果最初症状是意识丧失、头痛或呕吐，则提示为脑出血。具体询问以下几方面情况：

- 头痛或颈部疼痛（出血或夹层）
- 意识丧失
- 言语混乱或不清
- 视觉障碍
- 头晕或眩晕（脑干缺血）
- 无力或笨拙

- 麻木或感觉异常
- 步态不稳

3. **是否有任何与短暂性脑缺血发作（TIA）一致的先兆发作?**

4. **是否观察到任何癫痫发作活动?**

5. **患者有什么病史?**

6. **患者最近是否吸毒或酗酒?**

　　　可卡因能够引起梗死或出血。

7. **患者正在服用什么药物?**

选择性体格检查

一般体格检查

- 颈：听诊有无颈动脉血管杂音，颈强直提示蛛网膜下腔出血。
- 肺：检查有无吸入性肺炎或充血性心力衰竭。
- 心脏：心脏杂音提示心脏瓣膜病和栓塞的可能来源。

神经系统检查

　　因为时间是关键因素，所以初期的神经系统检查需要系统和高效。目标是简单地定位和定性疾病严重程度。一位有经验的检查者能在 10 min 内完成，稍后应进行更详尽的检查。把检查的重点放在这些要素上将使您能够得出 NIHSS 评分（参阅 www.mdcalc.com/nih-stroke-scale-score-nihss）。

- 精神状态
  1. **意识和注意力水平。**
  2. **定向力。** 询问患者现在是几月份，他们年龄是多大。
  3. **失语症。** 检查自发性言语、命名、复述和错语（单词或音节的替换）的流畅性。嘱患者睁眼、闭眼，握紧和松开手，然后让患者读一些简单的句子，并说出物体的名称（图 6.2）。
  4. **偏侧空间忽视。** 强迫头位及注视偏斜提示大面积的半球病变。
- 脑神经
  1. **视野。** 让患者数所有 4 个象限的手指。在患者不注意的

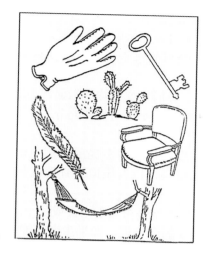

A

你知道
脚踏实地
我下班回家
在餐厅的餐桌旁边
昨天晚上他们听到他在收音机里讲话

B

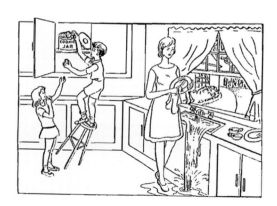

C

图 6.2 用于测试失语症的图像。**A.** 给物体命名；**B.** 阅读句子；**C.** 描述一幅图片

情况下检查患者的眨眼情况。

2. **瞳孔**。双侧瞳孔不等大提示脑干缺血。

3. **眼外肌运动**。检查双眼水平运动，寻找是否存在共轭凝视麻痹。

4. **面部**。眼裂增宽、鼻唇沟变浅均提示面部力弱。

5. **软腭和舌**。检查咽反射是否对称和充分。

- 运动
  1. **自主运动**。一侧肢体运动增多提示对侧不动肢体存在瘫痪。如果患者无反应，检查压迫胸骨后优先出现的局部反应。
  2. **肢体肌张力**。肌张力增高可见于内囊或脑干的深部病变。
  3. **手臂（旋前肌）及腿漂移征**。如果患者不能按指令去做，则被动抬高其双臂或双腿，检查是否一侧优先落下。
  4. **肌力**。检查患者肩部、手腕、髋部和脚踝对抗阻力的力量。

- 反射
  1. 深部腱反射。
  2. 跖反射。

只有在患者意识水平允许的情况下，才进行下列神经系统检查：

- 感觉
  1. 针刺和挤压试验，识别病损位于哪一侧。

- 协调性
  1. **指-鼻试验**，识别是否有意向性震颤和过指。
  2. **步态与姿势**。检查是否瘫痪侧上肢摆动减少，步基宽提示躯干性共济失调。

处理

紧急处理

完成了病史采集和体格检查后，就应该能够在临床上对病变进行定位。**主要鉴别诊断是梗死和出血，二者只有通过**

CT 或 MR 检查才能准确诊断。因此，所有进一步的管理策略（溶栓、血压管理或进一步检查）都将取决于脑成像的结果。

脑出血

影像学评估

出血可以通过存在高密度（高亮）信号灶鉴别（图 6.3）。如果是脑出血，需进一步确定如下影像学表现：

- 蛛网膜下腔出血（图 6.3B）伴脑实质内出血提示存在动脉瘤破裂，此时需要行脑血管造影术。
- 脑室出血（图 6.3C）伴脑室增大，需要对是否行紧急脑室造瘘术进行神经外科评估。
- 脑出血后血肿内出现液体 / 液平面（图 6.3D）是由红细胞和血浆分离引起，提示凝血功能障碍。
- 水肿和占位效应通常出现在大量出血时（＞ 30 ml），可以导致迟发性神经系统症状恶化。一个较大的或不规则的出血伴水肿常提示：①出血性梗死；②与肿瘤相关的出血；③硬脑膜窦血栓形成引发的静脉梗死。

脑出血的紧急处理方案

1. 排除凝血障碍

确认 PT/INR 和 PTT 是正常的。

- 如果 PT 升高或患者正在积极服用华法林或其他类型口服维生素 K 拮抗剂进行抗凝治疗，可以给予**四因子凝血酶原复合物浓缩物（4F-PCC；Kcentra，CSL Behring，King of Prussia，Pennsylvania）25 U/kg 或者 50 U/kg 静脉推注（如果 INR ＞ 6.0，则给予更高剂量），然后静注 10 mg 维生素 K，并根据需要在接下来的 3 天内每天重复**，直到 INR 正常化到＜ 1.4。
- 要拮抗普通肝素或低分子量肝素（LMWH）可应用**硫酸鱼精蛋白 10 ～ 15 mg 缓慢静推**（1 mg 可以拮抗约 100 U 的肝素或者 LMWH；给予足量可以拮抗过去 2 h 内接受

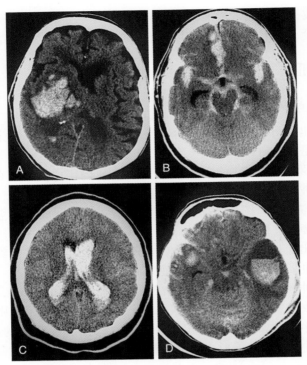

图 6.3 脑出血的 CT 扫描。**A.** 脑出血；**B.** 蛛网膜下腔出血；**C.** 脑室出血；**D.** 有液体 / 液平面的急性出血，提示凝血机制障碍

的全部肝素）。

- 使用**依达赛珠单抗（Praxbind）5 g 静推**来拮抗达比加群或者其他直接凝血酶抑制剂。
- 使用 andexanet alpha（Andexxa）来拮抗 X a 因子抑制剂（艾多沙班、利伐沙班、阿哌沙班）。低剂量方案是**一次 400 mg 推注，然后 4 mg/min，持续 120 min。**高剂量方案是**一次 800 mg 推注，然后 8 mg/min，持续 120 min。**如果患者在最后 8 h 内服用 > 10 mg 利伐沙班或 > 5 mg 阿哌沙班，则给予高剂量。
- 值得注意的是，基于一项血小板输注后会恶化预后的临床试验，不建议对于服用抗血小板药物（如阿司匹林或氯吡格雷）的 ICH 患者输注血小板。对于血小板减少症患者，或者即将接受神经外科手术的抗血小板治疗患者，给予血小板治疗仍然是合理的。

2. 控制重度高血压

与急性脑梗死的治疗方法不同，急性 ICH 患者应采取更积极的措施控制血压，因为高血压可导致病灶周围水肿加重。尽管最佳的治疗方法尚未确定，我们提倡使用**拉贝洛尔**或尼卡地平输注将收缩压降至 140 ～ 160 mmHg 之间（参见气道和生命体征部分）。

3. 考虑紧急血肿清除

脑内血肿紧急清除的标准尚有争议。普遍认为，血肿直径超过 3 cm 的小脑出血，如存在意识水平下降并伴有颅后窝占位效应的临床症状和影像学证据时，可进行血肿抽吸。一项随机对照试验发现，与最佳药物治疗相比，在发病 72 h 内开颅治疗幕上脑出血没有任何益处。尽管如此，传统上认为适合急诊手术的患者，如因脑叶大出血引起的症状性占位效应而导致早期病情恶化的年轻患者，虽被排除在试验之外，但在某些情况下，这些患者仍可能从手术中受益。

还应考虑在伴有脑室出血和梗阻性脑积水的昏睡或昏迷患者中插入脑室引流管，或在不适合手术的大而深的出血患者中进行脑实质颅内压（ICP）监测。

4. 考虑血管造影

血管造影可以排除动脉瘤或动静脉畸形的可能。这对于蛛网膜下腔出血患者、存在脑叶出血的年轻非高血压患者或任何原发性脑室出血的患者尤其重要。慢性高血压患者在典型的高血压出血部位（如壳核、丘脑、脑桥或小脑）发生急性出血性卒中，血管造影通常呈阴性影像。

5. 渗透疗法

当患者昏迷加深或脑干受压的临床症状明显时，应考虑使用**甘露醇（1.0 ～ 1.5 g/kg 静脉注射）**（在第 13 章详述）。如果患者有相对低血压或血容量不足，可应用 0.5 ～

2.0 ml/kg 的 23.4% 高渗盐水替代。尚未显示类固醇如地塞米松对 ICH 患者有效，不应使用。

6. **抗惊厥治疗**

脑出血以癫痫发作起病的患者并不常见，但如果出现，则应使用**苯妥英**或**磷苯妥英 10 ～ 20 mg/kg 静脉注射**，或**左乙拉西坦 500 ～ 2000 mg 2 次 / 日治疗**。对于病情严重需要气管插管、治疗 ICP 升高或需要手术治疗的危重患者，则可以应用苯妥英或类似的抗惊厥药进行 7 天的预防性治疗。

ICH 或 SAH 管理的其他指南包含在第 24 章（脑血管病）和本章的"管理 II：一般护理"部分。

脑梗死

影像学评估

- **头 CT 平扫**。在脑 CT 扫描中，梗死灶表现为低密度（暗）信号，但可能在发病 12 ～ 24 h 后病灶才明显。识别早期梗死的标志（图 6.4）非常重要，包括：①灰白质界限消失；②轻微的脑沟消失；③微小、模糊的透亮区。Alberta 卒中项目早期 CT 量表（ASPECTS）评分可量化早期梗死的程度，10 分表示无早期梗死，0 分表示整个 MCA 区域完全梗死（图 6.5）。

- **CT 血管造影（CTA）和 CT 灌注成像（CTP）**。在许多卒中中心的急诊科，对比增强 CTP 和 CTA 越来越多地被用作标准 CT 平扫的辅助检查手段。如发现大血管闭塞（LVO）（图 6.1），可用来确定急诊血管造影和机械取栓的候选者（在下文详述）。

- **磁共振成像（MRI）**。弥散加权成像（DWI）可显示发病后数分钟到数小时内的急性缺血性改变，这比 CT 或 MR 液体衰减反转恢复（FLAIR）图像显示梗死要早得多。因此，MRI 结合 DWI 检查可能是急性脑卒中患者的首选影像检查。钆增强灌注加权成像也被用于"灌注-弥散不匹配"区域的识别，这与进行 CTP 检查相似。然而，检查流程问题通常会限制 MR 扫描的及时进行，从而可能延误治疗。一

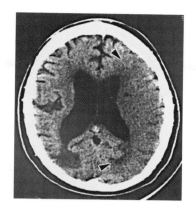

图 6.4　早期脑梗死，灰白质界限消失，脑沟消失（箭头表示大脑中动脉供血区域的前后边界）

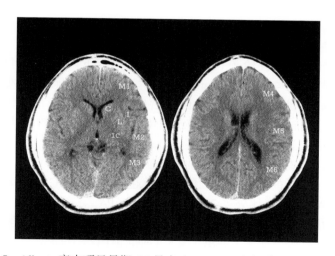

图 6.5　Alberta 卒中项目早期 CT 量表（ASPECTS）评分。ASPECTS 评分中评估解剖区域。10 分表示没有早期缺血性改变的证据，每个梗死区域减去 1 分。得分低于 7 分的患者，如果静脉注射组织型纤溶酶原激活剂，则发生出血性转化的风险很高。C，尾状核；I，岛叶；L，豆状核；IC，内囊；M，大脑中动脉供血区域 1～6。（Reproduced with permission from Merritt's Textbook of Neurology. 13th edition. Wolters Kluwer：New York，2016：124）

且急性期的所有治疗干预完成后，MRI 最常用于评估脑损伤的最终受损程度。

治疗目标

1. 如果可能的话，静脉给予组织型纤溶酶原激活剂（t-PA）进行溶栓治疗

在症状出现 4.5 h 内使用 **t-PA** 静脉溶栓是目前唯一被批准的逆转急性缺血性卒中的药物治疗方法。对于符合条件的患者，静脉给予 t-PA 0.9 mg/kg，最大剂量为 90 mg，最初的 10% 静脉推注给药，其余在 1 h 内输注。静脉注射 t-PA 很少能立即改善早期神经系统功能，但是，它会将 3 个月后恢复良好的概率从大约 30% 增加到 40%。

- 在症状出现后 3 ～ 4.5 h 之间给予 t-PA 没有在 3 h 内给予效果好，但仍能改善疗效。然而，在这个时间窗内，患者必须 ≤ 80 岁，NIHSS 评分 < 25，并且没有卒中和糖尿病病史。

- 请注意，在给予 t-PA 前及其后至少 24 h 内，必须将血压控制在 < 180/105 mmHg，以尽量减少出血性转化的风险。

- 高血糖也是静脉注射 t-PA 后出血的一个重要危险因素，应通过常规人胰岛素 0.5 ～ 4.0 U/h 输注来控制血糖，使最初 24 h 内血糖维持在 180 mg/dl 以下。

- t-PA 有 6% 的症状性颅内出血的风险，如头部 CT 扫描显示轻微的早期梗死征象，累及超过 1/3 的 MCA 区域，即 ASPECTS 评分 < 7，则不应给予 t-PA。

- 由于 4.5 h 后出血的风险显著增加，因此必须严格遵守此时间窗。表 6.2 列出了 4.5 h 时间窗内给予 t-PA 的潜在禁忌证，以及根据已发表的文献列出这些禁忌证的强度。

2. 评估是否存在 **LVO**，如果可能的话进行机械取栓

t-PA 的一个重要局限是在 40% 的病例中没有使闭塞的血管再通。当较大的血块阻塞颅内主要大血管（近端 MCA、ICA 终末或基底动脉）时，尽管静脉注射了 t-PA，但是血管再通率可能更差，治疗结局仍然不好。因此，介

表 6.2	组织型纤溶酶原激活剂治疗禁忌证的证据强度
临床场景	禁忌强度
• 出血的 CT 证据	绝对
• 早期的梗死征象累及超过 1/3 的 MCA 供血区域	绝对
• 症状出现时间未知	绝对
• 凝血障碍或抗凝药物使用史，或有记录的 INR（＞1.7）或 APTT（＞1.5 倍对照）升高	相对强
• 血小板减少（血小板计数＜100 000）	相对强
• 收缩压＞185 mmHg 或舒张压＞110 mmHg[a]	相对中等
• 过去 14 天内的重大手术或严重外伤	相对中等
• 血糖＜50 mg/dl 或＞400 mg/dl[a]	相对中等
• 妊娠	相对中等
• 过去 3 个月内卒中或严重头部外伤	相对弱
• 卒中时癫痫发作	相对弱
• 症状迅速改善或症状轻微（如纯感觉、轻微无力）	相对弱
• 过去 21 天内胃肠道、泌尿道或其他严重出血症状	相对弱
• 过去 4 周内有明显心肌梗死或心肌梗死后心包炎症状	相对弱
• 过去 7 天内在不可压迫部位进行动脉穿刺	相对弱
• 过去 7 天内腰椎穿刺	相对弱

[a] 可以在紧急纠正血压和血糖后，给予组织型纤溶酶原激活剂（t-PA）。
此信息仅供参考。尽管静脉注射 t-PA 会发生一种或多种并发症，但仍有成功且安全使用的报道。关于应用 t-PA 的风险和收益，使用应因人而异。
APTT，活化部分凝血活酶时间；CT，计算机断层扫描；INR，国际标准化比值；MCA，大脑中动脉。
（Reproduced with permission from Merritt's Textbook of Neurology. 13th ed. Wolters Kluwer：New York，2016：127.）

入桥接治疗是在静脉输注 t-PA 的同时立即进行血管内介入治疗的策略。如果检测到患者持续性 LVO，则进行血管造影（图 6.6）和血管内介入尝试使用抽吸或可回收支架（"stentriever"）装置，从血管中取出凝块（详见第 24 章）。

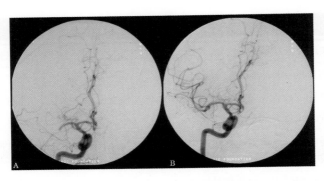

图 6.6　血管造影（前后位视图）显示右侧大脑中动脉 M1 段（**A**）在动脉内溶栓前完全闭塞，术后完全再通（**B**）。（Reproduced with permission from Katzan IL，et al.；Intra-arterial thrombolysis for perioperative stroke after open heart surgery. Neurology. 1999；52：1081.）

- 2015 年，5 项大型随机试验表明，在发病或距离最后正常时间 6 h 内，CTA 显示有 LVO 的患者显著受益于机械取栓。虽然死亡率没有持续下降，但该手术能显著降低致残率，每一个进行治疗的患者都会降低 2.6 倍致残率。80 岁以上及是否接受 t-PA 治疗均不影响治疗效果。
- 2017 年的另外两项研究发现，如果 CTP 成像显示相对较大的半暗带与不成比例的小核心梗死相关，机械取栓的益处可以扩展到 6 ～ 24 h 时间窗内就诊的患者。一般来说，CTP 应显示半暗带 / 核心梗死区的比例 ≥ 1.8，核心梗死区不大于 70 ml。正如预期的那样，符合延长时间窗影像学标准的取栓患者往往有严重的神经功能损伤（中位 NIHSS 评分 16），且与较高的 ASPECTS 评分相关（通常＞ 6），表明早期梗死的负荷较小。在 6 ～ 24 h 时间窗内可治疗的符合条件的患者中，约有一半是醒后卒中，而其他患者往往有强大的侧支循环，这延长了半暗带组织的存活期。大致的益处是在 3 个月时具有轻微缺陷的患者比例从 15% 增加到 45%，对应于需要治疗的人数约为 3。
- 治疗卒中需要团队协作。介入团队的快速评估和动员需要准备和跨学科团队合作才能取得成功。脑卒中一线成像检查包括 CTA 和 CTP，不需要检测肌酐，已被证明可以提高 LVO 的检出，增加机械取栓治疗人群，加速干预，并改善 LVO 后的预后。治疗获益主要影响在症状出现后 6 h 内就诊的患者。

3. **确定受影响的血管区域，以确定卒中的机制**

识别受影响的血管区域可以提供有关梗死机制的重要信息。图 6.7 显示了大脑主要动脉的供血区域。下面描述 3 种主要梗死类型的示例，如图 6.8 所示。

- **区域性脑梗死**发生于整个血管区域或其中一个分支的边缘。其原因通常是栓塞，梗死发生在闭塞部位的远端大脑区域。

- **边缘带脑梗死**可发生于：①沿不同血管供血区域之间的边界（分水岭区梗死）；②在最深和侧支循环最不好的血

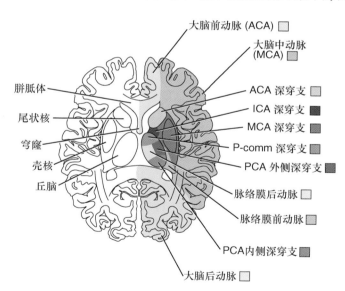

图 6.7 丘脑水平的轴向切面显示主要脑血管供血区域的解剖分布。ICA，颈内动脉；PCA，大脑后动脉；P-comm，后交通动脉。（Redrawn from Tatu L，et al；Arterial territories of the human brain：cerebral hemispheres. Neurology. 1998；50；1699-1708.）

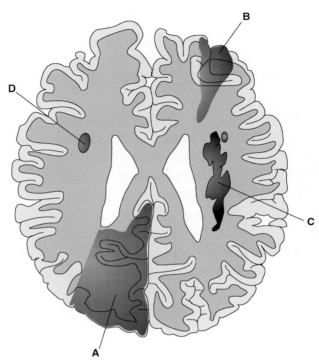

图 6.8　不同类型脑梗死的示意图。 **A.** 区域性梗死（来自大脑后动脉闭塞）。**B.** 边缘分水岭区梗死（大脑前动脉与大脑中动脉之间区域）。**C.** 内分水岭区梗死（大脑中动脉深部区域）。**D.** 腔隙性梗死（豆纹动脉穿通支闭塞）

管区域（内分水岭区梗死）。在上述情况下，梗死原因通常是与更近端动脉狭窄或闭塞有关的远端血流动力学灌注衰竭。

- **腔隙性脑梗死**表现为单一的小穿支动脉供血范围内的小而深的梗死。其机制通常与小血管闭塞有关（微动脉粥样硬化斑块或脂质透明变性）。

4. **预防与进展性卒中相关的神经系统恶化（72 h 窗口期）**

　　缺血性卒中一旦出现，20% ～ 40% 的住院患者会出现病情进展，最初 24 h 的风险最高。临床恶化可由以下 3 种机制之一引起：

- **缺血区域的扩展**。这可能是由于闭塞血管内的进行性血栓形成所致（例如，基底动脉血栓形成患者的进行性脑干梗死）或者与更近端狭窄或闭塞有关的远端灌注衰竭（例如，ICA 闭塞患者内分水岭区梗死扩大）。
- 方法：使用普通肝素充分抗凝可用于预防进行性血栓形成，尽管其有效性的证据有限，且不推荐常规使用。如果患者有症状波动或有逐渐加重的 TIA 病史，提示有血流动力学灌注衰竭，可改善容量状态和优化血压管理，以减轻灌注衰竭，达到最佳的治疗效果。
- **出血性转化**。这个问题经常是影像学发现，但很少出现临床症状。患者出血性转化的 3 个主要危险因素是年龄的增加、梗死面积大和急性高血压。有症状的出血性梗死的危险因素包括年龄 > 75 岁、NIHSS 评分 ≥ 10、高血糖和广泛的早期梗死征象。
- 方法：延迟高危患者的抗凝治疗，治疗严重高血压。
- **进行性水肿和梗死肿胀**。该问题通常仅限于 MCA 大面积梗死和小脑梗死。脑水肿通常在发病后 3 ～ 5 天达到高峰，在最初的 24 h 内很少发生。
- 方法：甘露醇或高渗盐水治疗可能是有益的（见第 13 章）。注意避免低渗液体。类固醇没有效果。对于神经系统明显恶化（嗜睡、瞳孔体征或同侧运动体征）的患者，需要手术减压。去骨瓣减压术可将 60 岁以下的恶性 MCA 综合征患者的生存率从约 25% 提高到 75%，相当于治疗 2 例就有 1 例被挽救；年龄在 60 ～ 75 岁之间的患者也可能受益，但是死亡率的下降没有那么明显，而且在接受手术治疗的幸存者中，致残率相对增加。

5. 预防卒中早期复发（30 天窗口期）

大约 5% 因缺血性卒中住院的患者在 30 天内会发生第 2 次卒中。颈动脉严重狭窄和心源性栓塞患者这种风险最高（超过 10%），腔隙性脑梗死患者的风险最低（1%）。

方法：早期抗凝治疗（即在最初 30 天内）可以降低

心源性栓塞或大动脉狭窄患者早期卒中复发的风险，但尚未被证实。颈动脉内膜切除术或支架置入术可降低有症状的重度狭窄患者卒中复发的风险。阿司匹林和氯吡格雷进行双重抗血小板治疗可在一定程度上降低口吃腔隙综合征（stuttering lacunar syndromes）患者在 90 天内卒中复发的风险。

缺血性卒中的二级预防和医院管理

1. **抗凝**。虽然一般不推荐使用**静脉注射肝素（开始 800 U/h，20 000 U 溶入 500 ml NS，以 20 ml/h 输注）**来治疗急性缺血性卒中，但是在以下情况，可能是预防卒中进展或复发的合理治疗选择：
   - 进展性卒中
   - 严重大血管动脉粥样硬化
   - 心源性卒中
   - 动脉夹层
   - 逐渐进展的 TIA
   - 硬脑膜窦血栓形成

   请记住，肝素对于伴有占位效应或出血性转化的大面积梗死患者是相对禁忌证。

2. **抗血小板治疗**。起病 48 h 内给予阿司匹林 81 ～ 325 mg 口服，1 次 / 日。应用阿司匹林可一定程度上降低缺血性卒中的死亡率和第 1 年内复发的风险。进展性或波动性小血管缺血（"内囊预警综合征"）且 NIHSS 评分 ≤ 3 的患者，与单独服用阿司匹林相比，加用**氯吡格雷第 1 天 300 mg，然后每天 75 mg**，持续 21 天，在 90 天内卒中复发率减少 3.5%。

3. 入院时对所有患者进行**心律监测**至少 24 ～ 72 h，以防可能发生阵发性心房颤动。

4. 临床或**影像学**表现为大面积大脑半球或小脑梗死、意识水平下降、呼吸窘迫、波动性神经功能缺损或卒中进展的患者，应考虑在**重症监护病房（ICU）观察**。

5. 在有症状波动和大血管狭窄或闭塞的选择性病例中，一项应用**去氧肾上腺素 2 ～ 10 mg/（kg·min）**的 30 min 诱导性高血压实验中，目标是使收缩压升高 20%，可立即改善约 1/3 患者的神经功能缺损。如果 30 min 后仍无好转，应停止输注。密切监测心律和血压是必要的。

6. 对伴有中线移位和意识水平恶化的大面积小脑梗死或 MCA 区域完全梗死的患者，需进行**神经外科评估**是否进行减压手术。

7. **后循环卒中**或 CT 未能很好显示梗死的患者，可以考虑 **MRI** 包括 DWI 检查。

8. **安排无创神经血管检查**

关于脑梗死治疗的正确决定，应基于卒中机制的阐明。

对每个患者都应进行下列检查：

- 超声心动图是鉴别栓子心脏来源的重要诊断技术。在许多患者中，经胸超声心动图是足够的。经食管超声心动图提供了更详细的左心房和主动脉弓的图像，是一种更敏感地检测心肌壁血栓和瓣膜赘生物的检查手段。盐水激发试验（发泡试验）对于检测与卵圆孔未闭相关的心房右向左分流非常敏感。

- 颈动脉多普勒超声检查、MRA 或者 CTA 可以排除有症状且狭窄程度大于 70% 的颈动脉狭窄，这是颈动脉内膜切除术的适应证。

对选定的患者应进行下列检查：

- 经颅多普勒超声可用于诊断颅内主要动脉的闭塞或狭窄。异常的颅内波型和侧支循环状态也可用于确定颈部的动脉狭窄是否具有血流动力学意义。

- MR 或 CTA 检查可用于诊断颅外或颅内狭窄或闭塞。

- 动态心电图（ECG）监测可用于检测出院时诊断为隐源性卒中［包括不明来源的栓塞性卒中（ESUS）］患者的阵发性心房颤动。这种形式的监测可以检测出大约 15% 患者的间歇性心房颤动。

9. **考虑血液学检查**来鉴别卒中的不常见原因，尤其是年轻患者。

- 如果怀疑心内膜炎，则进行血培养

- 凝血功能检查：蛋白 C 活性、蛋白 S 活性、抗凝血酶Ⅲ

活性、狼疮抗凝物、抗心磷脂抗体、Ⅴ因子 Leiden 突变、凝血酶原基因突变。注意：以上检查应在抗凝治疗前进行。

- 血管炎相关检查：抗核抗体（ANA）、类风湿因子（RF）、快速血浆反应素试验（RPR）、肝炎病毒血清学检查、红细胞沉降率（ESR）、血清蛋白电泳（SPEP）、冷球蛋白、单纯疱疹病毒（HSV）血清学检查。
- 凝血系列检查以排除弥散性血管内凝血（DIC）。
- β- 人绒毛膜促性腺激素（β-hCG）以排除年轻女性卒中患者怀孕的可能性。

关于具体的缺血性卒中综合征、TIA 的评估和缺血性卒中的二级预防，请参阅第 24 章。

处理Ⅱ：一般护理

大部分与卒中相关的发病率和死亡率与非神经系统并发症有关，遵循以下指南可以将卒中相关发病率和死亡率降至最低：

1. 发热

发热会加重缺血性脑损伤，如果有必要，应积极使用解热药（对乙酰氨基酚）或冰毯进行治疗。

2. 营养支持

卒中患者发生误吸的风险很高，尤其是意识水平低下、脑干卒中、双侧卒中和大面积半球卒中的患者风险最高。高危患者进食之前，应由语言治疗师对其进行吞咽能力的正式评估。如果患者不能安全吞咽，应在卒中后 24 h 内通过鼻十二指肠管开始给予肠道内营养。

3. 静脉输液

低血容量在卒中患者中很常见，应使用等渗晶体液纠正。对于有心内血栓（脱水与进行性血栓形成有关）或血流动力学异常的卒中患者，避免血容量不足尤为重要。低渗液体（如 5% 葡萄糖溶液和 0.45% 盐水）可加重脑水肿，应避免使用。

4. 血糖管理

高血糖和低血糖可导致缺血性脑损伤加重。对于重症卒中患者，强化胰岛素输注（0.5 ～ 1.0 U/h，以维持血糖水平在 120 ～ 180 mg/dl 之间）可预防高血糖（血糖水平高于 180 mg/dl）。

5. 肺部护理

对于不能活动的患者，为防止肺不张，应每 4 h 进行一次胸部物理治疗。

6. 抬高床头

将床头抬高 30° 以降低呼吸机相关肺炎的风险，并降低颅内压。

7. 早期活动

如病情允许，卒中患者应在 24 h 后尽快活动并进行物理治疗。对于不能活动的患者，要求每 2 h 翻身一次（预防压疮），并每天进行 4 次关节活动度练习，以防止挛缩。应用保持踝关节背屈位的脚夹板以防止跟腱缩短。如有可能，每天可以将患者从床上移到轮椅上。

8. 深静脉血栓（DVT）的预防

不能活动的缺血性卒中患者，如果没有静脉注射肝素，应使用依诺肝素 40 mg，1 次 / 日，或每 12 h 使用肝素 5000 U，以防止深静脉血栓形成。脑出血患者发病 24 h 后可安全地开始这种抗凝治疗。

9. 膀胱护理

谨慎使用留置导尿管；如有可能，每 6 h 间断导尿。

（刘业松　孙玉洁　译　王淑娟　审校）

第 7 章

脊髓压迫症

脊髓压迫症是神经系统疾病的少数急症之一。症状越重，可能存在的损伤就越严重。脑损伤后神经功能可能会有很大程度的恢复，而脊髓一旦遭受损伤，其功能则极少能够恢复。由肿瘤所致的脊髓压迫在治疗之初就不能行走的患者，很少能重新站立行走。脊髓损伤的诊断有赖于对于脊髓解剖知识和支撑结构的清晰理解。

值班电话

本章内容对存在或怀疑脊髓受压的患者非常有价值。对于此类值班电话，我们应侧重于确定诊断和评估损伤的严重程度。

问题

1. 患者的一般状况如何？

2. 有哪些生命体征？患者是否存在呼吸困难？

3. 患者有背痛吗？

4. 颈部或背部是否有外伤史？

5. 患者是否患有已知的癌症或感染？

6. 对于癌症患者出现的背痛，首先应该考虑是否由于椎骨转移所致，直到被证明是其他原因。

7. 损伤已经持续了多长时间？

医嘱

如果怀疑有外伤或脊柱不稳定，请执行以下操作：

1. 固定颈（背）部

应用费城围领或靠背板以确保足够的稳定性（图 7.1）。如果不能立即找到这些器械，则可以用双手紧抱住头部于中立位置，以固定颈椎。

2. 检查生命体征

C5 水平以上的损伤往往会由于膈肌功能受损而严重损害呼吸功能。下颈段和上胸段脊髓损伤也可以导致呼吸衰竭，但通常不那么严重。颈髓损伤，特别是完全横断伤，可能导致交感神经功能障碍，出现低血压和心动过缓。发热则提示可能存在感染过程。

3. 进行影像学检查

在大多数医院，当患者病情稳定后，计算机断层扫描（CT）是首选的成像选择，并考虑磁共振成像（MRI）检查。如果无法检查 CT，则应进行正位、侧位和齿状面 X 线检查。即使没有怀疑外伤，骨性异常图像也可能提示半脱位、肿瘤引起的意外病理性骨折、骨髓炎或其他感染。

4. 有条件的话，通知神经外科团队或脊柱专科

脊髓的直接创伤可以导致脊髓病，但出血、脱位、骨或关节不稳定的继发性影响可能是毁灭性的，如能正确识

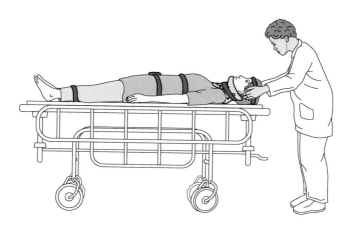

图 7.1　应用费城围领和靠背板固定颈、背部

别和处理，这些继发损害是可以预防的。

通知值班护士

"请在……分钟内赶到病床旁。"

脊髓压迫症是医疗急症，如果延误，将会导致不可逆性神经功能损伤。

途中思考

脊髓压迫症的鉴别诊断有哪些？

脊髓压迫症通常需要体格检查和影像学评估。你首先应该想到最可能导致脊髓压迫症的3类疾病：外伤、感染和肿瘤，以及其他4类需要鉴别的疾病。

1. 外伤

外伤是造成脊髓压迫症的最紧急病因。常见的原因是机动车事故或运动相关性事件。除了直接的钝性伤或穿通伤外，屈曲、伸展、压迫或旋转损伤都可能导致脊髓压迫症。颈椎间盘向中央部脱出可以导致脊髓前索综合征。

2. 感染

脊柱感染的典型表现是亚急性起病，但也有急性发作的症状。通常表现为背部疼痛和发热，最常发生于胸椎或腰椎，感染可以有以下几种形式：

- 硬膜外脓肿：常发生于静脉（IV）吸毒者，最常见的是细菌感染（如金黄色葡萄球菌、大肠埃希菌）。
- 脊柱结核（Pott病）：常发生于过度疲劳或免疫低下的患者，或那些已知的肺结核患者。
- 脊柱骨髓炎：葡萄球菌属、链球菌属、大肠埃希菌或布鲁菌属都可以引起脊柱骨髓炎，造成病理性骨折或硬膜外脓肿。

3. 肿瘤

转移瘤是脊柱骨性疾病中最常见的肿瘤（图7.2）。胸椎最常受到影响，因为内脏器官的静脉引流经过脊髓硬膜外静脉丛。脊膜瘤可表现为硬膜外肿瘤，主要发生在胸椎区域。脊髓神经纤维瘤或神经鞘瘤可能发生于脊神经根部，生长过程中可造成脊髓压迫。室管膜瘤是脊髓内部的肿瘤，表现为由中线向外发展的压迫性损害。

4.变性疾病

　　颈椎间盘多为中央型突出，相反，腰椎间盘更易向一侧脱出，并导致神经根压迫症状，胸椎间盘脱出者罕见。急性马尾综合征常由 L1 ～ L2 椎间盘突出所致。

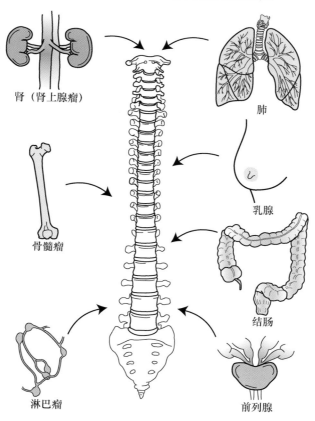

图 7.2　常见的转移至或累及脊柱的肿瘤：肺癌、乳腺癌、结肠癌、前列腺癌、肾上腺瘤、骨髓瘤及淋巴瘤

5. 先天性疾病

Arnold-Chiari 畸形，合并或不合并脊髓空洞症，均可造成脊髓型颈椎病。寰枢关节的先天性缺陷容易造成半脱位或脱位。脊髓栓系可以导致下肢痉挛性瘫痪。相对轻微的外伤可能会导致临床上的隐匿性畸形。

6. 炎症性疾病

风湿性关节炎是影响上部颈椎稳定性的最常见疾病，可能会导致寰枢椎脱位。

7. 血管性疾病

脊髓梗死很少见，但可表现为急性脊髓病变，伴有背部或颈部疼痛。脊柱硬膜外和硬脑膜下血肿也非常罕见，但应用抗凝药的患者应加以考虑。脊柱硬脊膜动静脉瘘、动静脉畸形和脊柱海绵状血管畸形也很少见。

威胁生命的主要情况

● **呼吸受累**（颈髓损伤）可能需要立即气管插管。膈肌力弱可以导致低通气和呼吸性酸中毒。

● **自主神经功能紊乱可以导致低血压**，且不能随血容量的改变而调整。这种现象可能是脊髓休克的部分表现。低血压也可能是应用升压药物后的反应。

病床旁

快速视诊

1. 患者的一般情况如何？

呼吸窘迫可能需要立即气管插管。注意锁骨上肌群的收缩，此为由于膈肌无力需要使用辅助呼吸肌的征象。

2. 患者看起来是恶病质还是生病，提示为癌症或全身虚弱？

3. 是否有尿失禁或大便失禁，提示是否骶髓受累？

4. 是否有面色潮红或出汗，提示存在自主神经功能紊乱？

处理

快速检查后，如果患者病情不稳定，应通知外科小组、麻醉科和（或）神经外科，并**处理心肺功能障碍**。避免缺氧和低血压。确保颈部的稳定性。

1. 抗炎治疗

    a. **外伤**

    过去，推荐使用甲泼尼龙用于治疗急性脊髓损伤。但是，支持其使用的证据并不充分，实际上有证据表明它对整体康复有害，甚至可能导致死亡。尽管这仍然是一个有争议的话题，但甲泼尼龙的常规使用已从《急性颈椎和脊髓损伤管理指南：2013 年更新》中删除。

    b. **肿瘤**

    对已知或可疑**脊髓肿瘤**，立即给予**地塞米松 100 mg 静脉推注**。

2. 血液检查

    对于任何可疑脊髓压迫患者，应进行常规血液检查，为可能进行的外科减压术做准备，包括全血细胞计数（CBC）、血生化、凝血功能以及血型。血液和尿液毒理学筛查在某些情况下也可能会有帮助，但不应延迟初步护理和稳定病情处置。

3. **影像学检查**

    如果患者血流动力学稳定且未出现呼吸困难，则通知相应的放射科医生。一旦检查能够提供解剖学定位及可能的鉴别诊断，则需要 MRI 扫描。MRI 几乎可以代替脊髓造影术联合 CT 检查。CT 仅在脊柱外伤需确定是否存在细微的骨骼畸形或骨折方面可能优于 MRI。

选择性体格检查

如果怀疑脊髓损伤，应在确保其颈背部得到完全固定后才可以移动患者（如戴费城围领）。

因为每个患者的脊髓白质束和细胞群的解剖都是一致的，

因此，受累脊髓水平及结构的精确定位，可以提供早期有关脊髓损伤可能发病机制方面的有价值信息。例如，定位于颈段的脊髓前索综合征提示颈椎间盘突出。胸段的脊髓后索综合征常提示肿瘤骨转移。图 7.3 为典型的脊髓横断面图解。表 7.1 概括了主要脊髓综合征的特点。值得注意的是，在每一水平，下运动神经元损伤的体征来源于此水平的细胞群，而上运动神经元体征的表现则低于损伤水平。

一般体格检查

- 生命体征：如前所述进行评估，寻找任何自主神经功能紊乱的征象。
- 头眼耳鼻喉：当面部及身体存在创伤时，应注意是否存在颈部外伤。Battle 征（乳突处瘀斑）、浣熊征（眶周瘀斑）、鼓室积血及脑脊液耳漏均提示颅底骨折。
- 脊柱：用拳或叩诊锤轻轻叩击脊柱，如出现叩痛则提示骨骼病变，可帮助损伤水平定位以决定是否进行其他检查和局灶放射学检查。请记住，成年人脊髓终止于 L1 水平，除

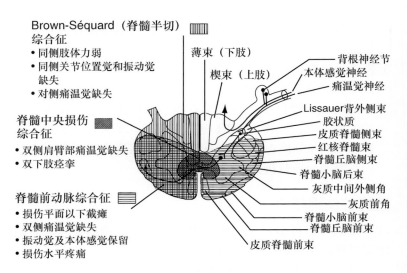

图 7.3　颈髓横断面图

表7.1	主要脊髓综合征	
综合征	常见原因	特征
脊髓半切综合征（Brown-Séquard 瘫痪）	穿通伤 髓外压迫	对侧脊髓丘脑束损害 同侧瘫痪 同侧后索感觉缺失 轻触觉保留 注意：均为受累平面以下1～2个节段
脊髓前索综合征	脊髓前动脉梗死 "分水岭"（T4～T6）性缺血 急性颈椎间盘突出	双侧脊髓丘脑束损害 后索感觉保留 受损水平以下的上运动神经元性瘫痪 受损水平的下运动神经元性瘫痪 括约肌功能障碍
脊髓中央损伤综合征	脊髓空洞症 低血压性脊髓缺血 脊髓外伤（屈-伸伤） 脊髓肿瘤 括约肌功能障碍或尿潴留	上肢下运动神经元性瘫痪 波动性下肢无力和痉挛 剧烈疼痛及痛觉过敏 上肢脊髓丘脑束损害
脊髓后索综合征	外伤 脊髓后动脉梗死	后索感觉缺失 颈、背部或躯干疼痛及感觉异常 轻瘫

非存在脊髓栓系。下腰椎或骶椎处叩痛为神经根症状而不是脊髓压迫所致。

- 肌肉骨骼：寻找风湿性关节炎的体征，可能与寰枕关节脱位有关。

神经系统检查

- 运动

  测试腿部和手臂的力量。如下肢肌力对称性降低，而上肢肌力保留，可能首先提示胸段脊髓受损。如四肢无力，则提示颈段脊髓受损，并且下肢应表现为上运动神经元受累的体征。请注意，如果为急性脊髓损伤，可出现受损水平之下肌张力降低。

- **感觉**

检查感觉平面。双侧肢体无力及感觉平面一致是脊髓损伤的特征性表现。首先要检查振动觉，尤其是在后索综合征时，但针刺觉检查是最准确且可重复进行的。请记住，进入脊髓后角的痛温觉感觉神经在同侧 Lissauer 背外侧束上升 2～3 个脊髓节段，然后在中央管前方交叉加入对侧侧索的脊髓丘脑束。因此，已知平面的痛温觉缺失可提示受损平面在高于所检查平面的 2～3 个节段处。这种皮肤节段分布图可见附录 E。

会阴部的感觉缺失（马鞍样感觉缺失）提示脊髓圆锥受损。下肢斑片状感觉缺失伴根型疼痛和双侧肢体无力提示为马尾神经受累，而不是脊髓损伤。

用笔记下感觉障碍的边界，以备与之后的检查进行比较。

- **反射**

脊髓损伤水平常出现反射降低，而其水平之下则反射亢进。如果为急性损伤，则只出现巴宾斯基征这一上运动神经元体征。肛门反射（针刺会阴部皮肤出现肛门括约肌收缩）消失提示可能为脊髓圆锥受损。

- **脑神经和精神状态检查**

这些检查可简单进行，以除外脊髓损伤水平之上的中枢神经系统结构受累。矢状面周围肿块病变，如大脑镰脑膜瘤或中枢神经系统淋巴瘤，可造成双下肢无力及尿失禁，类似于胸段脊髓病变。其他精神状态体征，如人格改变、嗜睡或去抑制状态，均可为中枢神经系统病变提供线索。下部脑干体征可伴有高位颈髓受累，多见于脑或寰枢关节的先天性畸形。

选择性采集病史和查阅病历

1. 再评价发病、持续时间及症状发展经过。

　　如持续数分钟至数小时，考虑为外伤或梗死。如病情持续数小时至数天，考虑为感染性因素所致，即使无发热或白细胞计数增高，亦可能存在硬膜外脓肿。数天至数周内出现的进展性无力或感觉缺失，则提示可能为肿瘤压迫所致。

2. 回顾是否有疼痛及其特征。

　　神经根型疼痛可帮助定位，并证实可能为髓外病变所致。突然发生的神经根痛或弥漫性疼痛、肢体软瘫、括约肌功能障碍和感觉平面位于胸部，则提示为脊髓梗死。双侧神经根痛并伴有特殊的感觉异常分布（如 L2 或 L3），可能为马尾综合征。直肠痛可为脊髓圆锥受累的首要表现。

3. 回顾是否有非法毒品使用史（可能诱发硬膜外脓肿和骨髓炎）、结核病或癌症。

4. 核对最近的实验室检查以评估可能存在的感染或慢性疾病。

手术治疗

　　骨折、半脱位及脱位时需要复位。颈椎牵引可成功地减少移位，但只能由专业人员进行，且通常在放射影像指导下进行。不稳定、复杂的骨折或脱位应给予开放式固定和融合手术。

　　硬膜外脓肿可选择**神经外科减压性椎板切除术**。如果疑为硬膜外脓肿，应立即进行检查，以免其发展为不可逆的脊髓损伤。手术开始即出现截瘫的患者很少能够恢复功能。对于化脓性骨髓炎，通常需进行直接的腹侧椎管减压术。在使用适当的抗生素控制感染后，可能需要进行第二次重建手术。腰椎间盘突出引起的急性脊髓病或马尾综合征也可能需要进行减压性椎板切除术。前路手术用于去除突出的颈椎间盘。最后，在罕见的硬膜外或硬膜下血肿的情况下，减压性椎板切除术也是治疗的选择。

对于**肿瘤性脊髓压迫症**，应给予大剂量的类固醇联合放射治疗。外科手术减压一般应用于脊柱不稳定、椎体塌陷引起的进行性神经功能恶化、顽固性疼痛和保守治疗失败者。一旦压迫解除，后继治疗常常需要组织活检。如果外科医生已进行减压手术，则可以进行开放式活检。另一种方法是在CT引导下进行针刺活检。

（王　琪　译　王淑娟　李建全　审校）

谵妄和遗忘

谵妄即急性意识混乱状态，在住院患者中很常见，特别是老年人，临床上是指一种急性、全面的思维和认知功能异常，并以意识障碍和注意力不集中为特征。可以表现为烦躁、兴奋、易激惹和各种奇异的行为和妄想。因此，在急救电话中可将谵妄描述为"兴奋"或"意识混乱"。谵妄可与痴呆进行鉴别，痴呆患者尽管可以出现意识混乱及定向障碍，但神志清楚。而且，需要强调的是，尽管谵妄被定义为一过性状态，但它可能持续数天至数周，如果不及时处理，在老年住院患者中死亡率可高达 25%。与本书中提及的其他精神状态改变一样，谵妄是一种症状，而不是一种疾病。成功的管理有赖于对潜在疾病的准确诊断。

遗忘是指无其他认知功能障碍的单纯记忆力丧失。尽管记忆可以受到谵妄的影响，但遗忘可以在神志清晰的情况下独立存在。**逆行性遗忘**是指在某一特殊时间点之前所发生事件的记忆丧失，**顺行性遗忘**是指不能形成新的记忆。无论是急性遗忘状态还是痴呆综合征，记忆通常分为**瞬时记忆（数秒）、短期记忆**（数分钟至数小时）和**长期记忆**（数天至数年），其中短期记忆最容易受到病理过程的影响。

短期记忆丧失可为海马及海马旁结构、背内侧丘脑及前额叶背外侧皮质受累。长期的语言记忆主要是由优势半球（通常为左半球）介导，而视觉空间记忆则由非优势半球（通常为右半球）介导。

本章主要讨论急性意识混乱状态的诊断和管理。这里我们简要介绍两种急性遗忘症，痴呆作为一种记忆障碍伴有更广泛的认知能力下降将在第 28 章进行深入讨论。

值班电话

问题

1. 患者是处于完全清醒状态吗？在什么情况下患者出现异常？病情变化何时发生？

　　首先要弄清楚精神状态改变的急性程度和性质，区分病情是急性或慢性，将谵妄与痴呆（见第 28 章）、昏睡（见第 5 章）进行鉴别非常重要。

2. 生命体征如何？

　　发热提示存在感染，呼吸急促提示可能是缺氧、代谢性酸中毒或高血糖症（Kussmaul 呼吸），心律失常可能提示心源性卒中。

3. 头部是否受伤？

4. 患者的潜在疾病是什么？

　　有些疾病很可能导致代谢紊乱，如肝肾疾病、内分泌疾病、腹泻或恶性肿瘤，从而引起电解质改变。鉴别诊断注意除外 HIV 感染或 AIDS。

5. 患者有糖尿病吗？

　　血糖过高或过低均可能导致精神状态改变。

6. 患者是否是酒精、尼古丁或其他非处方药物的使用者？

医嘱

1. 测指尖末梢血糖。

2. 如果患者呼吸急促或嗜睡，需做动脉血气分析。可应用脉搏血氧计监测血氧饱和度。

3. 为患者提供指导和一定的保证，确保病房光线充足。谵妄行为及情感表现的治疗可能会为以后的病原学诊断提供依据。

4. 必要时可应用 Posey 胸部限制器约束患者。因为明显兴奋或躁狂状态可能会伤及患者或附近人的身体。

5. 如有可能，不要药物治疗。首先要评估患者的状态，如果尚未进行全面的神经系统检查就应用了镇静药物，则有可能失去正确诊断的时机。

通知值班护士

"请在……分钟内赶到病床旁

途中思考

谵妄的原因是什么？

V（血管性）：卒中（梗死或出血可以导致感觉性失语）、蛛网膜下腔出血、高血压性脑病、胆固醇栓子综合征。

I（传染性）：单纯疱疹病毒性脑炎或其他病毒性脑炎，细菌性、真菌性或立克次体性脑膜脑炎，神经梅毒，莱姆病，寄生虫性脓肿（如弓形虫病、囊虫病），细菌性脓肿，HIV 型脑炎，全身感染（如尿毒症或肺炎）。

T（外伤）：开放性或闭合性脑外伤，急性或慢性硬膜下血肿。

A（自身免疫性）：系统性红斑狼疮（SLE）、多发性硬化。

M（代谢性 / 中毒性）：低血糖症或高血糖症、低钠血症、高钙血症、肝性脑病、尿毒症、卟啉病、药物或酒精摄入或戒断。

I（医源性）：药物中毒（尤其是老年人），例如精神类药物、类固醇、地高辛、西咪替丁、抗惊厥药、抗胆碱能药、多巴胺能药物（具有中枢神经系统副作用的常见药物见表 8.1；表 8.2 列出了与记忆损害相关的药物），以及稀有重金属中毒、糙皮病、维生素 B_{12} 或叶酸缺乏、肝豆状核变性。

N（肿瘤性）：原发性脑肿瘤、脑转移性疾病、副肿瘤综合征（边缘性脑炎伴小细胞肺癌）。

S（癫痫发作）：发作后状态、非惊厥性癫痫持续状态（少见）。

其他（精神病性）：双相情感障碍 / 躁狂症、精神病。

表 8.1	可能引起谵妄的常见药物

抗胆碱能药
　　盐酸苯海索（安坦）
　　甲磺酸苯扎托品（Cogentin）
抗惊厥药
　　左乙拉西坦（开浦兰）
　　苯妥英（大仑丁）
　　丙戊酸（Depakene/Depakote）
具有 5- 羟色胺能特性的抗抑郁药（TCA、SSRI、SNRI）
抗组胺药
　　苯海拉明（苯那君）
　　异丙嗪（非那根）
　　西咪替丁（泰胃美）
苯二氮䓬类药物
　　地西泮（安定）
　　替马西泮（Restoril）
　　三唑仑（海乐神）
皮质类固醇药物
　　泼尼松
　　地塞米松（地卡特隆）
氢溴酸右美沙芬
多巴胺能药物
　　左旋多巴（息宁）
　　培高利特（Permax）
　　溴隐亭（Parlodel）
地高辛
双硫仑
吲哚美辛
锂
阿片制剂

SNRI，5- 羟色胺与去甲肾上腺素再摄取抑制剂；SSRI，选择性 5- 羟色胺再摄取抑制剂；TCA，三环类抗抑郁药

表8.2	与记忆障碍有关的药物	
抗惊厥药（过量）		氯碘羟喹（抗真菌药）
抗组胺药		皮质类固醇药物
泌尿科解痉药		白细胞介素类药物
巴比妥盐类药物		异烟肼
苯二氮䓬类药物		甲氨蝶呤
溴化物		三环类抗抑郁药
氯丙嗪		

威胁生命的主要情况

- **可能发生脑疝的进展性占位性病变**

  占位性病变进展即将发生脑疝时，虽然无神经系统局灶性体征者很少见，但首先出现的可能是意识错乱或意识状态的改变。如为进展性硬膜下血肿或蛛网膜下腔出血引起的脑水肿，则可能进展非常迅速。

- **细菌性脑膜炎或脑炎**

  细菌性脑膜炎是一种可治疗的疾病，但如延误治疗可能危及生命。其他脑膜炎则很少出现暴发，但如不及时救治也可能是致命的。单纯疱疹病毒性脑炎是最常见的散发性脑炎。除感染直接造成脑损害外，脑炎还可导致脑水肿，并可能发生脑疝。

- **震颤性谵妄**

  通常发生于饮酒后48 h以上，震颤性谵妄的自主神经功能失调可以导致高热、心动过速及严重血压波动（图8.1），死亡率约为15%。

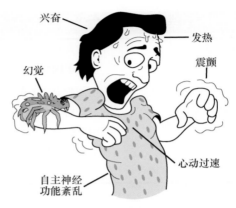

兴奋

发热

震颤

幻觉

心动过速

自主神经
功能紊乱

图 8.1　震颤性谵妄

病床旁

快速视诊

1. 患者看起来是生病还是情况正常？
2. 患者有呼吸窘迫吗？
3. 生命体征如何？

　　如有发热，必须除外脑膜炎。当首次提出诊断时，应充分考虑治疗脑膜炎，而不是等待进行检查。心律失常可能提示心房颤动。如血压显著增高，尤其是舒张压大于 120 mmHg，可以导致高血压脑病，后者表现为头痛、意识错乱、易激惹，在数小时至数天内可能出现嗜睡。

选择性体格检查

一般体格检查

● 呼吸：酒精气味或肝病性口臭可以提示病因。
● 五官：寻找头、颈部外伤或头皮撕裂伤或挫伤的外部体征，Battle 征、浣熊眼、视盘水肿。
● 颈部：颈强直、Kernig 征、Brudzinski 征。

- 心肺：呼吸急促提示缺氧或代谢性酸中毒；肺部啰音或呼吸音低有助于肺炎的诊断，听诊有心律失常和杂音可能为心脏瓣膜病。
- 腹部：肝叩诊；肝大可能是肝性脑病的表现，或可能是酒精戒断状态，这可以指导治疗。注意是否有腹水。
- 四肢：杵状指为慢性肺疾病的征象，周围性水肿为心力衰竭或肾衰竭的征象，甲下线状出血提示栓塞可能；**扑翼样震颤**提示代谢紊乱，如肾衰竭或肝衰竭。

神经系统检查

- 精神状态
  1. 评估患者的**警觉性**：患者完全清醒和反应灵敏吗？评价患者的**注意力**。患者在与你交流时是否一直注视你？他或她像是有幻觉而扫视屋子周围吗？一种测试注意力的简单方法为，让患者倒背一周中每一天的单词或从 20 倒数至 1。
  2. 倾听自发言语的**流利程度**和内容。自发言语中存在**言语错乱**可能提示失语症。测试**理解力**。可以要求患者执行逐渐复杂的指令（如"伸出 2 个手指""指向天花板，然后再指地板"以及"闭眼轻拍每个肩膀 2 次"）。
  3. 评估**思维内容**。离题或强制性语言、妄想、思维散漫、幻觉、知觉错误及定向障碍可以见于精神疾病或急性脑病。
- 脑神经
  1. **瞳孔**：针尖样瞳孔可见于阿片制剂过量，瞳孔散大可为胆碱能药物过量（如有机磷中毒），双侧瞳孔不等大可能为颅内占位性病变所致的颞叶钩回疝，Argyll Robertson 瞳孔见于中枢神经系统梅毒及中脑导水管周围损害（见第 22 章）。
  2. 鼻唇沟浅或眼裂宽等**面部不对称**可为脑实质内占位或卒中的敏感征象。
  3. 评估吞咽功能及咽反射。

- 运动

  运动检查有赖于患者的合作，可以通过对抗测试患者肌力。注意力不集中的患者，应观察肢体运动的不对称性。单侧无力提示为颅内病变。震颤可能是酒精戒断或中毒的表现。

- 感觉

  详细的感觉功能检查需要患者持续的配合，在注意力不集中的患者常常不能进行。一过性的伤害性刺激（如掐患者或牵拉患者手臂的毛发）可快速估测总体的感觉功能，如在肢体瘫痪时可表现为面部痛苦的表情。

- 步态

  共济失调步态提示可能为酒精中毒。

- 反射

  巴宾斯基征阳性或反射不对称提示单侧颅内病变。

选择性采集病史和查阅病历

1. 药物治疗史

近期开始应用新的药物了吗？尤其是老年人，药物中毒是精神状态改变的一种常见原因。表 8.1 列出了可能导致谵妄的常见药物

2. 回顾病史和精神疾病史

已知有诸如肾病或肝病的代谢性疾病或既往有精神病发作史对于诊断很重要。

处理

谵妄的控制

1. 兴奋的治疗

谵妄的治疗有赖于对潜在疾病的正确识别。如患者处于兴奋或过激状态，很可能干扰检查或者对患者或工作人员产生威胁，最好的治疗方法是给予丁酰苯类药物（如氟

哌啶醇）、苯异噁唑（如利培酮）、二苯并噻嗪衍生物（如喹硫平）或苯二氮䓬类药物。控制兴奋和谵妄的药物见表 8.3。

- **氟哌啶醇 2 ～ 10 mg 肌内注射（IM）**可在 20 ～ 40 min 内达到最高血药浓度。在重症患者，必要时可重复使用至 20 mg。对于轻度躁动或老年患者，由于帕金森综合征的风险较低，因此非典型抗精神病药是首选。起始剂量为 1 ～ 2 mg 即可。中重度老年患者的躁动，氟哌啶醇起始剂量可以为 1 ～ 2 mg，如果仍有躁动，可额外给予 2 ～ 4 mg。如果应用氟哌啶醇后出现急性肌张力障碍，可以给予**苯海拉明 25 ～ 50 mg 肌注**，即使抗胆碱作用可能会加重谵妄。

- 氟哌啶醇应避免用于酒精戒断、苯二氮䓬类药物戒断及肝性脑病患者。急性躁动患者可给予苯二氮䓬类药物如**劳拉西泮 1 ～ 2 mg 肌注或静注，每 30 ～ 60 min 重复给药 1 次**。对于长期酗酒或苯二氮䓬类药物滥用而出现耐药的患者，则可能需要更高的剂量。

- 喹硫平通常给予 25 ～ 50 mg 每天睡前口服，以抵抗"日落现象"，或者口服 2 次 / 日以保持全天的药物作用。与氟哌啶醇相比，它引起的锥体外系副作用较少，但因只能口服，所以起效缓慢。

表 8.3	急性兴奋和谵妄状态的药物治疗
药物	**起始剂量**
抗精神病药物	
氟哌啶醇（安度利可）	1 ～ 2 mg，每 6 h 一次，PO/IM
奥氮平（再普乐）	5 ～ 10 mg，每日 1 ～ 2 次，PO/IM
喹硫平（思瑞康）	25 ～ 50 mg，PO
苯二氮䓬类药物	
劳拉西泮（Ativan）	0.5 ～ 2 mg，IV/IM/PO
咪达唑仑（Versed）	1 ～ 2 mg，IV/PO
地西泮（安定）	5 ～ 10 mg，IV/PO

IM，肌内注射；IV，静脉注射；PO，口服

奥氮平口服 5 ～ 10 mg 是喹硫平的替代药物，可以与喹硫平有相同的药效和副作用。两者都可以在 30 ～ 60 min 内使兴奋和烦躁不安平静下来。

- 所有的抗精神病药都可加重 QT 间期延长，但很少能触发多形性室性心动过速（尖端扭转型心动过速）。已存在 QTc 延长（> 600 ms）、低钾血症、低镁血症或低钙血症的患者应慎用抗精神病药。对于易感患者，应在心脏监护下进行静脉治疗。

2. **以下血液检查应立即进行：**
- 全血细胞计数及分类
- 电解质检查，包括血糖
- 生化全项，包括肝功能检查
- 尿毒理学筛查（可疑药物中毒时）
- 尿及血培养（发热时）
- 动脉血气分析
- 钙、磷测定
- 红细胞沉降率，但其特异性低

3. **如有发热或呼吸困难，应行胸部 X 线检查。**

威胁生命情况的处理

1. 细菌性脑膜炎

谵妄伴发热应该按照细菌性脑膜炎处理，直至证实为其他疾病。通常腰椎穿刺前应先进行头颅 CT 检查。如果查体无视盘水肿、凝血障碍和局灶性缺损（包括共济失调步态），并且头颅 CT 检查不易进行，在无脑疝形成危险的情况下，可行腰椎穿刺检查（见第 3 章关于腰椎穿刺的详述）。脑脊液可送检细胞计数、蛋白质和葡萄糖测定、微生物培养（包括细菌、真菌、分枝杆菌）、性病研究实验室（VDRL）检查；革兰氏染色、抗酸杆菌和印度墨汁染色也应送检。细菌性脑膜炎的脑脊液混浊，白细胞计数为 50 ～ 20 000，主要为白细胞，蛋白质含量升高而葡萄糖含量降低（见表 21.1）。80% 以上的病例可确定病原体，并能够选择敏感的抗生素。成人细菌性脑膜炎在首次考虑诊断时可进行经验性治疗，直至明确病原微生物；治疗可给予**氨苄西林 1 g，每 6 h 一次静点**，以及第三代头孢菌素（如**头孢曲松 2 g，每 12 h 一次静点**），详见第 22 章。

2. 震颤性谵妄

震颤性谵妄的自主神经不稳定应给予支持性治疗，发热者给予对乙酰氨基酚（泰诺林）或冰毯降温。如出现心律失常应该持续进行心电监测。一线治疗应使用**劳拉西泮 1 ～ 2 mg 口服或静注，或地西泮 5 ～ 10 mg 静注每 6 h 一次，应该逐渐增加剂量以控制兴奋状态，并且不会引起过度镇静和呼吸抑制**。颤抖程度可以作为苯二氮䓬类药物用药效果的监测指标。另一种具有更长半衰期的苯二氮䓬类药物是**氯氮䓬（利眠宁），25 ～ 100 mg，每 6 ～ 12 h 口服一次**。随着症状减轻，药物亦应逐渐减量。**维生素 B_1 100 mg 静注、肌注或口服**，连续给予 3 天可以预防 Wernicke 脑病的发展。

3. 可疑占位性病变

如果出现双侧视盘水肿或检查时有局灶症状或体征，应急行头颅 CT 或 MRI 检查。关于占位性病变，可参考相关的章节，如急性脑卒中（第 6 章）、颅内压增高（第 13 章）、脑肿瘤（第 23 章）的治疗。

选择性采集病史和查阅病历

一旦明确患者没有占位性病变、细菌性脑膜炎或震颤性谵妄，就可以有时间对患者的病情进行全面的评估。

- 如家属能够提供病史，则可以区分病情的严重程度。老年患者如为慢性或波动性病程，则谵妄可能是痴呆的表现之一。阿尔茨海默病和血管性痴呆为最常见的病因（见第 28 章）。持续数天的亚急性病程，伴有间断发热，提示可能为亚急性或慢性脑膜脑炎，如单纯疱疹病毒性脑炎、结核性脑膜炎或隐球菌性脑膜炎。

- 病历回顾。患者的用药情况如何，他或她正在服用什么药? 最近用过影响中枢神经系统功能的药物吗（见表 8.1）? 如有，则应停用或替换掉。近期的实验室资料是否提示存在代谢异常？肾衰竭及肝衰竭是代谢性脑病最常见的病因（框8.1）。患者的 HIV 是阳性吗？急性 HIV 感染可能导致脑膜脑炎。免疫低下患者发生各种机会致病菌感染的风险较大，可以引起脑病，尤其是隐球菌性脑膜炎、结核性脑膜炎、弓形虫病及中枢神经系统梅毒。恶性肿瘤，尤其是小细胞肺癌，除抗利尿激素分泌失调综合征（SIADH）所致的电解质改变以外，可以引起副肿瘤性边缘系统脑炎。已知有几种自身免疫性边缘系统脑炎可在没有恶性肿瘤的情况下发生。

其他病症的治疗

1. 低血糖症及高血糖症

可静脉注射 50% 的葡萄糖 50 ml 迅速纠正低血糖症，不要忘记首先应用维生素 B_1 100 mg 口服或肌注，以预防诱发 Wernicke 脑病的可能。如低血糖症持续存在，应给予 5% 葡萄糖液维持治疗。高血糖症（糖尿病酮症酸中毒）需静脉内给予足量的胰岛素，注意血容量，并常常需要纠正酸中毒及补钾。最好在重症监护病房内进行病情监测。

框 8.1 　肝性脑病

肝性脑病常见于酒精性肝硬化、慢性肝炎或恶性肿瘤导致肝功能损害的患者。蛋白质负荷增加，如胃肠道出血，可以导致脑内血氨浓度增高。由于血氨增高本身，还是由于其代谢产物积聚导致意识改变尚不明确。除精神状态改变，即注意力不集中、定向障碍、意识错乱外，体格检查还可能发现腹水、肝大（或肝萎缩）、扑翼样震颤，晚期可以出现轻偏瘫或共轭凝视异常等局灶性体征。治疗应给予低蛋白饮食以减少蛋白负荷，并给予新霉素每日 2～4 g 口服，或利福昔明 200 mg，每日 2 次，以减少肠道内产氨细菌的数量。乳果糖 15～45 ml，每日 2～4 次诱导腹泻亦可减少肠道内菌群。血氨水平可用来监测治疗的效果。急性兴奋状态需要给予苯二氮䓬类药物治疗，如地西泮 5～10 mg，每 8 h 一次。应避免使用氟哌啶醇。如怀疑肝性脑病，一定要做便潜血和血细胞比容检查。

2. 低钠血症和高钠血症

低钠血症和高钠血症的治疗常需处理好潜在病因（如肾病、呕吐和腹泻、下丘脑或肾上腺功能异常、恶性肿瘤或药物所致的抗利尿激素分泌失调综合征）。静脉输液和电解质治疗根据容量状态而有所不同。低钠血症纠正过快可能会产生脑桥中央髓鞘溶解症，后者为一种急性脱髓鞘综合征，通常见于营养状况较差的患者，可以出现四肢瘫痪、构音障碍和假性延髓麻痹。

3. 低钙血症

严重低血钙（< 7.0 mg/dl）可给予**10% 葡萄糖酸钙10 ~ 20 ml（1 ~ 2 g），加入 100 ml 5% 葡萄糖溶液中静点，持续 30 min 以上**。如果患者有高磷血症，补充钙剂以前应给予葡萄糖和胰岛素进行纠正。应用地高辛的患者应给予持续的心电监测，因为钙剂可以增强地高辛的作用。

4. 尿毒症伴肾衰竭

肾衰竭导致谵妄的症状性尿毒症患者，可能需要紧急血液透析治疗。

5. 败血症

对败血症继发谵妄的患者应进行适当的抗感染治疗。

6. 精神性疾病的病因

对精神性疾病所致的谵妄应该立即给予氟哌啶醇 1 ~ 5 mg，口服或肌注。对于锥体外系症状风险较低的老年患者，应考虑使用非典型抗精神病药。应该进行精神病学咨询以确定最终的治疗方案。

7. 癫痫发作

癫痫发作后出现的谵妄应在数分钟至数小时内逐渐消失，在接下来的几天内应进行脑电图检查。**非惊厥性癫痫持续状态**作为神经内科急症，需要行脑电图检查以明确诊断（见第 4 章）。

8. 尼古丁戒断状态

极少数情况下，谵妄可能发生于长期吸烟者戒烟时发生的尼古丁戒断状态。一些患者应用**经皮尼古丁贴片 21 mg**

可以得到显著的改善。

其他遗忘症

短暂性全面性遗忘症（TGA）

短暂性全面性遗忘症可见于中老年人，患者常患有高血压，既往可有缺血发作或冠心病，但其他方面正常。由于患者意识混乱，故常由其家属或朋友带来就诊。体检时无局灶性神经功能缺损。患者的认知及语言功能正常，可出现较严重的顺行性遗忘，及对以前数小时或数天发生的事情出现逆行性遗忘。典型的患者表现为躁动不安，反复问同一个问题，如"我在这里干什么？"顺行性遗忘在数分钟到数小时后逐渐消失，并常常在24～48 h内完全恢复。事件发生前后数小时内残留的逆行性遗忘通常是永久性存在的。

- TGA常出现于一系列情绪或生理应激状态，其病理生理机制不清楚，癫痫、偏头痛及血管性机制均曾被提及，但均未得到证实。鉴别诊断包括不明原因的脑外伤或癫痫发作、药物中毒、卒中、游离状态及与维生素 B_1 缺乏相关的认知障碍（包括Wernicke脑病和Korsakoff综合征）。
- 脑电图多数正常，如果脑电图异常可给予抗癫痫药物，并进行脑MRI检查，寻找产生癫痫的病灶。有时在弥散加权成像（DWI）上会发现轻微的单侧海马信号异常，尤其是在事件发生24～48 h后。
- 尽管有些医生提倡应用**阿司匹林325 mg/d**进行二级预防，但这种病是自限性的，而且无特异治疗方法。解决潜在的神经系统疾病，包括偏头痛或进行常规脑电图外的癫痫发作检查，有时会有所帮助。约有不到1/4的此类患者可能复发。

维生素 B_1 缺乏脑病：Wernicke脑病和Korsakoff综合征

Wernicke脑病和Korsakoff综合征患者虚构性遗忘综合征

是由慢性酒精中毒和其他慢性营养不良患者（如难民人群、与情绪障碍相关的故意饥饿、慢性肠梗阻等危险因素）发生的营养性维生素 B_1 缺乏引起的。

- 急性发病（Wernicke 脑病）特征性表现为注意力不集中、嗜睡、躯干共济失调和眼球运动障碍（水平性眼球震颤，伴或不伴垂直性或旋转性眼球震颤，以及凝视麻痹或外直肌麻痹，可以进展至全部眼外肌麻痹）。可能存在营养缺乏的其他表现，如皮肤改变或舌发红。

- 如不及时治疗，10% 的患者可能会致命。治疗可每日给予**维生素 B_1 100 mg，静注、肌注或口服，持续 3 天**，同时补充镁和多种维生素。如果能够及时识别和治疗，共济失调、注意力不集中和眼球运动障碍通常可以缓解。

- Korsakoff 综合征主要表现为中至重度的顺行性遗忘，以及斑片状长期记忆丧失。与 TGA 患者不同，Korsakoff 综合征患者不会因其患有遗忘症而痛苦，患者常常出现虚构。即使给予充足的营养，Korsakoff 综合征的遗忘症也很少能够治愈。其组织病理学检查显示丘脑背内侧、乳头体、中脑导水管周围及小脑蚓部浦肯野细胞层出现细胞消失和退行性改变。

（鲍薇薇 译 王淑娟 卢利红 审校）

第 9 章

颅脑损伤

　　在急诊室对颅脑损伤的初期初评估可能有些混乱，复苏、病史采集和检查要同时进行。为了确保评估的重要部分不会被漏掉，处理方法非常重要。**首先要确定损伤的严重程度是轻度、中度还是重度**。在患者就诊时应立即对上述损伤情况加以评估。

值班电话

问题

1. 生命体征如何？

　　如果患者出现呼吸窘迫，应固定脊椎（应早已完成），并进行气管插管。

2. 外伤的情形和方式如何？

　　应尽可能准确地描述患者头部碰撞的力量大小和部位。

3. 患者有意识丧失吗？

　　脑震荡是指患者在头部受到撞击时发生的短暂意识丧失。由于患者脑震荡后产生遗忘，只有目击者才能准确地描述其意识丧失的持续时间。

4. 外伤后患者的神经系统情况是否恶化？

　　外伤后意识水平进行性下降，提示硬膜下或硬膜外血肿进行性加重。

5. 患者目前意识水平怎样？

　　应用格拉斯哥（Glasgow）昏迷量表进行评估（见表 5.2）。

6. 患者近期服用过药物或饮酒了吗？

　　药物或酒精中毒可能干扰精神状态的评估，并可能出现戒断症状。

7. 是否有严重的颅外创伤?

应迅速检查患者颈、胸、腹部和四肢是否有外伤迹象。

损伤严重程度的判定

关键是要有足够的证据,将患者的损伤严重程度划分为**轻度、中度或重度**。后续的诊断检查和处理措施应按照图 9.1 中的原则进行。

1. 低危组

- Glasgow 昏迷量表评分达到 15 分(反应力、注意力和定向力),神经系统查体无异常体征
- 无脑震荡,或有脑震荡但没有达到中危组标准

2. 中危组

- Glasgow 昏迷量表评分介于 9 ~ 14 分(意识模糊、嗜睡或昏睡)或存在轻微局灶性神经功能缺损(如眼球震颤、面瘫)
- 脑震荡患者年龄 > 60 岁,头痛,或存在轻微外伤体征
- 创伤后遗忘症
- 呕吐
- 癫痫发作
- 严重外伤征象(Battle 征、浣熊眼等)

3. 高危组

- Glasgow 昏迷量表评分 3 ~ 8 分(表 5.2)
- 意识水平进行性下降
- 严重的局灶性神经功能缺损(即轻偏瘫、失语)
- 颅脑穿通伤或明显的颅骨凹陷性骨折

医嘱

1. 对于所有中危和高危患者,均需进行颈椎 CT 扫描。

所有锁骨水平以上的外伤患者,都应检查颈椎片以除外骨折可能。完全除外 C1 ~ C7 的颈椎病变后,才可以去除颈托。

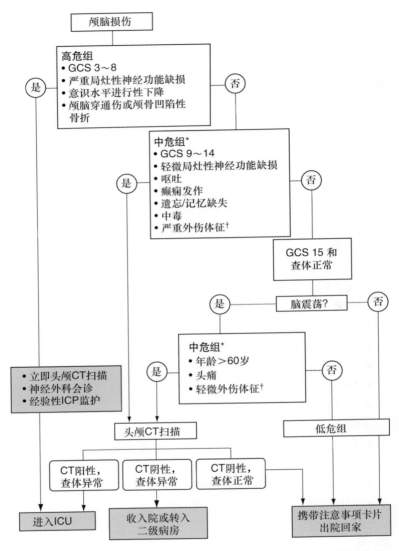

图 9.1 急诊室对颅脑损伤的诊断和治疗流程。CT，计算机断层成像；GCS，Glasgow 昏迷量表评分；ICP，颅内压；ICU，重症监护室。

* 可能存在 1 个或多个标准。

† 锁骨上水平

2. **所有中度或重度损伤的患者应执行以下医嘱：**

a. **应用 0.9% 生理盐水或等渗溶液建立静脉通道。**

等渗液体比低渗液体更能有效地补充血容量，且不会加重脑水肿。

b. **血液检查**

（1）血红蛋白和血细胞比容

（2）全血细胞计数（CBC）和血小板计数

（3）血生化（葡萄糖、电解质、血尿素氮、肌酐）

（4）凝血酶原时间（PT）、部分凝血活酶时间（PTT）

（5）毒物筛查和血清酒精水平

（6）血型及判断

c. **完善头部计算机断层成像（CT）骨窗扫描**

颅内出血见于 90% ～ 100% 的高危组患者、5% ～ 10% 的中危组患者，低危组无颅内出血。以下情况应进行头颅 CT 扫描（图 9.2）：

（1）硬膜外和硬膜下血肿

（2）蛛网膜下腔出血和脑室出血

（3）脑实质挫伤和血肿

（4）脑水肿

（5）中脑周围脑池消失

（6）中线移位

（7）颅骨骨折、鼻窦模糊不清（气液平面）和颅腔积气

3. **对于昏迷患者（Glasgow 昏迷量表评分 ≤ 8 分）或存在脑疝征象的患者，给予以下处理：**

a. **床头抬高 30°**

b. **控制气道**

气管插管，将呼吸机设置为容量或压力控制模式，以达到 6 ～ 8 ml/min 的正常分钟通气量，同时潮气量设置为 8 ～ 10 ml/kg（理想体重）。目标应达到二氧化碳分压正常（PCO_2 35 ～ 40 mmHg）。低碳酸血症（PCO_2 25 ～ 30 mmHg）应仅用于脑疝患者。严重低碳酸血症（< 25 mmHg）可能导致血管过度收缩和脑缺血，应加以避免。

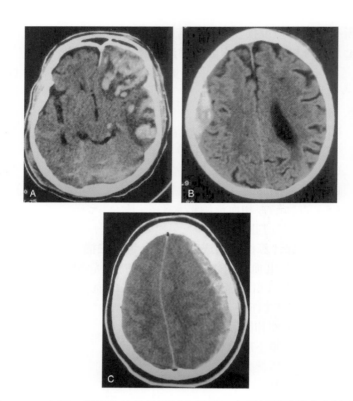

图 9.2 **A.** 左额、颞部脑挫伤伴周围水肿。**B.** 右顶部硬膜外小血肿（凸形）。**C.** 左侧硬膜下小血肿（新月形，凸形）。（图片由 Robert De La Paz 博士提供。）

c. **静点高渗盐水或 20% 甘露醇**

　　高渗盐水的初始剂量是 3% 盐水 250 ml 静脉注射，高浓度盐水如 23.4% 盐水 30 ml 需要中心静脉通路。甘露醇用量 0.5 ～ 1.0 g/kg 静脉滴注。给药后 30 min 应重新检查患者，以评价病情改善情况。额外增加剂量应在颅内压（ICP）监测的指导下进行（见第 13 章）。

d. **插入 Foley 导尿管**

e. **请神经外科会诊**

途中思考

颅脑损伤最主要的后遗症有哪些?

1. 脑震荡

脑震荡是指在外伤时发生的一过性意识丧失,常伴有短暂的遗忘。大多数脑震荡患者头 CT 或磁共振成像(MRI)扫描正常,提示脑震荡是大脑生理性(而非结构性)改变。约 5% 的脑震荡患者会发生颅内出血。

2. 硬膜外血肿

硬膜外出血常因脑膜中动脉撕裂所致。约 75% 患者与颅骨骨折有关。典型的临床过程(仅见于 1/3 的患者)为受伤后首先出现短暂性意识丧失(脑震荡),之后经过中间清醒期,随着血肿增大,患者再次出现意识水平下降。硬膜外血肿 CT 扫描呈凸透镜样(见图 9.2),由于硬脑膜与颅骨骨缝紧密相连,因而流出的血液被限制在其中。因为出血来自动脉,病情可能进展加重,进而发生脑疝及死亡。

3. 硬膜下血肿

硬膜下出血常源自于静脉,血液积聚在硬脑膜与蛛网膜之间的潜在腔隙内。CT 常显示血肿在整个大脑半球凸面呈新月形分布(见图 9.2)。老年人及酗酒者更易发生本病,这些患者头部受到轻微撞击或加速/减速伤(如挥鞭伤)时可能形成较大的血肿。

4. 脑实质挫伤和血肿

脑挫伤是由于脑组织在外力作用下发生颅内移动,与颅骨内面"摩擦"和"撞击"所致。外伤性脑挫伤常见于额、颞叶下部(见图 9.2)。如果头部侧面受力,脑挫伤可出现于受力侧脑组织(冲击伤),或出现于碰撞到颅骨内板的对侧脑组织(对冲伤)。脑挫伤常在 12 ~ 24 h 后出现病情进展;在少数情况下,受伤后 1 天或数天才出现新的血肿("spät 血肿")。

5. 弥漫性轴索损伤

　　持续性昏迷常出现于头颅 CT 扫描正常和颅内压正常的严重颅脑损伤的患者。在这些病例中，昏迷是由于外伤时脑组织在旋转力作用下出现轴索的广泛扭转、剪切及断裂所致。可出现双侧肢体运动功能异常、反射亢进和自主神经功能失调，这是皮质脊髓束和脑干自主神经中枢受到损伤的结果。MRI 可显示在中脑背外侧、胼胝体后部及半卵圆中心呈现特征性的"剪切损伤"（见图 9.3）。弥漫性轴索

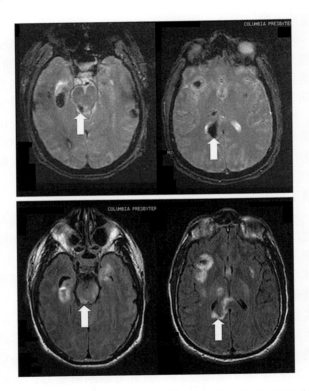

图 9.3　梯度回波（上）和 FLAIR（下）磁共振成像显示出血性损害，右中脑背外侧（右）和胼胝体压部右后方（左）可见特征性轴索剪切伤。颞叶可见小的挫伤。（Reproduced with permission from Mayer SA. Head Injury. In Rowland LP，ed. Merritt's Textbook of Neurology. 11th ed. Baltimore，MD：Lippincott Williams，& Wilkins；2005：483-485.）

损伤（diffuse axonal injury，DAI）被认为是脑外伤后出现持续残疾的最主要原因。

6. 颅骨骨折

颅骨骨折是可能存在严重颅内损伤的重要标志，但骨折本身很少引起症状。如果骨折部位有头皮裂伤，考虑为开放性或复合性骨折。线状骨折占所有颅骨骨折的 80%，常可保守治疗。颅底骨折发生于更严重的创伤，常规 X 线片检查常不能发现异常。这类骨折可伴有脑神经损伤或脑脊液鼻漏或耳漏。粉碎性或凹陷性骨折处的脑组织常存在挫伤，通常需手术清创治疗。

威胁生命的主要情况

- 硬膜外血肿
- 硬膜下血肿
- 颅内压增高

病床旁

快速视诊

意识水平如何？

几乎所有具有潜在危及生命病变的患者都将出现意识水平下降（嗜睡、昏睡或昏迷）。

气道和生命体征

气道通畅吗？呼吸节律怎样？

气管插管的指征包括意识水平下降而不能保持气道通畅，呼吸窘迫（浅、快呼吸）或呼吸抑制。

心率和血压如何？

如果患者血压低，应及时排除血液流入腹腔、胸腔、腹膜后间隙或长骨骨折周围组织的可能。脊髓损伤可出现脊髓休克，此为交感神经传出的急性丧失所致。与脉压差较大和心动过缓相关的高血压（Cushing反射）可反射性地引起颅内压增高。

选择性体格检查

一般体格检查

- **头**：①触诊颅骨有无骨折、血肿和撕裂伤。② Battle 征（乳突上出现瘀斑）和浣熊征（眼眶周围瘀斑）均提示存在颅底骨折，但不能完全明确。
- **耳、鼻和咽喉**：①脑脊液耳漏和脑脊液鼻漏是颅骨骨折破坏了硬脑膜所致。②脑脊液可通过定量检查其葡萄糖含量高而与黏液相鉴别；血性脑脊液可通过晕圈试验阳性与真正的血液鉴别（脑脊液滴在一块布单上时，脑脊液的晕圈在血液周围形成）。③鼓室出血也高度提示颅骨骨折。④咬伤舌部提示可能有未被察觉的癫痫发作。
- **颈部**：在未排除颈椎骨折前，不能活动颈部。
- **胸、腹、背部、骨盆、肢体**：①排除头颅损伤患者共存的重要损伤很关键。②根据临床需要，患者在进行 CT 检查之前应进行全面的检查、拍 X 线片、进行诊断性腹腔灌洗以及其他干预治疗。

神经系统检查

颅脑损伤患者应重点快速地进行以下几项神经系统检查：

- **精神状态**
  1. **意识水平**

     意识水平的描述最好是应用 Glasgow 昏迷量表（见表 5.2），以及描述特殊的刺激和反应（例如，"对反复提问仅能做出简单、混乱的回答"，或"压迫胸骨后出现呻吟或发声"）。
  2. **注意力和集中力**

     让患者从 20 倒数到 1，或倒背月份单词。

3. 定向力

　　检查对时间、地点和情境的定向力。

4. 记忆力

　　通过让患者回忆他或她在受伤前最后发生的事情，确定是否存在逆行性遗忘。检查顺行性遗忘则是询问患者受伤后记得的第一件事情。检查在 5 min 内对三件物品的记忆情况。

● 脑神经

1. 瞳孔

2. 眼球运动

　　眼球震颤可见于脑震荡后出现头晕或眩晕的清醒患者。单侧瞳孔散大合并外斜视，提示可能为颞叶钩回疝导致动眼神经受压。

3. 面神经

　　面神经是闭合性颅脑损伤患者最常受累的脑神经。

● 运动

1. 自发运动

　　一侧肢体活动多提示未活动的肢体可能存在瘫痪。如果患者无反应，检查对压迫胸骨的局部反应。

2. 肢体张力

　　张力增高可能为去皮质（屈肌姿态）或去脑强直（伸肌姿态）的早期。

3. 手臂（旋前肌）漂移征

　　如果患者不能执行命令，可以让患者被动举起双臂，观察是否有一侧手臂先坠落。

4. 肌力

　　检查患者的肩、腕、髋和踝部对抗主动阻力的强度。

● 反射

● 步态

1. 正常步态

2. 串联（脚后跟抵足尖）步态

　　对接受治疗和未查头颅 CT 的轻微脑损伤的患者，步态检查极其重要。

处理

低危组

此组患者（见图 9.1）只要符合下列标准，通常**无须做头颅 CT 扫描**也可出院。

- 神经系统检查（尤其是精神状态和步态）正常。
- 颈椎临床观察无异常（无疼痛或压痛，活动无异常）。
- 一个负责任的医生应将患者留院观察 24 h 以上，并提示如果患者出现晚发症状（脑损伤警告卡上列出的症状），要将患者送回急诊室。

中危组

出现脑震荡但神经系统检查和头颅 CT 扫描正常的患者**不需要住院治疗**。这些患者即使存在头痛、恶心、呕吐、头晕或遗忘，也可以出院回家观察，因为其出现明显颅内病损的风险很小。颅脑损伤的住院标准见框 9.1。

严重脑损伤

经过初期的评估及病情稳定后，对严重颅脑损伤的患者应首先考虑是否有请神经外科急诊干预的指征。如果决定手术，应立即进行，因为延误只会增加等待期间进一步脑损害的

框 9.1 颅脑损伤患者住院标准

- 头部 CT 扫描发现颅内出血或骨折
- 意识模糊、兴奋或意识水平降低
- 局灶性神经系统症状或体征
- 酒精或药物中毒
- 合并严重的内科疾病
- 缺乏随访观察的可靠环境

可能性。

严重损伤患者的医疗处置应在神经重症监护病房（NICU）内完成。尽管对撞击时发生的脑损伤几乎无能为力，但 NICU 监护在降低由于组织缺氧、低血压或颅内压增高引起的继发性脑损伤方面起着重要作用。

在 NICU 内严重颅脑损伤患者的处理程序

1. 再评估气道和通气

通常情况下，昏睡或昏迷的患者（由于意识水平低下而不能听从指令）应进行气管插管以保持气道通畅。如果没有颅内压增高的证据，则应设置通气参数使 PCO_2 维持在 40 mmHg，最低吸入氧浓度（FiO_2）应使 PO_2 至少达到 80 mmHg。

2. 监测血压

如果患者存在血流动力学不稳定的征象（高血压或低血压），动脉导管是最好的监测方法。因为急性脑损伤患者血管的自动调节功能常常受损，必须谨慎维持正常的平均动脉压以避免血压过低（平均血压 < 65 mmHg）而导致脑缺血，或血压过高（平均血压 > 130 mmHg）而加剧脑水肿。

3. 请神经外科医师对 Glasgow 昏迷量表评分 ≤ 8 分的患者置入颅内压监测仪

因为严重颅内压升高（Lundberg A 波或平顶波）会突然发生且无预兆，尽管患者目前没有显示颅内压升高的征象，也应该置入监测仪。如果存在脑室出血伴有脑积水，应放置脑室引流管；否则，可以应用脑实质内监测仪。

4. 液体管理

颅脑损伤患者只应给予等渗液体（生理盐水或 Plasma-Lyte 溶液），因为 0.45% 盐水或 5% 葡萄糖溶液中额外的自由水可以加重脑水肿。

5. 营养支持

严重的颅脑损伤可导致全身代谢亢进，加速分解代谢，其能量需要高出正常的 50% ~ 100%，应尽早放置鼻胃管和鼻十二指肠管进行肠内喂养。

6. 体温管理

发热（体温超过 101 ℉，约等于 38.33 ℃）可加重脑损伤，应积极采取治疗措施，如使用对乙酰氨基酚或冰毯。

7. 抗惊厥治疗

苯妥英钠或磷苯妥英（负荷量 20 mg/kg 静脉注射，然后应用 300 mg/d 静点）可将创伤性颅内出血患者的早期（即第 1 周）创伤后癫痫发作频率从 14% 降至 4%，但不能预防患者后期的癫痫发作。如果患者无癫痫发作，可在 7 ～ 10 天后停用苯妥英钠。应密切监测药物水平，因为苯妥英钠在高代谢时常不能达到治疗浓度。预防癫痫发作的合理替代方案是左乙拉西坦 1 ～ 2 g，2 次 / 日，静脉注射。左乙拉西坦的药物相互作用很小，但浓度不易跟踪，并且可能加剧躁动。

8. 类固醇药物

使用类固醇药物尚未显示对颅脑损伤患者的预后有积极影响，并可能导致感染、高血糖和死亡等的风险增加。大剂量使用类固醇药物确实可因这些并发症而增加死亡的风险。因此，类固醇药物如地塞米松，对治疗颅脑损伤没有效果。

9. 预防深静脉血栓形成（DVT）

不能活动的患者应常规应用充气加压靴，预防下肢深静脉血栓和相关的肺栓塞风险。即使患者存在颅内出血，也应在受伤后 24 h 内使用**肝素 5000 U 皮下注射，每 8 h 一次，或依诺肝素 40 mg 皮下注射，每日 1 次。**

10. 预防胃溃疡

机械通气或有凝血障碍的患者发生应激性胃溃疡的危险增加，应使用**泮托拉唑 40 mg，口服或静点，每日 1 次。**

11. 抗生素

对有开放性颅骨损伤的患者常规预防性使用抗生素还存在争议。脑脊液耳漏、鼻漏或颅内积气的患者使用青霉素可降低发生肺炎球菌性脑膜炎的风险，但可能增加更多毒性更强的病原微生物感染的机会。

12. 随访 CT 扫描

一般情况下，颅内出血的患者应在受伤 24 h 后进行头颅 CT 检查随访，以评估迟发性或进行性脑出血的情况。

严重颅脑损伤的特定并发症

1. 脑脊液漏

脑脊液漏是因软脑膜破裂所致，见于 2% ~ 6% 的闭合性颅脑损伤患者。头部抬高后，85% 的患者在数天后脑脊液漏就会自行停止；持续漏液的患者可行腰穿引流，限制脑脊液通过硬脑膜瘘流出，从而加速愈合过程。虽然脑脊液漏增加了脑膜炎的危险（常因肺炎球菌引起），但不建议预防性使用抗生素。持续性脑脊液鼻漏、耳漏或复发性脑膜炎是手术修复的指征。

2. 颈动脉海绵窦瘘

颈动脉海绵窦瘘可在受伤当时或数天后发生，特征性表现为搏动性眼球突出、球结膜水肿和眼眶杂音三联征。确诊需进行血管造影。血管内球囊栓塞是最有效的修复方法，可防止视网膜静脉高压造成的永久性视力丧失。

3. 尿崩症

尿崩症是垂体柄损伤所致，导致抗利尿激素分泌停止。患者可排出大量稀释尿液，导致高钠血症和血容量不足。治疗使用**精氨酸加压素（Pitressin）5 ~ 10 U 静注、肌注或皮下注射，每 4 ~ 6 h 一次，或醋酸去氨加压素（DDAVP）2 ~ 4 mg 皮下注射或静注，每 12 h 一次**，以使尿量控制在小于 200 ml/h，并根据高钠血症的严重程度选择低渗液体（5% 葡萄糖溶液或 0.45% 盐水）补充血容量。

4. 外伤后癫痫发作

外伤后癫痫发作可**立即出现**（24 h 之内），也可发生在**早期**（1 周内）或**晚期**（1 周以后）。立即出现的癫痫发作不一定会转变为晚期癫痫发作；但早期癫痫发作表明晚期癫痫发作的风险增加，此类患者应给予持续的抗惊厥治疗。闭合性颅脑损伤患者晚期癫痫发作（再发、非诱发性癫痫）的总发病率为5%，而颅内出血或凹陷性颅骨骨折的患者其发病风险高达20%。

预后

颅脑损伤的结局通常是人们特别关注的问题，尤其是严重损伤的患者。入院时的Glasgow昏迷量表评分对判断预后具有重要价值。然而，入院时无法判断其长期预后。通常情况下，应动态检查，继发性并发症可在损伤早期发生，从而改变患者预后。评估预后应在复苏和密切观察一段时间后才能进行。头颅磁共振成像（MRI）、脑电图（EEG）或体感诱发电位（SSEP）等检查可以提供额外有用的信息。脑震荡后综合征是指许多患者头部外伤后出现的慢性头痛、疲劳、头晕、注意力不集中、易怒和性格改变。通常还可能合并抑郁症。

（吴建坤　刘维　译　王淑娟　审校）

第 10 章

局灶性占位性病变

脑局灶性占位性病变是神经科会诊的常见原因，尤其是在住院患者中。主要的病因考虑包括恶性肿瘤、感染，以及较少见的炎性疾病。脑占位性病变的处理因病因不同而异。本章将重点介绍脑局灶性占位性病变的初步诊断和治疗。

值班电话

问题

1. **患者是否完全清醒和反应灵敏？**

    昏睡患者有气道受损的危险。

2. **生命体征如何？**

    高血压伴或不伴心动过缓（库欣综合征）是颅内压升高的征象。

3. **患者既往病史如何？**

    特别是，既往有癌症病史或免疫功能低下者可以帮助缩小鉴别诊断的范围。

4. **患者最近出门旅行过么？**

    这可能涉及真菌或寄生虫的感染（见下文）。

5. **患者是否有任何神经系统症状（如头痛、无力、视觉损害、言语不清）？**

    如果是这样，这些症状持续了多长时间？如果症状持续数天则可能是感染，而持续数周至 1 个月则更可能为恶性肿瘤。

医嘱

1. 为预防颅内压升高，应采取以下措施：①将床头抬高至 30°；②静脉注射 20% 甘露醇 1 g/kg 或 30 ml 23.4% 高渗盐水（需要中心静脉通路）进行渗透疗法。
2. 如果担心患者无法保护自己的呼吸道，则应给予气管插管，并过度通气至 $PaCO_2$ 为 30 mmHg。
3. 快速 HIV 检测。
4. 全血细胞计数（CBC）和分类、基础代谢功能检查（BMP）、凝血功能检查。
5. 胸部 X 线（CXR）检查。

途中思考

脑局灶性占位性病变的鉴别诊断主要考虑两种情况：**恶性肿瘤**（转移性或原发性）或**感染**（脓肿或脑炎）。其他病因包括自身免疫性、炎症性和血管性疾病。

在查看患者之前，神经科医生应首先了解相关的影像学资料，通常是计算机断层扫描（CT）影像。在 CT 扫描上，大多数脑肿块呈低密度改变，否则将有助于缩小鉴别诊断范围：

1. **低密度肿块中混杂有高密度信号**
   - 考虑伴有出血的肿瘤（如胶质母细胞瘤）、伴有钙化的肿瘤（如少突胶质细胞瘤）或脓肿。
2. **均质的高密度信号**
   - 黑色素瘤、髓母细胞瘤或脑膜瘤。
3. **点状钙化**
   - 室管膜瘤＞脑膜瘤＞髓母细胞瘤。结核瘤的病理表现为"靶征"，这是由于中央钙化周围为低密度区域包绕，伴静脉注射造影剂后周边环形强化所致。

颅内局灶性占位性病变的鉴别诊断

肿瘤

1. 脑转移瘤

- 最常见：肺癌（小细胞癌）、乳腺癌［尤其是 HER2 蛋白＋ / 雌激素受体（ER）－］、黑色素瘤、肾细胞癌和结直肠癌。
- 通常为多发性病变。
- 转移灶（图 10.1）倾向位于大脑半球灰白质交界处（80%）。
- 诊断评估：全身 CT 和 PET、乳房 X 线摄影或皮肤检查显示原发性肿瘤则可确定诊断。

2. 脑胶质瘤

- 最常见：胶质母细胞瘤（GBM，高峰年龄＞ 50 岁）、间变性星形细胞瘤（高峰年龄 40 ～ 50 岁）、少突胶质细胞

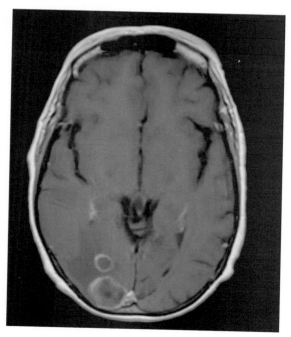

图 10.1　脑转移瘤

瘤（＜ 40 岁）。

- 胶质母细胞瘤（图 10.2）最常表现为水肿、强化、囊性成分和坏死（DWI 弥散受限）的组合影像。MR 光谱分析显示 Cho/AA 比率＞ 2.2，与高级别恶性肿瘤一致。
- 少突胶质细胞瘤表现为钙化（60%）、强化（60%）、囊性成分（20%）、出血（20%），很少有水肿
- 间变性星形细胞瘤可呈轻度强化，但无坏死。

3. 脑膜瘤

- 最常见于中年（40 ～ 60 岁）女性（女 / 男比例为 2：1）。
- 表现为致密且均匀增强的基于硬脑膜的单个肿块（图 10.3）。
- 可伴有周围大片脑水肿。

4. 原发性中枢神经系统淋巴瘤（PCNSL）

- 免疫缺陷患者（即艾滋病患者）的风险增加。
- MRI T1 为低信号，T2 为高信号，核心弥散加权成像（DWI）受限提示坏死，有弥漫性强化。
- PCNSL 倾向发生在脑室周围白质和深部灰质，但其发生

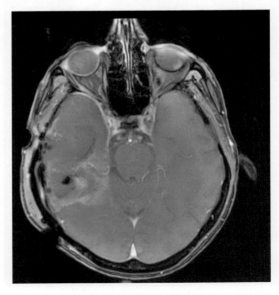

图 10.2　成人脑胶质瘤

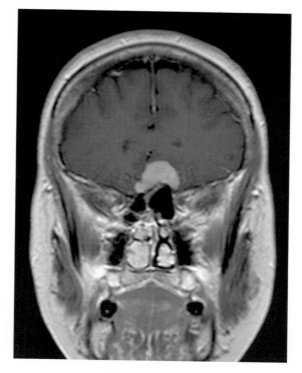

图 10.3　脑膜瘤

位置和分布范围广泛多变。

5. **垂体瘤**

- 最常见：垂体腺瘤、Rathke 囊肿、颅咽管瘤。
- 垂体腺瘤在 T1 影像上表现为低信号，动态钆增强成像表现为延迟增强。
- Rathke 囊肿无强化，而颅咽管瘤通常有钙化。
- 诊断评估：血清催乳素、FSH、LH、皮质醇、T_3/T_4、TSH、生长激素，以及视野检查。

感染

1. **细菌性脓肿**

- 表现为单发或多发的环形强化病灶（图 10.4）。

- 最常见：革兰氏染色（＋）。
- 常发生于近期有牙科操作或细菌性心内膜炎的患者中。
- MRI 检查显示核心 DWI 弥散受限与中央坏死一致。
- 诊断评估：血培养、经食管超声心动图、腰椎穿刺（LP）。

2. **真菌性脓肿**

- 表现为环状强化病灶。
- 最常见：隐球菌感染、曲霉菌病、念珠菌病、毛霉菌病、诺卡菌感染。
- 通常患者免疫功能低下。
- DWI 受限发生在脓肿壁（而不是细菌性脓肿的核心）。

3. **病毒性脑炎**

- 单纯疱疹病毒（HSV）性脑炎可见颞叶局灶性肿胀和斑

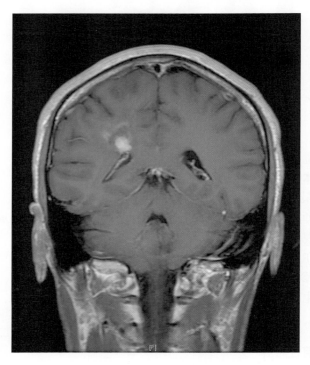

图 10.4　免疫功能正常患者的细菌性脓肿

片状强化。

- 诊断评估：脑脊液 HSV 聚合酶链反应（＋）。

4. **结核瘤**

- 可为多发（多发小的环形强化病灶）或单发肿瘤样病灶（结核瘤）。
- CT 上的"靶征"（被低密度区域和周边强化包围的中央钙化）具有特征性。
- 可能与弥漫性脑膜结节样增强有关。
- 诊断评估：胸部 CT、LP、（结核菌素）纯化蛋白衍生物（PPD）皮试、全血干扰素释放试验（QuantiFERON Gold）。

5. **寄生虫感染**

- 囊虫病通常表现为不同年龄的多发囊肿，可为非增强和囊性病变（休眠状态）、炎症性增强或慢性钙化。流行于拉丁美洲和撒哈拉以南的非洲。是最常见的蠕虫感染。
- 弓形虫病表现为环状强化的肉芽肿性脑炎，常见于艾滋病。可以是单个或多个病灶。是最常见的原虫感染。通过对经验性治疗的放射学反应（病变缩小）可证实诊断（见第 22 章）。
- 诊断评估：血清 IgG 抗体可以确认先前的暴露。

炎症性疾病

1. **结节病**

- 高峰年龄常为 30 ～ 50 岁。
- 肿块性病变可能增强，也可能不增强。
- 通常与钆增强 MRI 上的结节样脑膜强化有关。
- 诊断评估：脑脊液和血清 ACE 活性、胸部 CT、镓扫描、泪腺活检。

2. **瘤样多发性硬化（Marburg 变异型）**

- 高峰年龄 30 ～ 40 岁，通常有与多发性硬化（MS）一致的先兆症状。
- 根据定义，典型的病灶直径＞ 2 cm，伴有占位效应和水肿。
- MR 可显示部分环状强化，与灰质相邻的环状强化不完整。

威胁生命的主要情况

1. 颅内压升高。
2. 脑脓肿，特别是细菌性脓肿，常与心内膜炎或菌血症有关。

病床旁

关注病史

1. **现病史**
   a. **年龄**：不同脑肿瘤发生于不同的年龄组。在常见的小儿脑肿瘤中，室管膜瘤好发于 5 岁以下的儿童，而髓母细胞瘤和毛细胞性星形细胞瘤则多发生于 5～10 岁的儿童。常见的成人肿瘤也是按年龄分布的，少突胶质细胞瘤的发病高峰在 40 岁，间变性星形细胞瘤的发病高峰年龄为 50 岁，胶质母细胞瘤则为 65 岁。垂体腺瘤常发生在青壮年期（20～50 岁），脑膜瘤常发生于中年期（40～60 岁）。
   b. **性别**：脑膜瘤和垂体腺瘤在女性中更为常见。
   c. **病程**：病程为数小时至数天多为细菌性脑膜炎，数天至数周为真菌性脑膜炎的病程，数周到数月是恶性肿瘤的病程。

2. **神经系统回顾**
   a. **近期癫痫发作样活动**：这将决定是否开始服用抗癫痫药。
   b. **头痛**：尤其是卧位时加剧的头痛，与颅内压升高有关。
   c. **短暂（数天）神经系统症状**的既往史，特别是短暂性视力丧失和疼痛，应注意除外瘤样多发性硬化。

3. **系统回顾 / 既往病史**
   a. 筛查容易转移到脑部的**常见全身性恶性肿瘤**：持续咳嗽（肺癌）、吸烟史（肺癌）、乳腺肿块（乳腺癌）、最后一次乳房 X 线照片（乳腺癌）、皮肤变化（黑色素瘤）、便血（结直肠癌）、胃部不适（结直肠癌）、体重减轻，以及任何既往癌症病史。

如果患者确实承认有癌症病史，某些后续问题将会有所帮助。如果是肺癌病史，询问是非小细胞肺癌（NSCLC）还是小细胞肺癌（SCLC），前者 7% 的病例而后者 50% 的病例可能转移到脑部。如果患者有乳腺癌病史，询问受体状态，HER2 ＋/雌激素受体（ER）一的肿瘤更有可能转移到脑部。如果有黑色素瘤病史，询问黑色素瘤的位置，头部、口腔和颈部的病变更容易扩散到脑部。

b. **筛查免疫缺陷状态**，如艾滋病和艾滋病危险因素、移植史、应用化疗药、糖尿病和应用类固醇药物。艾滋病增加原发性中枢神经系统淋巴瘤（PCNSL）和弓形虫病的风险。中性粒细胞减少和长期使用类固醇会增加某些真菌感染（曲霉菌病、念珠菌病、毛霉菌病和诺卡菌病）的风险。

c. **询问全身炎症性疾病**：特别是结节病，可表现为局灶性占位性病变。

d. 询问**结核病和梅毒**的病史，这两种疾病都可能导致脑部的占位性病变。

e. **全身症状**，例如体重减轻可能提示隐匿性恶性肿瘤，发热和寒战可能提示感染，盗汗并伴有体重减轻则可能提示中枢神经系统（CNS）淋巴瘤或结核。

f. **既往远隔部位放疗史**，增加了脑膜瘤和恶性胶质瘤的风险。近期的放疗史可导致放射性坏死，表现为局灶性占位性病变。

4. **近期旅行史**：某些真菌和寄生虫感染具有不同的地理偏好。芽生菌病和组织胞浆菌病在美国中西部流行，球孢子菌病在美国西部流行，组织胞浆菌病和球孢子菌病在中美、南美流行，囊虫病在中美、南美和撒哈拉以南的非洲流行。

5. 如果肿块位于**鞍上区**，则应检查垂体功能障碍的症状（闭经、溢乳、男性乳腺发育、勃起功能障碍、阳痿、体毛减少、巨人症或甲状腺功能亢进）。

选择性体格检查

一般体格检查

1. 重要体征

   a. 伴有或不伴有心动过缓的高血压被称为库欣反射，是颅内压升高的征象。

   b. 发热是感染的征象。

   c. 体重减轻可能是恶性肿瘤的征象。

2. 普通查体

   a. 心脏杂音、瘀点、甲下线状出血、Janeway 病损和 Osler 结节都与心内膜炎有关。

   b. 颈部强直为细菌性脑膜炎的征象。

神经系统检查

1. 精神状态

   a. 注意力不集中可能是即将发生脑疝的征象，是在等待实施最终治疗时的一个有用信号。

   b. 精神状态的局限性损伤（失语、忽视、视觉空间功能或健忘症）可能支持已经在影像学上看到的定位，但也可能表明存在更广泛的功能障碍。

2. 脑神经检查

   a. 视盘苍白、变淡和（或）瞳孔传入缺陷时，应注意除外多发性硬化。

   b. 视盘水肿和展神经麻痹是颅内压升高的征象。

   c. 无反应的瞳孔扩大（"瞳孔散大"）表明动眼神经的副交感神经纤维受损，是脑疝的征象。

   d. 除了局灶性占位性病变外，多个脑神经的下运动神经元功能障碍应注意是否存在软脑膜病变。

3. 运动查体

   病灶同侧的肌张力增加应关注脑疝和对侧大脑脚是否受压。

4. 反射

如前所述，病变同侧的反射增强应关注脑疝和对侧大脑脚是否受压。

进一步的诊断检查

1. **脑磁共振成像（MRI）**：如果最初的成像是 CT，应行脑 MRI 以获取具有更好影像学特征的病变，除非有禁忌证（例如，患者血流动力学不稳定、体内植入装置）。
2. **磁共振光谱成像**：有时可帮助进一步明确潜在的病因。胆碱 / N- 乙酰 - 天冬氨酸（Cho/NAA）比值升高（＞ 2.2）提示高级别脑肿瘤。在感染和坏死性肿瘤中，乳酸升高。
3. **脑正电子发射断层扫描（PET）**：可帮助评估肿瘤的级别，高级别肿瘤会显示代谢增加。脑 PET 扫描也可以区分复发的高级别恶性肿瘤和放射性坏死，前者代谢亢进，后者代谢减退。
4. 当临床怀疑转移性病变时，建议检查全身 PET/CT。
5. **腰椎穿刺**
   a. 下述情况临床上需要考虑腰椎穿刺：
   （1）感染性脑膜炎或脑炎；
   （2）局灶性占位性病变的炎症病因（如结节病、多发性硬化）；
   （3）淋巴瘤、白血病、癌性脑膜炎或生殖细胞瘤。
   b. 如果怀疑即将发生脑疝，应禁忌腰椎穿刺。
   c. 脑脓肿的首选诊断方法是 CT 引导下的引流和培养，而脑肿瘤的首选诊断方式是组织活检 ± 部分 / 全部切除。

处理

1. 如果影像学考虑由于肿瘤或脓肿而导致**脑疝即将发生**，应使用类固醇药物（一种常用的给药方案是地塞米松 10 mg 静注 ×1，然后是维持方案 16 ～ 24 mg/d，每日分 4 次给药）。有关颅内压升高管理的更多信息，请参见第 13 章。

2. 如果影像学考虑**淋巴瘤**，且没有证据表明即将发生脑疝，则应停止应用类固醇，直到进行诊断性活检。皮质类固醇可能会对组织活检分析的敏感性产生不利影响。更多细节请参见第23章。

3. 如果临床和影像学考虑存在**弓形虫病**（如 AIDS 患者，血清弓形虫抗体阳性，基底节病变，多发病灶）且没有即将发生脑疝的证据，最常用的方法是启动为期2周的经验性抗弓形虫病治疗，监测影像学和临床状况有否改善（更多信息，请参见第22章）。

（李文娜　张丽环　译　王淑娟　审校）

步态异常

步态与姿势调控需要神经系统多个部位参与。步态共济失调是指姿势与步态的协调控制障碍，与小脑及皮质下结构功能异常相关。

对于步态异常的患者，需要考虑多种鉴别诊断。有效的评估始于评估症状的时间进程。查体的相关体征有助于解剖学定位。处理可能包括小脑血肿的紧急神经外科减压、进行全面的实验室评估，以及寻找慢性退行性病变的病因。

值班电话

问题

1. 患者最后走路正常是什么时候？

这是一个关键问题，通过该问题开始常规的检查和治疗。

- **急性发作**：如果患者在发病前 24 h 内一直走路正常，那么就必须要除外卒中（第 6 章）、脊髓压迫症（第 7 章）、外伤后脑损伤（第 9 章）或颅后窝占位病变（第 10 章），这些都属于医疗急症。

- **亚急性发作**：亚急性病程（数天至数周）常常提示感染、炎症和肿瘤性病变。

- **慢性发作**：如果步态异常在数周至数月内逐渐加重，鉴别诊断应着重于变性疾病，可以是遗传性或者获得性疾病。

2. 头部、颈部或背部有外伤吗？

外伤性硬膜下血肿、脊髓损伤或周围神经损伤可以影响步态。

3. **患者的意识水平如何？**

　　　患者是反应灵敏、清醒，还是烦躁、意识模糊？如果患者精神状态异常，且合并共济失调或步态异常，那么可能为急性中毒或脑损伤。

4. **生命体征如何？**

　　　心律失常提示心源性栓塞性卒中，发热则提示可能为感染过程。

医嘱

1. 保持患者卧床休息。
2. 根据需要对患者进行胸部固定，以防止患者伤害自己。
3. 如果患者存在头部或颈部外伤，要用颈托固定颈椎（见第7章，脊髓压迫症）。

途中思考

步态异常的鉴别诊断有哪些？

　　　几乎神经系统任何部位的损伤均可引起步态异常。最初对患者的检查有助于确定步态异常是源于运动障碍、感觉障碍还是小脑功能异常。表11.1列出了引起步态异常的疾病分类和步态异常特征。表11.2提供了更详尽的有关共济失调的鉴别诊断。

威胁生命的主要情况

- **小脑出血或梗死**

　　　如果颅后窝血肿或梗死较严重，可能引起脑疝或死亡，则需要急诊神经外科治疗。

- **急性中毒**

　　　镇静剂如巴比妥类药物或酒精中毒时，共济失调可以为首发表现，并且可出现呼吸衰竭。

表 11.1	步态异常的临床特征
疾病分类	**步态异常的特征**
局灶性脑损伤（偏瘫）	下肢痉挛性伸直 上肢痉挛性屈曲 瘫痪肢体的划圈样运动
脊髓损伤（截瘫）	膝盖和髋关节僵硬，活动费力 双侧划圈样运动 脚趾行走或剪刀样步态
周围或中枢传入神经受损（感觉性共济失调）	宽基底站姿或步态 高抬腿步态 Romberg 征阳性
小脑疾病	在坐位或站立位时摇晃（不稳定，摇摆姿势） 宽基底站姿和步态 转向困难 共济失调：蹒跚或踉跄（单侧或双侧）
正常压力脑积水	"磁性"，曳行步态 旋转 180° 需要很多步数 整体转向 站姿时摇摆增加 启动步态时犹豫和冻结 步速慢，步幅短
下运动神经元疾病	远端无力（如足下垂） 高抬腿步态
肌病	下肢近端无力 从坐位站起时困难 上楼困难
帕金森病	前倾姿势 曳行步态 后退性步态 行走时启动或终止困难 步态冻结，"慌张步态" 可变步态

续表

疾病分类	步态异常的特征
	走路时缓慢、窄基底步态 走路时手臂摆动减少
先天性 / 围生期脑损害 （脑瘫）	下肢痉挛性伸直 上肢痉挛性屈曲 剪刀样步态 反向（反转）运动（一个或多个肢体的异常姿势或运动）
多发性硬化	缓慢步态 耐力降低 步幅和关节运动减少 可以看到力弱造成的足下垂
脑震荡	缓慢步态 步态摇摆增加 在注意力分散期间，损伤会恶化（双重任务步态）
痴呆（血管性）	在疾病早期发生步态异常 缓慢步态，短步幅和僵硬 宽基底
痴呆（阿尔茨海默病）	在疾病后期发生步态异常 步速减慢，步幅短 双脚站立时间延长 可变步态，尤其是在执行认知双重任务时
小心步态	步速慢，步幅短 双脚站立很长时间 "冰上行走"：下肢僵硬，双臂伸直 与对摔倒的恐惧增加有关

表 11.2	不同起病方式步态异常的鉴别诊断
起病方式	疾病
急性（数分钟至数小时）	小脑出血 小脑梗死 急性中毒 头外伤 基底动脉型偏头痛 显性遗传性周期性共济失调（儿童） 良性阵发性位置性眩晕
亚急性（数小时至数天）	颅后窝肿瘤 颅后窝脓肿 多发性硬化 中毒 脑积水 吉兰-巴雷综合征的变异型——Miller-Fisher综合征 病毒性小脑炎（常见于儿童）
慢性（数天至数周）	酒精性小脑变性 副肿瘤性小脑变性综合征 枕骨大孔压迫 慢性炎症（如 Jakob-Creutzfeldt 病、风疹和全脑炎） 脑积水 甲状腺功能减退 维生素 E 缺乏 遗传性共济失调（常染色体显性或隐性遗传） 特发性退行性共济失调
发作性	反复中毒 多发性硬化 短暂性脑缺血发作 显性遗传性周期性共济失调（儿童）

（Modified from Harding AE. Ataxic disorders. In Bradley WG，Daroff RB，Fenichel GM，Marsden CD，eds. Neurology in Clinical Practice. Boston，MA：Butterworth-Heinemann；1991.）

病床旁

快速视诊

患者清醒并且反应灵敏吗？

　　共济失调合并意识障碍的患者，其病情比单独共济失调更严重。

有头部或颈部外伤的征象吗？

　　头部外伤时很少单独以共济失调症状就诊，但常常需要立即治疗。颈部外伤时可引起椎动脉夹层。

患者一直呕吐吗？

　　头晕、恶心和呕吐是颅后窝疾病常见的伴随症状。

选择性采集病史和查阅病历

　　单独依靠病史即可对步态异常做出病因学诊断。如果患者不能提供病史，可从家属、护士或其他目击者获取病史。在缺少目击证人的情况下，可查阅病历记录。

1. 步态异常何时开始？
2. 是突然发病还是逐渐起病？
3. 患者为什么不能走路？是因为无力、平衡失调、疼痛还是麻木？
4. 有伴随症状吗？

　　　　复视、构音障碍、眩晕或恶心提示颅后窝病变。一侧无力或麻木提示局灶性大脑半球损害（如卒中）。大、小便失禁提示脊髓受损。疼痛放射至下肢提示神经根病变。

5. 患者正在服用任何可能引起共济失调的药物吗？

　　　　大部分药物的不良反应都有剂量依赖性（表 11.3）。

表 11.3	引起共济失调的药物
氨基糖苷类抗生素	环苯扎林
胺碘酮	环孢素
血管紧张素转化酶抑制剂	阿糖胞苷
巴氯芬	右美沙芬
巴比妥酸盐	双丙戊酸
苯二氮䓬类药物	乙琥胺
β - 肾上腺素受体阻滞剂	非尔氨酯
卡马西平	氟胞嘧啶
碳酸酐酶抑制剂	氟尿嘧啶
卡铂	加巴喷丁
水合氯醛	异烟肼
顺铂	组胺 H_1 受体拮抗剂
拉莫三嗪	副醛
锂	吩噻嗪类
美索巴莫	苯妥英钠
Methosuximide	扑米酮
美西麦角	利血平
甲氨蝶呤	他克莫司
甲硝唑	替奥噻吨
单胺氧化酶抑制剂	三环和四环类抗抑郁药
呋喃妥因	丙戊酸钠
阿片样激动剂和	唑吡坦
激动剂拮抗剂	
紫杉醇	

（Adapted from Brust，JCM. Neurotoxic Side Effects of Prescription Drugs. Boston，MA：Butterworth-Heinemann；1996.）

选择性体格检查 I

一般体格检查

- 生命体征：
  - 发热常提示感染性病因，如脓肿、病毒性脑炎或真菌感染。

- ■ 一些遗传代谢性共济失调（多见于儿童）也可以出现发热。
- ■ 不规律的心律通常提示心源性栓塞性卒中。
- 头、耳、眼、鼻、喉：
  - ■ 查找头或颈部外伤的体征。
  - ■ 存在硬膜下或硬膜外血肿可导致轻偏瘫。
- 腹部：
  - ■ 查找长期饮酒的体征，如肝大、脐周静脉曲张或腹水。
  - ■ 在 Wilson 病和一些遗传代谢性共济失调病例中也可以出现肝脾大。

神经系统检查

- 精神状态：通过让患者倒数 20 至 1 或倒背一年的月份，确定其反应能力和注意力。
- **脑神经：任何合并脑神经损害的步态异常都意味着脑干或小脑受累。**
  1. **瞳孔：**针尖样瞳孔提示阿片类药物中毒。不对称性瞳孔可能是 Horner 综合征（瞳孔缩小、上睑下垂和无汗症）的部分表现，当其与共济失调和对侧痛温觉缺失共同存在时，即为 Wallenberg（延髓外侧）综合征。调节反射存在、对光反射消失的小而不规则瞳孔（Argyll Robertson 瞳孔）可能是中枢神经系统梅毒、脑干脑炎或中脑占位效应的体征。
  2. **眼外肌运动：**眼球震颤，特别是眼球垂直性震颤或共轭分离性震颤，常为脑干或小脑受损的体征。垂直性（上跳或下跳）眼球震颤是小脑或脑干受损的可靠体征（见第 14 章有关眼球震颤的详细讨论）。水平凝视麻痹可定位于大面积大脑半球或小面积脑桥的损害。眼球上视不能，特别是合并退缩性眼球震颤和瞳孔调节反射消失时，提示中脑顶盖受压或损害，可能为松果体部位的肿瘤或脑积水（Parinaud 现象）。第 Ⅵ 对脑神经（CN 6）麻痹可能是颅内压增高的非特异性体征。眼肌麻痹合并共济失调和腱反射消失时，提示吉兰-巴雷综合征变异型 Miller-

Fisher 综合征的诊断。

3. **CN 7**：上运动神经元损害引起的面瘫可以是轻偏瘫的部分体征，如果同侧 CN 6 同时受累，则提示脑干损害。

4. **CN 8**：耳鸣或听力障碍同时伴有共济失调时，常提示周围性前庭神经炎或迷路炎，特别是出现旋转型眼球震颤时。

5. **CN 9 ～ CN 12**：吞咽困难、说话带鼻音、构音障碍或伸舌偏斜提示脑干卒中或颅底的占位性病变，除引起后组脑神经受损的症状外，还可引起痉挛性轻截瘫和步态异常。

- **小脑检查**：快速、重复性示指-拇指对指运动［快速轮替运动（rapid alternating movements，RAM）］和指-鼻-指（finger-nose-finger，FNF）试验是检查小脑功能的两项敏感性试验。对指节律不规整（轮替运动障碍）或 FNF 试验中手指到达目标时出现意向性震颤提示小脑功能障碍。跟-膝-胫（heel-knee-shin，HKS）试验相当于下肢的 FNF 试验。图 11.1 描述了 3 种常用的小脑试验：FNF、RAM 和 HKS 试验。因为调节运动的小脑传入和传出纤维经过两次交叉，其中第一次交叉位于额叶脑桥小脑的下行纤维，第二次交叉位于齿状核-丘脑、齿状核-红核和齿状核-皮质径路的上行纤维，所以**一侧上、下肢共济失调提示同侧小脑半球损害**。坐位或站立时蹒跚（躯干共济失调）或缺乏上、下肢共济失调的步态共济失调提示小脑蚓部损害。

　　如果患者能够站立，步态的评价对于解剖学定位和发现潜在的病理生理学改变非常重要。表 11.1 概括了不同疾病步态异常的特征。步态评估应该在患者正常行走、趾尖行走、足跟行走和交叉步伐直线行走时进行，观察平衡的对称性、步伐和上肢摆臂情况。

- **运动**：让患者双臂前伸并掌心向上，通过这种对抗测试肌力，观察旋前肌旋前情况（旋前肌旋前可能是轻偏瘫的唯一体征）。评估休息时是否存在震颤（提示帕金森病）。评估音调是否增强（痉挛或僵硬）。

- **感觉**：温度觉和振动觉是检查感觉障碍的最敏感指标。本体感觉障碍提示后索损害，常见于维生素 B_{12} 缺乏（亚急性

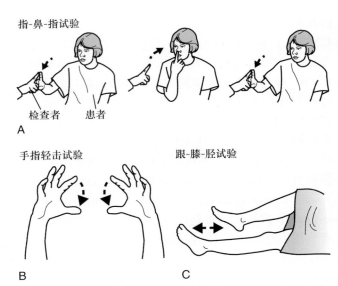

图 11.1 小脑功能检查。**A.** 指-鼻-指试验。患者依次触摸检查者的手指和自己的鼻子。**B.** 手指轻击试验。患者尽可能快速地进行示指和拇指对指动作。**C.** 跟-膝-胫试验。让患者尽可能准确和快速地将足跟沿胫骨前缘上下移动

联合变性）或脊髓痨（目前较少见，梅毒晚期并发症）。发现感觉平面，提示脊髓损伤，或鞍区麻痹，后者提示脊髓圆锥综合征（第 1 章）。

- **反射：**一侧反射亢进常常伴有轻偏瘫，双侧反射亢进常常提示脊髓病变。反射减弱多见于周围神经病和吉兰-巴雷综合征。

- **巴宾斯基征阳性（脚趾向上 / 过度伸展）**意味着上运动神经元损伤（由脊髓损伤或卒中引起）。

处理

急性共济失调，特别是伴有颅后窝疾病的症状和体征或颅内压增高，必须给予积极的急诊治疗。

1. 进行非增强头颅 **CT** 或 **MRI** 平扫。

如果发现脑出血或脑梗死，则进行下一步治疗。

2. 将患者收入重症监护病房。

3. 请神经外科医生会诊。

　　如果出血部位邻近脑干，或血肿较大、出血较迅速和不可逆转，会发生神经系统损害。迟发恶化可能是再出血或脑水肿的结果。研究显示，**直径超过 3 cm 的小脑血肿经外科手术清除后可降低这些患者的发病率和死亡率**。需要考虑外科手术清除血肿的必要性，尤其是对相对年轻和病情可能进行性加重的患者。如果出现脑积水，则有可能需要脑室引流。

4. **直径小于 3 cm 的小脑血肿经药物治疗效果较好。**

　　治疗方法主要是支持治疗，如果需要的话，将目标血压控制在收缩压低于 160 ～ 180 mmHg，用新鲜冰冻血浆控制凝血疾病。即使是小量出血也可以引起脑积水，必要时可请神经外科医生行脑室置管引流。

5. **小脑梗死，如果面积较大，可以出现与小脑血肿同样的症状，病情可以快速进展至昏迷。**

　　当梗死部位发生水肿时，会压迫第四脑室导致梗阻性脑积水，引起进一步的颅内压增高。小脑后下动脉梗死比小脑前下动脉或小脑上动脉梗死预后更差。**大面积小脑梗死的手术清除可以挽救患者的生命**。正如上面第 3 点提到的，如果小脑梗死患者出现了脑积水，有必要进行脑室引流。

　　需要立即治疗引起步态异常的其他疾病包括：脊髓压迫或急性脊髓病（见第 7 章）、**头部外伤引起的硬膜下血肿或硬膜外血肿**（见第 9 章）、**急性脑梗死**（见第 6 章）和**急性中毒**（见第 5 章）。

选择性体格检查 II

　　一旦通过影像学检查排除了颅后窝病变，就应该进行进一步检查以发现与慢性共济失调疾病相关的全身性体征。

- **头发：**
  - 脱发可能是铊中毒、甲状腺功能减退或肾上腺脑白质脊髓性神经病的体征。

- **皮肤：**
  - 毛细血管扩张（特别是结膜、鼻或耳朵部位）或曲张可以出现在共济失调–毛细血管扩张症中。
  - 色素沉着可以出现在肾上腺脑白质脊髓性神经病中。
- **头、耳、眼、鼻、喉：**
  - Kayser-Fleischer 环是肝豆状核变性（Wilson 病）时出现于虹膜周边的棕色环。
  - 眼底检查时发现视网膜血管瘤可能是小脑视网膜血管瘤病（von Hippel-Lindau 病）的部分表现，该病还可同时发生小脑血管母细胞瘤。
  - 耳聋伴身材短小是线粒体脑病的体征。
- **心脏：**
  - 心脏扩大、心脏杂音、心律失常和心力衰竭常常伴发于 Friedreich 型共济失调。
  - 线粒体脑病时心电图可以出现传导阻滞。
- **肌肉与骨骼：** 身材短小是线粒体脑病和共济失调–毛细血管扩张症的特征。其他骨骼畸形可见于遗传性共济失调和遗传性感觉运动性神经病。关节肿胀或红斑可提示潜在的关节炎（退行性或炎症性）。

诊断性检查

实验室检查

实验室检查应该尽量从发现共济失调或步态异常的可治疗或可逆转的病因方面开始。实验室检查应包括下列血液检查：

1. 生化系列，包括电解质、血糖和肝功能检查。
2. 尿和血清毒物筛查。
3. 维生素 B_{12} 和叶酸水平测定。
4. 性病研究实验室检查（VDRL）。
5. 甲状腺功能测定。
6. 如果患者正在服用抗惊厥药，应检测抗惊厥药的血药浓度。
7. 如果患者正在服用锂剂，应检测锂的血药浓度。

8. 测定血清抗 Yo 抗体以便发现卵巢癌、肺癌、乳腺癌或霍奇金病所致的副肿瘤性小脑变性（见第 23 章）。

9. 血浆铜蓝蛋白水平（肝豆状核变性）。

其他诊断性检查

1. 胸部 X 线片

胸部 X 线片可以发现潜在的肿瘤，提高转移瘤或副肿瘤性小脑变性的诊断阳性率。

2. 经颅多普勒超声和磁共振血管成像

如果基底动脉或椎动脉狭窄，可以提示椎-基底动脉系统短暂性脑缺血发作（TIA）或椎-基底动脉系统供血不足。

3. 视觉诱发电位

P100 电位延迟提示多发性硬化。

4. 腰椎穿刺

多发性硬化时可以出现寡克隆区带阳性。脑脊液细胞计数、蛋白质或糖含量异常可以提示感染或肿瘤。脑脊液蛋白质含量增高而细胞数不高，常见于吉兰-巴雷综合征的变异型 Miller-Fisher 综合征。如果怀疑中枢神经系统或脑膜肿瘤，可以进行细胞学检查。

5. 肌电图（EMG）/ 神经传导速度检查（NCS）

吉兰-巴雷综合征的变异型 Miller-Fisher 综合征其表现包括共济失调、眼外肌麻痹和腱反射消失。传导速度减慢和 F 波延长等典型的脱髓鞘表现有助于诊断。神经系统疾病引起的步态异常也可以进行 EMG/NCS 检查以明确诊断。

共济失调的一些可逆性病因的治疗

1. **急性镇静剂中毒**：纳洛酮（Narcan）0.4 ～ 2 mg 静脉注射治疗阿片类药物过量；氟吗西尼（Romazicon）0.5 mg 静脉注射治疗苯二氮䓬类药物过量。住院观察并给予支持性治疗。

2. **抗惊厥药过量**：停用抗惊厥药物，住院观察并给予心电监护，监测抗惊厥药物的血药浓度。

3. **甲状腺功能减退**：每日给予左甲状腺素钠片 0.05 ～ 0.15 mg。

4. **锂中毒：**住院予以心脏监护，调整用药剂量，监测锂血药浓度和电解质水平。

5. **副肿瘤综合征：**治疗潜在的恶性肿瘤可逆转部分患者的共济失调症状，免疫抑制剂治疗和血浆置换证明有效。

6. **椎–基底动脉系统短暂性脑缺血发作：**患者收住院以查找 TIA 的病因，可能需要进行抗凝治疗（见第 24 章）。

7. **多发性硬化：**静脉应用甲泼尼龙和 β- 干扰素治疗（见第 21 章）

8. **中枢神经系统感染：**应用适当的抗生素治疗（见第 22 章）。

9. **吉兰–巴雷综合征的变异型 Miller-Fisher 综合征：**发病早期数天内给予血浆置换或静脉注射免疫球蛋白（IVIG）对阻止病情进展和改善预后有效（见第 16 章）。

10. 应用 Epley 手法治疗**良性阵发性位置性眩晕**（见第 14 章）。

（李壬子 译 杨 娜 卢利红 审校）

第 12 章

急性视觉障碍

很少有什么症状和急性视力丧失一样，令患者如此烦恼和关注。虽然葡萄膜炎、视网膜剥离和某些形式的青光眼等急性眼部疾病可能需要眼科医生进行紧急评估，但大部分急性视觉障碍应归属于神经科医师诊治的范畴。神经系统病变引起的视觉症状可以表现为视物模糊、复视、焦点模糊或阴影、视力丧失或视觉刺激现象，例如闪光或视幻觉。由于从视网膜到距状裂皮质和眼动控制中心的视觉通路在个体之间是恒定的，所以，体格检查时的解剖学定位具有高度的精确性。疾病的病程和进展、相关症状和体征以及临床定位将有助于你做出正确的诊断，并给予正确的急性期治疗。

值班电话

问题

在采集患者的病史和进行体格检查时，需要反复询问下列问题。不仅如此，在到达患者病床旁之前，这些问题将成为你诊断和治疗过程的出发点。

1. 是单眼视觉障碍，还是双眼视觉障碍？

这是定位诊断最关键的一点。影响单眼的视觉障碍提示为视觉传导径路中视网膜和视交叉之间的病变，而双眼视觉障碍则提示为视觉传导径路中视交叉到距状裂皮质之间的损害。请记住，患者有时会将双眼不对称性视力丧失误认为仅单眼视力丧失，所以检查患者的时候仔细检查双眼的情况尤为重要。由于神经系统原因所导致的复视，当任何一只眼睛被遮盖时，复视会消失。

2. 视觉障碍的本质是什么？

　　这是对问题1的详细阐述。视觉障碍可包括以下任何一种情况：单眼视力丧失（一过性或持续性）、双眼视力丧失（一过性或持续性）、同侧半视野缺损、复视、暗点或其他视觉表现（如闪光或条纹）。视觉障碍的最初表现有助于视力丧失疾病的定位和具体归类。

3. 患者的年龄有多大？

　　某些疾病，如缺血性视神经病、视网膜动脉栓塞或短暂性单眼视力丧失（transient monocular vision loss，TMVL）（也称一过性黑矇），在45岁以下的患者中很少见；而多发性硬化（MS）的首发症状视神经炎、特发性颅内高压（IIH）或者偏头痛，在年轻患者中更常见。

4. 患者一直有视觉症状吗？

　　尽管急性持续性视力丧失需要立即给予特定的治疗，但单眼或双眼的一过性视力丧失可能是视觉障碍进一步加重、脑血管病或炎症的预警信号。

5. 视觉障碍开始于什么时间？

　　急性单眼或双眼盲是神经-眼科学中的急症。视网膜中央动脉阻塞（central retinal artery occlusion，CRAO）导致的视网膜缺血以及枕叶缺血如果得不到紧急干预，可能会发展为不可逆的损伤。而且，患者在视力丧失发生后数小时内就诊，快速正确的诊断可以有效地预防由颞动脉炎或者颈动脉或椎-基底动脉狭窄所致卒中引起的对侧视力丧失。

6. 眼部有无外伤或损伤？

　　眼部损伤常常需要进行眼科评估。因为眼科医师检查眼底前的扩瞳可能会影响你对瞳孔对光反射的准确评估，所以你应该尽可能在扩瞳之前进行评估。

医嘱

　　如果存在眼部外伤，或既往患有眼科疾病（如青光眼），或患者正在经历一只眼睛大量闪光而提示视网膜剥离，或者你无法看到视力受损患者的眼底，应请眼科会诊。

通知值班护士

"请在……分钟内到达病床边。"

途中思考

急性视觉障碍的鉴别诊断有哪些？

急性视觉障碍的鉴别诊断可分为两类，即影响单眼或双眼的视觉障碍。

1. 单眼视觉障碍

表 12.1 列举了无痛性单眼视力丧失的常见原因。

● 视网膜缺血［CRAO 或视网膜分支动脉阻塞（branch retinal artery occlusion，BRAO）］

这种阻塞常常由来源于同侧颈内动脉、心脏或主动脉弓的栓子栓塞引起。如果症状是一过性的（TMVL 或一过性黑矇），其发病机制可能为血流动力学原因而不是栓子栓塞。血流动力学改变引起的 TMVL 其原因常常为颈动脉重度狭窄所致的视网膜动脉灌注不足。由血管因素导致的视网膜缺血患者常有脑血管病的危险因素，如高血压、糖尿

表 12.1	单眼视力丧失最常见的原因
一过性黑矇（由缺血或低灌注引起的短暂性单眼视力丧失）
前部缺血性视神经病（以颞动脉炎为代表的血管因素 *vs.* 非血管因素）
视网膜动脉阻塞（CRAO 或 BRAO）
视网膜中央静脉阻塞
视神经炎
视盘水肿（颅内占位性病变、脑静脉窦血栓形成、脑膜炎、特发性颅内高压）
压迫性视神经病变（肿瘤、甲状腺眼病）
眼部：青光眼、白内障、糖尿病性黄斑病变、玻璃体出血、视网膜剥离

BRAO，视网膜分支动脉阻塞；CRAO，视网膜中央动脉阻塞

病或吸烟史。颞动脉炎也是 CRAO 或 TMVL 的部分原因。

- **视神经盘缺血［前部缺血性视神经病（anterior ischemic optic neuropathy，AION）］**

尽管这种疾病的病理生理学机制尚不清楚，但常常与动脉炎有关。年轻一些的患者多合并系统性红斑狼疮、结节性多动脉炎、镰状细胞病或红细胞增多症。60 岁以上患者最常合并的动脉炎是巨细胞动脉炎（颞动脉炎），必须进行紧急处理。也有一些 AION 并非由血管性因素所致，但也应尽快排除血管性因素。

- **炎症性或脱髓鞘性视神经炎**

在 40 岁以下的患者，视神经炎最常见的病因为脱髓鞘病变，这可能是多发性硬化的首发症状，但同时也要考虑到视神经脊髓炎的可能。特发性视神经炎和结节性视神经炎也可能发生。

- **球后占位性病变**

这种占位性病变可以是肿瘤，如视神经胶质瘤、神经纤维瘤、脑膜瘤、转移瘤或颈动脉海绵窦段的巨大动脉瘤。这些病变通常表现为进展性亚急性视力受损，但也可能表现为急性视力受损。

- **特发性颅内高压**

该病可能类似颅内占位性病变，引起年轻女性的视盘水肿或视力丧失，这些女性通常是肥胖女性。视力丧失常从一侧开始。

2. 双眼视觉障碍

双侧视野缺损通常是由于视交叉或视交叉之后的视觉传导径路病变引起的。视交叉、视束、丘脑（外侧膝状体）、视辐射或距状裂皮质受损时出现的急性双侧视野缺损常常是由肿瘤、脓肿或卒中引起的解剖结构损害所致。偏头痛为一种例外，此时"扩散性抑制"（一种去极化波）可以引起神经元活性丧失，并缓慢扩散至大脑皮质，引起双侧视野中出现闪烁暗点，尽管许多患者也会描述仅单眼出现闪烁暗点。垂体腺瘤时，当肿瘤压迫从鼻侧视网膜向中线交叉的视神经纤维时可以引起双颞侧视野缺损（图 12.1）。虽然垂体腺瘤的视力受损通常是缓慢进展的，但是垂体卒中（一种真正的急症）可能出现单眼或双眼的急性视力受损。视觉传导径路的损害部位越靠后，视野缺损的

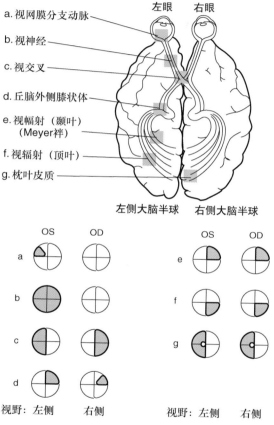

图 12.1　视觉传导径路中不同部位病变所致的视野缺损。a. 左眼视网膜动脉分支闭塞引起的单眼部分盲。b. 左侧视神经损害引起的单眼盲。c. 视交叉部位占位性病变引起的双眼颞侧偏盲。d. 左侧丘脑外侧膝状体损害引起的右侧象限部分盲。e. 左侧颞叶视辐射（Meyer 袢）损害引起的右上象限盲。f. 左侧顶叶视辐射损害引起的右下象限盲。g. 右侧枕叶距状裂皮质损害引起的左侧同侧偏盲。注意：因为大脑中动脉侧支血液向枕极供血，所以黄斑区视野可以保留。OD，右眼；OS，左眼

解剖学定位越精确。表 12.2 列出了一些与枕叶皮质损害相关的不常见视觉综合征。

3. **复视**

复视提示成像发生了错位，位于两眼之间。如果遮盖住一只眼睛，复视仍然持续存在，病因可能为眼科疾病，如未矫正的屈光不正、晶状体剥离或圆锥角膜。主观人为的复视也需要鉴别，但它属于排除性诊断。对于真性复视，紧急情况下的病变常常累及脑干或第Ⅲ、Ⅳ、Ⅵ对脑神经（CN 3、CN 4、CN 6）。虽然脑干肿瘤偶尔可因复视而就诊，但影响脑干的最常见疾病为卒中和多发性硬化。通常情况下，这些疾病的患者复视会伴有其他的脑干症状。支配眼部运动的脑神经可能会因为微血管缺血而单独受到影响。动眼神经（CN 3）在进入海绵窦前先跨过后交通动脉，因此后交通动脉瘤压迫动眼神经时可以产生复视。海绵窦区的浸润性或转移性肿瘤、脑膜炎和颞动脉炎可能导致眼部运动障碍。单侧或双侧 CN 6 麻痹可以是颅内压升高的错误定位体征（见第 13 章）。甲状腺功能亢进时，黏蛋白浸润和眼肌纤维化可以引起复视。在复视的鉴别诊断中必须考虑由于重症肌无力引起的眼外肌无力，特别是如果症状波

表 12.2	与枕叶皮质损害相关的不常见视觉综合征	
综合征	损害部位	临床特征
Anton 综合征	双侧距状裂	双侧视觉障碍，但患者不承认自己全盲
Balint 综合征	双侧枕叶病变	同时性失认、视觉性共济失调和眼运用不能症
Charles Bonnet 综合征	单侧或双侧距状裂，严重的视力丧失	无谵妄和存在视力丧失的情况下出现幻视
色觉障碍	舌回	病灶对侧色觉异常
视像存留	顶叶皮质不完全损害或恢复	残像的视觉保留
面容失认	右侧或双侧舌回	不能识别面部

动或出现疲劳时。

及时诊断和特定治疗可能阻止视力丧失或恢复视力的疾病如下：

- 视网膜中央动脉阻塞（CRAO）
- 颅内高压伴严重视盘水肿
- 伴有或不伴卒中的垂体腺瘤
- 急性青光眼

紧急处理可以防止进一步视力丧失、卒中或降低主要发病率 / 死亡率的诊断如下：

- 伴颈动脉狭窄的短暂性单眼视力丧失（TMVL）
- 球后占位性病变（动脉瘤或者肿瘤）
- 缺血性视神经病、TMVL，或颞动脉炎引起的复视
- 由于后交通动脉瘤所致的 CN 3 麻痹

威胁生命的主要情况

急性视力丧失如果不伴有其他神经系统体征，则很少对生命构成威胁。视觉急症中对生命有很大威胁的疾病包括：垂体卒中、后交通动脉瘤所致的 CN 3 麻痹。

病床旁

快速视诊

1. 有创伤的任何体征吗？
2. 患者存在疼痛或不适吗？
3. 是单眼受累还是双眼受累？

选择性采集病史和查阅病历

首次接到电话时应该询问患者下列问题：

1. 是单眼受累还是双眼受累？

对于患者来讲，区分偏盲性视野缺损和单眼视力丧失可能比较困难。当其左侧大脑半球受损时，患者常常描述"左

眼"有缺陷。此时遮盖住左眼，询问患者症状是否有改善。

2. 视觉障碍是何时和如何开始的？

让患者描述最初的症状，特别是要指出视觉障碍的部位和方式。视野中有暗点移动，就像影子上下活动，是视网膜动脉闭塞的常见症状。水平视野缺损（altitudinal defect）在前部缺血性视神经病（AION）时很常见。盲点扩大或间断的视力受损持续几秒钟可能提示视盘水肿逐渐加重。渐进性闪光，特别是边缘不规整的闪光暗点，是偏头痛的常见症状，无论在此之后是否出现头痛。突发视觉障碍持续数分钟提示血管性病因，进展持续数小时至数天，则提示缺血性视神经病、脱髓鞘疾病、占位性病变或视盘水肿。

3. 有疼痛吗？

头痛是颞动脉炎、颅内高压和偏头痛的常见症状。咀嚼肌间歇性力弱和肌痛可能为颞动脉炎的提示症状。眼球运动时伴有疼痛为多发性硬化时炎性视神经炎的症状，而视网膜栓塞和缺血性视神经病时疼痛症状常常缺如。颈动脉夹层时例外，它可以引起同侧头痛和下颌痛，并放射至眼眶部。

4. 伴有相关的神经系统症状吗？

构音障碍、眩晕、恶心、呕吐和共济失调提示卒中和颅后窝的占位性病变。小便失禁、共济失调、复视、不对称性力弱或感觉障碍是多发性硬化的其他体征。搏动性耳鸣可能提示颅内压增高。

选择性体格检查

一般体格检查

- **生命体征**：发热可能是颞动脉炎的特征。心律失常和高血压是脑血管病的危险因素。
- **头、耳、眼、鼻、喉**：触摸位于耳前上方发际边缘的颞动脉。颞动脉触痛高度提示颞动脉炎。听诊有无颈动脉杂音。
- **眼部检查**：从上方观察眼眶，检查有无眼球突出。球后占位性病变可以引起眼球突出。轻轻触摸眼球可以发现眼球向后运动时阻力增加。青光眼时也可以发现眼压增高。

神经系统检查

● **精神状态**

　　经过顶叶的视辐射损害很少伴有失语或偏侧忽视。

● **脑神经**

　进行如下检查:

1. **视力**: 让患者读附近卡片上最小的一行字。如果患者年龄超过 50 岁，没有老花镜，那么在索引卡片上或者纸上打一个洞，让患者通过这个洞来看视力表。在确定患者矫正视力的时候，两只眼睛分别检查很重要。

2. **瞳孔对光反射**: 检查每侧瞳孔的直接和间接对光反射。使用较弱的自然光和较强的手电筒光进行刺激。通过将手电筒光线从眼睛的一侧移至另一侧，可以检测出相对性或绝对性瞳孔传入缺陷 (afferent pupillary defect，APD)。如果光线照射眼睛时出现瞳孔扩大，则存在 APD (Marcus Gunn 瞳孔)，病变可能位于视神经。

3. **视野**: 检查视野时，通常让患者注视检查者的鼻子，并将检查者的手放在距离患者一臂远的四个视觉象限中的两个象限中来测试视野。然后移动一只或两只手的一个或多个手指。在四个象限分别进行检测。较小的视野缺损可以通过比较每个象限中红色纽扣或帽针的亮度来检测。红色色弱的非失明患者可以进行此项检查。一定要在中央 6° 范围内检查黄斑视野。图 12.1 中列出了视觉传导径路中不同部位损害时视野缺损的特征。

4. **眼底检查**: 为明确诊断，眼底检查可能需要应用扩瞳药物散瞳，该检查可以发现特定的病理改变。表 12.3 列出了不同病因引起单眼黑矇时的眼底特征。视网膜动脉的 Hollenhorst (胆固醇) 斑为胆固醇栓子栓塞的体征，这种栓子来源于主动脉弓或颈动脉的粥样硬化斑块 (表 12.3)。

5. **按照下面的程序检查眼球运动**:

　a. 让患者双眼随检查者的手指在水平和垂直方向运动。如

表 12.3	一些神经眼科学疾病的眼底特征
诊断	眼底特征
视网膜中央动脉阻塞	视网膜发白、水肿、毛玻璃状，视网膜静脉呈"串珠状"改变（红细胞聚集）（＜1 h）；黄斑樱桃红斑（数小时至数天）
视网膜分支动脉阻塞	动脉分叉处可见栓子样物质（亮的钙斑或黄色脂质 Hollenhorst 斑）；视网膜动脉梗死时可见弓状条带样改变（视网膜变白）
缺血性视神经病	视神经盘急性水肿，常仅在上半部或下半部
视盘水肿	肿胀的视盘伴有视盘边缘和脉管系统模糊；视网膜表面有火焰状出血
青光眼	视盘凹陷
视神经炎	视盘正常或急性轻微水肿
特发性颅内高压	视盘水肿
Foster-Kennedy 综合征	球后肿块所致的同侧视神经萎缩；由于颅内压增加，引起对侧视盘水肿

果发生眼球运动异常，请注意受损眼球的运动范围。对眼球运动进行简单的观察就足以诊断 CN 3 或 CN 6 损害。

b. **通过遮盖–不遮盖试验**可以检测出潜在或轻微的眼位不正。让患者注视某一点，如检查者的手指，遮盖一只眼睛，然后放开，再在另一侧重复这种操作。当去掉遮盖后，如果出现眼球移动，就可能具有眼位不正。虽然遮盖–不遮盖试验阳性可以提示脑干或脑神经病变，但良性的先天性眼位不正患者也可以出现阳性结果。

c. **用 Maddox 杆检查隐斜视。**如果患者存在先天性弱视或单眼视物模糊，那么在这种两只眼睛没有各自独立影像的状态下，很难判别患者是否具有双眼复视。为了检查水平复视，让患者将 Maddox 杆的板条定位于水平方向，放置在右眼前方（按照惯例），然后让患者双眼注视一个点光源。可以看到两幅图像：右眼看到一条垂直的红线，左眼看到一个光点。如果注视是共轭的，那么光点应该平分红线。当你将光源向外侧移动时，如果一只眼睛有横向凝视麻痹，那么光点和红线就会移动分开。当图像被投射到视网膜上，远离患眼的黄斑时，就会发生这种情况。图 12.2 讲述了 Maddox杆的应用。同样的操作也可以用来检查眼垂直错位，

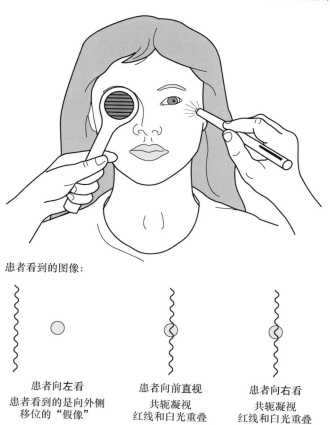

患者看到的图像：

患者向左看	患者向前直视	患者向右看
患者看到的是向外侧 移位的"假像"	共轭凝视 红线和白光重叠	共轭凝视 红线和白光重叠

图 12.2　右侧动眼神经（CN 3）麻痹患者的 Maddox 杆检查。患者向左侧注视时，可以看见红线位于白光的左侧。这是由于红线投射到病变侧视网膜外侧较远的部位，出现向外侧移位的假像。在直视和向右侧凝视时，凝视为协同性。通过调节 Maddox 杆使红线变成水平位，并嘱患者向上看，这样可证实右侧 CN 3 麻痹，此时红线将出现在白光的上面

方法是将 Maddox 杆的板条定位于垂直方向（使看见的红线呈水平位），并向上或向下移动光源。外展受损可能表明 CN 6 或外直肌麻痹。内收障碍可能表明 CN 3 或内直肌麻痹。如果内收性麻痹伴对侧眼外展性眼球震颤，则可能是核间性眼肌麻痹，在年轻患者提示为多发性硬化，在老年人则提示中脑旁正中梗死。眼球震颤在第 14 章中讨论。

- **共济运动和步态**

  共济失调或轮替运动障碍可能是多发性硬化的体征，也可能是累及小脑和枕叶皮质的后循环梗死所致。

- **感觉**

  丘脑或顶叶损害所致的单侧感觉减退可能伴有视野缺损。

- **反射**

  反射不对称可能是脑损害的轻微体征。

处理

进行下列血液学检查：

1. 红细胞沉降率（ESR）和 C 反应蛋白（CRP）（当怀疑颞动脉炎时）。
2. 包括血小板计数的全血细胞计数。
3. 凝血酶原时间（PT）/ 国际标准化比值（INR）和部分凝血活酶时间（PTT）。
4. 血液生化检查，包括血糖和胆固醇水平。

如果存在单眼盲或怀疑眼睛损伤，应请眼科医生会诊，并评估下列疾病。

1. 视网膜中央动脉阻塞（CRAO）

目前尚无随机试验显示治疗干预 CRAO 比自然病程更能改善该病的预后。因此，该病患者最重要的管理是对其他血管事件的二级预防。

治疗重点在于进行再灌注或取栓的超早期干预。关于再灌注的时间窗数据缺乏，完全恢复视力的可能性不大。永久性视网膜缺血从理论而言，仅在阻塞发生后的最初 120 min 内是可以预防的。据报道，在栓塞后长达 12 h 仍有失明患者病情发生逆转。在视力丧失的 6 ～ 12 h 时内，用组织型纤溶酶原激活剂（t-PA）进行动脉内局部溶栓是可能的，但必须考虑并发症的风险。在一项大型随机试验中，在起病后长达 20 h 的较长治疗窗内，动脉内 t-PA 溶栓并没有显示出优于标准化治疗。在 3 ～ 6h 内使用静脉注射 t-PA 可能是有益的，尽管还需要进一步的研究。

　　虽然随机试验尚未证明可靠的疗效，但经典的治疗干预措施包括眼部按摩（使患者平躺，间歇性地用力按压眼球 10 ～ 20 min），用来清除栓子。前房穿刺在随机试验中也没有证实可靠的益处。

　　CRAO 应怀疑并发脑梗死或心肌梗死，并需要寻找栓塞来源。需要行脑磁共振成像（MRI）来评估是否存在脑卒中，因为即使没有其他神经系统症状，脑卒中也见于 24% 的急性视网膜缺血患者中。通过头和颈部（颈动脉、主动脉弓）MR 血管造影（MRA）、超声心动图寻找心源性栓子，请心脏科会诊，年轻人行高凝实验室检查，并使用包括心电图和血压在内的心脏监测。不能立即进行 MRA 的情况下，可以紧急进行颈动脉的双功能多普勒超声检查。如果已知是心源性栓塞，且抗凝治疗无禁忌，可采用**静脉滴注肝素 800U/h（不推注），PTT 靶值为对照值的 1.5 ～ 2.0 倍**，作为口服抗凝治疗的桥接治疗。如果发现心源性栓塞如心房颤动或心内血栓，或者患者有高凝状态如抗心磷脂抗体综合征，则应长期使用华法林（可密定）抗凝。**对同侧颈动脉狭窄大于 70% 的患者应进行颈动脉内膜切除术或颈动脉血管成形术和支架置入术，以降低脑梗死的风险。**

2. 动脉缺血性视神经病

　　鉴别颞动脉炎是至关重要的。因为首发的单眼视力恢复的可能性低于 15%，而且很可能发生对侧失明，因此早期识别非常重要。实际上，如果视力丧失是当前的症状，那么治疗目的是防止对侧眼受累。厌食、发热、肌痛、下颌运动障碍（咀嚼痛）伴视力丧失和头痛的患者，年龄超过 65 岁，强烈提示临床诊断。还可能有非典型表现。ESR、CRP 和纤维蛋白原水平通常显著增高。对于急性视力丧失，**选择静脉注射甲泼尼龙 1 g/d**，连续 3 天，**然后口服泼尼松（开始为 1 mg/kg）**并逐渐缓慢减量。受累侧单侧颞动脉活检应在 1 周内安排。当出现视力丧失时，决不能在活检结果出来之前推迟类固醇治疗。皮质类固醇一般需要持续使用 1 ～ 2 年。ESR 和 CRP 可作为疾病活动性的标志物。

3. 短暂性单眼视力丧失（TMVL）

对于短暂性单眼视力丧失且没有疼痛的患者，特别是具备脑血管病危险因素的患者，应该对栓子来源及卒中的危险性进行紧急评估。TMVL 是颈动脉高度狭窄的典型危险信号。当视网膜中央动脉阻塞（CRAO）时，应该进行双功能多普勒超声、超声心动图和头颈部 MRI/MRA 检查。如果未找到心源性栓子，要坚持抗血小板治疗，同时注意血管危险因素的控制。在颈动脉高度狭窄的情况下，在等待颈动脉内膜切除术时，进行抗血小板治疗可以降低卒中或复发性短暂性脑缺血发作（TIA）的风险（见第 24 章）。大多数介入神经放射学家倾向于联合使用 81 mg 阿司匹林和 75 mg 氯吡格雷，为颈动脉支架置入术做准备。

4. 球后占位性病变

对怀疑球后占位性病变的患者，进行高质量的影像学检查是明确诊断的关键。眼眶 MRI 脂肪抑制像和钆增强扫描将有助于对软组织占位性病变的诊断。通过眼眶的 CT 薄层扫描将有助于发现任何骨侵蚀性病变。这类疾病应该请眼科或神经外科专家进行适当的外科诊治。

5. 炎症性视神经炎

约 15% 的多发性硬化患者以视神经炎就诊。在多发性硬化病程中，约 50% 的患者在病程中的某一阶段发生视神经炎。视神经炎的可选治疗是**静脉注射甲泼尼松龙 1 g/d 持续 3 天**，但如果多发性硬化相关的新病灶同时出现，或者

钆增强 **MRI** 显示额外的强化区域，则可能需要更长时间。与视神经炎的自然史相比，类固醇治疗并不能改善视力结果。静脉注射类固醇激素后，有时会继续口服泼尼松并逐渐减量。免疫调节疗法可能会应用，但它们通常不会在紧急情况下启动（见第 21 章）。**作为急性视神经炎一线治疗的口服泼尼松与视神经炎复发的高风险相关，不应使用。**

6. 特发性颅内高压（IIH）

在确诊 IIH 之前，患者应该做 MRI 及 MR 静脉造影（MRV）检查以评估脑占位性病变、静脉窦血栓形成和横窦狭窄。侧卧位行腰椎穿刺会给出准确的脑脊液压力（IIH 患者预计可达 25 cmH$_2$O 或更高），脑脊液成分正常。

视力丧失是 IIH 非常重要和可怕的并发症。视盘水肿时可以伴有或不伴视力下降，但是一旦开始出现视力丧失，则迅速处理防止视力完全丧失就显得非常紧迫。视觉障碍常常从盲点扩大和周边视野鼻侧缩小开始。对于视盘水肿的患者，正规的视野检查很重要，因为面对面视野测试可能无法检测出视力受损。轻度视力受损时，可给予**乙酰唑胺 500 mg 口服，2 次 / 日，也可以每周增加 250 mg 直至每天 4 g 以达到疗效。**对于严重视力受损的患者，**静脉加用甲泼尼龙 250 mg 每日 4 次**作为暂时措施，直至手术干预，可能使视力得以保存。对于药物治疗后无效，出现视力丧失或视觉障碍进展的患者，应请眼科专家会诊进行视神经鞘开窗减压术，或请神经外科医生进行脑室-腹腔分流术。对于怀孕的患者，定期进行腰椎穿刺是一种好的治疗选择。

（李壬子 译 杨 娜 王 义 审校）

第 13 章

颅内压增高

颅内压（ICP）增高不是一种单一的症状，更准确地说，颅内高压是多种严重神经系统疾病的常见病理状态（表13.1）。所有造成颅内压增高的疾病都具有颅内容积增加的特征。因此，所有治疗颅内高压的方法（过度换气、甘露醇等）都是以降低颅内容积为目的。

正常颅内压应低于 20 cmH₂O 或 15 mmHg。由于颅内压高于这个水平可能会迅速导致脑损伤和死亡，因此及时识别和治疗至关重要。本章主要应用于有明确病理改变的病例和怀疑颅内压增高是临床病情恶化病因的病例。

值班电话

问题

1. 患者潜在的神经系统病变是什么？
2. 为什么怀疑颅内压增高？
3. 患者目前的意识水平如何？

病床旁

快速视诊

患者是否有颅内压增高的临床体征？

对于已知或疑似颅内病变（如卒中、外伤或者肿瘤）的患者出现以下症状和体征时，应怀疑颅内压增高：

表 13.1	引起颅内压增高的相关疾病

颅内占位性病变
　硬膜下血肿
　硬膜外血肿
　脑出血
　脑肿瘤
　脑脓肿

脑脊液容积增加（或者流动受阻）
　脑积水
　良性颅内压增高（假性脑瘤）

脑组织体积增加（细胞毒性脑水肿）
　脑梗死
　大脑半球缺血-缺氧
　Reye 综合征
　急性低钠血症

脑和血容量增加（血管源性脑水肿）
　头颅外伤
　脑膜炎
　脑炎
　铅中毒性脑病
　子痫
　高血压脑病
　硬脑膜窦血栓形成
　蛛网膜下腔出血

- **几乎总是出现的体征：**
  1. 意识水平降低（嗜睡、昏睡、昏迷）
  2. 高血压，伴或不伴心动过缓
- **有时可出现的症状和体征：**
  1. 头痛
  2. 呕吐
  3. 视盘水肿
  4. 第Ⅵ对脑神经（CN 6）麻痹
     但是请记住，这些体征可能是非特异性的。因此，确诊和合理治疗颅内高压的唯一方法是直接进行测量。

患者是否有脑疝的临床体征？

由脑干受压引起的脑疝，临床体征如下：

- 瞳孔对光反射消失
- 眼球运动障碍
- 过度换气
- 运动性体位（屈曲或伸直）

当颅内压在小脑幕上、下增高不均匀时（通常是半球大面积损伤），这种压力梯度可以导致脑组织向下移位至颅后窝。脑疝常常迅速致命，但通过减少脑组织容积和降低颅内压，一些脑疝患者的病情可以逆转。

处理 I

降低颅内压的紧急处理方法

如果在昏迷患者中发现颅内压可能增高的临床体征，可在进行头颅 CT 扫描和决定神经外科手术治疗（如开颅手术、脑室造瘘术和放置颅内压监测仪）之前，进行框 13.1 所示紧急措施，以争取时间。

颅内压监测仪的放置

多数临床医生不会在没有测量的情况下治疗疑似高颅压

框 13.1　未监测颅内压增高患者的紧急治疗

1. 抬高床头 30°～ 45°
2. 气管插管并过度通气（PCO_2 目标为 28 ～ 32 mmHg）
3. 插入 Foley 导尿管
4. **20% 甘露醇 1 ～ 1.5 g/kg，快速静点**
5. 生理盐水（0.9%）100 ml/h 静点（避免输入低渗液体）
6. 请神经外科会诊

PCO_2，二氧化碳分压

的患者。然而，在没有监测的情况下，经验性治疗颅内压增高（如重复应用甘露醇）的情况一直存在，这样会对患者造成极大的不利。这种措施并不合适，因为许多颅内高压的治疗仅在短时间内有效，长时间应用会失去作用，并产生不良反应。理想情况下，应在颅内压增高时用药，颅内压正常时停止治疗。只有颅内压监测才能使这种治疗更为有效。

颅内压监测的适应证（应满足所有三个条件）：
1. 患者处于昏迷状态（格拉斯哥昏迷量表评分 < 8 分）。
2. 脑影像学显示颅内占位效应或大脑半球水肿。
3. 预测需要在重症监护室（ICU）进行积极治疗。

颅内压监测

对于怀疑颅内压增高的患者，外科手术减少颅内容积（脑室造瘘术、颅骨切除术等）并不可行，需要放置颅内压监测仪。颅内压监测仪有 2 种主要类型，如图 13.1 所示。

1. 脑室导管

一旦插入了这种导管，就可以通过一个三通活塞与压力传感器和外部引流系统连接。脑室导管的主要优点在于，可通过引流脑脊液治疗颅内压增高。主要缺点是在放置 5

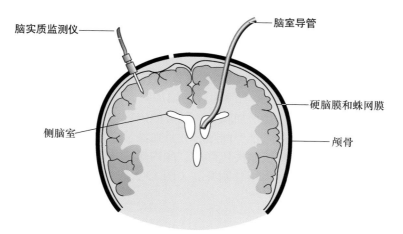

脑实质监测仪 — 脑室导管

硬脑膜和蛛网膜

侧脑室 — 颅骨

图 13.1 颅内压监测装置

天后可以显著增加感染率（10% ~ 20%）。

2. 脑实质内探针（**Camino，Codman，Raumedic**）

　　这些装置容易放置且非常精确，感染率极低（大约 1%）。

途中思考

颅内压增高的生理学原理是什么？

　　如果你正在治疗一个颅内压增高的患者，那么对颅内生理学的深入理解是必不可少的。

颅内解剖学

　　正常成人的颅内容物有 3 个主要成分：脑组织（1400 ml）、血液（150 ml）和脑脊液（150 ml）。脑脊液是由脑室脉络丛以约 20 ml/h 的速度生成，每天大约生成 500 ml。正常颅内压为 50 ~ 200 mmH_2O（4 ~ 15 mmHg）。脑脊液通过脑膜凸面的蛛网膜颗粒重新吸收进入静脉循环。这些途径在正常情况下对脑脊液的流出阻力非常小。因此，颈静脉压通常是颅内压的主要决定因素。

颅内的顺应性

　　因为颅腔是一个坚硬的、有固定容积的腔体，所以任何颅内容物的增加均能导致颅内压增高。在临床实践中，最常见的颅内容物增加的机制是**外在占位性病变、脑积水和脑水肿（脑肿胀）**。最初，当颅内容物增加时，由于颅内容物本身的高度顺应性，压力增加较小；随着颅内容物继续增加，脑脊液通过枕骨大孔进入椎旁间隙，并且血液从受压的脑组织中排出。然而，当这些机制失代偿后，颅内顺应性降低，颅内容物进一步增加导致颅内压急剧升高（图 13.2）。

脑灌注压

　　脑灌注压（CPP）是脑血流量（CBF）的重要决定因素，

常与颅内压（ICP）一起被常规监测。CPP 由以下公式确定：

$$CPP = MABP（平均动脉压）- ICP$$

当脑血管自身调节功能正常时，脑血流量在很宽的脑灌注压波动范围内（50 ～ 150 mmHg）保持在恒定水平。然而，在自身调节功能受到破坏的脑组织中，脑血流量和脑灌注压保持着近乎直线的关系，也就是任何给定水平的脑灌注压减少可引起更严重的脑血流量减少（图 13.3）。颅内压增高患者的脑灌注压必须严格控制在 60 ～ 100 mmHg 范围内，因为低于这个水平可以导致继发性缺血-缺氧性损伤；而过度升高可导致"过度"灌注，并加重脑水肿。

颅内压波形

正常的颅内压波形（见图 13.2）反映了每次心跳时脑血容量的瞬时波动。随着颅内压升高和颅内顺应性降低，颅内压波形的幅度增加，并可能出现病理性颅内压升高。两种类型的

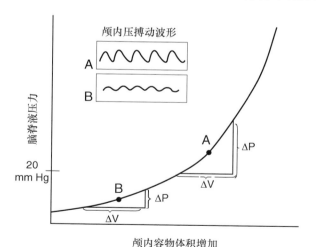

图 13.2 颅内压（ICP）—容积曲线。在低压力时（B 点），颅内腔室顺应性好，意味着容积的大幅增加（ΔV）导致压力的小幅增加（ΔP）。在压力较高时（A 点），颅内空间的顺应性减小。因此，动脉波的波幅和搏动可反映颅内压增加（插图）

病理性颅内压波形如下所述（图 13.4）。

1. **Lundberg A 波（平顶波）**：平顶波（plateau waves）是颅内压升高的危险表现，它们可以达到 20～80 mmHg 水平，通常能持续 10 min 以上。严重时，它们与脑灌注压降低（低

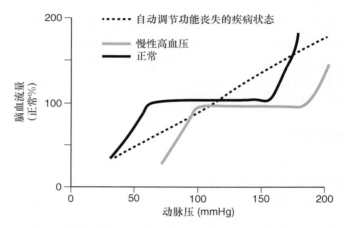

图 13.3 脑自动调节曲线。在疾病状态下（如血管痉挛或缺血），脑血流量随压力变化而变化（虚线）。伴有慢性高血压时，自动调节曲线右移

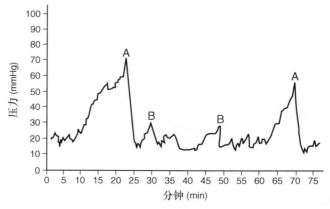

图 13.4 病理性颅内压升高。**A.** Lundberg A 波（平顶波）；**B.** Lundberg B 波。（Redrawn from Chestnut RM，Marshall LF. Treatment of abnormal intracranial pressure. Neurosurg Clin North Am. 1991；2：267-284.）

于 60 mmHg）及脑血流量降低有关，导致全脑缺血–缺氧性损伤。

2. **Lundberg B 波形**：这种波形的波幅（10 ～ 20 mmHg）较平顶波低，持续时间短（1 ～ 5 min），因此危险性较小。临床上，它们是自身调节异常和颅内顺应性降低的重要标志。

处理 II

治疗颅内压增高的一般措施

1. **床头抬高 30° ～ 45°，并保持正中头位。**

　　头高位可通过降低颈静脉压力和增加静脉回流而降低颅内压。应避免头部大角度运动，因为这可能导致颈静脉受压，增加静脉压力，使颅内压增加。

2. **预防癫痫发作。**

　　癫痫发作可导致脑血流量、颅内血容量和颅内压显著升高，即使是对瘫痪患者也是如此。**左乙拉西坦（500 ～ 2000 mg 静脉注射，2 次 / 日）**是预防癫痫发作的首选药物。

3. **积极治疗发热。**

　　发热会加剧颅内压升高，降低神经元死亡的阈值。用**对乙酰氨基酚（650 mg 每 4 h 一次）、吲哚美辛（25 mg 每 6 h 一次）**或冰毯治疗可能有效。

对气管插管、受监测患者 "颅内压危象" 的治疗程序

　　对颅内压增高患者的合理治疗是一个有组织的、渐进的过程（框 13.2）。在吸痰、咳嗽和复位时经常发生颅内压短暂升高（仅持续 1 ～ 5 min），不需要积极治疗。**通常，只有当颅内压升高到 20 mmHg 以上、持续 10 min 或更长时间，才应采取以下措施。**

| 框 13.2 | 受监测患者颅内压升高的序贯治疗方案（颅内压 > 20 mmHg，持续 10 min 以上） |

第 1 级

- 急诊开颅手术或脑室造瘘术
- 镇静使患者保持安静、静止不动的状态
- 优化脑灌注压，使用血管升压类药物保持脑灌注压 > 60 mmHg，或使用降血压药物保持脑灌注压 < 100 mmHg

第 2 级

- 使用甘露醇或高渗盐水进行快速脱水降颅压
- 过度换气将 PCO_2 保持在 28 ～ 32 mmHg
- 使用神经肌肉阻滞剂麻痹

第 3 级

- 静脉输入戊巴比妥
- 体温降至 32 ～ 34℃
- 去骨瓣减压术

1 级治疗：首先要做什么干预

　　这是被叫到床旁处理颅内压升高患者时首先应采取的措施。此时，许多患者已经放置并打开了脑室引流管，给患者注射镇静剂，并记录脑灌注压（CPP）参数。

步骤 1　清除颅内肿块或引流脑脊液

　　　　谨记减少颅内容积是颅内压增高时的唯一决定性治疗。对于有急性占位性病变、阻塞性脑积水或两者兼有的患者，物理减压是控制颅内压的第一步。如果已放置脑室导管，请通过检查波形和移动导管时波形"上下波动"以确保导管没有被堵塞。如为监测颅内压而夹闭引流管，则应开放引流，放出 5 ～ 10 ml 脑脊液。

步骤 2　镇静和肌松

　　　　在颅内顺应性降低的患者中，身体躁动或对抗呼吸机可导致颅内压升高，这是由于胸腔内、颈静脉和动脉压增加所致。**在采取进一步措施之前，躁动不安**

的颅内压增高患者需要注射镇静剂，使其能够静止不动和保持安静。

注意：静脉注射镇静剂会导致呼吸暂停和低血压，因此需要气管插管和血管内血压监测。

可以采取以下措施：

- **吗啡静脉注射**：吗啡是一种阿片类镇静催眠药，并有镇痛作用。剂量为 **2 ～ 5 mg/h 静脉推注**。
- **芬太尼静脉注射**（推荐剂量为 50 μg/ml）：芬太尼也是一种阿片类物质，较吗啡的作用强 100 倍。为了迅速控制躁动，给予 **25 ～ 100 μg 静脉推注**。为了持续镇静，给予**芬太尼 4 mg/250 ml 生理盐水静脉输注**。开始为 5 ml/h（1.33 μg/min），后续输注速度为 8 ～ 23 ml/h（2 ～ 6 μg/min）。
- **丙泊酚静脉注射**（10 mg/ml）：丙泊酚是一种强效镇静催眠药，它的作用比芬太尼更加快速可逆。常用的维持剂量是 **5 ～ 50 μg/（kg·min）[0.3 ～ 3 mg/（kg·h）]**，相当于体重 70 kg 的患者 2 ～ 20 ml/h。

步骤 3　优化脑灌注压

如果镇静患者的颅内压仍然升高，在给予甘露醇和过度通气之前，应尝试使用血管活性药物以达到最佳脑灌注压。

- 如果脑灌注压 > 100 mmHg 且颅内压 > 20 mmHg，需要降低血压。但是，**脑灌注压不能低于 60 mmHg**。高血压有以下控制措施：
    1. **拉贝洛尔静脉注射**（5 mg/ml）：拉贝洛尔是一种 α₁ 和 β₁ 受体联合阻滞剂。为了立即控制血压，**每 10 ～ 20 min 静推 20 ～ 80 mg**。一旦达到理想血压，随即开始给予 **200 mg/200 ml 生理盐水（1 mg/ml），以 2 mg/min（120 ml/h）的速度静滴**。
    2. **尼卡地平静滴**：尼卡地平是一种可快速静滴的钙通道阻滞剂。开始给予 **25 mg/250 ml 生理盐水**，

以 **50 ml/h（5 mg/h）**的速度静滴。

● 如果脑灌注压＜60 mmHg 且颅内压＞20 mmHg，需要提高平均动脉压（MAP）和脑灌注压；这可以通过减少因灌注不足而出现的脑血管扩张而使颅内压反射性降低。升高脑灌注压的方法包括：

1. **去甲肾上腺素（4 mg/250 ml 生理盐水）输注**：以 **8 μg/min（30 ml/h）**的剂量开始，适当调整以保持理想的目标脑灌注压（2～12 μg/min）。

2. **去氧肾上腺素（10 mg/250 ml）**：为 α 受体激动剂，开始时以 **15 ml/h（10 μg/min）**的速度静滴，最大剂量为 200 μg/min。

需要注意的是，当通过脑室引流管测量颅内压时，颅内压和动脉血压的压力传感器都应设置在头部水平（即耳屏水平），尤其是当头部抬高时。抬头测量头部水平的颅内压和心脏水平的血压会导致低估颅内压。

2 级治疗：应对颅内压危象

颅内压危象是指颅内压过高（＞30 mmHg）或（和）持续时间过长（＞30 min）。

步骤 4　推注渗透疗法

一般来说，有两种常用的推注渗透疗法：**20% 甘露醇溶液**和 **23.4% 高渗盐水**。甘露醇是一种渗透性利尿剂，当没有中心静脉通路时，或在体液过多或充血性心力衰竭的患者中是优选使用的。高渗盐水使容积增大，并可升高血压，当患者低血压或血容量不足时优选使用，但其给药需要中心静脉通路。

甘露醇可通过其脱水作用降低颅内压。甘露醇的作用是双相的。快速输注可通过血脑屏障迅速产生渗透梯度，从而使水分从脑组织渗入血管内，结果导致脑组织体积减少，从而降低颅内压。甘露醇的第二种作用源于其作为一种渗透性利尿药，因为甘露醇通过肾清除时能引起自由水的清除，并且提高血清渗透压。因此，即使在使用甘露醇以后，其细胞内的脱水作用仍然存在，水顺着渗透梯度从细胞内渗到细胞外。

- **20% 甘露醇溶液的初始剂量为 1 ~ 1.5 g/kg，随后根据需要每 1 ~ 6 h 重复使用 0.25 ~ 1.5 g/kg**。当迅速给予甘露醇（超过 10 min）时对颅内压的影响最大。

- 甘露醇对颅内压的作用在使用 10 ~ 20 min 内开始，在 20 ~ 40 min 达到高峰，持续 3 ~ 6 h。

- 甘露醇治疗的不良反应包括：加重充血性心力衰竭（由于初始血管内容量负荷）、容量减少（长期使用后）、低血钾、急性肾损伤（由于渗透压过高）和严重高渗（长期使用后）。渗透性脱髓鞘是一种罕见的并发症，当渗透压快速升高到非常高的水平时可能会发生。

- 对重复使用甘露醇的患者需要每 6 h 测量一次电解质和渗透压，并且仔细测定出入量。通过尿液损失的容量应给予 0.9% 生理盐水进行补充，以避免容量耗竭。

- 渗透压差（osmolar gap）是测得的和计算的渗透压之差 [= 2Na + 葡萄糖 /18 + 血尿素氮（BUN）/2.8]。渗透压差通常约为 10。若大于 20 表明存在甘露醇滞留，是甘露醇诱导的急性肾损伤表现；在这种情况下，应将甘露醇改为高渗盐水。

　　高渗盐水有多种浓度，但最常用于治疗急性颅内压升高的浓度是 23.4%。这种溶液装在 30 ml 的小瓶中，并在大约 5 min 内通过中心静脉通路缓慢注射，必须注意不要注射过快，否则会导致血压异常下降。

- **23.4% 盐水的剂量为 0.5 ~ 2.0 ml/kg，可根据需要重复给药**。为了达到这个剂量，在 20 ~ 30 min 内可重复给予 2、3 或 4 个高渗盐水溶液小瓶。

- 对颅内压的影响相当于 1 g/kg 甘露醇，可在 20 ~ 40 min 内达到峰值，作用持续时间为 3 ~ 6 h 不等。

- 如果给药恰当，不良反应主要与反复使用时液体过量或充血性心力衰竭有关，尤其是对左心室功能减退的患者。长时间反复使用后会出现高钠血症和渗透压增高。

- 与甘露醇一样，重复应用高渗盐水的患者应密切监测血钠、渗透压以及液体出入量。

有关**渗透疗法**的临床实践，有以下 2 个常见误区：

- 关于渗透疗法的一个常见误区是，一旦血浆渗透压超过 320 mOsm/L，就会停用或不去应用甘露醇和高渗盐水。这是不对的，当颅内压超过 20 mmHg 且渗透压超过 320 mOsm/L 时，应用其中一种药物，颅内压将下降，渗透压将会进一步升高。
- 第二个常见的误区是颅内压的反弹效应。这一概念认为，当渗透疗法结束时，颅内压将反弹到比基线更高的水平。这种情况不会发生，相反，当药效逐渐消失时，颅内压会返回到其基线水平。

步骤 5　过度换气

过度换气通过急剧地降低 PCO_2 至 28 ～ 32 mmHg，可在数分钟内降低颅内压。低碳酸血症引起的碱中毒可以导致脑血管收缩、减少脑血容量和降低颅内压。

- 过度换气最好是通过提高机械通气患者的通气频率来完成（16 ～ 20 次 / 分），而在非机械通气的患者，可通过面罩活瓣呼吸器吸入氧气。
- 过度换气对颅内压的影响通常在 **30 min** 内达到高峰。在随后 1 ～ 3 h 内，随着酸碱缓冲机制代偿性纠正碱中毒，这种作用逐渐消失，但也可能发生例外情况。
- 一旦颅内压稳定，过度换气应在 6 ～ 12 h 内逐渐减少，因为突然停止会导致血管扩张而使颅内压反弹升高。

注意：长时间的严重过度换气（PCO_2 低于 25 mmHg）实际上可能会导致过度的血管收缩而加剧脑缺血。

步骤 6　应用神经肌肉阻滞剂麻痹

在开始多次推注渗透疗法和过度换气后，如果颅内压危象持续存在，应考虑对已经深度镇静的患者开始输注神经肌肉阻滞剂。这些药物通过降低胸腔内压力、颈静脉和中心静脉压以及脑血流量（主要在静脉侧）来降低颅内压。两种常用的药物包括：

- 持续输注罗库溴铵 0.5 ～ 1.0 mg/（kg·h）
- 持续输注维库溴铵 50 ～ 70 μg/（kg·h）

3 级治疗：抢救干预

当颅内压增高患者对前面提到的所有治疗方案都无效时，以下 3 种治疗方案有时被用作挽救患者生命的"最后一搏"。但是这三者都有相当大的风险。

选择 7　戊巴比妥

大剂量巴比妥类药物治疗，采用与诱导全身麻醉相当的剂量，能够有效降低大多数对上述方法无效的患者的颅内压。戊巴比妥的作用是多方面的，但主要作用是源于其降低脑的新陈代谢、血流量和血容量。另外，戊巴比妥会导致严重的低血压，通常需要使用血管加压药来维持脑灌注压 ≥ 60 mmHg。

- **戊巴比妥通常需要 5 ～ 20 mg/kg 的负荷量，以 5 mg/kg 剂量重复给药，**直到达到瞳孔反射存在的弛缓性昏迷状态。应在床旁准备好静脉注射用升压药（多巴胺、去氧肾上腺素）以维持血压和脑灌注压。

- **维持剂量通常为 1 ～ 4 mg/（kg·h）（配成 500 mg/ 250 ml 生理盐水，起始速度为 35 ml/h）。**需要持续性或间断性进行脑电图监测，将输液速度滴定至脑电图爆发-抑制模式。

- 如果应用戊巴比妥可充分控制颅内压，一般可以持续 24 ～ 48 h，然后可以突然停用，但需要 24 ～ 96 h 其作用才会消失。

- 并发症：低血压；免疫抑制；一种罕见的"代谢输液综合征"，以乳酸酸中毒、血管扩张性休克和肾衰竭为特征；大多数患者由于长时间制动而导致严重的神经肌肉病。

- 颅内压对戊巴比妥无反应是一种不良的预兆。如果颅内压仍明显升高（高于 30 mmHg），则应考虑去骨瓣减压术（或停止维持生命的治疗）。

选择 8　低体温

将体温降至 33℃可以降低 CPP 优化、渗透疗法和过度换气难以治疗的 ICP 升高，可作为戊巴比妥麻醉的替代方法。一般来说，这种技术需要由有经验的重症医生进行。通常需要先进的反馈控制技术，以粘性表面冷却系统或血管内热交换导管的形式为患者快速、精确地降温。降温后，患者可以每小时 0.2 ～ 0.33℃的速率逐渐复温至 37℃。表 5.5 显示了治疗性温度调节（TTM）的重症监护清单示例。

- 体温过低的并发症包括寒战、免疫抑制、凝血功能障碍、心血管抑制、心律失常、高血糖、肠梗阻以及复温过程中出现反跳性高钾血症。
- 这些并发症很严重，可以解释为何在创伤性脑损伤后颅内压增高过程中，当早期开始降温时死亡率会增加。

选择 9　去骨瓣减压术

面对难治性颅内压增高时，最终要采取的措施是对颅骨减压。去骨瓣减压术可以使大脑从颅骨缺损处膨胀出来，是治疗严重颅内压增高患者的最终干预措施。在重型颅脑损伤患者中，尽管进行了第 1 级和第 2 级治疗，但颅内压在 12 ～ 24 h 内仍大于 25 mmHg，与继续药物治疗（包括升级为戊巴比妥）相比，进行开颅手术可降低死亡率（约 50% *vs.* 25%）。然而，去骨瓣减压术只能作为一种补救干预手段。另一项试验是在颅内压升高的第一个征象时随机安排脑外伤者接受手术，实际上导致残疾增加，而对死亡率没有影响。

（周立富　耿晓双　译　王淑娟　审校）

头晕和眩晕

头晕（dizziness）和眩晕（vertigo）是神经系统最常见的主诉。这些病症的病因可能从相对良性如迷路炎，到潜在的严重疾病如心源性晕厥或危及生命的小脑出血。眩晕被明确定义为环境或患者自身的运动错觉。通常描述为旋转感，但也可描述为加速或其他运动感觉。另一方面，患者可能使用头晕来表示眩晕，但头晕也可能意味着头沉、疲劳或者一般的疾病感觉。

值班电话

问题

1. 患者的意识水平是否正常？

　　眩晕伴随意识水平下降可能是即将发生脑疝这种神经危重症的前兆。

2. 头晕或眩晕是什么时候开始的？

　　通常，发病越急，就越需要尽快做出诊断。

3. 患者的生命体征如何？

　　快速、缓慢或者不规则的心律可能提示心源性晕厥或者心源性卒中。低血压会导致头晕，发热可能意味着感染，呼吸急促可能是心力衰竭或焦虑症发作的征象。

医嘱

1. 测量指尖血糖。

2. 测量直立位血压。

3. 检查心电图（ECG）。

通知值班护士

"请在……几分钟内到达床旁"

途中思考

头晕和眩晕有哪些鉴别诊断？

头晕和眩晕最常见的原因是直立性低血压、药物不良反应、良性阵发性位置性眩晕（BPPV）和迷路炎。更全面的鉴别诊断如下。

V（血管性）：脑干卒中（最常见的是脑桥、脑桥臂或者小脑）、小脑出血、脑动静脉畸形（少见）、椎基底动脉狭窄引起的脑干短暂性脑缺血发作（"供血不足"）或者梗死、血管减压性晕厥、低血压、直立性低血压、心律失常。

I（感染性）：病毒性迷路炎（包括耳部带状疱疹 ＝ Ramsay Hunt 综合征）、梅毒、病毒性或者细菌性脑膜炎、累及前庭的中耳炎、累及前庭神经的莱姆病、病毒性小脑炎（常见于儿童）。

T（外伤性）：合并脑或前庭损伤的头外伤、颞骨骨折、脑震荡后综合征。

A（自身免疫性）：多发性硬化。

M（代谢性/中毒性）：糖尿病伴低血糖症、脱水、药物中毒（表14.1）。

I（特发性/医源性）：良性阵发性位置性眩晕（BPPV）、梅尼埃病、偏头痛、前庭神经炎、上半规管裂。

N（肿瘤）：神经纤维瘤、神经鞘瘤、听神经脑膜瘤、脑干胶质瘤、颅后窝转移瘤、软脑膜癌病。

S（癫痫发作/精神病性）：癫痫发作、焦虑、惊恐发作。

威胁生命的主要情况

1. 心律失常
2. 小脑梗死或者出血

病床旁

快速视诊

1. 有低血压或心律失常的迹象吗？
2. 患者是清醒并处于警觉状态吗？

嗜睡可能预示着脑干或小脑卒中，有可能出现脑疝或发展为昏迷。

选择性采集病史和查阅病历

1. **是头晕目眩还是真性眩晕？**

头晕眼花、游动样感觉、昏厥或其他相似的症状提示全身性疾病，如心源性晕厥、直立性低血压或者全身性感染。另一方面，真正的眩晕提示存在神经系统或者耳部功能障碍。然而，患者和医生都可能难以区分眩晕和头晕。伴随症状、起病过程（急性、亚急性或慢性，孤立或复发性）、诱发因素（头部运动、站起）和体格检查（相关神经系统症状）将有助于鉴别眩晕的周围性和中枢性（CNS）病因，并明确鉴别诊断。

2. **症状的时间进程如何？**

如前所述，急性起病的眩晕可能提示颅后窝部位梗死或者出血、BPPV 或者迷路炎。心脏疾病发作也能迅速出现头晕。较为缓慢的起病可能提示药物毒性、感染、肿瘤或脱髓鞘疾病。如果这是一系列反复发作中的一次发作，则可能是偏头痛、梅尼埃病或者 BPPV。

3. **症状是否随头部位置的变化而改变？**

站立时的眩晕可能提示直立性低血压。特别是在头部转动时出现的眩晕可能是 BPPV 的征象。

4. **患者最近是否服用新的药物？**

表 14.1 列出了引起眩晕的常见药物。不伴真性眩晕的头晕是药物最常见的不良反应之一。

5. **是否有伴随症状？**

询问脑干的特有症状，包括复视、构音障碍和共济失

表 14.1	导致眩晕和头晕的常见药物 [a]

抗惊厥药：卡马西平、苯妥英钠、扑米酮、乙琥胺、甲琥胺

抗抑郁药：去甲替林和其他三环类抗抑郁药

降压药：依那普利

抗组胺药：雷尼替丁、西咪替丁

抗心律失常药：氟卡尼

抗生素：链霉素、妥布霉素、庆大霉素

镇痛药：右丙氧芬（Darvocet）、萘普生、吲哚美辛

抗精神病药：吩噻嗪类

镇静剂：地西泮、氯氮䓬、甲丙氨酯

阿司匹林

地高辛

[a] 许多药物有头晕的不良反应，表中只列出了其中一部分

调。听力丧失或耳鸣可能提示病变位于内耳。听力丧失也可以为小脑前下动脉卒中的症状。如果有颈后部疼痛或者头痛，考虑椎动脉夹层或者卒中。

选择性体格检查

一般体格检查

头、眼、耳、鼻、喉（HEENT）：一定要仔细观察外耳道是否有带状疱疹。单侧听力丧失和耳鸣是脑干以外损伤的常见征象。

神经系统检查

● **精神状态**：确定患者是否清醒、警觉和注意力集中。注意力下降可能提示药物中毒或者代谢紊乱。如果眩晕伴有警觉性下降，请参阅第5章进一步处理。

● **脑神经**：任何头晕或眩晕伴有脑神经异常，如复视、构音障碍、面部运动或感觉不对称、咽反射减弱或伸舌偏斜等，都要考虑是脑损伤的征象，除非已证明是其他疾病。

　1. **头脉冲试验**：异常的头脉冲试验是外周前庭功能障碍的可靠指标。嘱患者注视检查者的鼻子，然后检查者将患者的头部快速小范围水平旋转。正常的反应是眼睛始终盯着检

查者的鼻子，外周前庭功能受损的情况下眼睛会延迟，需要进行一次矫正性扫视来重新注视。切记，正常反应不仅见于正常检查，也可见于中枢病变导致眩晕的患者。

2. **垂直眼偏斜：** 这是眼睛的垂直分离现象，通常表明中枢病变，可通过交替覆盖眼睛来评估。

3. **眼球震颤：** 当前庭传入脑干通路中断时（如前庭神经或内耳器官损伤），眼球会转向病损侧。反复矫正性扫视导致急动性眼球震颤（眼震），其快相偏离病变侧。眩晕时运动的感觉是周围环境漂移的错觉，因为眼震慢相时眼球向对侧移动。矫正性扫视被视觉追踪系统所抑制，所以会有视野持续向一个方向移动的感觉。振动幻觉（环境跳动或振荡的错觉）实际上十分罕见，最常见于双侧前庭损伤。眼震亚型在表 14.2 中列出。几乎所有眩晕患者均应考虑常见且关键的鉴别诊断，即病变是否是周围性的，且相对良性的，或者病变是脑干还是小脑损害。眼震的某些特征能帮助确定病变部位（表 14.3）。

■ 通过让患者盯住检查者的手指，检查患者有无眼震。通过检眼镜检查眼底可以发现更加细微的眼震。记住，眼球后部的运动方向与眼球相反，因此眼震与你所看到的方向相反。

■ 让患者随你的手指进行全方位的水平和垂直凝视。检查者的手应保持在 2 ～ 3 英尺（1 英尺 = 0.3048 米）的距离，以使辐辏最小，辐辏应该单独测试。寻找每个凝视视野中的眼震。周围性眼震总是在一个方向上跳动，且在偏离病变侧或朝向快相时眼震增强。周围性眼震也随着凝视而减少。

4. **激发试验有助于鉴别中枢性和周围性损伤**

■ 检查眼震时需要从不同的位置观察，特别是患者为位置性眩晕时。Dix-Hallpike 手法对于评估 BPPV 是必不可少的（图 14.1）。上视性眼震在几秒钟的潜伏期后伴有旋转成分，以及连续试验时眼震的反应强度减弱，均提示后半规管 BPPV。在不太常见的水平半规管病变

表 14.2	眼球震颤的亚型

急动性眼球震颤

凝视诱发：极度凝视时诱发凝视方向的眼球震颤。

生理：细小的眼球震颤，通常伴疲劳现象。

药物：常与镇静剂和抗惊厥药相关。

脑干 / 小脑损伤：可能为持续性。

反跳性眼球震颤：在偏心凝视约 1 min 后，回到原发性凝视时，眼球向另一个方向跳动，与脑干或小脑病变有关。

Brun 眼球震颤：一个方向为慢速大振幅眼球震颤，另一个方向为快速小振幅眼球震颤，提示慢速大振幅眼球震颤一侧为脑桥小脑角病变。

水平性眼球震颤

周围性眼球震颤：眼球震颤快相只向一个方向，远离病损侧，遵循亚历山大定律，常伴扭转，可被固视抑制。

中枢性眼球震颤：眼球震颤可改变方向，可能是单纯水平性眼球震颤，不遵循亚历山大定律，不能被固视抑制。

周期性交替性眼球震颤：眼球震颤快相方向交替性转换，周期 1 ～ 2 min，与颈延髓交界处或小脑的病变有关。

分离性眼球震颤：双侧眼球震颤不一样，见于核间性眼肌麻痹或重症肌无力。

下跳性眼球震颤：眼球震颤在向下和侧向注视时增加，见于延髓背侧或小脑绒球或其投射纤维受累、颈延髓交界处病变、药物（锂、卡马西平、苯妥英）、酒精、低镁血症、维生素 B_1 缺乏症、副肿瘤综合征、小脑变性等。

上跳性眼球震颤：与脑干和小脑病变有关，最常见于延髓。

先天性眼球震颤：通常是急动性和摆动性眼球震颤的混合。

辐辏式回缩性眼球震颤：Parinaud 中脑背侧综合征的一部分，可出现眼球的会聚和回缩。

位置性眼球震颤：通过特定的头部运动可见。

摆动性眼球震颤

获得性：见于脑干和小脑病变。

先天性：通常是急动性和摆动性眼球震颤的混合。

点头痉挛：婴儿发病，眼球震颤快速且不对称，常与点头和头部转动有关，通常会消退。

跷跷板式眼球震颤：两眼反向共轭垂直和旋转运动，与中脑或鞍旁病变相关。

眼 – 腭肌阵挛：Mollaret 三角损伤后出现的 2 ～ 3 Hz 节律性运动。

眼 – 咀嚼肌节律性运动：在 20% Whipple 病患者中可观察到伴咀嚼肌或其他肌肉收缩的节律性双眼辐辏运动。

表 14.3	周围性与中枢性眼球震颤	
	周围性	中枢性
特点	水平、垂直、旋转的联合性眼球震颤，眼球震颤远离患侧	通常是单纯垂直、水平或旋转，任何轨迹
固视	抑制	无影响
凝视	遵守亚历山大定律（向快相侧凝视时，眼球震颤加强）	可能会改变方向，不遵守亚历山大定律

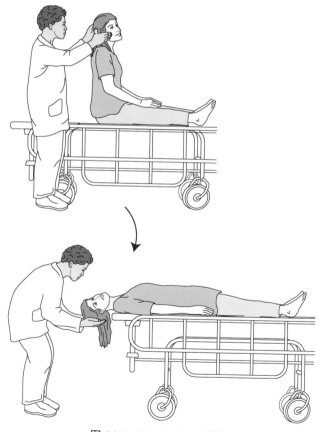

图 14.1　Dix-Hallpike 手法

中可以看到水平眼震。

■ 向正常前庭通路侧的外耳道注入冷水（见图5.3）将会导致眼震，其快相成分向刺激的对侧跳动。如果患者处于昏迷状态，冷水试验将诱发出不伴向对侧矫正性扫视的两眼向同侧凝视。在尝试本试验之前，要检查鼓膜是否完整。要注意这种刺激可以使清醒的患者产生恶心反应。

● **运动／感觉**：评估任何局灶性神经功能缺损。

● **小脑**：检查有无肢体和步态的共济失调，患者需步行进行观察。

处理

1. 识别并纠正低血压或心律失常。

2. 除外颅后窝占位性病变。

因为小脑血肿或颅后窝肿瘤的漏诊会导致严重后果，在首次眩晕时应该进行影像学检查，特别是在老年人和有任何脑干受累证据的患者。非增强CT可以识别出血，但在识别颅后窝较小的病变和梗死方面很差，因此首选磁共振成像（MRI）检查。

3. 纠正各种明显的代谢紊乱，或停用、减量或替代任何毒性药物。

4. 明确可能存在的周围性眩晕病因。

常见周围性眩晕的病因包括迷路炎（通常是病毒性）、偏头痛、梅尼埃病（严重眩晕、耳鸣和听力受损的反复发作）和BPPV。在随访时，眼震电图和听力图可能有助于诊断。改善周围性眩晕症状的药物通常包括抗组胺药和苯二氮䓬类药物。一线治疗是**美克洛嗪（Antivert）12.5～25 mg口服，3次/日**。

5. 用运动复位治疗BPPV。

良性阵发性位置性眩晕（BPPV）最常见的原因是由后半规管中松散的颗粒性碎片引起。特定的头部位置或头部运动可能导致颗粒碎片不适当地移动，刺激前庭系统从而导致眩晕。后半规管BPPV是最常见的类型，最好的诊断方法是进行 Dix-Hallpike 手法试验，当患侧向下时可以观察到上跳性和旋转性眼球震颤并伴有眩晕症状。最好用改良 Epley 手法治疗，以试图复位颗粒碎片（图 14.2）。水平半规管或前半规管导致的 BPPV 少见，表现为不同类型的眼球震颤，并采用不同的操作方法进行治疗。如果病史和检查提示为典型的 BPPV，则通常不需要影像学检查。

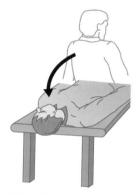

步骤1：从坐位逐渐平躺，头部超出桌子边缘倾斜45°转动，使病变的耳朵向下（例如，左侧）

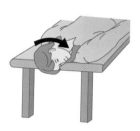

步骤2：将头部慢慢转向右侧，此过程应超过1 min

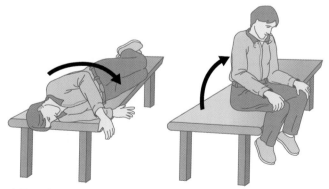

步骤3：使身体向右侧翻转，并使头部向下看地板

步骤4：慢慢回到坐位，并使下颌内收

图 14.2 改良 Epley 手法

（周立富　耿晓双　译　王淑娟　审校）

第 15 章

头痛

　　头痛是神经科最常见的症状之一。这种症状可由两大类疾病引起。一类是**原发性头痛**，包括偏头痛、紧张型头痛、丛集性头痛和其他三叉神经自主神经性头痛（trigeminal autonomic cephalalgias，TAC）；另一类是**继发性头痛**，包括继发于头部创伤或损伤、血管性和非血管性颅内病变、全身性疾病的头痛，以及眼、鼻窦或鼻咽局部疾病所致头痛。头痛会诊的目的是：①识别继发性头痛的危险信号，并及时评估其可能性；②明确原发性头痛的诊断，并开始有效的治疗。

值班电话

问题

1. 头痛是迅速达到高峰还是逐渐加重？

　　突然发作的剧烈头痛常提示蛛网膜下腔出血、脑出血、可逆性脑血管收缩综合征（reversible cerebral vasoconstriction syndrome，RCVS）、动脉夹层或脑静脉血栓形成。原发性头痛，例如与性活动有关的头痛，偶尔会出现"雷劈样"表现，但首先需要排除更为不良的原因，如蛛网膜下腔出血。

2. 头痛开始于何时？头痛的发作频率、严重程度或临床特征有无改变？

　　新近发作或随时间推移逐渐恶化的头痛，多提示为症状性头痛，如脑肿瘤、硬膜下血肿或脑脓肿。头痛模式多年固定不变常提示为原发性头痛。请牢记，原发性头痛如偏头痛的患者也有罹患肿瘤或感染的可能。在无诱发因素存在的情况下，既往头痛类型恶化应警惕继发性头痛。

3. **生命体征如何？**

显著的血压升高可能提示高血压急症、卒中、颅内压增高或子痫前期。发热提示感染和脑膜炎。

医嘱

1. 如果担心蛛网膜下腔出血或肿块性病变，立即行头颅计算机断层扫描（CT）。
2. 如果确定头痛是长期、反复发作，且既往曾诊断为偏头痛，可将患者安置在一个安静、黑暗的房间里。使用以前能缓解头痛的非阿片类药物治疗，或注射**舒马普坦、甲氧氯普胺、酮咯酸**（见表 15.1 中的剂量）。

表 15.1	偏头痛的急诊治疗方案

轻度到中度偏头痛

舒马普坦 6 mg 皮下注射或酮咯酸 60 mg 肌内注射

慢性、难治性或重度偏头痛

1. 持续性呕吐患者需要用生理盐水静脉补液。
2. 丙氯拉嗪 10 mg 静脉注射，或甲氧氯普胺 10 mg 静脉注射超过 15 min；监测有无静坐不能和急性肌张力障碍的症状；静脉注射苯海拉明 20 ～ 50 mg 或咪达唑仑 2 mg；如果多巴胺受体拮抗剂使用有禁忌，可给予昂丹司琼 8 mg 静脉滴注。
3. 酮咯酸 30 mg 静脉注射，10 ～ 15 min 以上。
4. 如果无反应，给予二氢麦角胺 0.5 mg，输注时间 30 min 以上，以避免恶心；如果耐受良好，可第 2 次给药 0.5 mg，并超过 30 min。心血管疾病、脑血管疾病和外周血管疾病患者以及在 24 h 内使用过任何曲普坦或麦角类药物的患者禁用。
5. 有先兆的偏头痛患者，可考虑缓慢静脉输注硫酸镁 1 ～ 2 g，以避免静脉注射部位的灼伤。禁忌证有神经肌肉疾病病史、肾功能损害、房室传导阻滞和妊娠患者。
6. 地塞米松 10 mg 静脉滴注 10 ～ 15 min 以上，尤其适用于偏头痛持续状态和预防偏头痛复发。
7. 考虑给予丙戊酸钠 15 ～ 20 mg/kg 静脉注射，15 ～ 30 min 以上。

途中思考

导致头痛的原因是什么？

标记"*"的疾病可表现为突然发作的或雷劈样头痛。标记"＋"的疾病提示妊娠期间和产后即刻的头痛发作风险增加。

原发性头痛

1. 偏头痛，包括伴或不伴先兆的慢性偏头痛
2. 紧张型头痛
3. 自主神经性头痛
   - 丛集性头痛
   - 阵发性偏头痛
   - SUNCT（伴有结膜充血和流泪的短暂性单侧神经痛样头痛）
   - SUNA（伴有颅内自主神经症状的短暂性单侧神经痛样头痛）
   - 偏头痛持续状态
4. 原发咳嗽（或其他 Valsalva 动作）性头痛、运动性头痛*、性行为引起的头痛*、霹雳样疼痛*、针刺样头痛
5. 睡眠性头痛

继发性头痛

1. 血管性
   - 蛛网膜下腔出血*＋
   - 硬膜下血肿
   - 脑出血*
   - 颈动脉或椎动脉夹层*
   - 脑静脉血栓形成*＋
   - 脑梗死，尤其是后循环梗死*＋
   - 动脉炎，包括巨细胞动脉炎
   - 可逆性脑血管收缩综合征（RCVS）*＋
   - 垂体卒中*＋
   - 急性高血压危象*

- 子痫前期和子痫 * +
- 硬脑膜动静脉瘘、颈动脉海绵窦瘘

2. 感染
- 脑膜炎 *
- 鼻窦炎，尤其是气压伤 *
- 神经系统远隔部位的感染

3. 创伤后头痛

4. 颅内压增高
- 颅内肿块性病变（肿瘤、出血、脓肿等）
- 特发性颅内压增高（假性脑瘤）
- 脑积水 *

4. 颅内压降低
- 自发性低颅压 *
- 腰椎穿刺（LP）后头痛

6. I 型 Chiari 畸形

7. 非感染性炎症
- 无菌性脑膜炎
- 短暂头痛和神经功能缺损伴脑脊液淋巴细胞增多综合征（HaNDL）。

8. 物质暴露或戒断
- 咖啡因戒断
- 过度应用任何镇痛药治疗后头痛发作
- 一氧化氮暴露
- 酒精诱发的头痛，即时发作和延迟发作
- 谷氨酸钠诱发

9. 医源性和其他
- 高原性头痛
- 睡眠呼吸暂停
- 甲状腺功能减退症
- 心脏性头痛
- 颈源性头痛
- 急性青光眼 *

- 颞下颌关节紊乱

疼痛性脑神经病和其他面部疼痛

1. 三叉神经痛
2. 急性带状疱疹或疱疹后遗症、创伤、多发性硬化引起的三叉神经病变
3. 舌咽神经痛
4. 痣中间部神经痛
5. 枕神经痛
6. 特发性面部疼痛

继发性头痛的危险信号有哪些？

助记符"SNOOP"可以帮助识别继发性头痛的原因（框 15.1）。

威胁生命的主要情况

- **蛛网膜下腔出血**

如果没能正确诊断出动脉瘤性蛛网膜下腔出血，可能会导致致命性的再出血。

框 15.1　　**SNOOP——继发性头痛原因的助记符**

Systemic symptoms，全身症状（发热、寒战、体重减轻）
Systemic disease，系统性疾病（HIV、癌症病史）
Neurologic symptoms and signs，神经系统症状和体征（视力丧失、精神状态改变、癫痫发作、检查异常）
Onset，发作（急性、突然、瞬间）
Older patient，老年患者（年龄＞50 岁，出现新发或进展性头痛）
Previous headache history that is different，不同于既往病史的头痛（新发头痛，发作频率、严重程度、临床特征均有改变）
Progressive headache，进展性头痛
Precipitated by Valsalva maneuver，由 Valsalva 动作诱发的头痛
Postural headache，直立性头痛
Pregnancy，妊娠

- **细菌性脑膜炎**

　　　早期识别细菌性脑膜炎，可以成功应用抗生素治疗。
- **颅内占位性病变引起的脑疝**

　　　肿瘤、硬膜下或硬膜外血肿、脑脓肿或其他占位性病变可能导致脑疝。

病床旁

快速视诊

患者看起来是良好（舒适）、虚弱（不适）还是危重（既将死亡）？

　　重度偏头痛患者可能会因严重的畏光和恶心而感到不适。蛛网膜下腔出血或脑膜炎的患者看起来很虚弱。意识水平下降或颈部僵硬的任何体征提示继发性头痛，并需紧急处理。

气道和生命体征

体温是多少？

　　头痛伴有发热提示脑膜炎。头痛也可能是全身发热性疾病的非特异性反应，或者是巨细胞动脉炎的症状。

血压（BP）是多少？

　　与通常的观念相反，头痛很少是由高血压引起的，除非急性、严重的血压增高 [收缩压 > 180 mmHg 和（或）舒张压 > 120 mmHg]。高血压也可能提示蛛网膜下腔出血、急性卒中或颅内占位性病变引起的颅内压增高。

选择性采集病史和查阅病历

　　详尽、重点突出的病史是头痛病因学诊断的最重要依据。除了重新评估"值班电话"章节的问题 1 和问题 2 以外，以下问题也很重要：

1. 这次发作的诱发因素是什么？

头部损伤或颈部过度伸展提示创伤后头痛；如需进一步评估，请参阅第9章。最近用药的变化可能提示是药物的作用。情绪紧张或随之而来的压力释放、雌激素水平快速下降如月经、睡眠不足、酒精或禁食，可能提示是偏头痛。咳嗽或其他 Valsalva 动作可诱发因 Chiari Ⅰ型畸形、硬脑膜撕裂、低颅压、颈动脉夹层或原发性头痛所致的头痛。性活动或用力可能导致 RCVS 或原发性动脉瘤破裂。

2. 视力有改变吗？

复视或短暂性视物模糊提示颅内压增高。评估是否存在占位性病变、脑静脉血栓形成和特发性颅内压增高（idiopathic intracranial hypertension，IIH）。老年患者间歇性或进行性视力丧失与巨细胞动脉炎有关。偏头痛的视觉先兆是逐渐发作，视野内有闪光、暗点并逐渐扩散，持续时间不超过 1 h。

3. 头痛变化与体位相关吗？

站立时疼痛明显加重可能提示脑脊液压力过低或脑脊液漏。询问近期有无腰椎穿刺史（5 天内），有无结缔组织疾病史或轻微外伤史。然而，严重的慢性偏头痛患者更喜欢斜卧。斜卧时疼痛加剧或晨起头痛加重提示 ICP 增加，需要考虑占位性病变或特发性颅内压增高。

4. 如果不治疗，头痛将持续多久？

这是诊断各种原发性头痛的关键特征。偏头痛至少持续 4 h。如果持续至少 3 天则被称为偏头痛持续状态。丛集性头痛持续 15 ～ 180 min。其他脑自主神经性头痛持续时间较短，SUNCT 为数秒，阵发性偏头痛为数分钟。紧张型头痛可以持续 30 min 到数天。

5. 头痛的伴随症状有哪些？

恶心、呕吐、畏光和畏声、嗅觉恐惧和运动敏感提示偏头痛。询问患者是喜欢躺在黑暗而安静的房间里，还是不愿看明亮的计算机屏幕，有助于识别上述症状。结膜充血、流泪、上睑下垂或瞳孔缩小、鼻黏膜充血、眼睑水肿和耳胀是头痛同侧的脑自主神经症状，主要发生在三叉神经自主神经性头痛（TAC），如丛集性头痛，但偏头痛患者也可出现。

6. 头痛的模式是什么？

仅靠头痛的性质、部位和严重程度等特征尚不足以诊断，还应识别原发性头痛的不同模式。除了发作时间和伴随症状外，疼痛的偏侧性和偏侧的可变性也有助于诊断。偏头痛可能是单侧或双侧的搏动性疼痛，中度到重度疼痛，重要的是符合偏头痛的特征。单侧和固定在一侧、波动性，但是每次发作均伴有自主神经症状的偏头痛持续状态，需要进行吲哚美辛治疗试验。丛集性头痛为严格单侧的、典型部位为眼眶或颞部的重度疼痛，每隔 1 天发作一次至每天发生 8 次不等，晚上发作更为频繁，干扰睡眠，并伴有自主神经症状。紧张型头痛通常是双侧紧绷感，轻到中度疼痛，常无伴随症状，因此，患者很少在医院就诊。

7. 是否有相关的局灶性缺损？

区分偏头痛先兆和短暂性脑缺血发作（TIA）很重要。既往诊断为有先兆的偏头痛是卒中的危险因素之一。先兆偏头痛在发作前可出现一种或多种短暂的神经系统症状，与 TIA 不同，这些症状①逐渐发作、扩散和消失，②涉及阴性和阳性表现，③可以连续发生。视觉先兆最常见，可能包括闪光、暗点；感觉先兆是一种蔓延的麻刺感，随后是面部或肢体的麻木。失语症先兆症状可以从部分性失语到完全性失语。每种先兆症状持续 5 min 到 1 h，然而临床实践中持续时间可能更长，尤其是有多种先兆症状时。偏瘫性偏头痛先兆是一种罕见的先兆，偏瘫可持续长达 72 h，并伴有其他典型的先兆症状。首次出现偏瘫或失语时，必须进行全面的卒中筛查。如果发作更突然或出现阴性视觉症状（暗点）、麻木，也应被视为 TIA 进行评估。请记住，后循环卒中可能会出现视野缺损或感觉丧失，以及显著的头痛。

选择性体格检查

在大部分头痛患者中，神经系统检查和内科查体均为正常。初步检查的主要目的是检查有无脑膜炎、颅内压增高、头颈部疾病和神经系统局灶性病变的体征。

- 头：鼻窦压痛（鼻窦炎）；颞动脉压痛、肿胀、脉搏减弱或消失（巨细胞动脉炎）；下颌锁定、张口受限，颞下颌关节捻发音和压痛（颞下颌关节功能障碍）；枕神经受压的 Tinel 征，位于枕骨隆凸和乳突连线 1/3 和 2/3 处（枕神经痛）。
- 眼睛：①眼底检查：存在自发性静脉搏动与视盘水肿（视盘升高、视盘边缘不清、视盘边缘的血管模糊不清、静脉扩张、视盘周围出血），视网膜出血（存在于视网膜周边，并不只是紧邻视盘，提示恶性全身性高血压）。②结膜充血（丛集性头痛或偏头痛），角膜混浊的细微征象（急性闭角型青光眼）。
- 颈部：颈部僵硬，不能屈颈使下颌触碰到胸部，Kernig 征或 Brudzinski 征阳性（图 15.1）（蛛网膜下腔出血或脑膜炎），颈部肌肉痉挛伴触痛点（紧张型头痛或偏头痛）。
- 血管：①颅骨杂音（动静脉畸形）；②颈动脉杂音（夹层）。

选择性神经系统检查

1. 意识水平和定向力，详细检查有无失语症先兆或其他相关症状。
2. 完成脑神经检查，注意瞳孔是否对称，Horner 综合征征象（暗处时瞳孔是否不对称性扩大、扩大延迟、轻度眼睑下垂和睑裂变小），除了检查三叉神经的感觉外，还要观察刺激每个分布区或其他结构时阵发性疼痛的触发能力。
3. 旋前肌漂移征。
4. 深部腱反射和跖反射。
5. 步态：轻偏瘫、共济失调，同时观察手臂摆动情况。

诊断性检查

　　如果患者偏头痛病史较长，没有发热或脑膜炎，神经系统检查正常，则不需要进行放射学检查。

1. **下述情况需进行头部 CT 检查：**
- 即刻达到完全强度的严重头痛（霹雳样头痛）。

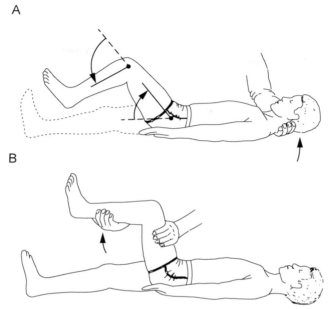

图 15.1 **A.** Brudzinski 征。当患者被动屈颈时，出现主动屈曲髋关节和膝关节，则测试结果为阳性。**B.** Kernig 征。当患者从 90°髋/膝关节屈曲位完全伸展时，出现疼痛且伸展受限，则测试结果为阳性。（From Marshall SA，Ruedy J. On Call：Principles and Protocols，4th ed. Philadelphia，PA：Elsevier；2004.）

- 头痛与以前不同，呈进行性发作，可持续数天至数周。
- 精神状态改变，有局灶性神经系统体征或视盘水肿。

2. **如果怀疑蛛网膜下腔出血（SAH）或脑膜炎，但 CT 检查结果为阴性，必须进一步行腰椎穿刺检查。**

　　头痛发作 6 h 内行头部 CT 检查，诊断蛛网膜下腔出血的敏感性超过 98%。敏感性随症状出现时间的延长而降低。出血量较少时影像学检查可能漏诊，如果临床高度怀疑 SAH，可行腰椎穿刺评估有无脑脊液黄变和与穿刺伤无关的红细胞。关于 SAH 的进一步管理见第 24 章。

　　怀疑细菌性脑膜炎（头痛、发热、颈部强直）、伴肿块性病变危险因素的患者（包括免疫功能低下患者）、意识水平低下或局灶性神经功能缺损、视盘水肿或新发癫痫发作时，均应进行头部 CT 检查。不能因检查而推迟经验性抗菌治疗和使用地塞米松（如果有指征）。如果影像学未能发现症状的相关病因，且无腰椎穿刺禁忌，应进行腰椎穿刺检查行脑脊液分析。如果没有危险因素，可在不查头部 CT 的情况下进行腰椎穿刺检查。有关脑膜炎的处理请参阅第 22 章。

3. **出现下列情况时应行进一步影像学检查：**

- 脑静脉血栓形成：头磁共振成像（MRI）、磁共振静脉成像（MRV）或 CT 静脉成像（CTV）。
- RCVS 伴有数周内反复发作的霹雳样头痛且蛛网膜下腔出血检查呈阴性：需行头 MRI 和磁共振血管成像（MRA）或头 CT 血管成像（CTA），了解有无节段性血管收缩；症状出现后 1 ~ 2 周重复进行血管成像检查，因为第 1 周的影像学检查可能正常。
- 伴随固定侧头痛和同侧 Horner 综合征的颈动脉夹层：需行 MRA 与 T1 质子密度加权脂肪抑制序列或颈部 CTA。
- 低颅压性头痛：增强头 MRI，可能需要进一步行脊柱增强 MRI 以寻找证据，如果先前的检查不能确诊，则需行放射性同位素脑池造影术。
- 三叉神经自主神经性头痛：头增强 MRI 评估垂体肿瘤和其他有类似表现的颅后窝病变。

4. **头痛、颅内压升高征象**（包括视盘水肿或展神经麻痹），但既往影像学检查未发现颅内压增高的原因时，可进一步行**腰椎穿刺测量脑脊液压力**，明确特发性颅内压增高（IIH）的诊断。

5. **实验室检查**

- 怀疑巨细胞性动脉炎，需行红细胞沉降率（ESR）、C 反应蛋白（CRP）、全血细胞计数（CBC）检查，并考虑颞动脉活检。
  1. 怀疑急性闭角型青光眼应请眼科会诊，详细进行视野检查以除外 IIH，关注视盘水肿和假性视盘水肿的问题。

处理

偏头痛

偏头痛是最常见的致残性原发性头痛，美国的患病率为12%。其诊断是基于头痛的持续时间、特征、相关症状和反复发作的模式（至少5次方可诊断）。表15.2列出了常见的诱发因素。

无先兆偏头痛

无先兆偏头痛的诊断标准如下：

1. 反复头痛发作，持续 4 ～ 72 h，至少具有以下 2 个特征：
   - 单侧
   - 搏动性
   - 中度或重度疼痛
   - 日常体力活动时头痛加重
2. 此外，必须具备以下至少 1 个特征：
   - 恶心或呕吐
   - 畏光和畏声

注意：偏头痛不一定是单侧或呈搏动性。

有先兆的偏头痛

多达 1/3 的偏头痛患者出现先兆症状，以前称为"典型

表 15.2　偏头痛的常见诱因
• 情绪紧张或随之而来的压力释放
• 激素水平波动（月经相关）
• 睡眠不足或睡眠过度
• 禁食和脱水
• 体力消耗
• 酒精（尤其是红酒）
• 咖啡因戒断
• 味精（出现在中国菜系、肉汤、某些薯条和调味料中）
• 环境因素（天气变化、高海拔、强光、噪声、气味）

偏头痛"。这些先兆症状是短暂的、完全可逆的神经系统症状，逐渐发作和扩散，至少持续 5 min，随后出现头痛，它们可以出现在头痛过程中或头痛间歇期的任何时刻。有先兆的头痛可能不完全符合上述偏头痛的诊断标准，但由于具有相关性，仍被认为是偏头痛。每一个先兆症状可能持续长达 1 h，并可能连续发生。先兆症状更可能由阳性症状（闪光）或阳性和阴性（闪光和暗点）交替症状组成，而不是单纯的阴性症状。症状可能与皮质扩散性抑制波的激活相关，然后是语言区神经元的抑制。

典型（"经典"）先兆症状

- **视觉**：所有先兆症状中最常见。描述为闪闪发光的物体形成一个增长点，或一个锯齿状的图形扩大并向周围扩展。患者很难描述这些症状，但当看到相关的图像时会有所帮助，如图 15.2。常被描述成单眼而不是同向的视觉障碍是常见的错误：应该要求患者描述他们如何想象一张脸或一个时钟，并要求他们在以后的发作中单独测试眼睛。
- **感觉**：针刺感和麻木感蔓延至一侧面部或身体。麻木可能是唯一的症状，但逐渐扩散是一个重要的特征。
- **失语**：可能从轻度到重度，表达性失语比感觉性失语或完全性失语更常见。

应该同下述几种罕见的先兆形式相鉴别，并排查其继发性病因，包括卒中、眼科疾病或癫痫发作。有这些先兆的患者应该禁用曲普坦类和麦角类药物治疗。

偏瘫先兆：通常是单侧、完全可逆的肢体无力，可持续72 h，极少数可达数周，同时伴有上述至少 1 种典型的先兆症状。促进皮质扩散抑制的基因突变，包括 *CACNA1A*、*ATP1A2*、*SCN1A*，可能是致病因素。在发生突变的患者中，轻度头部外伤可能会引起发作。在 50% 的家庭中，进行性小脑性共济失调可能会独立于偏头痛发作而发生。

视网膜先兆：单眼视觉障碍类似于典型的视觉先兆，但只影响一只眼睛。必须首先排查短暂性单眼视力丧失的原因

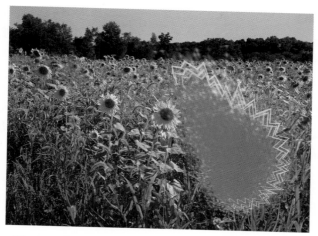

图 15.2 偏头痛的视觉先兆，由暗点和前部的闪光组成

（见第 12 章）。

脑干先兆：以前被描述为基底动脉型偏头痛，这是非常罕见的先兆，至少包括上述列出的 1 种典型先兆症状，此外，还要有下述至少 2 种脑干症状：构音障碍、眩晕、耳鸣、听觉过敏、复视、共济失调和意识水平下降。许多这些症状可能伴随焦虑和过度换气时出现，应仔细询问病史。

慢性偏头痛

慢性偏头痛经常被误用来描述长期偏头痛。该诊断应根据患者头痛频率的具体情况而定，如每月有 15 天或 15 天以上出现头痛，持续 3 个月以上，而偏头痛每月 8 天或 8 天以上。除了询问患者偏头痛发作的频率外，评估其他较轻头痛的频率也很重要。适当的诊断应包括对使偏头痛慢性迁延化的可改变危险因素进行评估：

- 药物和咖啡因滥用
- 焦虑
- 抑郁
- 睡眠障碍，包括阻塞性睡眠呼吸暂停

● 肥胖

还应该采用最有效的疗法进行管理，包括肉毒杆菌毒素 A 或托吡酯。

偏头痛持续状态

持续 3 天以上的严重偏头痛称为偏头痛持续状态。药物或睡眠可能会暂时缓解疼痛。但一些偏头痛持续状态的患者，可能需要门诊或住院输液治疗。

治疗

在门诊，治疗包括识别和控制诱发因素（见表 15.2）。咨询健康习惯（规律睡眠、健康规律的膳食、压力管理），并且控制前面提到的慢性偏头痛的危险因素。过度使用简单镇痛剂、曲普坦类药物、联合用药和咖啡因会使预防治疗无效。

偏头痛的急性期治疗包括：**非甾体抗炎药（NSAID）**、**曲普坦类药物**［5- 羟色胺（5-HT$_{1B/1D}$）受体激动剂］，以及经典的**麦角衍生物**。药物治疗见表 15.3。曲普坦类和麦角类药物禁用于心血管、脑血管和外周血管疾病的患者。肾功能差或消化道溃疡的患者应避免使用 NSAID。急性偏头痛治疗的首要原则是在发作早期进行治疗，并使用足够大剂量的药物。曲普坦类药物通常仅在偏头痛的最初几小时内有效，此后，应首选 NSAID 治疗。

在美国有 7 种曲普坦类药物，都是片剂。**舒马曲普坦**也有注射制剂，当恶心、呕吐明显或是头痛迅速加重，需要快速达到血浆浓度峰值时，注射制剂优于片剂。**佐米曲普坦**可作为一种鼻内制剂使用，存在恶心症状时也有类似的优势。曲普坦类药物可与非甾体抗炎药（NSAID）联合使用以提高疗效。

可以使用止吐药如甲氧氯普胺和表 15.3 中的药物进行辅助治疗，以减少恶心和呕吐，并且能增强其他急性药物的吸收。在头痛急性发作时，这些药物应该静脉输注，而不是推注，以降低静坐不能的风险。监测急性肌张力障碍和长期使用有关的迟发性运动障碍是必要的。

布他比妥（异戊巴比妥）——该类药物导致药物过度使用

性头痛的可能性很高，不推荐用于头痛的治疗。

发作频繁（每月超过 4 次）或致残性发作（对急性药物反应差或不适合急性药物）的患者可给予预防性治疗。通常用于预防偏头痛的药物分为降压药物、抗抑郁药和抗癫痫药（表 15.4）。根据合并症以及预期或非预期的副作用选择预防药物。例如，**托吡酯**适合超重患者（具有减肥的副作用），**阿米替林**适合失眠患者（这是一种具有镇静作用的三环类抗抑郁药，用于预防偏头痛的剂量比治疗抑郁症的剂量要低得多），**文拉法辛**适合共病抑郁症的患者，**普萘洛尔或坎地沙坦**适合高血压患者。应仔细探讨常见的副作用，例如，托吡酯可导致多达 50%

表 15.3　偏头痛急性期治疗药物

曲普坦类药物

- 舒马曲普坦（Imitrex）　6 mg 皮下注射，必要时 1 h 后重复一次，最大剂量 12 mg/d；50 ～ 100 mg 口服，必要时每 2 h 重复一次，最大剂量 200 mg/d；20 mg 单次鼻内喷雾剂，必要时 2 h 后重复一次，最大剂量 40 mg/d

- 那拉曲普坦（Amerge）　2.5 mg 口服，必要时 4 h 后重复一次，最大剂量 5 mg/d

- 利扎曲普坦（Maxalt）　5 ～ 10 mg 口服，必要时 2 h 后重复一次，最大剂量 30 mg/d

- 佐米曲普坦（佐米格）　2.5 ～ 5 mg 口服，必要时 2 h 后重复一次，最大剂量 10 mg/d；5 mg 单次鼻内喷雾剂，必要时 2 h 后重复一次

- 夫罗曲坦（Frova）　2.5 mg 口服，必要时 2 h 后重复一次，最大剂量 5 mg/d

- 依来曲坦（Relpax）　20 ～ 40 mg 口服，必要时 2 h 后重复一次，最大剂量 80 mg/d

- 苹果酸阿莫曲坦（Axert）　6.25 ～ 12.5 mg 口服，必要时 2 h 后重复一次，最大剂量 25 mg/d

非甾体抗炎药（NSAID）和对乙酰氨基酚（按半衰期递增的顺序排列）

- 对乙酰氨基酚（泰诺林）　650 ～ 1000 mg 口服，每 4 ～ 6 h 一次，最大剂量 3250 mg/d

• 双氯芬酸钾（Cambia powder）	发作时 100 mg 口服，然后 50 mg 口服，每 8 h 一次（50 mg 粉末稀释在 1 盎司水中口服，每 8 h 一次）
• 布洛芬（美林，雅维）	400 ～ 800 mg 口服，每 6 h 一次
• 阿司匹林	500 ～ 1000 mg 口服，每 6 h 一次
• 吲哚美辛	25 ～ 50 mg 口服，每 8 h 一次
• 酮咯酸（Toradol，Sprix）	60 mg 肌注一次，或 30 mg 肌注或静注每 6 h 一次，最大剂量 120 mg/d；每次喷雾 15.75 mg，每个鼻孔每 6 ～ 8 h 喷雾一次，每天最多喷雾 8 次，每月限制应用 5 天
• 萘普生钠（Aleve，Anaprox）	440 ～ 550 mg 口服，每 12 h 一次
• 萘丁美酮	500 ～ 750 mg 口服，每 12 h 一次
• 吡罗昔康	每天 10 ～ 20 mg 口服

止吐药（按运动障碍可能性增加的顺序列出）

• 昂丹司琼（枢复宁）	4 ～ 8 mg 口服，每 12 h 一次；8 mg 静脉注射，每 12 h 一次
• 异丙嗪（非那根）	12.5 ～ 25 mg 口服，每 8 ～ 12 h 一次
• 甲氧氯普胺（灭吐灵）	5 ～ 10 mg 口服，每 8 ～ 12 h 一次；10 mg 静脉注射，每 8 h 一次
• 丙氯拉嗪（Compazine）	5 ～ 10 mg 口服，每 8 ～ 12 h 一次；10 mg 静脉注射，每 8 h 一次；25 mg 直肠内给药，每 12 h 一次
• 氯丙嗪（Thorazine）	10 ～ 25 mg 口服，每 8 ～ 12 h 一次；12.5 ～ 25 mg 肌注或静注，每 8 h 一次

麦角类衍生物

• 二氢麦角胺（DHE，Migranal 鼻喷雾剂）	1 mg 肌注或皮下注射，必要时每 1 h 重复一次，最大剂量 3 mg/d 肌注或皮下注射；0.5 mg 喷于每个鼻孔，可 15 min 重复一次，最大剂量 3 mg/d 或喷雾 6 次
• 酒石酸麦角胺（Ergomar，舌下）	2 mg 舌下含服，可 30 min 后重复含服多达 3 片，最大剂量 6 mg/d，每周最多 10 mg

表 15.4	偏头痛的预防性药物治疗

β 受体阻滞剂

禁忌用于脆型糖尿病、雷诺综合征患者，可考虑应用小剂量 β_1 受体选择性药物，但支气管痉挛病史患者应该谨慎使用。

• 普萘洛尔	$40 \sim 320$ mg/d，$1 \sim 2$ 次/日，长效或常规剂型
• 纳多洛尔	$40 \sim 240$ mg/d
• 阿替洛尔 [a]	$25 \sim 100$ mg/d
• 美托洛尔 [a]	$50 \sim 200$ mg/d，$1 \sim 2$ 次/日，长效或常规剂型

抗抑郁药 TCA/SNRI

监测心电图 QT 延长，注意心血管疾病

• 阿米替林	睡前 $20 \sim 100$ mg
• 去甲替林	睡前 $20 \sim 100$ mg
• 文拉法辛	$75 \sim 150$ mg/d

抗惊厥药

托吡酯禁用于肾结石和急性闭角型青光眼患者，监测高氯性代谢性酸中毒，双丙戊酸有多个严重的副作用，详见说明书。

• 托吡酯（妥泰，Qudexy，Trokendi）	$50 \sim 200$ mg/d，$1 \sim 2$ 次/日，长效或常规剂型
• 双丙戊酸钠	$500 \sim 1500$ mg/d，$1 \sim 2$ 次/日，长效或常规剂型

其他

• 坎地沙坦（血管紧张素受体阻滞剂）	$8 \sim 16$ mg/d
• 维拉帕米（钙通道拮抗剂）可能对先兆偏头痛有益	240 mg/d
• 赛庚啶（抗血清素）	$2 \sim 4$ mg/d
• 肉毒杆菌毒素 A（Botox）仅用于慢性偏头痛	155 U 在头颈部 31 个位点肌内注射（PREEMPT 方案）
• 经皮眶上/滑车上神经电刺激（Cefaly）	每晚 20 min
• 镁	$500 \sim 600$ mg/d
• 核黄素（维生素 B_2）	200 mg，2 次/日

ECG，心电图；PREEMPT，评价偏头痛预防治疗的 3 期临床研究；SNRI，5-羟色胺-去甲肾上腺素再摄取抑制剂；TCA，三叉神经自主神经性头痛。
[a] β_1 受体选择性药物

的患者出现感觉异常，并可引起认知障碍，如找词困难。药物应从低剂量开始，缓慢加量以降低副作用，并找到最低有效剂量。偏头痛的预防性治疗可能需要数周到 3 个月的潜伏期才能起效。

一种新型预防偏头痛的药物是基于对降钙素基因相关肽（CGRP）或其受体的拮抗作用。CGRP 是一种从三叉神经节释放的促炎和神经调节肽，在头痛的病理生理中发挥至关重要的作用：①急性偏头痛和丛集性头痛发作期间患者的 CGRP 血液水平增高；②输注 CGRP 已被用于诱发偏头痛样头痛发作；③除偏头痛发作外，慢性偏头痛患者的水平也升高。目前，有 3 种 CGRP 拮抗剂可预防偏头痛：**厄瑞努单抗（Erenumab）70 mg 皮下注射**，每月 1 次（某些患者可能从 140 mg 每月 1 次中受益）；**弗雷曼单抗（Fremanezumab）225 mg 皮下注射**，每月 1 次（或每 3 个月 **675 mg**）；**Galcanezumab 240 mg 皮下注射**作为单次负荷剂量，随后 **120 mg** 每月 1 次。迄今为止的试验结果显示，该类药物显著缓解慢性和频繁发作的偏头痛且没有严重的不良反应。**Ubrogepant** 是一种小分子 CGRP 受体拮抗剂，目前尚未获批，但已进入急性偏头痛治疗的 3 期临床试验。

严重偏头痛的急诊治疗方案见表 15.1。到急诊室就诊的大多数患者都是发作时间过长或偏头痛持续状态，通常口服治疗效果差。顽固性呕吐的患者静脉补液很重要。用止吐药、**酮咯酸**、**二氢麦角胺（DHE）**、**地塞米松**和**丙戊酸钠**的阶梯性治疗可控制大部分患者病情。在使用曲普坦类药物后 24 h 内禁止使用二氢麦角胺（反之亦然）。地塞米松可能有助于预防头痛复发。如果初始的阶梯性治疗无效，则考虑根据修改后的 Raskin 方案，每 8 h 重复静脉输注**二氢麦角胺** 1 次，最多持续 5 天，共计 11.25 mg。

怀孕期间，重点应放在偏头痛的非药物预防上，因为大部分药物的致畸风险并不完全知晓。例如，不建议将**镁**作为日常预防偏头痛或治疗偏头痛持续状态的用药：高剂量的镁与胎儿的骨骼异常有关，而这种影响的确切剂量尚不清楚。幸运的是，大多数女性在怀孕期间发现偏头痛可以自发改善：超过

45% 的偏头痛在妊娠前 3 个月改善，超过 80% 在妊娠后 3 个月改善。无先兆的偏头痛女性病情改善的可能性更大。对于持续性或偶尔恶化的偏头痛女性患者，健康的生活习惯、避免诱发因素以及减轻压力的行为治疗（如放松训练和生物反馈），可能会有所帮助。当药物预防有禁忌时，常用无创性神经调节方式来预防严重或频繁发作的偏头痛。通过放置在前额的自粘电极的小型装置（**Cefaly**），给予温和的电流，经皮刺激眶上神经和滑车上神经，被认为可以调节三叉神经痛觉阈值，并具有镇静作用。它已被批准用于预防偏头痛，而对于急性偏头痛的治疗，目前正在研究中。从机制上来说，怀孕期间应用没有任何问题。另一种可以考虑的方式是单脉冲经颅磁刺激（transcranial magnetic stimulation，TMS），将一个手持设备（**sTMS mini**）毗邻枕部放置，将 0.9 T 的磁场脉冲传递到大脑皮质，这被认为会破坏皮质扩散抑制，并调节参与中枢疼痛诱导的皮质丘脑回路。它被批准用于先兆性偏头痛的急性疼痛治疗，可能也有助于预防。该设备上市后计划适用于孕中期和晚期的孕妇，没有任何不良反应。胎儿附近的磁场强度比多次暴露于微波炉还低，尽管尚未进行广泛的安全性研究。干预措施包括用利多卡因枕神经阻滞以预防频繁发作的偏头痛和治疗偏头痛持续状态。预防也可以考虑应用**赛庚啶**，但应警惕镇静和体重增加的副作用。急性期治疗包括甲氧氯普胺治疗相关的恶心，**对乙酰氨基酚**治疗疼痛，但应限制剂量。基于曲普坦注册研究，产前暴露与先天性畸形的大幅增加没有相关性，然而相对少数的患者因为罕见效应而被最后排除，从而使研究有效性受限，并且应用曲普坦可能会增加自然流产的风险。

紧张型头痛

　　紧张型头痛是最常见的头痛，但由于疼痛程度较轻，神经科医生并不常见。头痛可持续 30 min 至 1 周，且至少具有以下 2 种特征：双侧，压迫或搏动性，轻度至中度，日常体力活动不会加重头痛。这些头痛与偏头痛或颅脑自主神经症状无关，不伴有恶心或呕吐，并且不应有畏光或畏声。慢性紧张型头痛，可持续数小时或数天，每月至少 15 天，持续数月，医学评估中比较多见。

治疗

大部分患者对放松疗法和非甾体抗炎药（NSAID）有效（见表 15.3）。三环类抗抑郁药，除了抗抑郁作用外，可能有助于预防慢性紧张型头痛。

药物过度使用性头痛

那些经常头痛的患者，最常见的是偏头痛，会经常使用急性药物来缓解疼痛，这可以使他们的头痛发作更为频繁（几乎每天）。从对乙酰氨基酚和其他非处方简单镇痛药到曲普坦类药物，尤其是含有布他比妥和咖啡因的复方药物，可能导致过度使用性头痛。这些药物的使用频率从简单镇痛药的每月 15 天到曲普坦类药物的每月至少 10 天不等。半衰期较短、起效较快的药物更容易引起药物滥用。除非停止药物过度使用，否则药物过度使用性头痛对预防性治疗的效果差，并且额外的急性治疗可能会使问题长期存在。

治疗包括开始先前头痛发作的预防性治疗，同时停止过度使用的药物。药物戒断性头痛的桥接疗法包括一个疗程的长效 NSAID、类固醇和枕神经阻滞。含布他比妥的药物应逐步停用，以避免癫痫发作。

丛集性头痛和其他三叉神经自主神经性头痛

丛集性头痛以剧烈的单侧头痛为特征，常局限于眼眶或太阳穴。疼痛常被形容为钻孔和针刺样，持续 15 min 至 3 h。头痛同时伴自主神经主要是副交感神经症状，表现为同侧面部潮红、Horner 综合征、流泪或结膜充血、耳闷胀、鼻塞或流涕、烦躁不安或躁动感。偏头痛患者发作时喜欢躺在黑暗房间的床上，而丛集性头痛的患者则不停地行走，表现出躁狂症样行为。头痛发作呈"丛集性"，在发作期内可以每日发作一次或数次，持续数周至数月，头痛缓解期可以持续数月至数年。

丛集性头痛最常发生在深夜，常常使患者从睡眠中惊醒，且常在一天中的特定时间有规律地发作。在丛集性头痛发作期，酒精可以诱发疼痛，但在缓解期则不会。慢性丛集性头痛可持续1年以上无缓解。应注意排查丛集性头痛的继发病因，包括颅后窝病变，如垂体瘤和**急性闭角型青光眼**。后者可表现为间歇性眼部或眶周疼痛，伴轻度结膜充血，暗光、长时间近距离工作或俯卧可以诱发。

除丛集性头痛外，三叉神经自主神经性头痛（TAC）家族还包括罕见的**阵发性偏头痛**和**短时间的单侧神经痛样头痛发作**（伴结膜充血和流泪称为 SUNCT，或具有其他自主神经症状称为 SUNA）。这些疾病的发作持续时间较短，几秒钟到几分钟。诊断基于严重的单侧（经常是眼眶）头痛，伴有至少一种明显的同侧自主神经症状和不同的发作持续时间，比较及治疗建议见表 15.5。这些头痛在病理生理学上与下丘脑有联系，不能与三叉神经痛混淆，三叉神经痛是由于神经压迫或牵拉和假突触传递所致（在第 18 章疼痛综合征中进一步讨论）。尽管两种疾病都呈短暂的刺痛，但三叉神经自主神经性头痛患者的自主神经症状更为突出，和三叉神经痛相似，发作后无不应期。重要的是，检查和治疗的继发性病因不同。

治疗

丛集性头痛的治疗与偏头痛的治疗有显著不同。对于急性发作，一线治疗包括：

1. 发作频繁的患者，可给予**舒马曲普坦** 6 mg 或 4 mg 皮下注射，每日最大剂量是 12 mg。**佐米曲普坦** 2.5 ～ 5 mg 滴鼻可作为替代方案，每日最大剂量为 10 mg。
2. 头痛发作开始后立即使用非重复呼吸面罩吸入 **100% 氧气 10 ～ 12 L/min**，持续 15 ～ 20 min。因为大部分丛集性头痛患者是吸烟者，因此需告知吸氧时吸烟的危险性。
3. **二氢麦角胺 1 mg 静注或肌内注射 / 皮下注射**，可代替曲普坦类药物。
4. FDA 于 2017 年批准了无创便携式迷走神经刺激（**gammaCore**），

表 15.5	不同三叉神经自主神经性头痛的比较	

疾病	时间	一线治疗
丛集性头痛	15 min 至 3 h，每隔一天发作 1 次，至每日多达 8 次	● 预防治疗：维拉帕米（240 ~ 720 mg，分 3 次服用），Galcanezumab 300 mg 发作时及此后每月 1 次皮下注射 ● 短期预防：10 ~ 21 天泼尼松逐渐减量或枕神经阻滞 ● 急性治疗：舒马曲普坦 6 mg 皮下注射，佐米曲普坦 5 mg 滴鼻，或吸入 100% 氧气 15 ~ 20 min
阵发性偏头痛	每日发作 5 ~ 30 次，每次 2 ~ 30 min	吲哚美辛从 25 mg 3 次 / 日滴定至 75 mg 3 次 / 日，持续长达 2 周，以完全控制疼痛并明确诊断
SUNCT/SUNA	每次发作 1 s 到 10 min，每天可以发作上百次，至少持续半天	拉莫三嗪 150 ~ 200 mg/d
偏头痛持续状态	持续性头痛超过 3 个月，伴持续时间不等的中度或重度恶化	吲哚美辛从 25 mg 3 次 / 日滴定至 75 mg 3 次 / 日，持续长达 2 周，以完全控制疼痛并明确诊断

SUNCT，伴有结膜充血和流泪的短暂性单侧神经痛样头痛；SUNA，伴有颅内自主神经症状的短暂性单侧神经痛样头痛

用于治疗偶发性但非慢性的丛集性发作。经皮向疼痛同侧的颈部给予 3 次 2 min 剂量，3 min 后重复，每天最多治疗 4 次发作。

在许多丛集性头痛患者中，除非确定了每天少于 1 ~ 2 次的短丛集性发作模式，否则需要预防用药。**维拉帕米，尤其是速释剂型，应以 40 ~ 80 mg 3 次 / 日开始，每 2 周滴定一次，**

以降低发作频率和严重程度，剂量通常低于 400 mg，有时可达 720 mg。用药期间需监测心电图（ECG）的变化。预防**丛集性头痛**的替代方法包括 Galcanezumab（表 15.5）、**托吡酯**或**锂剂**。

如果将维拉帕米和其他预防性药物滴定至治疗范围内时仍有频繁发作，或者对于短暂性**丛集**发作，需要进行短期预防性"桥接"治疗，包括：

1. **泼尼松 60 ～ 80 mg/d**，在 10 ～ 21 天内逐渐减量。
2. 联合应用 1% ～ 2% 利多卡因和甲泼尼龙 80 mg 行**枕神经阻滞**。

几周后，患者发作停止时，逐渐停用预防性药物。

偏头痛持续状态

偏头痛持续状态常被误诊为慢性偏头痛，归属于颅脑自主神经性头痛范畴，是该组疾病中比较常见的一种。与该类的其他阵发性疾病不同，严格来讲，偏头痛持续状态是单侧持续性头痛伴有加重，发作时间或短或长，伴随同侧的自主神经症状，类似丛集性头痛。偏头痛的症状在这种疾病中并不少见，是偏头痛的共病。畏光可能在头痛同侧表现突出。在询问单侧头痛频繁发作史时，要问"在严重头痛发作的间歇期，在你头痛的那一侧是否有持续的轻微不适？"可以帮助识别这种疾病。与其他颅脑自主神经性头痛一样，应寻找包括垂体瘤在内的继发性病因。

治疗

吲哚美辛治疗试验可以证实这一诊断。从 **25 mg 3 次 / 日**开始，每 **5 ～ 7 天增加一次剂量**，直至 **50 mg 3 次 / 日**，如果**疼痛没有完全缓解**，则增加至 **75 mg 3 次 / 日，最多持续 2 周**。随后应用较小的维持剂量进行治疗。如果大剂量的吲哚美辛不能缓解头痛，则应考虑其他诊断，最有可能是侧别固定性（side-locked）慢性偏头痛。

创伤后头痛

在遭受头部外伤或挥鞭伤后 1 周内新出现的头痛或原有头痛明显加重，归类为创伤后头痛。有关头部损伤的初步评估和处理的详细信息，请参见第9章。头痛可以单独发生，也可以作为脑震荡后综合征的一部分，包括头晕、失衡、注意力不集中、轻度记忆障碍、易怒、情感障碍和失眠。头痛症状通常与偏头痛或紧张型头痛相似，但它们也可能与另一种原发性头痛相一致，应该被同等对待。尽管部分患者会发展成慢性头痛，但大多数头痛在3个月内会缓解。

治疗

最初，急性期使用NSAID（见表15.3）是恰当的，但应避免用药过量。重要的是要解决脑震荡后综合征的每一个伴随症状，包括失眠、前庭症状（前庭康复），应用药物和心理咨询缓解情感障碍，因为这些可能会加重头痛。对于头痛病程较长的患者，预防性应用**三环类抗抑郁药**是一线治疗。对于创伤后偏头痛，如果有潜在的认知障碍，建议慎用托吡酯，对于运动员慎用β受体阻滞剂。

特发性颅内压增高（IIH）

该病也被称为"假性脑瘤"，是指无颅内占位性病变或其他继发性病因的情况下颅内压增高。其特征是视盘水肿和头痛，可能伴随短暂的视物模糊（单眼或双眼视力下降<30 s）、复视或搏动性耳鸣，或可因斜卧而加重。IIH的主要危险是视神经损伤导致的视力丧失，可能是永久性的。视野检查显示盲点增大、周围视野缩小，以及较少见的中央或中央旁盲点。

该病最常见于年轻肥胖女性。此外，近期应用四环素类药物、过量应用维生素A或维A酸（如异维A酸）、肾上腺功能减退或甲状旁腺功能减退也是发生IIH的危险因素。除了展神经麻痹外，无意识水平下降或其他神经功能检查异常，这是颅内压增高的非特异性征象。

在明确诊断前，必须除外颅内压增高的其他原因。所有患者均应行头MRI及增强MRI检查，对于无已知危险因素的颅内压增高患者（女性和肥胖），需行MRV检查以除外占位性病变、交通性或阻塞性脑积水以及脑静脉血栓形成。腰椎穿刺脑脊液压力升高，成人 ≥ 250 mmH$_2$O 和儿童 ≥ 280 mmH$_2$O 可诊断颅内压增高，此外，CSF 成分正常、视盘水肿是另外两个诊断标准。症状加重时应行腰椎穿刺检查，以明确颅内压是否升高，且颅内压应在侧卧位测量。手术镇静可能导致高碳酸血症和人为因素的脑脊液压力升高。如果无视盘水肿的证据，诊断可根据之前的标准以及存在单侧或双侧展神经麻痹。如果没有视盘水肿和展神经麻痹，可以根据病史和腰椎穿刺的表现，以及至少 3 个下述神经影像学标准进行诊断：空蝶鞍、眼球后部扁平、视神经周围蛛网膜下腔扩张伴或不伴视神经迂曲、横窦狭窄。

治疗

每隔数天或数周腰椎穿刺引流脑脊液对许多患者有效；但是，尚不明确该方法是否获益。对于肥胖患者，建议减轻体重和低盐饮食。**乙酰唑胺 500 mg 2 次 / 日**，最高可达 2 g/d，如果能耐受，可作为减少脑脊液生成和降低颅内压的一线治疗。另一种碳酸酐酶抑制剂——**托吡酯**，通常会导致体重减轻，有助于缓解头痛和偏头痛症状，**起始剂量为 50 ～ 200 mg，2 次 / 日**，也可以应用。可给予呋塞米 40 ～ 80 mg/d 作为辅助治疗。所有患者需行基线视野、视力测试和连续视野检查。如果经药物治疗后视力仍继续恶化，则可能需要行腰腹腔分流术或视神经鞘开窗术。

自发性颅内低压

该病和腰椎穿刺后头痛类似，其特征是站立或 Valsalva 动作后头痛加剧，躺下后可缓解。相关症状包括恶心、耳鸣和眩晕。常会延误诊断，且随着时间的推移，直立性头痛特征可能会消失，并且可能发展成慢性每日头痛。病因是蛛网膜自发破裂引起的脑脊液渗漏，最常见于胸椎或颈胸椎，很少发生在颅底。一些患者，特别是结缔组织病患者，可能有脑膜憩室或神经根袖扩张导致渗漏。轻微的创伤、性交和 Valsalva 动作可能是诱发因素。根据定义，脑脊液压力较低（低于 60 mmH$_2$O），但也可不需要腰椎穿刺，而是通过影像学诊断。增强头 MRI

可提示诊断，包括硬膜下血肿或积液、弥漫性脑膜强化（包括幕下和幕上硬脑膜，但不包括软脑膜；脑沟深处应无异常强化）、静脉结构充盈、垂体增大和脑下垂。脊柱MRI可以帮助确定硬膜外脑脊液外渗或脑膜憩室的脑脊液渗漏位置。如果无法确诊，则可以行CT放射性同位素脑池造影来明确，部分患者可发现渗漏处，或行CT或MR脊髓造影来确定渗漏位置。

治疗

如果长期卧床休息和其他保守治疗（包括补液和**咖啡因摄入**）均不能缓解症状，可以采取干预措施。许多患者对脑脊液渗漏水平行**硬膜外腔注入自体静脉血治疗**有效，尽管这个过程可能需要多次进行。硬膜外纤维蛋白胶是一种替代方法，在某些情况下可能需要手术修复。

巨细胞动脉炎

巨细胞动脉炎也被称为颞动脉炎，是累及大中型血管的慢性血管炎，几乎仅见于50岁以上患者。除了可能出现颞部、枕部头痛或全身性疼痛并逐渐恶化或时轻时重，患者还可能出现全身性症状，如体重减轻、发热、下颌运动障碍和弥漫性肌痛。最可怕的并发症是视力丧失（见第12章）。几乎所有患者的红细胞沉降率都升高，通常高达50 mm/h以上。

治疗

如果怀疑该诊断，但无视力损失，可给予泼尼松每日40～60 mg。出现视力丧失，可给予甲泼尼龙1000 mg/d的紧急静脉冲击治疗3天，然后口服泼尼松60 mg/d。应在发病数日内行双侧颞动脉长切片活检以明确诊断。大多数患者在开始治疗后的几天内，头痛和全身症状会有所改善。类固醇治疗可能需要数月至数年的时间，但由于该病是自限性的，因此通常可以逐渐减量。

（李雪梅　杨秀平　译　王淑娟　审校）

神经肌肉性呼吸衰竭

全身无力通常是严重神经肌肉疾病患者的主要主诉。重症肌无力和吉兰-巴雷综合征（GBS）（急性炎性脱髓鞘性多发性神经病）是最常见的以急性瘫痪和急性呼吸衰竭为主要表现的疾病。患者也可能以急性呼吸衰竭作为重症肌无力或吉兰-巴雷综合征的表现症状。延髓或呼吸肌无力可以导致危及生命的呼吸衰竭，其机制包括以下两点：①上呼吸道保护丧失；②由于呼吸肌无力而导致通气不足。对患者的处理应该旨在稳定病情、评估是否需要气管插管和通气支持，以及明确诊断并迅速开展确定性治疗。密切监测神经肌肉性呼吸衰竭患者的最重要目标是防止意外拔管和评估对最终治疗的反应。

值班电话

问题

1. 生命体征情况如何？
2. 患者是否处于呼吸窘迫状态或主诉呼吸急促？

    急性神经肌肉性呼吸衰竭患者可能不会出现明显的由呼吸肌无力引起的呼吸窘迫。即使仅是患者主观感觉的呼吸急促也应该认真评估，并通过床旁肺功能检查（pulmonary function testing，PET）进行随访。快速、表浅的呼吸和反常呼吸是即将发生呼吸衰竭的危险体征。应该对存在明显呼吸窘迫的急性肌无力患者立即进行气管插管。

3. 肌无力已发生了多长时间？是否有既往病史、疫苗接种史或旅行史？

    存在数周或数月的具有昼夜变化特征的波动性肌无力，

是重症肌无力的特征。数小时或数天内出现的进行性加重的上升性瘫痪提示为吉兰-巴雷综合征（GBS）。GBS的经典表现为发病前 1 ～ 2 周有腹泻史。

4. **患者是否有吞咽困难或声音改变？**

吞咽困难（吞咽后咳嗽或窒息）、构音障碍和流口水是延髓肌无力的表现，可引发患者误吸，应予以正式的吞咽功能评估（表16.1）。

医嘱

1. **吸氧**

可以通过鼻导管、面罩、高流量鼻导管、100% 非重复呼吸面罩或无创正压通气（noninvasive positive pressure ventilation，NIPPV）给氧。在到达病床时重新进行需氧量评估。疑似或确诊为重症肌无力的患者，给予 NIPPV 可能受益，如双相气道正压通气（BiPAP），但对于 GBS 患者，不推荐使用 NIPPV，因为在神经肌肉性呼吸衰竭改善之前的几天或几周内，可能会导致病情恶化或需要气管插管。

2. **进行重点临床检查，寻找任何呼吸窘迫、低血压和心律失常的征象。**

在全身检查中，寻找任何感染的迹象，听诊肺部是否有吸入性肺炎的征象，皮肤有无任何皮疹。在神经系统检

表 16.1	急性神经肌肉功能障碍患者的呼吸肌群和临床症状与体征
肌群	**临床症状与体征**
吸气	呼吸困难、呼吸急促、缺氧
吸气肌	反常呼吸、颈部屈曲和伸展无力
延髓	吞咽困难、构音障碍、咀嚼无力、面肌无力、鼻音、舌肌无力
呼气肌	无效咳嗽
所有	通气不足、低氧血症、高碳酸血症
辅助呼吸肌	与其他原因导致的呼吸衰竭不同，辅助呼吸肌无力患者，鼻孔张开、胸壁回缩等症状可能没有那么明显

查中，重点检查肌肉力量、脑神经缺损和任何感觉障碍的体征。检查单次呼吸计数（让患者深呼吸，在单次呼吸中尽可能从 1 往后计数），并检查颈部屈曲和伸展的力量。颈部屈曲和伸展的力量是由 C3 ～ C5 神经根支配，是检查膈肌力量的一个良好替代指标。

3. **进行床旁肺功能检查。**

- 肺活量（vital capacity，VC）是指最大吸气后所能呼出的最大气体量。通常为 60 ml/kg（体重 70 kg 的人约为 4 L）。当患者肺活量降至 40 ml/kg 以下时，通常需要进行气管插管。
- 吸气压峰值或最大吸气负压（negative inspiratory force，NIF）（通常大于－ 50 cmH_2O）测量膈肌收缩产生的吸气力量，是表示维持肺扩张和避免肺不张能力的指标。
- 呼气压峰值（peak expiratory pressure，PEF）（通常大于 60 cmH_2O）与咳嗽的强度和清除呼吸道分泌物的能力有关。

　　判断哪些患者有即将发生呼吸衰竭风险的一个很好指标 是 NIF ＜－ 20 cmH_2O、PEF ＜ 30 cmH_2O 和（或）VC ＜ 40 ml/kg。然而，对于双侧面瘫的患者，这些床旁肺功能检查指标因为缺少良好的密封条件，可能不准确。但这些数字的趋势比单独的数值更有帮助（框 16.1）

4. **在室内空气环境下测定动脉血气值。**

　　神经肌肉性呼吸衰竭患者，只有在疾病的晚期才会出现高碳酸血症和低氧血症。肺功能检查指标的恶化趋势、单次呼吸计数、颈部屈曲和伸展无力、主观呼吸困难将有助于在发展为高碳酸血症或低氧血症之前识别患者是否即将发生呼吸衰竭。高碳酸血症（PCO_2 ＞ 45 mmHg）是由肺泡通气不足引起的。低氧血症（PO_2 ＜ 60 mmHg）预示通气-灌注比例失调，在这种情况下通常与肺不张或肺炎有关。

5. **行胸部 X 线片检查，如果可能的话，床旁即时超声检查（point-of-care ultrasonography，POCUS）评估患者肺部状况。**

6. **保证患者禁食（NPO）。**

7. **建立两条外周静脉通路。**

　　为预防病情急剧恶化，应该建立静脉通路。

框 16.1	即将发生呼吸衰竭的征兆

临床
1. 单次呼吸计数＜ 13（满分 20）
2. 颈部屈曲和伸展无力
3. 辅助呼吸肌的使用
4. 低氧血症（晚期征象）
5. 急性高碳酸血症（晚期征象）

肺功能检查
1. NIF ＜－20 cmH_2O
2. MEF ＜ 30 cmH_2O
3. 用力肺活量＜ 40 ml/kg

MEF，最大呼气流量；NIF，吸气负压

途中思考

哪些原因可以引起全身无力导致呼吸衰竭？

　　根据解剖路径对引起全身无力的原因进行分类是最有效的方式。在此列出的许多情况将在本章的后文中进一步讨论。

1. **脊髓病变**
   - 颈髓受压
   - 横贯性脊髓炎
2. **运动神经元病变**
   - 肌萎缩侧索硬化
   - 脊髓灰质炎
3. **周围神经病变**
   - GBS（急性炎性脱髓鞘性多发性神经病）及其变异型
   - 慢性炎性脱髓鞘性多发性神经病
   - 白喉引起的多发性神经病
   - 艾滋病相关疾病
   - 脱髓鞘性多发性神经病
   - 中毒性神经病（铅、砷、六碳化合物、氨苯砜、呋喃妥因）
   - 莱姆病

- 蜱性麻痹
- 危重病性多发性神经病
- 急性间歇性卟啉病

4. 神经肌肉接头病变

- 重症肌无力
- Lambert-Eaton 综合征
- 肉毒杆菌毒素中毒
- 有机磷中毒

5. 肌肉病变

- 多发性肌炎或皮肌炎
- 危重病性肌病
- 甲状腺功能亢进性肌病
- 线粒体肌病
- 酸性麦芽糖酶缺乏症（Pompe 病）
- 周期性瘫痪（高血钾型或低血钾型）
- 先天性肌病（肌营养不良）

威胁生命的主要情况

这些患者应进行持续的遥控监测。

- 缺氧（$PaO_2 < 60$ mmHg）
- pH < 7.2 的**高碳酸血症性呼吸性酸中毒**
- 自主神经功能障碍引起的**心律失常**

病床旁

快速视诊

患者看起来是健康（舒服）的、有病的（不舒服的）还是危重的（濒死状态）？

躁动、出汗、讲话费力、辅助呼吸肌收缩和呼吸急促或呼吸困难可能是即将发生呼吸衰竭的征兆。

气道和生命体征

上呼吸道是否通畅？

舌肌和口咽肌无力可导致上呼吸道梗阻，从而增加气道阻力和呼吸功。喘鸣提示有潜在危及生命的上呼吸道梗阻。

喉部和声门肌肉无力可导致吞咽和吸出分泌物障碍。湿的喉部汩汩声和口咽分泌物蓄积是严重吞咽困难最明显的临床征象。

呼吸频率是多少？

检查反常呼吸（图 16.1）（吸气时腹部内陷运动），这提示膈肌麻痹。

心率和血压情况如何？

GBS 患者窦性心动过速、高血压或血压不稳定可由自主神经功能异常所致。

体温是多少？

明显或潜在的感染源可以导致发热或体温过低。

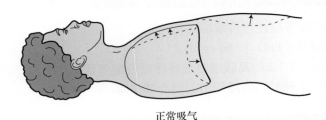

正常吸气

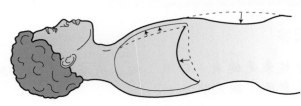

反常呼吸

图 16.1　反常呼吸

选择性采集病史

为明确诊断，确定无力症状的时程和分布非常重要（表 16.2）。在采集全身无力患者的病史时，关键性的问题包括：①是否有脊髓病变的可能？②病变是单纯运动性还是同时伴有感觉障碍？③患者是否有突发呼吸衰竭的风险？

1. 无力症状是何时产生的?

无力的早期症状可以非常轻微。询问是否有从椅子上起身或上楼梯费力，以及提包裹、梳头、转动钥匙或门把手费力。

2. 是否有前驱期疾病?

约 70% 的 GBS 病例是由前驱期的病毒性疾病或空肠弯曲杆菌性胃肠炎引发。约 40% 重症肌无力患者的呼吸危象是由感染引发。

表 16.2	神经肌肉功能障碍的病史和体格检查重点
病史和体格检查	
病史和相关信息	病因、危险因素 药物依从性，其他神经科医生的随访 延髓功能，自主神经功能障碍，视觉症状 旅行史，疫苗接种史，与患者密切接触史 任何疾病前期的征象
发病时间和疾病 进展	急性、亚急性、慢性 进展性 上行性 / 下行性
ABC	评估稳定性
全身检查	伴随肺部诊断，如吸入性肺炎、OSA、COPD 等 神经肌肉疾病的前驱症状 感染的征象 皮肤：皮疹、昆虫叮咬、接种疫苗

ABC，气道、呼吸和循环；COPD，慢性阻塞性肺疾病；OSA，阻塞性睡眠呼吸暂停

3. **无力症状是否具有波动性？**

　　波动性无力（以小时为基础）通常是重症肌无力的特异性征象。

4. **是否有视物模糊或复视？**

　　肉毒杆菌毒素中毒时可以出现视物模糊。

5. **是否曾有颈背部疼痛？**

　　颈部疼痛应高度怀疑颈髓病变。下背部痛经常出现于GBS。

6. **是否有麻木或刺痛感？**

　　远端感觉异常在GBS中很常见。

7. **是否有肌痛、痉挛或触痛？**

　　疼痛和触痛通常出现在肌病时。痉挛可以发生在运动神经元病或严重电解质失衡的情况下。

8. **是否有毒素或杀虫剂的接触史？**

　　有机磷是最常见的可以导致呼吸衰竭的毒素。

选择性体格检查

　　一旦患者病情稳定，随后的目标就是判断气道或呼吸功能受损的体征，并寻找诊断线索。

一般体格检查

- **头、耳、眼、鼻、喉（HEENT）**
  - **口咽**：检查有无分泌物的蓄积，口咽分泌物蓄积时吞咽功能和处理分泌物的能力受损均有诊断价值。渗出性咽炎可伴发于白喉。
  - **吞咽试验**：让患者喝少量水（3盎司），出现吞咽后呛咳是误吸的特征。
  - **言语**：检查是否有发音困难。腭麻痹可以引起鼻音，声带麻痹可以引起无力的窒息音。通过检查颊部（发"妈、妈"音）、舌（发"啦、啦"音）、咽（发"嘎、嘎"音）的发音动作判定是否具有构音障碍。

- **呼吸系统**
  - **肺**：听诊有无喘鸣音、湿啰音、干啰音或肺实变。

- ■ **膈肌**：吸气时可触诊到正常的腹部向外运动。
- ■ **咳嗽**：检查患者咳嗽的力度。
- ■ **呼吸储备**：嘱患者最大限度地吸气，从 1 数到 20。有充足呼吸储备的患者应该能够在单次呼吸内完成。
- ● **皮肤**
  - ■ **皮疹**：检查是否有皮疹（莱姆病、皮肌炎）。

神经系统检查

- ● **瞳孔**：肉毒杆菌毒素中毒或 GBS 变异型 Miller-Fisher 综合征（眼肌麻痹、共济失调、腱反射消失三联征）时，瞳孔反射可以消失。
- ● **眼外肌**：上睑下垂和眼肌无力是重症肌无力的特征，但在 GBS 变异型 Miller-Fisher 综合征、肉毒杆菌毒素中毒、白喉、多肌炎、Graves 病、线粒体肌病或危重症肌病也可以出现。
- ● **面部、腭、舌和颈部肌力**
- ● **四肢肌力**
- ● **肌束震颤**：肌束震颤见于运动神经元病或有机磷中毒。
- ● **反射**：反射消失通常见于 GBS 中。
- ● **协调运动**：共济失调见于 GBS 的 Miller-Fisher 变异型。
- ● **感觉**：颈或上胸段感觉障碍平面伴四肢轻瘫，提示颈髓病变。四肢远端轻度感觉缺失见于 GBS。

处理

气道管理和机械通气

因为这些患者通常是由多学科团队管理的，所以应该有明确的计划：包括诱导药物在内的插管阈值，是否应使用麻醉，以及所需的设备和药物是否随时可用（框 16.2）。应根据患者的特点和急性神经肌肉功能障碍的预期恢复轨迹来确定患者是否能从 NIPPV 试验中获益（框 16.3）。

框 16.2	重症监护管理的关键原则

1. 识别：识别神经肌肉无力的危险因素
2. 监测：将患者转移到适当的环境，神经系统检查，PFT
3. 确定阈值：气管插管、拔管、气管切开、临终关怀 / 姑息治疗
4. 治疗：基础疾病，继发性神经系统并发症如呼吸衰竭，全身并发症
5. 预后：回顾并说明护理目标

PFT，肺功能检查

框 16.3	无创通气建议标准

1. BiPAP 可用于清醒、警觉、分泌物极少的患者
2. BiPAP 可用于已知有神经肌肉疾病诊断的患者，如重症肌无力或 ALS
3. BiPAP 不应用于未分型的神经肌肉性呼吸衰竭患者或 GBS 及其变异型患者

ALS，肌萎缩侧索硬化；BiPAP，双相气道正压通气；GBS，吉兰-巴雷综合征

气管插管标准

在决定何时进行插管和通气时，必须考虑许多因素（框 16.4）。最重要的因素是总体舒适度以及任何有关规范治疗或护理目标的先期讨论。防止碰撞插管是极其重要的。

请记住，保守治疗、早期插管和实施正压通气可最大限度地减少肺不张和肺炎的发展，并为尽早拔管提供了可能。紧急气管插管与 GBS 患者的预后较差有关。

早期通气管理

插管后立即进行呼吸机管理的最初目标是：①保证患者休息；②促进肺膨胀。这些目标最好通过使用静脉镇静和辅助控制通气（ACVC）以 12 ～ 14 次 / 分的呼吸频率、约 8 ml/kg 理想体重的潮气量来实现。呼气末正压（positive end-expiratory pressure，PEEP）通气有助于扩张塌陷的肺泡，5 ～ 15 cmH$_2$O 的水平可用于所有患者。只要患者气道峰压小于 30 cmH$_2$O，就可以使用较高的潮气量和 PEEP，这对促进肺膨胀可能是有

益的。

　　长期无力且 CO_2 潴留的患者应有意识地予以低通气（$PCO_2 \geqslant 45$ mmHg）。过度换气至 PCO_2 水平正常或降低会导致碱中毒和肾血清碳酸氢盐消耗，从而使患者更难成功撤机。

支气管镜检查

　　对于缺氧、严重肺不张或因黏液栓引起肺叶塌陷的患者，应积极进行肺部纤维支气管镜检查。

气管切开术

　　患者使用机械通气约 7 天后，应讨论并进行气管切开术（框 16.4）。与长时间气管插管相比，气管切开术具有以下优势：①更舒适；②造成永久性喉或气管损伤的风险更低；③通过减少死腔和气道阻力促进撤机；④更容易通过咳嗽或吸痰清除呼吸道分泌物；⑤促进早期活动。对于严重无力和有明确的长期机械通气危险因素的患者，在插管的第 1 周内尽早进行气管切开术是合理的（表 16.3）。

撤机拔除气管插管

　　对于主要是由于神经肌肉性呼吸衰竭而插管的患者，在开始确定性治疗后，可能需要继续在 8～15 cmH_2O 的压力支持下进行压力支持试验，以防止机械通气引起的呼吸肌萎缩和膈肌功能障碍。在开始压力支持试验之前，确认患者没有血流

框 16.4	建议插管的绝对标准

1. 高碳酸血症 pH ＜ 7.3
2. 血氧饱和度 ＜ 92%
3. 插管的一般适应证
4. PFT：NIF ＜ －10 cmH_2O，VC ＜ 20 ml/kg
5. 严重呼吸困难（主观）或过度呼吸（客观）
6. 谵妄或意识混乱
7. 严重的口咽轻瘫，无法保护气道

NIF，吸气负压；PFT，肺功能检查；VC，肺活量

表 16.3	神经肌肉性呼吸衰竭患者长期机械通气（＞2 周）的危险因素

- 年龄＞ 50 岁
- 不能耐受 12 h 以上的压力支持为 5 cmH$_2$O 的 CPAP
- 气管插管后 6 天内，肺活量未超过 25 ml/kg
- 插管前血清碳酸氢盐≥ 30 mg/dl（代偿性慢性呼吸性酸中毒）
- 以前存在肺部疾病

CPAP，持续气道正压通气

动力学不稳定、缺氧或高碳酸血症。

　　有压力支持的持续气道正压通气（continuous positive airway pressure，CPAP）是呼吸肌无力患者撤机的首选模式。每次患者吸气时，"压力支持"会提供额外的吸气量，直到达到预设的压力水平。在成人，应当调节初始吸气压力支持的数值（范围为 5 ～ 15 cmH$_2$O）以使潮气量达到 300 ～ 500 ml。

　　一旦患者能够耐受至少几小时的 CPAP，压力支持为 5 ～ 10 cmH$_2$O 而不疲劳，就可以给予**拔管**。肺功能检查有波动、分泌物过多或有伴发疾病（如感染或心血管功能不稳定）是拔管的相对禁忌证。考虑拔管可给予无创正压通气（NIPPV）支持，如 BiPAP 或高流量鼻导管，在即将拔管期间提供额外的支持（框 16.5）。

神经肌肉性呼吸衰竭患者的一般护理

1. 抬高床头

　　由于膈肌无力，仰卧位时肺容量减少，呼吸做功增加。头部抬高还可以降低呼吸机相关肺炎的风险。

2. 胸部物理疗法

　　胸部叩击和气道吸痰对于防止黏液栓和帮助清除分泌物至关重要。如果患者未插管，建议每 6 h 给予一次刺激性肺活量测定。

3. 肺活量的连续测量

　　非插管患者应每 4 ～ 6 h 进行一次肺活量检测，插管患者应每 12 ～ 24 h 检测一次。

框 16.5	拔管和气管切开术的建议标准

拔管的建议标准
1. 临床症状好转
2. PFT 改善
3. 符合拔管的常规参数

气管切开术的建议标准
1. 符合患者的护理目标
2. 7 ～ 10 天难以脱离呼吸机
3. 基于潜在的疾病过程和总体预后

PFT，肺功能检查

4. **预防深静脉血栓形成（DVT）**

除了动态弹力袜加压外，可给予**依诺肝素 40 mg 皮下注射（SC）每天一次**或**肝素 5000 U 皮下注射每 12 h 一次**。

5. **营养支持**

延髓性肌无力的患者应禁食，并通过小口径的经鼻胃管给予营养支持。

6. **体液和电解质**

低钾血症和低磷血症可加重肌无力，应定期检查和治疗。

7. **肠道和膀胱护理**

瘫痪易使患者便秘，可通过给予**多库酯钠（Colace）100 mg 每日 3 次和氢氧化镁（镁乳）30 ml 每晚 1 次**进行预防。与留置导尿管相比，间歇性直接导尿可以使感染风险降低。

特殊疾病

吉兰-巴雷综合征（GBS）

GBS 是一种单相性、急性炎性脱髓鞘性多发性神经病。其病因与靶向周围神经表面抗原的自身免疫性侵袭有关，导致周围神经局灶节段性脱髓鞘。

起病

在约 70% 的病例中，该综合征发病前 5 天至 3 周患者曾有呼吸道或胃肠道感染。病毒性上呼吸道感染和空肠弯曲杆菌性胃肠炎是最常见的前驱感染。其他原因包括 HIV 感染、免疫接种、妊娠、霍奇金病和外科手术。

临床特征

该综合征通常以快速进行性上升性瘫痪起病，可伴有脑神经麻痹和呼吸肌无力、腱反射消失、远端感觉异常和感觉缺失。与其他神经病不同，近端肌肉受累多重于远端。无力进展可达 7 ～ 21 天，从发病到无力症状最严重时的中位持续时间是 12 天。约 20% 的患者因呼吸衰竭而需要气管插管。部分患者可见视盘水肿、自主神经功能紊乱（如高血压、低血压、尿潴留、窦性心动过速、心律失常）和抗利尿激素分泌失调综合征（SIADH）。

实验室检查

脑脊液（CSF）检查典型表现为蛋白质-细胞分离，蛋白质水平升高而白细胞计数正常（≤ 5/μL）。蛋白质水平升高有时可长达 2 周的时间。有时可见轻度淋巴细胞或单核细胞增多（10 ～ 100/mm³），此时应高度怀疑感染性多发性神经根病［如 HIV、巨细胞病毒（CMV）、西尼罗病毒或莱姆病］或脊髓灰质炎。神经传导检查显示 F 波消失和传导速度减慢。运动神经纤维动作电位波幅降低提示继发性轴索损伤，意味着预后较差。

治疗

有呼吸肌无力征象的患者应入住重症监护病房（ICU）进行观察，直到病情稳定为止。症状出现后 10 天内给予**血浆置换**可加快恢复的速度。每 1 ～ 2 天一次，共 5 次治疗，每次治疗期间应用 5% 白蛋白溶液置换总共 2～4 L 血浆。大剂量**静脉注射免疫球蛋白（IVIG）0.4 g/（kg·d），连续 5 天**，已被证明与血浆置换同样有效，而且可能略优于血浆置换。完成一个疗程 IVIG 治疗后，有时可能出现反弹式恶化。疼痛和自主神经功能异常的管理见框 16.6。

预后

　　GBS 预后不良的特征包括：①高龄；②远端运动神经动作电位的波幅非常低；③在第 1 周出现迅速进展的无力症状；④需要插管的呼吸衰竭；⑤肌电图（EMG）/ 神经传导速度（NCV）检查显示轴索病变而非脱髓鞘特征。

重症肌无力

　　重症肌无力是由抗体介导的烟碱型乙酰胆碱受体受到侵袭，而导致神经肌肉传递缺陷所致。这种现象在临床上表现为波动性无力和肌肉易疲劳，这是重症肌无力的标志。

框 16.6　　吉兰-巴雷综合征患者的处理

1. **诊断性检查**：腰椎穿刺，肌电图 / 神经传导检查，肝炎和莱姆病血清学检查，CMV、EBV、HSV 和 HIV 滴度，尿卟啉水平，尿重金属筛查，粪便分析查找空肠弯曲杆菌
2. **疼痛管理**：疼痛可以非常严重，可能是由于脑膜炎症或神经病变机制引起。NSAID（酮咯酸 30 mg IM 每 6 h 一次），阿片类药物（**吗啡 2～10 mg 根据需要每 2～4 h 一次**）或加巴喷丁等药物（加巴喷丁开始以 100 mg 经鼻胃管或口服，3 次 / 日，并随着耐受而增加剂量）
3. **自主神经功能异常**：自主神经功能异常最常见的心血管表现是持续性高血压和心动过速。对于伴有冠心病的老年患者，可使用 β 受体阻滞剂治疗［**普萘洛尔口服 10～40 mg 每 6 h 一次**，或拉贝洛尔输注或钙通道阻滞剂（如尼卡地平或氯维地平）输注］

CMV，巨细胞病毒；EBV，EB 病毒；HSV，单纯疱疹病毒；IM，肌内注射；NSAID，非甾体抗炎药

临床特征

波动性无力是重症肌无力的典型症状，易累及眼肌（90% 患者），以及面、颈、口咽肌（80% 患者）和四肢（60% 患者）。发病时的年龄分布呈双峰型，第 1 个发病高峰期为 20～40 岁（主要为女性），第 2 个高峰期为 50～80 岁（男女性均有）。几乎不会出现单独的肢体无力症状。感觉通常是正常的。反射一般会保留，除非存在肌肉瘫痪。大多数患者在发病第 1～2 年内达到疾病的最严重程度，此后，自发缓解很常见（约 30% 患者），并且随疾病发作过程趋向于不那么严重。恶性胸腺瘤存在于约 15% 的重症肌无力患者中，这类患者病情更严重。

肌无力危象是指需要插管和机械通气的呼吸衰竭（框 16.7）。肌无力危象最常由感染诱发（见于 40% 患者），但也可以自发出现（30% 患者），或者是由误吸、手术、妊娠、药物或情绪波动引起。大约 25% 的患者可在 1 周内拔管，50% 的患者在 2 周内拔管，75% 的患者在 1 个月内拔管。因危象而行气管插管的患者，有 1/3 将发生第 2 次危象。虽然从定义上讲，肌无力危象可危及生命，但在现代 ICU 管理中，死亡（大约 5% 的死亡率）仅由严重的医疗并发症（如心肌梗死、败血症）导致。

实验室检查

重症肌无力的诊断可通过以下检查确定：

1. 依酚氯胺（滕喜龙）试验显示患者眼肌无力和面肌无力的

框 16.7　肌无力危象的处理

1. 排除并避免使用所有禁忌药物（见表 16.4）。
2. 诊断性检查：依酚氯胺试验、乙酰胆碱受体抗体水平、重复神经电刺激、单纤维肌电图、甲状腺功能检查、胸部 CT 扫描。
3. 治疗：机械通气的患者应停用抗胆碱酯酶药物，它们会导致分泌物过多（见表 16.5）。所有患者均需进行血浆置换或 IVIG 治疗。

CT，计算机断层扫描；IVIG，静脉注射免疫球蛋白

表 16.4	可以加重重症肌无力的药物	
抗生素		
氨基糖苷类（庆大霉素、链霉素，其他）		神经肌肉接头阻滞剂（维库溴铵、罗库溴铵、琥珀胆碱）
多肽类抗生素（多黏菌素 B、黏菌素）		奎宁
		类固醇
四环素类（四环素、多西环素，其他）		锂剂
		镁中毒
红霉素		维拉帕米
克林霉素		甲状腺激素（甲状腺素、左甲状腺素，其他）
环丙沙星		
氨苄西林		β 受体阻滞剂（普萘洛尔、噻吗洛尔，其他）
抗心律失常药		
奎尼丁		氯喹
普鲁卡因胺		苯妥英
利多卡因		青霉胺（诱导自身免疫性重症肌无力）

短暂改善。成人使用**依酚氯胺 10 mg**；初始注射 2 mg，注意观察是否有严重的胆碱能毒蕈碱作用，如恶心、心动过缓和低血压。床旁应准备**阿托品 0.4 mg**，可用于逆转这些症状。如果没有严重的反应，则注射剩余的 8 mg 依酚氯胺，并观察肌无力改善的情况，反应通常在 2 ～ 10 min 内发生。

2. 以 2 ～ 3 Hz 的频率重复神经电刺激，可以特征性地出现第 1 个和第 5 个复合肌肉动作电位之间的波幅递减大于 10%。肌无力时测试近端肌肉，其敏感性和特异性可达 90%；但在没有肢体无力的重症肌无力患者中，敏感性则下降到不足 50%。

3. 单纤维肌电图显示"颤抖"，这是同一运动单位内各肌纤维放电的时间间隔差异。单纤维肌电图对重症肌无力高度敏感（敏感性大于 95%），但不具有特异性。

4. 乙酰胆碱受体抗体存在于约 80% 的全身性肌无力患者中，但仅存在于 50% 的眼肌无力患者中。滴度水平与疾病的严重程度无相关性。

5. 乙酰胆碱受体抗体阴性的患者中，半数存在抗 Musk（肌肉特异性酪氨酸激酶）抗体。抗 MuSK 抗体阳性的患者多数为女性，伴有明显的颈部和口咽肌无力。他们对乙酰胆碱酯酶抑制剂的反应不同，对胸腺切除术一般无反应，但血浆置换通常可以改善症状。

治疗

重症肌无力的治疗措施可分为 3 类：对症治疗（使用乙酰胆碱酯酶抑制剂）、短期疾病控制治疗（使用血浆置换和 IVIG）和长期免疫抑制治疗（应用胸腺切除术、类固醇或化疗药物）。

- **对症治疗**：乙酰胆碱酯酶抑制剂（表 16.5）通过使乙酰胆碱在神经肌肉接头处积聚而改善肌无力症状。**溴吡斯的明（Mestinon）起始剂量为 30 mg，每天 3 次口服，逐渐增加到维持剂量 60 ～ 120 mg 每 4 ～ 6 h 一次，最大剂量可增加至 120 mg 每 3 h 一次**。对于夜间或清晨无力的患者可以在睡前服用长效片剂（Mestinon Timespan）180 mg。过量的毒蕈碱样副作用（如呼吸道分泌物、腹泻）可以通过同时给予抗毒蕈碱药物如**格隆溴铵（Robinul）1 ～ 2 mg 每日 3 次口服，或溴丙胺太林（Pro-Banthine）15 mg 每日 4 次口服**进行控制。

- **短期疾病控制**：可快速改善住院患者的临床症状。**血浆置换（每 1 ～ 2 天置换 2 ～ 4 L，5 次）**可在数天之内改善症状，但这种作用是短暂的，仅持续 2 ～ 4 周。据报道，70% 患者的 **IVIG 治疗（每天 0.4 g/kg，共 5 天）**可以收到相似的效果，但是这种治疗的经验仍然有限。

- **长期免疫抑制**：当抗胆碱酯酶药物控制肌无力症状的效果不佳时，可采用这种治疗方法。**泼尼松**是最常用的治疗。常用低剂量疗法，**起始剂量为 15 ～ 20 mg/d，并在 4 ～ 8 周内逐渐增加到 40 ～ 100 mg/d**，直到获得充分的缓解。在开始激素治疗的最初 2 周内，可能会有 40% 的患者症状出现一过性加重。不能耐受激素不良反应的患者，可应用**硫唑**

表 16.5	用于重症肌无力的抗胆碱酯酶药物				
	给药途径	等效剂量	起效时间	峰值反应时间	剂量范围
溴吡斯的明（Mestinon）	PO[a]	60 mg	30 ～ 60 min	1 ～ 2 h	30 ～ 120 mg，每 3 ～ 8h 一次
溴吡斯的明长效制剂	IM，IV[b]	2 mg	5 ～ 10 min	20 ～ 30 min	—
溴吡斯的明定时释放片剂	PO	—	3 ～ 5 h	3 ～ 5 h	180mg/d，晚上
溴新斯的明（新斯的明）	PO	15 mg	30 min	1 h	15 ～ 30 mg，每 2 ～ 3h 一次
甲硫酸新斯的明（新斯的明注射液）	IV[b]	0.5 mg	1 ～ 2 min	20 min	0.5 ～ 1 mg，每 2h 一次
	IM	1.5 mg	30 min	1 h	1.5 ～ 3 mg，每 2 ～ 3h 一次

IM，肌内注射；IV，静脉注射；PO，口服。
[a] 可以片剂或液体形式给药。
[b] 溴吡斯的明或新斯的明的等效静脉注射剂量等于 1/30 口服剂量

嘌呤 1 ～ 2 mg/（kg·d）口服，进行长期免疫抑制治疗。**胸腺切除术**可以使 40% 的患者疾病缓解，另外 40% 的患者临床症状得到改善，但是这些疗效可能需要数月或数年后才出现。胸腺切除术适用于年龄在 15 ～ 60 岁之间、患有胸腺瘤或全身性肌无力的患者。

麻痹和呼吸衰竭的罕见原因

肉毒杆菌毒素中毒

肉毒杆菌毒素中毒由肉毒梭状芽胞杆菌产生的外毒素引起。肉毒梭状芽胞杆菌是一种厌氧性革兰氏阳性、产芽胞的杆状菌，可以污染食物。发生无力是由于这种外毒素是一种突触前乙酰胆碱释放的有效抑制剂。临床症状在摄食后12～24 h内出现，特征为胃肠道症状、瞳孔扩大且反射消失、视物模糊，以及从眼外肌和口咽肌开始并延及全身的无力症状，也可出现尿潴留、口唇干燥和无汗症。应尽快给予**肉毒杆菌三价抗毒素**（每2～4 h一次，静脉注射或肌内注射）。盐酸胍（40 mg每4 h一次口服）是一种乙酰胆碱受体激动剂，可以对抗肉毒杆菌毒素引起的突触前抑制。美国疾病控制和预防中心（CDC）制订了有关肉毒杆菌毒素样本检测和治疗的指南（请参见 https：// www.cdc.gov/ botulism/ botulism-specimen.html）。

脊髓灰质炎

脊髓灰质炎病毒是一种肠道病毒，可以选择性破坏脊髓和脑干运动神经元，导致弛缓性无反射性瘫痪。近年来，疫苗接种已使其成为一种临床罕见病。脊髓灰质炎引起的急性瘫痪与GBS引起的瘫痪区别在于，前者可有头痛、高热、精神状态改变、不对称性无力以及脑脊液中出现中性粒细胞。

急性弛缓性脊髓炎

自2014年10月以来，CDC一直在对急性弛缓性脊髓炎病例进行调查。这些病例中没有一例脊髓灰质炎病毒检测呈阳性。自2014年以来，CDC在558例急性弛缓性脊髓炎确诊病例中的4例脑脊液中检测到柯萨奇病毒A16、肠道病毒EV-A71和EV-D68。在所有其他患者的脑脊液中没有检测到病原体（细菌）以确认病因。大多数急性弛缓性脊髓炎病例是儿童（超过90%），发生在48个州和华盛顿特区。更多信息请参见 https：// www.cdc.gov/ acute-flaccid-myelitis/ afm-surveillance. html.

破伤风

破伤风是由破伤风杆菌产生的外毒素引起，破伤风杆菌是一种厌氧革兰氏阳性球菌，可以感染软组织伤口。该外毒素可引起神经元兴奋性过高，从而导致癫痫发作、自主神经功能紊乱和持续的"强直性"肌肉收缩，涉及下颌（牙关紧闭）、颈部、背部和呼吸肌。治疗措施包括：①气道管理和机械通气，给予神经肌肉阻断剂；②中和毒素，肌内注射或鞘内注射破伤风免疫球蛋白 250 U（单剂量）；③根除软组织感染，普鲁卡因青霉素 120 万单位，每 6 h 一次，持续 10 天。

（吴宗武　张楠楠　译　王淑娟　审校）

第 17 章

晕厥

晕厥（syncope）是由于脑血流量突然减少所致的短暂性意识丧失。患者通常用"晕倒"或"昏厥"等词来描述晕厥事件。先兆晕厥（presyncope）是指即将失去意识的感觉，但患者实际上并没有晕倒。先兆晕厥和晕厥代表同一疾病的不同程度，是同一潜在问题的临床表现。我们的任务就是要确认事件是否是晕厥，并找到晕厥发生的原因。

值班电话

问题

1. **患者是否确实有意识丧失？**

   询问患者有无意识丧失，能否回忆整个事件经过。

2. **患者仍没有恢复意识吗？**

   如果是这样，患者就是处于昏迷中（参见第 5 章），除非有其他证据。

3. **生命体征如何？**

   心动过缓提示可能是一个血管迷走神经性事件。

4. **患者发病时是站立、坐位还是卧位状态？**

   卧位发生的晕厥多由心脏疾患所致，站立后突发晕厥多提示由直立性低血压所致。

5. **是否有目击者看到患者存在颤抖或僵硬？**

   晕厥（也称为"惊厥性晕厥"）中可见短暂的不自主运动，如持续 5 ～ 10 s 的颤抖或僵硬，但是超过 30 s 的不自主运动常提示癫痫发作。

6. 跌倒后患者出现任何损伤了吗?

　　严重损伤多为心源性晕厥或癫痫发作的特征（图 17.1）。

医嘱

如果患者仍无意识，需给予如下医嘱:

1. 如果未建立静脉通路，应给予 5% 葡萄糖注射液以保持静脉通道开放（keep the vein open，KVO）。

		晕厥	癫痫发作
发作前	可识别的触发因素（改变姿势、长时间站立、情绪、Valsalva动作、锻炼）	常见	罕见
	出汗、头晕、视物模糊和（或）恶心	常见	罕见
	发生在睡眠中	罕见	偶尔
	先兆（似曾相识的嗅幻觉，单侧症状）	罕见	常见
发作时	面色苍白	常见	罕见
	皮肤发绀	罕见	常见（全面性强直-阵挛发作）
	意识丧失的持续时间	<10 s	>60 s
	动作	四肢有节律的抽搐，持续时间<5～10 s	四肢长时间僵硬（强直），转变为有节律的四肢抽搐（阵挛），持续30～90 s
	自动行为（咂嘴、拨弄、拍打）	偶尔	常见（局灶性认知障碍发作）
	舌咬伤（侧面）	罕见	偶尔
发作后	口吐白沫/多涎/呕吐	罕见	常见
	意识混乱/定向障碍	罕见，<30 s	常见，几分钟或者更长时间
	弥漫性肌肉疼痛	罕见，短暂	常见，持续数小时或数天
	肌酸激酶（CK）升高	罕见	常见（尤其是12～24 h后）
	局灶性神经系统体征	罕见	偶尔
	便失禁	罕见	偶尔
	头痛	罕见	常见
	对事件遗忘	不常见	常见

图 17.1 区分晕厥和癫痫发作的临床特征

2. 将患者左侧卧位（这种体位可使上气道阻塞和误吸的危险降至最低）。

3. 做 12 导联心电图和心律图（rhythm strip）。

4. 测指尖末梢血糖。

如果患者已经恢复意识，没有明显的头颈外伤，且生命体征平稳，可作如下处理：

1. 指导护士保持患者仰卧位至少 10 ～ 15 min，直到患者感觉舒适，并完全恢复意识及定向力。让患者返回床上，慢慢将患者抬高坐起，然后再缓慢站立。

2. 要求护士检查患者直立位时的生命体征（患者平卧和直立位时的血压和心率）。

3. 做 12 导联心电图和心律图。

4. 每 15 min 测量一次生命体征，直到你到达病床旁。在你能够进行评估前，如果患者病情出现波动，告知护士及时通知你。

途中思考

这是晕厥吗？

主要的鉴别诊断是癫痫发作和晕厥，也就是所说的"痉挛"和"昏厥"。因此，您的初步评估应首先侧重于确定该事件是否符合晕厥的性质特点。癫痫发作与晕厥的鉴别特征见图 17.1。

晕厥的病因是什么？

这里给出了晕厥病因的综合列表（表 17.1）和在急诊室人群中每一种类型所占的比例。在大多数患者（90%）中，晕厥是由系统血压一过性下降引起的，可以解释为由血管迷走神经性晕厥（年轻人晕厥的最常见原因）、心脏疾病、直立性低血压或药物所致。

1. **反射性血管扩张（占急诊患者的 60%）**

   a. 血管迷走神经性或神经心源性晕厥

   b. 情境性晕厥（排尿、排便、咳嗽）

   c. 颈动脉窦性晕厥

表 17.1	提示晕厥特殊病因的症状
症状或诱发因素	**考虑的诊断**
由不愉快刺激诱发（抽血、看到血），可先出现头晕、视物模糊	血管迷走神经性晕厥
排尿、排便、咳嗽时发作	情境性晕厥
头部转动、衣领过紧时出现	颈动脉窦性晕厥
站立时发生	直立性低血压
没有前驱症状的突然意识丧失	心律失常

（Adapted from Kapoor WN. Syncope. N Engl J Med. 2000；343：1856.）

2. **心源性（占急诊患者的 25%）**

  a. 心律失常

    （1）快速性心律失常（室性心动过速、心室颤动）

    （2）缓慢性心律失常（心脏传导阻滞、病态窦房结综合征）

  b. 心脏流出道障碍

    （1）左心室流出道梗阻（主动脉瓣狭窄、肥厚型心肌病）

    （2）肺动脉流出道梗阻（肺栓塞）

    （3）泵衰竭（心肌梗死、心脏压塞）

3. **直立性（体位性）低血压（占急诊患者的 10%）**

  a. 血容量不足（贫血、脱水）

  b. 药物引起（表 17.2）

  c. 自主神经功能障碍

4. **罕见的神经系统原因（不到急诊患者的 5%）**

  a. 椎基底动脉狭窄或闭塞

  b. 锁骨下动脉盗血综合征

  c. 颈动脉狭窄或闭塞引起的双侧半球缺血

  d. 颅内压升高（蛛网膜下腔出血、占位性病变）

5. **精神性因素（低于急诊患者的 1%）**

  a. 过度换气

  b. 转换障碍（机制方面不同于晕厥，但酷似晕厥）

表 17.2	可以引起晕厥的毒品和药物

抗高血压药物
　　钙通道拮抗剂
　　利尿剂
　　血管紧张素转化酶抑制剂
　　β 受体阻滞剂
　　其他（肼屈嗪、哌唑嗪）

抗心律失常药物（QT 间期延长综合征、尖端扭转型室性心动过速）
　　奎尼丁、普鲁卡因胺、丙吡胺
　　索他洛尔
　　多非利特、伊布利特
　　胺碘酮
　　氟卡尼、普罗帕酮

其他药物或毒品
　　三环和四环类抗抑郁药
　　单胺氧化酶抑制剂
　　吩噻嗪类（氟哌啶醇、甲硫哒嗪）
　　抗肿瘤药物
　　抗心绞痛药物（雷诺嗪、伊伐雷定、硝酸盐类）
　　抗逆转录病毒药物（依非韦伦、洛匹那韦、沙奎那韦）
　　抗真菌药物（氟康唑、伊曲康唑、酮康唑）
　　大环内酯类抗生素（阿奇霉素、红霉素、克拉霉素）
　　左旋多巴
　　地高辛
　　乙醇
　　大麻
　　美沙酮

威胁生命的主要情况

- 如果患者处于意识丧失状态，**误吸**是最主要的威胁。

　　请记住晕厥通常仅持续数分钟。如果患者持续无意识状态（超过 5 min），则应诊断为昏迷，对患者的评估应该按照第 5 章所列内容进行。

- **心源性晕厥**（致死性心律失常或结构性心脏病）可能危及生命，必须在所有晕厥病例中考虑到这一诊断。

　　如果怀疑有心律失常，应该对患者进行心电监护，并应考虑将患者送往重症监护室（ICU）。其他可能产生晕厥并对生命具有潜在威胁的疾病包括胃肠道出血、肺栓塞、主动脉夹层和心肌梗死。

病床旁

快速视诊

患者看起来是良好（舒适）、病态（不舒服）还是危重（濒死状态）？

　　大多数晕厥患者病程短暂（意识丧失不超过 5 min），而且大多数患者意识恢复后很快就恢复正常。有些患者可能会出现轻度恶心、面色苍白、大汗，这些征象是低血压后的全身自主神经反应，但很快会恢复。

是否有头部或颈部外伤的外在征象？

　　晕厥后产生严重颅脑损伤比较罕见，但应注意检查。在大多数病例，晕厥前期预警症状的出现使患者能够避免严重摔伤。**心源性晕厥通常无征兆，更可能导致外伤。**

气道和生命体征

　　异常生命体征可以帮助您更轻松地对特殊病因性晕厥做出诊断（图 17.2）。

气道是否通畅？

　　如果患者仍然无意识，要确保患者左侧卧位，呼吸和血氧饱和度正常；当作昏迷来处理，除非另有证明。

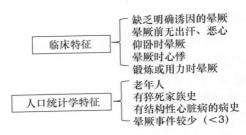

临床特征
- 缺乏明确诱因的晕厥
- 晕厥前无出汗、恶心
- 仰卧时晕厥
- 晕厥时心悸
- 锻炼或用力时晕厥

人口统计学特征
- 老年人
- 有猝死家族史
- 有结构性心脏病的病史
- 晕厥事件较少（<3）

图 17.2　"危险信号"提示何时考虑心源性晕厥的诊断

心率是多少？

心电图可以发现室上性或室性心动过速。如果患者血压过低，可请心脏骤停救治小组紧急会诊，并立即行电击复律治疗。

窦性心动过缓提示迷走神经介导的血管扩张性晕厥。在这种情况下，使患者仰卧后心率和血压会很快恢复正常，此时患者意识应该很快恢复。

血压是多少？

持续性低血压或明显的直立性低血压伴正常窦性心律或窦性心动过速，提示血容量不足。应用5%葡萄糖生理盐水静脉输注以恢复血容量，同时测量血细胞比容。必须排除胃肠道出血、主动脉瘤破裂和脓毒血症，虽然这些情况很少表现为晕厥。

如果发现高血压伴头痛、颈强直或意识水平改变，可能提示蛛网膜下腔出血。

体温是多少？

晕厥患者很少发热。如果有发热，多是由与晕厥发作无关的伴发疾病引起。如果未目击到晕厥发作而患者有发热，注意排除脑膜炎或脑炎伴发癫痫发作。

选择性采集病史

病史采集可能是床旁评估最重要的部分，应该询问患者和发病过程的目击者。注意发作前后即刻出现的症状和体征。

1. **这种情况以前是否发生过？**

　　如果发生过，询问患者以前发作后是否做出过明确诊断。

2. **患者或目击者回想在晕厥发作前瞬间正在做什么？（与晕厥特殊病因相关的常见症状见表 17.1）**

- 从卧位或坐位站起时发生的晕厥提示直立性低血压。
- 心悸或完全无前驱症状提示心律失常。
- 有眩晕、头晕、苍白、出汗、视物模糊和感觉周围声音减弱（如晕厥前期）是血管迷走神经性晕厥的高度特异性症状。
- Valsalva 动作（咳嗽、排尿、排便）期间或之后即刻发生的晕厥称为情境性晕厥，是由静脉回流的机械性阻断引起。
- 晕厥发作前一次或多次眩晕发作、复视、构音障碍、麻木、无力或共济失调，这些症状单独或联合出现，提示椎基底动脉供血不足。
- 发生在疼痛或静脉穿刺时出现的晕厥，提示反射性 / 血管迷走神经性晕厥。

3. **晕厥发作醒来时患者感觉如何？**

　　头痛在真正的晕厥中是不常见的，常提示蛛网膜下腔出血。持续嗜睡和意识模糊并不是真性晕厥的典型症状，提示可能为无目击者的癫痫发作或蛛网膜下腔出血。

4. **是否观察到颤抖动作？**

　　晕厥患者可以看到伴随意识丧失出现短暂的肢体颤抖动作（最多几秒钟），但如意识丧失伴有超过 30 s 的颤抖动作更可能是由癫痫发作引起的。

5. **患者是否有尿便失禁？**

　　如果发作时无目击者，有尿便失禁则高度提示癫痫发作。注意真性晕厥时也可出现尿便失禁。

6. **服用过什么药物？**

　　表 17.2 为能够引起晕厥的药物列表。

7. **患者是否有心脏病史？**

选择性体格检查

体格检查旨在寻找晕厥的病因。然而，此时寻找跌倒时损伤的证据同样重要。

一般体格检查

- 生命体征：
  - 此时需要重复检查，包括直立性体位试验
  - 舌咬伤，尤其是舌的侧缘（癫痫发作）
  - 瘀斑、擦伤、撕裂伤
- 颈部：颈强直（蛛网膜下腔出血）
- 心脏
  - 心脏杂音（二尖瓣、肺动脉瓣或主动脉瓣狭窄）
  - 心包摩擦音（心脏压塞）
- 泌尿生殖系统：尿失禁（癫痫发作）
- 四肢：触诊，寻找骨折的证据

处理

除心电图以外，没有常规用于评估晕厥的实验室检查。在大约 50% 的病例中，详细的病史询问、简单有针对性的检查（包括直立位血压）和心电图都是确定诊断所必需的，尤其是血管迷走神经性晕厥的病例。对于可能有血管迷走神经性晕厥和不能耐受直立位的患者，非药物治疗的策略是最有效的。患者将从有关病情的教育、识别和避免潜在诱发因素的教育中受益匪浅，并学习如何中止发作的相关操作（仰卧位，身体对抗动作包括双腿交叉、手臂拉紧或手紧握）。

若晕厥的原因不明，应进一步检查以排除心源性晕厥。由于心源性晕厥的发病率很高，在评估晕厥的原因时，必须考虑这种诊断。最能预测心源性晕厥的临床特征包括：年龄大于 60 岁、男性、已知有结构性心脏病、发作次数较少（既往少于 3 次）、仰卧时晕厥，以及在用力或运动中晕厥。

评估心源性晕厥的试验可能包括以下：

a. 超声心动图

b. 心电遥测

c. 动态心电图监测或事件监测

d. 倾斜床试验

e. 心脏电生理检查

f. 心脏应激试验

g. 冠状动脉造影术

（吴宗武　张楠楠　译　王淑娟　审校）

第 18 章

疼痛综合征

　　疼痛是许多患者的主诉。虽然疼痛可能由多种非神经系统病因引起，但本章将介绍 6 种神经系统特有的疼痛综合征的诊断和治疗。头痛已在第 15 章中介绍。疼痛的治疗，与基础病因无关，通常可以用适当的药物治疗，但只有明确引起疼痛的病变部位，并识别出特定疼痛综合征的病理生理学后，才能制订出合理的治疗方案。疼痛既可以是急性发作也可能是慢性病程，疼痛感受器和脊髓丘脑束致敏均可促进慢性疼痛的发生。图 18.1 描述了疼痛产生的可能部位和机制。本章将详细论述下列疼痛综合征：

- 复杂性局部疼痛综合征（complex regional pain syndrome，CRPS）[反射性交感神经营养障碍，灼性神经痛，持续性交感神经痛（sympathetically maintained pain，SMP）]
- 面部疼痛（三叉神经痛）
- 带状疱疹后神经痛
- 周围神经病
- 颈椎或腰椎神经根病
- 臂神经丛病 / 神经炎

值班电话

问题

　　首次接诊时询问的问题应该围绕疼痛综合征。疼痛的部位决定着下一步所要询问的问题，但是有些问题则与所有的疼痛综合征有关系。前 3 个问题可以通过电话询问，为病史记录

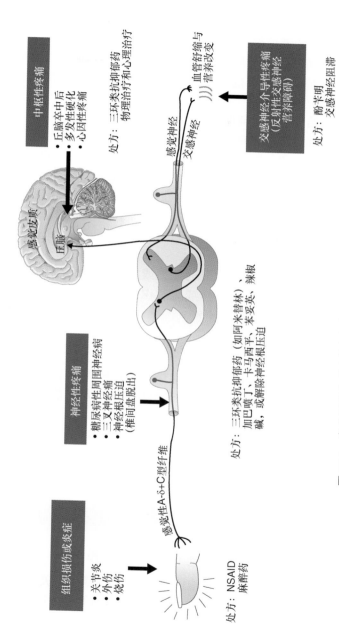

图 18.1　痛觉通路中疼痛的起源部位。NSAID，非甾体抗炎药

中枢性疼痛
- 丘脑卒中后
- 多发性硬化
- 心因性疼痛

处方：三环类抗抑郁药
物理治疗和心理治疗

交感神经介导性疼痛
（反射性交感神经
营养障碍）
血管舒缩与
营养改变

处方：酚苄明
交感神经阻滞

感觉皮质

丘脑

感觉神经
交感神经

神经性疼痛
- 糖尿病性周围神经病
- 三叉神经痛
- 神经根压迫
（椎间盘脱出）

处方：三环类抗抑郁药、
加巴喷丁、卡马西平、美妥英、辣椒
碱，或解除神经根压迫

感觉性 A-δ+C 型纤维

组织损伤或炎症
- 关节炎
- 外伤
- 烧伤

处方：NSAID
麻醉药

和体格检查做准备。

1. 疼痛发生的部位是哪里？

疼痛的部位是局限性的还是弥散性的？它是否对应于特定的解剖学分布范围或皮区分布？疼痛从一个部位向另一个部位放射吗？

2. 疼痛开始的时间是何时？

疼痛是突然出现的，还是随时间逐渐恶化？

3. 是否有外伤史、潜在的神经系统疾病或其他慢性疾病史？

举重或机械工作造成的急性损伤通常引起神经根痛。肢体外伤性损伤可能产生复杂性局部疼痛综合征（CRPS）。多种潜在疾病可以引起痛性周围神经病，包括糖尿病、酒精中毒；多种药物也可以引起。

4. 是否有危险信号？

是否有急性的或明显的无力或感觉缺失？有无肠道或膀胱功能改变？有无发热或无意识的体重下降？有无肿瘤或免疫受损性疾病的病史？

医嘱

不应该通过电话下达医嘱。虽然可以使用镇痛剂，但为了获取足够的病史和进行完善的体格检查，应尽可能首先评估患者的病情。

通知值班护士

"尽快到达病床旁。"

途中思考

根据疼痛部位考虑需要进行哪些鉴别诊断？

- **面部**：三叉神经痛、带状疱疹（眼或耳）、颞下颌关节障碍、不典型面部疼痛、颈动脉夹层、海绵窦血栓形成。
- **颈部**：风湿性关节炎、骨关节炎/脊椎病、椎间盘性疼痛、脑膜炎、蛛网膜下腔出血、椎动脉夹层、颈动脉夹层、肿瘤 / 肿物、紧张型头痛、肌筋膜痛。

- **腰背部：** 髓核突出、硬膜外脓肿、脊椎转移瘤、骨髓炎、骨关节炎 / 脊椎病、椎间盘炎、带状疱疹、肌肉韧带拉伤、强直性脊柱炎、腹膜后疾病（肿瘤、胰腺炎、溃疡、主动脉瘤等引起的牵涉痛）、肾结石、肾盂肾炎、压缩性骨折、骶髂关节综合征。
- **臂 / 肩部：** 颈椎神经根病、臂丛神经炎、缺血性心脏病、卡压综合征（肩胛上综合征、桡神经卡压、骨间综合征）、肌肉骨骼疼痛（关节内病变、滑膜炎、肌腱炎、骨折）、CRPS。
- **腿 / 臀：** 骨关节炎、糖尿病性肌萎缩、腰神经根病、多发性神经根病（巨细胞病毒、肿瘤）、椎管狭窄、腰丛病、肌肉骨骼疼痛（关节内病变、滑膜炎、肌腱炎、骨折）。
- **手 / 足（如痛性周围神经病）：** 获得性周围神经病（糖尿病、酒精中毒、HIV/AIDS、副蛋白血症 / 骨髓瘤、毒物暴露、淀粉样变性、副肿瘤）、多发性单神经炎、腕管综合征、遗传性神经病（Fabry 病、Tangier 病、显性遗传性感觉神经病）、CRPS、肌肉骨骼疼痛（关节内病变、滑囊炎、肌腱炎、骨折）、红斑性肢痛病。

威胁生命的主要情况

- **颈部疼痛：** 早期诊断如果漏诊可能导致严重残疾或死亡。这类疼痛综合征的病因包括颈动脉夹层、脑膜炎和蛛网膜下腔出血。
- **腰背痛：** 也可能是更危险疾病诊断的先兆，可能导致永久性残疾，如硬膜外脓肿、血肿或占位性病变。

病床旁

快速视诊

1. **患者是否看起来是急性病？**

呼吸急促、多汗、反应迟钝表明可能是内科疾病，这在考虑疼痛综合征之前应该关注。

2. **疼痛的严重程度如何？**

疼痛是主观感受，疼痛的耐受能力在个体之间有很大程度的不同。应询问患者严重程度，并需观察患者的疼痛相关行为。

生命体征

发热提示感染。呼吸急促可能意味着有潜在的内科疾患或者疼痛引起的反应性过度换气。急性疼痛常常伴有心动过速和血压升高。

选择性采集病史和查阅病历

1. **确定疼痛的特征。**

在打电话时需直接提问（哪个部位疼痛？什么时间开始疼痛？）。区分神经性疼痛和躯体性疼痛有一个策略，神经性疼痛通常被描述为烧灼样、锐痛或放电样疼痛。神经性疼痛可能由正常无害的刺激诱发，比如接触衬衫或淋浴喷洒（感觉迟钝、异常性疼痛）。躯体性疼痛通常用钝痛或隐痛来描述。还要询问有无放射性疼痛。

2. **缓解或加重疼痛的因素是什么？**

询问某些姿势是否会减轻或加重疼痛。例如，急性腰椎间盘突出通常在弯腰时疼痛加重，而痛性周围神经病多在休息时加重。

3. **患者的既往病史如何？**

当考虑诊断周围神经病时，应询问具体患病情况（如糖尿病），有无神经毒性物质接触史（化疗药物或酒精）。

任何外伤史都可能导致神经或神经根受压或 CRPS。恶性肿瘤可以通过肿块压迫或浸润神经产生神经痛。有卒中病史，尤其是在丘脑、延髓外侧部或顶叶，都可以引起中枢性疼痛综合征。

4. 患者目前服用了哪些药物？

选择性体格检查

一般体格检查

● **肌肉骨骼系统**：如果疼痛围绕关节部位时，则检查患处是否有炎症表现，触诊是否有压痛，并测试关节主动及被动活动度。脊柱叩诊检查是否有骨性病变，如骨折、感染或肿瘤性疾病等。如果有腰部或腿部疼痛，需做直腿抬高实验（图 18.2）。

● **皮肤**：皮疹可能伴有感染或药物反应。带状疱疹的小水疱可能出现在神经痛之前或之后。周围神经性疼痛或 CRPS 可引起脱发或营养障碍。

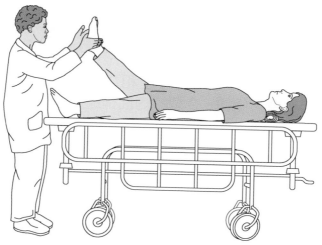

图 18.2 直腿抬高试验。患者仰卧位，医生依次抬高患者的每侧下肢。当牵拉神经根时出现疼痛为阳性试验。大腿后部肌肉拉伸样疼痛不是试验阳性。

● **腹部**：肝大可能提示长期酗酒。腹部或盆腔肿块可能引起背部或腿部牵涉痛。

神经系统检查

主要检查疼痛部位的运动和感觉。慢性感觉运动性神经病或局部神经卡压或压迫时，检查疼痛分布区的肌肉萎缩情况。感觉缺失的分布经常与疼痛区域相符。周围神经病和神经根病通常伴有反射减弱。接触诱发痛常提示存在 CRPS。

处理

个别疼痛综合征的管理将在后文讨论。然而，一些疼痛管理的一般原则适用于疼痛的任何对症治疗。根据疼痛的类型、部位或持续时间来调整治疗方案。特定的药物治疗仍是治疗的基石。但对于特殊病例，非药物治疗如经皮神经电刺激（transcutaneous electric nerve stimulation，TENS）、局部或区域麻醉阻滞或物理治疗可能有效。在慢性疼痛的管理中，心理支持尤为重要。

特定疼痛综合征

复杂性局部疼痛综合征 1 型和 2 型（1 型：反射性交感神经营养障碍；2 型：灼性神经痛）

临床表现

这种综合征通常发生在外伤后，最常见于肢体外伤。诊断 2 型需有明确的周围神经损伤。典型的表现是疼痛与刺激性伤害不成比例，持续时间超过正常恢复时间。经常有异位性疼痛、皮肤变化（如出汗、发红、皮肤光泽、头发和指甲异常）。远期可能出现关节固定和骨质疏松症。

诊断

主要根据临床症状诊断。三期骨扫描对诊断有益，但是在紧急状况下很少应用。

治疗

急性期，非甾体抗炎药（NSAID）（如布洛芬 400 ~ 800 mg，3 次 / 日）、皮质类固醇（如泼尼松 30 ~ 80 mg/d，分次给药）、抗癫痫药（如加巴喷丁最高剂量 1800 mg/d，分次给药）、抗抑郁药（如阿米替林，最高剂量 150 mg/d）；虽然没有明确的共识和数据，但是可考虑应用阿片类药物。物理或职业治疗需在门诊进行。转诊至疼痛管理科进行交感神经阻滞或脊髓刺激也可以考虑。

三叉神经痛

三叉神经感觉分支障碍通常发生于中老年人，但也可能发生于年轻人。病因尚不清楚，但需要排除的重要潜在诊断包括多发性硬化和占位性病变。曾有报道其病因是三叉神经节退行性变或纤维化所致。在某些病例中，三叉神经痛可能是因为三叉神经被肿瘤或血管压迫所致。

临床表现

单侧阵发性闪电样刺痛发生在三叉神经的一个或多个分支，多发生在第二或第三支（V2 或 V3）。发作可持续数秒到数分钟，随后可出现长达数分钟的不应期。也可能有轻度同侧副交感神经症状，如流泪和结膜充血。疼痛的频率从每天数次到每月 1 ~ 2 次不等。通常情况下，患者会描述诱发发作的触发因素，例如咀嚼、面部运动或轻触。患者可能会在绝望中避免进食、咀嚼或交谈，以免诱发疼痛发作。虽然患者可能因害怕引起发作而拒绝检查，但在疼痛的分布区通常没有客观的感觉缺失或减弱。

诊断

由于缺乏体征，三叉神经痛的诊断主要是以病史和症状为基础。鉴别诊断包括牙痛和鼻窦痛、其他脑神经痛和带状疱疹。带状疱疹（和带状疱疹后神经痛）多发生在三叉神经的第一支。出现小囊泡可以诊断为活动性疱疹感染。

治疗

卡马西平 200 ～ 400 mg，每日 2 次是一线治疗用药，可以缓解大部分患者的症状。**苯妥英、奥卡西平、加巴喷丁或拉莫三嗪**可能作为替代治疗。三叉神经节的放射外科手术可能会成功治疗难治性病例。

疱疹性神经痛（带状疱疹），带状疱疹后神经痛

临床表现

带状疱疹感染可引起单侧皮节样分布的神经性疼痛，被认为是由于感觉神经节细胞内潜伏病毒感染的重新激活（即童年时期的水痘）。发病率为 10% ～ 20%，多发于老年人和机体免疫力低下的人群。疼痛呈锐痛和放射样疼痛。胸部皮节是最常见的发生部位，其次是颈部，然后是腰骶部皮节。眼部带状疱疹是由于三叉神经第一支感染所致，在面上部和眼部出现疼痛性水疱（如果不治疗，可能会导致失明）。带状疱疹的皮疹出现在发热、不适和感觉迟钝的前驱症状后 1 ～ 4 天。3 ～ 4 天内水疱变成脓疱，之后 7 ～ 10 天内结痂。在正常宿主中，病变在 2 ～ 3 周内消退而无后遗症。然而，在免疫功能低下的宿主中，感染可能迁延不愈。

带状疱疹后神经痛为疱疹消退后 4 ～ 6 周出现的一种持续性疼痛，会出现于 10% ～ 20% 的带状疱疹患者中，且多出现在老年人和免疫功能低下的人群中。50% 的带状疱疹后神经痛患者疼痛在 2 个月内缓解，70% 的患者在 1 年内好转，而少数患者神经痛可能持续很多年。

诊断

临床可根据典型的单侧皮区分布的皮疹来确定诊断。疼痛、感觉减退和轻度感觉缺失应遵循相同的皮区分布。为确定

诊断，可请感染科和皮肤病科会诊。囊泡内可能含有多形核白细胞，刮片活组织检查可见到巨细胞及核内包涵体。水痘-带状疱疹病毒抗体滴度可能增加 4 倍。皮疹消退后的带状疱疹后神经痛是根据临床表现进行诊断，且也遵循皮肤分布特点。

治疗

1. 急性带状疱疹感染

免疫功能正常的患者给予阿昔洛韦 800 mg 口服，每 4 h 一次，持续 7 ~ 10 天；免疫功能受损的患者，阿昔洛韦 10 mg/kg 静脉注射，每日 3 次（每次 1 h 以上），连续 7 天，可缩短急性皮区疼痛的持续时间，并加速皮疹的愈合，但是不会降低带状疱疹后神经痛的发生率和严重程度。泛昔洛韦和伐昔洛韦也可应用。**泼尼松 60 mg/d 口服，连用 7 天，然后逐渐减量**，可减轻急性疼痛，并可降低带状疱疹后神经痛的发生率。但是，需要谨防将泼尼松用于免疫功能低下的患者。

2, 带状疱疹后神经痛

众所周知，这种情况治疗很困难，并且已经尝试了多种抗惊厥药和抗抑郁药。阿米替林 50 ~ 150 mg/d 口服，加巴喷丁 300 ~ 900 mg 口服 3 次 / 日，羟考酮 / 对乙酰氨基酚（Percocet）1 ~ 2 片，每 6 h 一次，可以减轻这种灼痛。已经证实利多卡因贴剂（5% 利多卡因）是一种有效的局部治疗方法。甲泼尼龙（60 mg）加上 3% 利多卡因（3 ml）鞘内注射也已证实对顽固性疼痛的患者有效。

周围神经病

临床表现

周围神经病为周围神经弥漫性病变引起的疾病。影响周围神经系统的全身性疾病首先影响最长的神经而产生症状。对称的袜套-手套样分布的感觉迟钝和感觉缺失是早期周围神经病的典型表现。患者可能将疼痛描述为灼痛、刺痛或压迫感。

可能对触摸敏感，且常首先影响足部，之后波及到手部。患者可能由于疼痛和（或）感觉缺失影响关节位置觉而导致步态障碍。

在检查时，注意最远端肌肉的萎缩、感觉缺失（振动觉可能最先缺失）、远端无力和反射减弱，尤其是踝反射。

诊断

临床诊断常常可以通过病史和体格检查获得。要询问是否有糖尿病史、饮酒史及用药史。职业史可提示是否有毒物接触史。

肌电图（EMG）和神经传导检查可以证实周围神经病的诊断，并可区分脱髓鞘和轴索损害。实验室检查应包括糖化血红蛋白和全套生化检查，包括肝和甲状腺功能检查，以及风湿性疾病筛查［红细胞沉降率（ESR）、抗核抗体（ANA）和类风湿因子（RF）］、血清蛋白电泳（SPEP）（筛查多发性骨髓瘤）、全血细胞计数（CBC）和血清维生素 B_{12}、B_6、B_1 水平。也可检查与乳糜泻相关的抗体，因为这是另一可能的病因。

治疗

1. 治疗任何潜在的代谢性或全身性疾病、恶性肿瘤，或者清除任何有害的神经毒素。
2. 疼痛性周围神经病的对症治疗包括抗惊厥药、抗抑郁药和（或）局部止痛剂。开始可给予**加巴喷丁 100 mg，每日 3 次**（老年患者从更低剂量开始），逐渐增量至每天 1800 ～ 3600 mg，分 3 次服用。也可应用**普瑞巴林 50 ～ 300 mg，每日 2 次**。抗抑郁药如阿米替林 25 ～ 100 mg/d 和度洛西汀 30 ～ 60 mg/d 是替代治疗方案。
3. 局部治疗时，使用 **Lidoderm 凝胶（5% 利多卡因）**或辣椒碱软膏（**0.075% ～ 0.25%**）。
4. 非药物治疗如经皮神经电刺激（TENS）和针灸可以作为补充治疗方案。

颈神经根或腰骶神经根压迫

临床表现

中枢性下腰背部或颈部疼痛伴下肢放射性疼痛常因神经根受压引起。在急性情况下，通常是由髓核突出引起，也可能是由于特定的物理事件引发，如举起重物或扭转。在没有急性损伤的慢性情况下，可能是由脊柱炎导致的神经孔狭窄所致。在适当的情况下，还必须考虑压迫性肿块、血肿或脓肿导致神经根受压。鉴别诊断包括颈部或背部肌肉劳损或无神经损伤的韧带扭伤，以及神经丛病和椎间盘源性疼痛（如纤维环裂隙）。神经根痛通常表现为手臂或腿部的放射痛，通常在神经根分布范围。受压时常伴有肌筋膜痛。椎间盘突出的患者，疼痛常因咳嗽或打喷嚏而加剧。腰椎间盘多向后外侧突出，颈椎间盘倾向于向中央突出。

诊断

腰神经根病的典型症状是从背部到腿部的放射性疼痛，常呈皮区分布。在急性期时，常因腰椎屈曲而加重。最常受影响的神经根是 L5（由 L4 ～ L5 椎间盘突出导致）和 S1（由 L5 ～ S1 椎间盘突出导致）。上腰椎神经根压迫较少见。在颈部区域，C5、C6 和 C7 是最常受累的神经根。高位颈椎受累或胸神经根病需要进一步排除肿瘤性疾病或神经纤维瘤病。表 18.1 列出了常见的颈神经根和腰骶神经根综合征的疼痛部位、感觉和反射的变化。另外，请参阅附录部分的**皮节和肌节图表**。通常可以从病史和检查中获得临床诊断。一定要检查疼痛分布区和受影响神经根的运动、感觉和反射功能。当考虑到腰骶神经根病的诊断时，应进行硬脊膜牵拉试验，如直腿抬高试验，可作为体格检查的一部分，将重现患肢的神经根痛（图 18.2）。颈椎或腰骶椎磁共振成像（MRI）检查是显示脊髓、椎骨、椎间盘和神经根的首选诊断检查手段。如果怀疑是肿瘤或感染性病变，应进行 MRI 增强扫描检查。

表 18.1	颈神经根和腰骶神经根压迫综合征的临床特征			
神经根	疼痛区域	感觉缺失	运动障碍	反射
C5	上臂外侧	上臂外侧	肩外展、内旋和外旋，肘屈曲	肱二头肌反射
C6	前臂外侧、拇指和示指	前臂外侧和拇指	肘旋后	肱桡肌反射
C7	肱三头肌、前臂中段和中指	中指	肘伸展和腕伸展	肱三头肌反射
C8	前臂内侧和小指	前臂内侧和小指	手指内收和外展	—
L4	膝盖到内踝	膝盖和腿内侧	膝关节伸展	膝腱反射
L5	大腿后部、小腿外侧和足背	足背	足和脚趾背屈	无
S1	大腿后部、小腿后部和足外侧	外踝后面、足底	足跖曲	跟腱反射

治疗

1. **保守治疗**通常能达到良好的治疗效果。可给予短疗程的消炎药（非甾体抗炎药，如**萘普生 500 mg 口服，每 12 h 一次**，或甲泼尼龙片）和物理治疗，重点是增强核心力量。如果有相关的肌筋膜痛，可给予短疗程的肌肉松弛药（**根据需要给予环苯扎林 5 mg 口服，每 8 h 一次**）。

2. 如果患者因疼痛而物理治疗有禁忌，或者保守治疗 6 周后仍持续疼痛，可考虑进行**硬膜外类固醇注射**治疗。

3. **手术干预**有三种适应证：①马尾综合征的证据（累及肠、膀胱）；②严重的神经功能缺损，如足下垂；③通过内科治疗仍无法控制的神经痛或无法逆转的神经功能缺损。

臂丛神经炎（特发性臂丛神经病、神经痛性肌萎缩、臂神经痛、Parsonage–Turner 综合征）

临床表现

这种罕见的综合征通常开始于腋窝、肩部和手臂的疼痛。肩部的疼痛可能会放射到手臂。有些患者受累神经的分布区有轻度感觉丧失。疼痛的急性期可能会持续数小时到数周，几天内肩带肌肉组织会出现无力和萎缩，主要影响 C5 和 C6 肌节（尽管任何神经都可能受到影响）。这种疾病是特发性和散发性的，男性比女性多 2 倍以上。大多数病例发生在 20 ～ 30 岁之后。该综合征可能发生在创伤、劳累、手术、感染或接种疫苗后，通常为单侧，很少是双侧的。它被认为是免疫介导过程的结果。固定肩部可能会导致"冻结肩（frozen shoulder）"。

诊断

相对快速发作的疼痛，继而出现无力是臂丛神经炎的典型临床表现。早期以疼痛作为疾病唯一主诉的鉴别诊断包括炎症性疾病、骨科疾病、颈神经根病和残留颈肋对神经根的压迫。肌电图和神经传导检查通常显示受影响的肌节失神经支配现象和感觉神经动作电位的波幅降低。在多达 25% 的患者中，未受影响的一侧也可能出现微小的体征。

治疗

由于臂丛神经炎的病因不明，目前还没有专门的治疗方法。温和的物理治疗和**被动的关节活动范围训练**可避免冻结肩，并可帮助恢复肌肉的力量。**布洛芬 600 mg 每 4 ～ 6 h 一次**可作为首选镇痛药物。也可在病程早期使用类固醇激素，**泼尼松 60 mg/d 口服**，逐渐减量。本病 90% 的患者恢复良好。若肌电图显示无自主运动单位，则预后较差。

（闫丽丽　译　王淑娟　玄丽慧　审校）

脑死亡

1981 年《统一死亡判定法案》（Uniform Determination of Death Act，UDDA）以两种方式界定死亡：①传统的死亡定义涉及循环和呼吸功能不可逆地停止；②整个大脑包括脑干的所有功能不可逆地停止，定义为脑死亡。在现代医学、重症监护、呼吸机出现的时代之前，脑死亡的概念并不存在。脑死亡与心脏死亡具有同样的法律地位，它使许多生命可以通过器官移植得到挽救。

脑死亡的临床意义

脑死亡的判断应准确、迅速地进行，以便：

1. 避免亲人承受长久的痛苦；
2. 避免将资源浪费在无法恢复的患者身上；
3. 使患者成为器官捐赠者。

脑死亡的判定应采用公认的医学标准。每个州都有不同的法律，每家医院对于脑死亡都有不同的政策。所有脑死亡判定程序必须包括以下步骤：

1. 必须有符合脑死亡诊断的影像学证据或病史证据。
2. 必须给予充分的时间以确保患者的情形是不可逆转的。
3. 必须排除所有混杂因素，包括药物副作用和代谢紊乱。
4. 供方的医生必须评估大脑和脑干的功能，进行详细的神经系统检查。
5. 必须进行呼吸暂停测试，记录是否缺乏呼吸动力。
6. 必须对能够进行的确认性测试作出规定，如果不能充分执行脑死亡判定程序的特定部分，就可以进行这些测试。

临床指南

严重的面部创伤、先前存在瞳孔异常、有药物中毒以及慢性 CO_2 滞留的患者，可能会限制执行脑死亡判定程序的能力。如果没有能力测量其水平，提供者至少应等待任何中枢神经系统（CNS）抑制剂的 5 倍半衰期时间。就酒精而言，法定的醉酒限度是一个很好的参考。接受神经肌肉阻滞治疗的患者在接受脑死亡判定程序之前，应进行 4 次训练以确认电刺激下的完整肌肉收缩。一次神经系统检查应足以判定脑死亡，但这必须符合当地法律。

脑死亡的临床诊断标准

1. 脑功能丧失

患者必须处于深度昏迷状态。不存在由脑组织介导的反射或反应。去脑或去皮质状态与脑死亡是不相符的。存在定位或回避反应与脑死亡不一致。包括三屈反射、深部腱反射和跖反射在内的脊髓反射和反应与脑死亡相符合。

2. 脑干功能丧失

a. 瞳孔

脑死亡患者，瞳孔大小可能为中等或扩大，圆形或不规则的，但双侧直接对光反射和间接对光反射均必须消失。

b. 眼球运动

在确保颈椎无活动受限后，应将头部轻轻左右转动并屈伸，注意不要使用医疗器械移动。在脑死亡患者中，转动头部不会产生眼球的运动。就好像是画在头上的眼睛，像老式洋娃娃的眼睛一样，这就是头眼反射消失。

检查确认鼓膜完整后，应用 50 ～ 60 ml 冷盐水分别灌洗双侧鼓膜。脑死亡时，眼球不应有任何运动，这是眼前庭反射消失。在做这个动作之前，把床调至 45°，这将引导半规管，以便在出现反应时允许眼球侧向运动。

冷盐水灌洗模拟同侧的脑干损伤。在脑干功能完好的昏迷患者中，冷盐水灌洗可促使眼球向灌洗侧平稳移动。两侧耳在测试之间应该留出一定时间让半规管内的内淋巴预热。

c. 面部感觉和运动反应

"角膜反射"检查是通过应用一缕棉签轻触双眼的角膜。对该动作不应有任何反应（如眨眼、做鬼脸等）。同样，对两侧眶上按压刺激也不应有反应。

d. 咽反射和气管反射

应该使用压舌板或抽吸导管轻轻刺激咽喉后部。在脑死亡中，对该动作应该没有反应（如呕吐反应）。此外，如果脑死亡，在气管内插管下方使用吸引管应该不会引起咳嗽。

3. 呼吸暂停

在脑死亡中，应该没有自主呼吸。在呼吸机的控制模式下，没有保留内在呼吸驱动的患者往往可以出现呼吸次数超过设定频率，这种"过度呼吸"可能是重症监护病房（ICU）环境中一些外部运动的结果，为呼吸机内的压力或流量触发后引起的呼吸运动。进行呼吸暂停测试（表19.1）以正式测试患者的呼吸驱动力。该测试是在大脑和脑干功能测试后进行的。在进行呼吸暂停测试之前，患者的体温至少要达到36℃，并且从血流动力学和氧合的角度来看，应被认为能够忍受撤机数分钟。这些患者常需应用加压药物滴注，并且在测试期间常需要对这些药物进行调整。在做呼吸暂停测试之前，应获得基线动脉血气（ABG）结果。如有必要，在试验前应调整呼吸机参数使 PCO_2 在正常范围内。在进行测试前进行预充氧有助于确保患者在测试过程中不会缺氧。

为了进行测试，患者必须与呼吸机断开连接。可以将切断鼻塞的鼻插管一端置于气管内插管内，以便进行被动氧合。操作者观察任何表明呼吸运动的胸壁运动。患者应撤机至少7 min，然后复查ABG，并给予重新上机。患者与呼吸机断开连接且无呼吸时，PCO_2 每分钟应上升约3 mmHg。

表 19.1	呼吸暂停测试程序

呼吸暂停测试	
先决条件	核心温度 > 36.0℃
	SBP > 90 mmHg
	体液平衡（先前 6 h 液体正平衡）
	正常 PCO_2（动脉 PCO_2 > 40 mmHg）
	正常 PO_2（预充氧至 PO_2 > 200 mmHg）
测试程序	确保患者已连接至脉搏血氧仪
	断开与呼吸机的连接
	将 100% 的氧气输送到气管
	监测呼吸运动
	在 7～10 min 时测量 PCO_2，然后重新连接到呼吸机
测试结果	如果注意到有呼吸运动，则测试为阴性
	如果 SBP < 90 mmHg 或患者出现心律失常或明显的血氧饱和度下降，则采集动脉样本，并中止测试
	如果 PCO_2 > 60 mmHg 且未观察到呼吸运动，则符合脑死亡标准

SBP，收缩压

如果患者血流动力学不稳定（收缩压 < 90 mmHg）或缺氧（脉搏血氧饱和度 < 90%），应终止测试。当患者与呼吸机断开连接时，没有自主呼吸运动且 $PCO_2 \geqslant$ 60 mmHg 时符合脑死亡。慢性阻塞性肺疾病（COPD）或肺气肿患者的基线 PCO_2 慢性升高，使这些 ABG 的解释变得复杂化，它们通常需要进一步的确认性测试。

确认性测试

完美的确认性测试不会有假阳性，它不会受到药物或代谢紊乱的影响。该测试将是安全、随时可用的，而且是标准化的，足以确定脑死亡。但是，临床实际操作时没有这样的测试存在。因此，接下来是可能的确认性测试列表。脑死亡是一种临床诊断。脑电图（EEG）等确认性测试对于宣布脑死亡并非是必不可少的，但国家法律或机构政策要求如此。在不能确定脑死亡临床诊断的情况下，需要进行确认性测试（图 19.1）。

- **血管造影术，即正规脑血管造影、计算机断层扫描血管造影（CTA）、磁共振血管造影（MRA）**：4 支血管的血管造影显示颅内血流完全缺失，证实了脑死亡的诊断。
- **经颅多普勒超声（TCD）**：速度分布图显示收缩尖峰，舒张期血流缺失或逆流，这与脑血流停止和脑死亡是一致的。
- **核医学检查**：脑灌注完全消失也可以通过放射性核素血管造影或单光子发射计算机断层扫描（SPECT）来确定。
- **EEG**：根据美国脑电图学会制订的指南，通过使用 16 通道增加增益设置的仪器，至少 30 min 的脑电图静默，可以证实大脑皮质死亡。如果存在任何脑电波形，则不能诊断为脑死亡。脑电图确认脑死亡对接受镇静剂治疗或中毒的患者也无效，因为它们可以直接抑制脑电活动。
- **躯体感觉诱发电位（SSEP）和脑干听觉诱发电位（SSEP 和 BAER）**：正中神经 SSEP 和所有 BAER 的丧失都见于脑死亡。

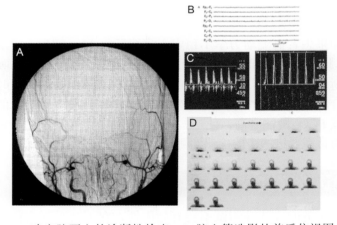

图 19.1　确定脑死亡的诊断性检查。A. 脑血管造影的前后位视图，显示颈内动脉岩段水平颅内循环完全停止，注意颈外动脉仍有血流存在。**B.** 脑电图显示脑电活动低平，而心脏仍有电活动。**C.** 经颅多普勒超声检查显示大脑中动脉具有逆向舒张血流（左图）或舒张血流消失（右图）的孤立收缩尖峰。**D.** 放射性核素脑灌注扫描显示脑血流完全消失

心理社会问题

死亡的情感和社会心理效应总是使存活下来的患者产生很大压力，这使得设立脑死亡的观念非常困难。与患者家属沟通脑死亡的概念和意义是至关重要的。这种沟通无论多么痛苦，都应该尽早开始，以便给家属时间适应这种情况。尽管一旦患者被合法宣布脑死亡后，停止生命支持通常不需要家属的同意，但他们的同意和理解极其重要。误解、丧亲之痛、情绪低落、宗教或道德信仰在某些情况下可能会导致家庭成员反对拔管。在这种情况下，可能需要由医学伦理顾问或神职人员进行第三方调解。

潜在器官捐献者的重症监护病房管理

尽管采用了机械通气和积极的生命支持措施，脑死亡最终还是会导致严重的内环境紊乱和心脏停搏。这种向多系统器官衰竭不可避免的进展，给管理潜在的器官供体带来了挑战，其目标是维持和优化移植器官的生存能力。

大多数发生脑死亡的患者可由于静息交感神经张力突然丧失而出现低血压，需要给予静脉升压治疗，其后很快出现尿崩症（diabetes insipidus，DI）（因为抗利尿激素分泌停止）。肾上腺素类血管升压药，如多巴胺或精氨酸加压素，在这种情况下均可引起外周血管收缩，都属于低血压的一线干预药物。在某些情况下，持续低血压会对甲状腺激素和糖皮质激素替代治疗产生反应，表明这些激素相对缺乏。

当脑死亡患者长时间使用呼吸机时，情况通常会恶化。低体温、难治性缺氧、弥散性血管内凝血、代谢性酸中毒、肾衰竭和成人呼吸窘迫综合征都可能发生。管理的关键是预防这些并发症。

重症监护病房内潜在器官捐赠者的管理方案

1. 插入中心静脉导管或两根大孔径外周静脉导管。

2. 插入动脉导管进行动态血压监测。

　a. 通过逐步干预将收缩压维持在或高于 100 mmHg：

　　（1）生理盐水 500 ml 静注（分 2 次给予，中间间隔 10 min）。

　　（2）多巴胺 800 mg 溶于 500 ml 生理盐水 [从 13 ml/h，5 mg/（kg·min）开始]，静点维持收缩压大于或等于 100 mmHg。

　　（3）如果在多巴胺治疗后出现难治性低血压（收缩压低于 90 mmHg）或快速型心律失常，则开始使用加压素（Pitressin）4 U/h。

　　（4）如果低血压对多巴胺和（或）静脉注射加压素无效，则应用甲状腺素（T$_4$）替代方案。

　　　● 给予静脉输液

　　　　i. 50% 葡萄糖（1 amp）

　　　　ii. 甲泼尼龙 1 g

　　　　iii. 普通胰岛素 10 U

　　　　iv. 左甲状腺素 20 mg

　　　● 如果血压对这些药物有反应，给予左甲状腺素 5 mg/h 持续静点（200 mg 加入 500 ml 生理盐水中，以 12.5 ml/h 静点），维持收缩压 > 100 mmHg。请注意，甲状腺素可诱发心律失常，特别是在年轻的低钾血症患者中。

3. 开始时静脉输注生理盐水，150 ～ 200 ml/h。

　a. 每 6 h 检测一次血钠水平

　　（1）如果血钠在 150 ～ 159 mmol/L，可选择 0.45% 盐水静点。

　　（2）如果血钠水平高于 160 mmol/L，需改用 0.25% 盐水静点。

4. 若血细胞比容低于 24%，需给予静脉输血。

5. 调节吸入氧气浓度和呼气末正压，以维持 PCO_2 > 100 mmHg 和血氧饱和度高于 92%。

6. 插入 Foley 导尿管，记出入量，每 2 h 检测一次尿比重。

　a. 如果 2 h 尿量大于 500 ml，尿比重为 1.005 或更低，则开始治疗尿崩症：

（1）给予水溶加压素 6 ～ 10 U 静脉推注。

（2）开始静脉给予加压素 2 ～ 4 U/h，以维持收缩压（SBP）
　　＞ 100 mmHg 和尿量＜ 200 ml/h。

（3）每小时监测一次，静脉输入 5% 葡萄糖液的毫升数应
　　等于尿液排出的毫升数。

7. 每 4 h 检测一次指尖血糖水平。

　　如果指尖血糖水平高于 140 mg/dl，开始给予胰岛素滴注
（100 U 普通胰岛素溶于 1000 ml 生理盐水中），从 20 ml/h
（2 U/h）开始，维持血糖在 80 ～ 120 mg/dl。

（皇甫春梅　侯晓强　译　王淑娟　审校）

第 3 部分
特定神经系统疾病

第 20 章

神经和肌肉疾病

　　患有神经肌肉疾病的患者通常表现为力弱、感觉缺失，或同时出现这两种情况。你的方法应首先关注定位问题，定位到疾病所涉及的周围神经系统的特定组成部分（例如，神经病变或肌病），然后再鉴别特定的疾病性质。表20.1列出了周围神经系统的主要解剖成分。

疑似神经肌肉疾病患者的诊断方法

病史

1. **明确力弱的形式**。近端无力提示肌病，远端无力提示神经病变。
2. **特定的感觉症状**。让患者确定具体涉及的区域和症状特征（感觉缺失或不愉快的感觉）。
3. **询问是否存在抽筋和肌肉颤搐（肌束震颤）**。这些症状指向运动神经元病［肌萎缩侧索硬化（amyotrophic lateral sclerosis，ALS）或肌肉疾病（肌病）］。
4. **询问有无疼痛**。疼痛可能与肌肉骨骼结构有关（如椎间盘突出），也可能是神经性或肌肉性病变。
5. **是否有自主神经受累？** 询问有无直立性头晕、无汗症、视物模糊、排尿不畅或尿失禁、便秘和性功能减退。这些症状可归因为自主神经病变。

体格检查

1. **确定患者是否有真正的力弱**。肌力下降需要除外疼痛和未用

表 20.1	神经肌肉疾病的基本解剖亚型	
解剖部位	运动和感觉缺失的典型模式	示例
运动神经元病	力弱、肌萎缩、肌束震颤；无感觉缺失；反射亢进伴肌萎缩侧索硬化（ALS）	肌萎缩侧索硬化、脊髓性肌萎缩、脊髓灰质炎
单神经根病	单神经根分布（皮节分布型）	椎间盘突出压迫 L5 或 S1 神经根
多发性神经根病	多神经根分布	马尾综合征、癌性脑膜炎
神经丛病	神经丛分布	急性臂丛神经炎
单神经病	单支周围神经分布	腕管综合征
多发性单神经病	多灶性病变累及数个不连续的周围神经分布区	血管炎、麻风病
多发性神经病	散在、对称的、远端手套-袜套样模式，远端反射减低	糖尿病性多发性神经病
神经肌肉接头疾病	波动性力弱，易疲劳感；无感觉减退；反射保留	重症肌无力
肌病	弥漫性近端肌肉无力；无感觉缺失；反射保留直至晚期	多发性肌炎、肌营养不良

全力所致。未用全力所表现的力弱动作不连续，并且倾向于突然放弃用力。

2. **画出感觉缺失分布图**。识别出弥漫性、远端感觉缺失（手套-袜套样模式），如多发性神经病（polyneuropathy）；局限于单神经根皮节区或周围神经的局灶性感觉缺失；或多灶性感觉缺失，提示多发性单神经病（mononeuropathy multiplex）或神经丛病（图 20.1）。

3. **检查反射**。深部腱反射消失提示累及周围神经。

4. **脱去患者衣服，检查是否有肌萎缩和肌束震颤**（不规则单肌肉颤搐）。这些发现提示下运动神经元病变。

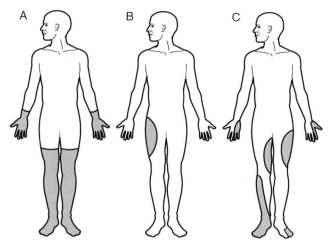

图 20.1　神经病变患者的感觉缺失模式。**A.** 多发性神经病：弥漫性手套-袜套样模式。**B.** 单神经病：局灶性累及单支周围神经的相应区域。**C.** 多发性单神经炎：多发、非对称性感觉缺失模式，对应多支周围神经

运动神经元病

　　脊髓前角细胞病变的临床特征是**力弱、肌肉萎缩和肌束震颤**的下运动神经元病变体征。这些体征可能单独出现，也可能与上运动神经元体征（反射亢进、跖反射阳性）联合出现，如肌萎缩侧索硬化。无感觉障碍。运动神经元病有如下几种不同的形式。

1. 肌萎缩性侧索硬化（ALS）

　　肌萎缩侧索硬化也被称为 Lou Gehrig 病，是最常见的运动神经元病。它是很容易识别的，表现为进展性力弱、肌肉萎缩、肌束震颤，以及上运动神经元受损体征。10% 的病例是家族性的。延髓麻痹（构音障碍、吞咽困难、呼吸困难）提示预后较差。确诊后的中位生存期为 3 年。肌萎缩侧索硬化为临床诊断，需要排除其他原因所致，并且有肌电图（EMG）上至少 3 个区域失神经支配的证据支持临床诊断。

2. 脊髓性肌萎缩

　　这种情况类似肌萎缩侧索硬化，但仅局限于下运动神

经元变性（即无上运动神经元受累体征）。典型的脊髓性肌萎缩在婴儿期或儿童期发病，但成人也会发生。与 ALS 相比，成年期发病进展缓慢，且多为遗传性。检测存活运动神经元 1（survival motor neuron 1，SMN1）拷贝数是可行的。Nusinersen（Spiranza®）是一种增加 SMN 拷贝数的反义寡核苷酸，于 2016 年获得美国食品和药物管理局（FDA）批准。

3. 多灶性运动神经病

这种情况是一种免疫介导的运动神经病，区别在于神经传导检查（NCS）中存在**传导阻滞**。病程持续很多年，而且力弱是不对称的；患者不经治疗会持续进展。高达 50% 的患者存在抗 GM1 抗体。静脉注射免疫球蛋白（intravenous immunoglobulin，IVIG）是主要的治疗方法，已被 FDA 批准应用。

4. 其他运动神经元病

这些疾病包括脊髓灰质炎（西尼罗病毒引起类似脊髓灰质炎的疾病）、遗传性神经变性疾病和代谢性全身贮积障碍。

诊断

对疑似运动神经元病的诊断性检查应包括：肌电图 / 神经传导检查、血清电泳、血清免疫固定电泳、定量免疫球蛋白和抗 GM1 抗体水平。应考虑颈椎磁共振成像（MRI）和腰椎穿刺（LP）。对含副蛋白的患者，可能需要进行骨髓活检。

治疗

肌萎缩侧索硬化是无法治愈的，但是**每天 2 次的利鲁唑**（一种谷氨酸拮抗剂）**50 mg 口服**，可以减缓疾病的发展。其他药物的临床试验正在进行中。多灶性运动神经病患者可通过**每 2 ～ 4 周给予 0.5 ～ 1.0 g/kg IVIG** 的治疗得到改善。

单神经根病和多发性神经根病

典型的单神经根病通常由椎间盘突出和神经根压迫引起，

表现为疼痛按神经根分布，在第 18 章已讨论。多发性神经根病累及多个腰骶神经根（马尾综合征），表现为腰痛、泌尿系统功能障碍和步态异常。

神经丛病

引起弥漫性臂神经丛或腰骶神经丛损伤的疾病，可以导致某一肢体的局部运动、感觉和反射异常。鉴别此类综合征的关键是发现单神经根或单支周围神经病变无法解释的功能障碍形式。肌电图和神经传导检查有助于确诊和定义该类综合征，力弱症状在神经丛病中比压迫性神经根病更为严重。臂神经丛和腰骶神经丛的解剖见附录。

臂神经丛病

上臂神经丛损伤（起源于 C5 ～ C7）导致肩胛和上臂肌肉无力和萎缩（Erb 麻痹）。下臂神经丛损伤（由 C8 和 T1 引起）会导致前臂和手的无力、萎缩和感觉缺损（Klumpke 麻痹）。臂神经丛病的主要原因包括以下几方面：

1. **外伤**

2. **特发性臂丛神经炎（Parsonage-Turner 综合征）**

这种非特异性症状表现为肩膀和手臂突然疼痛；当疼痛消退 2 ～ 4 周后，肌无力和肌肉萎缩变得明显。

3. **肿瘤浸润**

转移性疾病和神经纤维瘤是最常见的。

4. **放射神经丛病**

针对淋巴瘤或乳腺癌进行的高剂量放射治疗可导致 1 ～ 5 年后发生无痛性进行性臂神经丛病。肌纤维颤搐（不规则的蠕虫状肌肉运动）可能是一个显著的特征。

5. **颈肋或颈带（胸廓出口综合征）**

这种罕见的情况是由于臂神经丛的下干在经过异常的第一颈肋或未发育的第一肋时受到压迫而引起。患者主诉在搬运重物或将手臂举过肩平面时，手和前臂内侧 C8 ～ T1

分布区疼痛和感觉异常。手术减压在少数情况下可能有用。

腰骶神经丛病

单侧腰骶神经丛病是罕见的。主要的诊断考虑因素包括特发性神经炎、糖尿病性梗死，以及腹膜后脓肿、出血或肿瘤引起的压迫。

诊断

在许多病例中，臂神经丛或腰骶神经丛病的病因很明显（如外伤或放疗）。如果没有特殊原因，就应该考虑行胸部和颈椎X线片、腰椎穿刺（LP）、神经丛MRI或CT检查。

治疗

物理治疗可以帮助加速神经功能恢复，减少肌肉萎缩，防止挛缩。

单神经病

单神经病是由单个神经的损伤、压迫或卡压引起，通常发生在特定的部位。有多种不同的综合征。

腕管综合征

腕管综合征是单神经病最常见的原因；它是由于腕部正中神经受到压迫而引起，通常表现为腕部疼痛和前三个手指的麻刺感。疼痛可放射到肘部的近端，而且几乎总是在夜间加重。检查可显示Tinel征（用锤子敲打手腕时，疼痛放射到前三指）。大鱼际肌萎缩和远端正中神经分布区的持续感觉缺失是晚期的表现（图20.2）。危险因素包括重复性"过度使用性"损伤、甲状腺疾病、怀孕、肢端肥大症、糖尿病和淀粉样变性。

诊断

肌电图和神经传导检查显示，腕部正中神经的感觉和

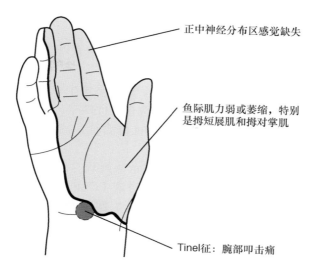

正中神经分布区感觉缺失

鱼际肌力弱或萎缩，特别
是拇短展肌和拇对掌肌

Tinel征：腕部叩击痛

图 20.2　近端正中神经病所致的感觉和运动受累情况。注意腕管综合征不会影响鱼际肌的感觉

（或）运动传导速度减慢。神经超声是一种辅助诊断检查。进行甲状腺功能检查（thyroid function test，TFT）和空腹血糖水平测定，以筛查甲状腺功能减退和糖尿病。

治疗

轻微的疾病可采用中立位至 20°的腕式夹板治疗，更严重的疾病可采用手术减压。通过特殊的专业器械可以减少腕部的重复性压力。

面神经麻痹（贝尔麻痹）

面神经麻痹（贝尔麻痹）是最常见的颅脑单神经病变。患者表现为急性单侧面瘫，同样累及前额和面部下半部分。这种疾病被认为是由面神经管内的第 7 对脑神经发炎引起。在一些患者中，可以发现先前的病毒感染，约 25% 的病例伴有同侧耳部疼痛。如果面神经损伤位于面神经管内鼓索近端，则味觉丧失发生在同侧舌前 2/3 处。85% 的病例可完全或接近完全恢复。

诊断

大多数病例为特发性（贝尔麻痹）。检查的重点应该是寻找表现为面瘫的其他可治疗疾病的体征：

- 听力减退或角膜传入反射减退，提示脑桥小脑角肿瘤（如听神经瘤），可通过钆增强 MRI 检查进行排除。
- 外耳道的疱疹提示 Ramsay Hunt 综合征，这是由同侧膝神经节的带状疱疹病毒感染引起。
- 发病前有环状皮疹或蜱叮咬提示莱姆病。确定诊断需要血清莱姆病抗体效价和 LP 检测脑脊液（CSF）莱姆病抗体。
- 间质性肺病合并肺门淋巴结肿大、眼葡萄膜炎或腮腺炎，可能是神经结节病的诊断线索。CSF 检查可有脑脊液淋巴细胞增多，确诊需要进行病灶部位的活组织检查。

治疗

泼尼松 80 mg/d 口服 5 天，随后 7 天的逐渐减量治疗，可以加快特发性 Bell 麻痹的恢复。Ramsay Hunt 综合征的治疗除了应用泼尼松外，还要用**阿昔洛韦 800 mg 口服，每日 5 次，服用 7 天**。在发病 7 天内开始治疗，完全恢复的可能性增加。莱姆病（见第 22 章）和神经结节病（见第 21 章）的治疗将在其他部分进行讨论。眼睑不能完全闭合的患者应使用护眼软膏（如 Lacri Lube）和夜间戴有保护作用的眼罩以防角膜擦伤。

其他常见的神经卡压综合征

出现于特定部位的其他卡压综合征所涉及的神经如下：

- 肘部的尺神经（肘管综合征、迟缓性尺神经麻痹）
- 旋前圆肌处的正中神经（旋前圆肌综合征）
- 位于肱骨桡神经沟的桡神经（周六晚麻痹）
- 位于闭孔的闭孔神经（分娩）
- 位于腓骨头处的腓神经（交叉腿、全髋关节置换和手术错位）
- 股外侧皮神经（感觉异常性股痛）
- 跗管处胫后神经（跗管综合征）
- 颈后三角的副神经（外科颈部剥离术）

多发性单神经病

在不同部位影响多个周围神经的疾病会导致多发性单神经病。存在**不对称和多灶性的运动、感觉和反射缺失**是识别该综合征的关键。患者的病史可能为亚急性、逐步进展的。多发性单神经病的鉴别诊断包括以下：

- 血管炎：结节性多动脉炎是最常见的与此相关的血管炎。系统性红斑狼疮、类风湿关节炎和冷球蛋白血症也可能引起这种情况。
- 糖尿病
- 麻风病
- 结节病
- HIV 感染
- 淋巴瘤
- 莱姆病
- 遗传性压迫易感性麻痹
- 多灶性运动神经病（单纯运动）
- 慢性炎性脱髓鞘性多发性神经病（CIDP）

诊断

最初的血液检查应包括空腹血糖水平和 Chem-20 筛查、全血细胞计数（CBC）、红细胞沉降率（ESR）、抗核抗体（ANA）、类风湿因子（RF）、抗中性粒细胞胞质抗体（ANCA）、HIV 检测、肝炎血清学、冷球蛋白和血清血管紧张素转化酶（ACE）活性。还应该考虑进行腰椎穿刺检查以除外炎症性疾病（如CIDP、神经结节病）和癌性脑膜炎。多灶性病变常需进行 EMG 和 NCS 检查以证实诊断。通常需行肌肉或神经活检，以除外血管炎、结节病、麻风病和淋巴瘤。如果没有风湿性疾病，血管炎性神经病可能提示潜在的恶性肿瘤。

治疗

治疗是针对原发疾病的治疗。

多发性神经病

典型的多发性神经病患者表现为进行性**远端、对称性感觉运动缺失和反射降低**。通常情况下，首先累及体内最长的神经，导致呈手套–袜套样分布的症状和体征（图 20.1）。感觉障碍通常是首发症状，肌无力出现较晚或者根本没有。

可引起周围神经病的病因很多（表 20.2），而且很难确定一个确切的原因。**有组织的、循序渐进的方法是必不可少的。考虑以下要点有助于缩小可能的病因，并帮助筛查最常见和最重要的（即可治疗的）病因。**

对多发性神经病患者的临床处理

诊断

1. 病史
   - 这种神经病是急性的还是慢性的？急性多发性神经病（吉兰–巴雷综合征）在第 16 章已讨论。
   - 仔细地询问一系列问题，以确定一个明显的病因。询问有关糖尿病、肾病、HIV 感染、目前的药物治疗、饮酒、潜在的毒物接触和家族史等情况。大多数多发性神经病是既往疾病的并发症、药物治疗的不良反应或酒精中毒引起。
   - 症状有波动吗？波动提示慢性脱髓鞘性神经根神经病（CIDP）或反复暴露于毒素。

2. 检查
   - 确定所涉及的主要系统。大多数神经病是感觉运动性的，以感觉成分为主。确定以运动为主、单纯感觉或特别疼痛的神经病有助于显著减少鉴别诊断的范围（表 20.3）。
   - 确定检查结果是否不对称。斑片样和不对称的运动、感觉和反射消失提示多发性单神经病或多发性神经根病（见前面的讨论）。
   - 检查有无可触及的增大的神经。虽然这是少见的，发现

表 20.2	多发性周围神经病的病因

代谢及内分泌障碍性疾病
　糖尿病[a]
　肾衰竭[a]
　肝衰竭
　卟啉病
　甲状腺功能减退
　危重症多发性神经病[a]

维生素缺乏状态
　脚气病［维生素 B_1（硫胺素）缺乏症］
　维生素 B_6（吡哆辛）缺乏症
　维生素 B_{12} 缺乏症
　复合维生素 B 缺乏症
　糙皮病（烟酸缺乏症）
　维生素 E 缺乏症
　铜缺乏症（也会导致脊髓病）

毒素和毒物
　乙醇
　重金属：砷、铅、汞、铊
　有机和工业溶剂：二硫化碳、烷化物、丙烯酰胺、甲基正丁酮
　维生素 B_6 过量
　氧化亚氮（也可引起骨髓病）

药物
　抗生素：氨苯砜、呋喃妥因、异烟肼、乙胺丁醇、甲硝唑、HIV 核苷类似物、利奈唑胺、氟喹诺酮类药物（有争议）
　抗心律失常药：胺碘酮、普鲁帕酮
　化疗药物[a]：长春花生物碱、铂类、紫杉烷类、伊沙匹隆、硼替佐米，甲磺酸艾立布林、沙利度胺、西妥昔单抗、三氧化二砷
　氯喹（也可引起肌病）
　秋水仙碱（也可引起肌病）
　D - 青霉胺
　双硫仑
　金制剂
　来氟米特、特立氟胺

锂

鬼臼树脂

维生素 B_6

苯妥英

他汀类药物

他克莫司

免疫性或副蛋白介导性疾病

急性炎性多发性神经病（吉兰-巴雷综合征）[a]

慢性炎性多发性神经病（慢性炎性脱髓鞘性多发性神经病）[a]

副肿瘤性疾病（累及感觉运动或单纯感觉受累）[a]

多发性骨髓瘤

抗髓鞘相关糖蛋白抗体介导的疾病

淀粉样变性

淋巴瘤合并副蛋白血症

单克隆免疫球蛋白病

冷球蛋白血症

胶原血管病（系统性红斑狼疮、风湿性关节炎等）

结节病

Waldentröm 巨球蛋白血症

乳糜泻

遗传性疾病

Charcot-Marie-Tooth 病 [a]

Refsum 病

贮积性疾病（异染性脑白质营养不良、肾上腺髓质神经病等）

遗传性代谢酶缺陷

感染性疾病

HIV 感染 [a]

巨细胞病毒感染

麻风病

莱姆病

西尼罗病毒感染

Zika 病毒感染

[a] 常见

表 20.3	有助于缩小周围神经病可能病因的特征：除远端轴索性神经病以外的其他综合征
单纯（或主要是）运动神经病	淋巴瘤、多灶性运动神经病（有或无抗 GM1 抗体） 中毒：氨苯砜、铅、有机磷酸盐 卟啉病 吉兰-巴雷综合征 蜱性麻痹 白喉
单纯（或主要是）感觉神经病 [a]	急性特发性感觉神经病 原发性胆汁性肝硬化 干燥综合征 糖尿病 人免疫缺陷病毒感染 麻风病 遗传性感觉和自主神经病 尿毒症 副肿瘤性感觉神经节神经炎（抗 Hu、ANNA-1 抗体） 中毒因素：铊、维生素 B_6 中毒、铜缺乏
可触及增粗的神经	遗传因素：Charcot-Marie-Tooth 病、Dejerine-Sottas 病、Refsum 病、神经纤维瘤病、遗传性压迫易感性麻痹 麻风病 慢性炎性脱髓鞘性多发性神经病
脱髓鞘性神经病	免疫因素：吉兰-巴雷综合征、慢性炎性脱髓鞘性多发性神经病、副蛋白血症、抗 MAG 抗体 中毒因素：白喉、沙棘毒素、胺碘酮、哌克昔林 遗传因素：Charcot-Marie-Tooth 病 I 型、贮积病、遗传性压迫易感性麻痹 副肿瘤性因素：骨硬化性多发性骨髓瘤

MAG，髓鞘相关糖蛋白。
[a] 通常细纤维感觉缺失（痛觉、温度觉）伴明显的自主神经功能障碍

增大的神经可以帮助确定诊断（见表20.3）。

3. **电生理诊断性检查：肌电图和神经传导检查**
   - 确定神经病变是轴索性还是脱髓鞘性。电生理诊断是鉴别的关键，可以帮助缩小鉴别诊断范围。远端轴索性感觉运动神经病是最常见的。脱髓鞘性神经病的鉴别诊断范围更小（见表20.3）。

处理

- **多发性神经病的实验室检查**
  1. 如果存在明显的神经病的病因（如长春新碱化疗后），可能不需要进一步检查；否则，继续进行下面的步骤。
  2. 应进行以下初步的实验室检查：快速葡萄糖和全生化检查，包括肝功能检查（LFT）、全血细胞计数（CBC）、甲状腺功能检查（TFT）、初始风湿病学筛查（ESR、ANA、Sjögren抗体、RF）、血清蛋白电泳和维生素 B_{12} 水平。
  3. 其他需要考虑的检测包括腰穿、尿液中副蛋白的检测、血清免疫固定电泳、定量免疫球蛋白、尿液中的重金属检测、基因测定（Charcot-Marie-Tooth病）、特殊抗体检测（抗Hu、抗GM1、抗MAG和抗硫苷脂）、骨髓活检，以及HIV、巨细胞病毒（CMV）、莱姆病抗体、麦醇溶蛋白和组织谷氨酰胺转移酶、其他维生素水平（维生素 B_6 和E）、ANCA、ACE水平、同型半胱氨酸/甲硫氨酸水平（维生素 B_{12} 缺乏症）的检测。
  4. 神经和肌肉活检偶尔有助于确认几个特定的诊断（表20.4），在评估多发性单神经病时最有用，但不常规进行。

神经病的特殊原因

- **糖尿病：**

  糖尿病是世界范围内神经病最常见的病因。神经病可能有几种不同的形式，并且一个人可能有不止一种类型。
  1. **远端轴索性感觉运动神经病**，最常见。通常以感觉症状（细纤维）为主，包括疼痛性感觉减退。

表 20.4	通过神经活检可以诊断的周围神经病病因

血管炎

麻风病

淋巴瘤

巨细胞病毒（引起多发性神经根病或多发性单神经病）

贮积病（MLD、AMN、Krabbe 病）

淀粉样变性

免疫介导疾病（IgM 和补体沉积）

AMN，肾上腺髓质神经病；IgM，免疫球蛋白 M；MLD，异染性脑白质营养不良

2. **自主神经病，**常合并轴索性细纤维感觉神经病。症状包括无汗症、直立性低血压、性无能、胃轻瘫、肠和膀胱功能障碍。

3. **单神经病，**可以发生于神经缺血或卡压引起的疾病（如腕管综合征）。

4. **多发性单神经病**

5. **糖尿病肌萎缩（神经根丛神经病），**表现为近端钝痛、酸痛，随后出现不局限于神经根、神经丛或神经支配区域的不对称性下肢近端无力和萎缩。在这些患者中，潜在的远端糖尿病性神经病通常很少。

- **乙醇**

　　慢性乙醇中毒是轴索性感觉运动神经病的常见原因，表现为明显的远端感觉异常和麻木；叠加维生素 B_1 缺乏症可引起亚急性进展性肌无力和失衡。补充复合维生素 B 和戒酒可以改善病情。

- **尿毒症**

　　肾衰竭常导致远端轴索性感觉运动神经病，伴有明显痉挛和感觉迟钝。透析或肾移植可使病情好转。

- **慢性炎性脱髓鞘性多发性神经病（CIDP）**

　　CIDP 表现为慢性复发性感觉运动性多发性神经病，或罕见情况下，表现为多发性单神经病。脑脊液蛋白升高、肌电图或神经传导检查显示脱髓鞘模式可证实诊断。典型

表现为近端和远端力弱。在某些病例，可出现浆细胞恶性增高或副蛋白。**IVIG（起始治疗 2.0 g/kg，然后每 2 ~ 4 周 1.0 g/kg）是主要的治疗方法**，这种方法得到 FDA 的批准。**泼尼松的起始剂量为 60 mg/d**，是一种二线的替代治疗。**血浆置换、硫唑嘌呤 150 mg/d 和利妥昔单抗**是其他的二线治疗选择。

- **副蛋白相关神经病**

  这些神经病可导致脱髓鞘或轴索性感觉运动神经病。80% 的脱髓鞘病例脑脊液蛋白升高。该蛋白可通过血清或尿蛋白电泳或免疫固定电泳识别。IgM 蛋白不常见，但如果出现更容易产生神经病。IgA 和 IgG 蛋白与神经病的相关性较低，POEMS 综合征和淀粉样变性可能具有相关性。骨髓活检可能有助于识别 2/3 的浆细胞病病例；在其余患者中，多发性骨髓瘤（12%）、淀粉样变性（9%）、淋巴瘤（5%）、白血病（3%）或 Waldenström 巨球蛋白血症（2%）可能被确诊。**泼尼松 40 ~ 100 mg/d 或硫唑嘌呤 150 mg/d** 可能对一些患者有益；**血浆置换、利妥昔单抗和 IVIG** 是其他治疗选择。如果存在严重的感觉性共济失调和失衡，则 IgM 单克隆抗体，包括抗髓鞘相关糖蛋白（anti-MAG）抗体和利妥昔单抗，是首选治疗方案。

- **危重症多发性神经病**

  这种多发性神经病与败血症和多系统器官衰竭有关。通常表现为无法脱离机械通气。肌电图 / 神经传导检查可发现严重的轴索性感觉运动神经病。目前还没有特殊的治疗方法，但如果患者存活，康复是可能的。

- **副肿瘤性神经病**

  副肿瘤性神经病最常表现为轴索性感觉运动神经病，但也可表现为长纤维型纯感觉神经病、脱髓鞘性感觉运动神经病或单纯运动神经病（常见于淋巴瘤）。该病和其他副肿瘤综合征（见第 23 章）是由周围神经的自身免疫反应介导的。

- **遗传性神经病**

  除 Charcot-Marie-Tooth 病外，这些神经病都不常见。

Charcot-Marie-Tooth 病有两种形式：Ⅰ型（脱髓鞘型）和较少见的Ⅱ型（轴索型）。该病最常见为常染色体显性遗传，具有从一代到下一代的表达变异。患者表现为隐匿的下肢远端无力和萎缩（鹳腿畸形）、高弓足和轻微的感觉症状。已知该病为多基因缺陷疾病。

神经病患者的一般治疗

1. 停用任何潜在的神经毒性药物，即使这些不是主要原因（见表 20.2）。

2. 治疗神经性疼痛可用**加巴喷丁（300 ～ 3600 mg/d）**、三环类抗抑郁药（**去甲替林 10 ～ 25 mg/d**）、普瑞巴林（**50 ～ 100 mg，3 次 / 日**），或选择性 5- 羟色胺再摄取抑制剂度洛西汀（**20 ～ 60 mg，1 次 / 日**），或非典型疼痛制剂曲马多（**50 mg，1 次 / 日，至 100 mg，4 次 / 日**）；除难治性病例外，一般避免使用麻醉药品。

3. 中、重度功能障碍的患者开始时进行作业治疗和物理治疗，通过步态和平衡训练防止挛缩，矫形器和辅助装置能够缓解严重残疾。

4. 皮肤护理对于有严重感觉神经病的患者很重要，可以预防营养性溃疡、感染和神经性关节（Charcot 关节）。

5. 自主神经病可能需要矫治直立性低血压（**氟氢可的松 0.1 ～ 0.3 mg/d**，或米多君 **2.5 ～ 10 mg，2 ～ 3 次 / 日**，或屈昔多巴 **100 ～ 600 mg，3 次 / 日**）或胃轻瘫（**甲氧氯普胺 5 ～ 10 mg，3 次 / 日**）。

神经肌肉接头疾病

重症肌无力和**肉毒杆菌毒素中毒**都可导致呼吸衰竭，我们已在第 16 章讨论。

Lambert-Eaton 肌无力综合征（LEMS）是一种由针对突触前神经末梢的电压门控钙通道抗体引起的自身免疫性疾病，可导致神经肌肉传递障碍。许多病例为副肿瘤性，且多为小细胞肺癌。最初表现为近端肢体无力。也可发生下肢反射减退、肌痛、口干和性无能，但不发生复视、吞咽困难和呼吸困难。通过重复神经电刺激（10 Hz）的增量反应和支持抗体滴度来诊断该病。**3,4- 二氨基吡啶 20 mg 3 次 / 日（二氨吡啶）**可改善肌无力和疲劳，是唯一 FDA 批准的治疗。溴吡斯的明、血浆置换和 IVIG 也可以尝试。

肌病

肌肉疾病通常导致**近端、对称性无力**，不伴感觉缺失或者肠道或膀胱症状。患者可能会抱怨肢体难以达到头顶上方、难以从椅子上站起来，或难以爬楼梯。

询问疑似肌病患者的问题

1. 患者是否有肌肉疼痛或压痛，提示肌肉炎症或坏死？
2. 患者是否注意到尿液颜色变暗，呈可乐色（肌红蛋白尿）？
3. 肌无力是否因活动而出现症状波动或恶化，提示重症肌无力或周期性瘫痪？
4. 有感觉异常或肠道、膀胱功能障碍的症状吗？（如有这样的症状不考虑肌病）
5. 曾出现过新的心脏症状吗？（许多疾病影响骨骼肌和心肌）

检查

1. 以分布图表示出肌无力的类型（近端与远端比较）。大多数肌病引起近端无力，除外肌强直性营养不良、包涵体肌炎和少见的遗传性病因。
2. 检查有无肌强直（随意收缩或叩诊后肌肉持续收缩），可以通过握手、用力闭眼或肌肉叩诊来检查。
3. 检查肌肉有无触痛。
4. 让患者露出身体以评估肌肉的萎缩类型。

处理

诊断性检查

1. **初步实验室检查**：肌酸激酶（CK）水平、20 种化学成分筛选、甲状腺功能检测、红细胞沉降率、心电图（ECG）。
2. **EMG/NCS**：肌病患者针极肌电图显示异常、短时限、低振幅、多相性运动单位电位，以及伴有过低振幅干扰相的运动单位快速募集反应（见第 3 章）。
3. 可能需要**肌肉活检**来确定诊断。
4. **其他需要考虑的检测**包括 ACE 水平、血清皮质醇水平、血清和脑脊液的乳酸水平（线粒体肌病）、基因检测（肌病和肌强直性营养不良）和毒物学筛查。

肌病的病因

肌病的病因可分为五大类：**炎症性、内分泌性、中毒性、遗传性和感染性**。

1. **炎症性肌病**
   a. **多发性肌炎**

   这种炎症性自身免疫性肌肉疾病主要表现为肢体近端慢性、复发性无力。虽然眼肌和面部几乎没有受到影响，但咽部和颈部无力是常见的（约占 50% 的患者）。心肌病、肺间质性疾病和其他系统性自身免疫性疾病（如系统性红斑狼疮、克罗恩病）在大部分患者中也有发现。孤立性多发性肌炎是高度不典型的。

   （1）诊断：几乎所有病例 CK 水平均升高，肌电图显示节段性肌肉坏死伴去神经支配的肌病表现。肌肉活检显示肌内膜淋巴细胞浸润、肌纤维坏死和萎缩、结缔组织沉积。

   （2）治疗：泼尼松每天 60～100 mg，可使大多数患者在 2～3 个月内得到改善，在病程早期最有效。硫唑嘌呤每天 1～3 mg/kg 或甲氨蝶呤每周 25～50 mg 可用于类固醇无反应者的疾病抑制。

b. 皮肌炎

皮肌炎与多发性肌炎相似，但可在肌无力之前或伴随肌无力出现特征性皮疹。皮肤表现包括上眼睑的淡紫色（淡蓝色）皮疹、面部和躯干的红疹、指关节上的紫色鳞屑疹（Gottron 丘疹），以及皮下钙化。

（1）诊断：肌肉活检的表现不同于多发性肌炎，表现为血管周围炎症和筋膜周围肌萎缩。在发病年龄较晚时，应谨慎进行恶性肿瘤筛查。

（2）治疗：治疗方法与多发性肌炎相同。

c. 包涵体肌炎

与多发性肌炎的不同之处在于，它倾向于产生远端、不对称性肌无力，主要发生在老年人，并且对类固醇反应较差。肌肉活检显示边缘空泡和胞质内含淀粉样蛋白的嗜酸性包涵体。手指屈肌和股四头肌无力是一个标志。目前还没有有效的治疗方法。

d. 结节病

结节病患者可发展为局灶性或全身性肌病。活检显示非干酪样肉芽肿。类固醇通常能改善临床症状。

2. 内分泌性肌病

内分泌性肌病患者通常在无力出现前表现出内分泌疾病的全身征象，但在某些情况下，肌病是其主要表现特征。CK水平通常正常或仅轻度升高。在所有病例中，通过治疗潜在的内分泌疾病，包括甲状腺疾病、库欣病（肾上腺功能亢进）或甲状旁腺疾病，可以逆转无力症状。

3. 中毒性肌病

a. 药物

药物和毒物可以通过各种机制产生亚急性、广泛的近端肌无力。表20.5列出了一些通常与肌病有关的药物和毒物。

b. 重症性肌病

在接受类固醇和非去极化麻痹剂（如维库溴铵）治疗的重症监护病房（ICU）患者中，这种肌病表现为无

表 20.5	可导致肌病的药物		
横纹肌溶解症	低血钾性肌病	肌炎（炎症）	肌病（无力和肌痛）
两性霉素 B	利尿剂	青霉胺	秋水仙碱
ε-氨基己酸	硫唑嘌呤	普鲁卡因胺	齐多夫定
芬氟拉明		西咪替丁	类固醇
海洛因			氯贝丁酯
苯环利定			氯喹
乙醇			依米丁
巴比妥类药物			拉贝洛尔
可卡因			他汀类降脂药

法脱离机械通气；然而，这两种药物对控制疾病的发展都不是必需的。肌肉活检显示粗肌球蛋白丝选择性缺失。这种情况比一般诊断更常见。没有有效的治疗方法，但在数周或数月后可恢复。这种情况比重症性神经病更常见。

　　c. 抗精神病药恶性综合征

　　　　多巴胺阻滞剂（如氟哌啶醇、氯丙嗪）可产生这种罕见的特异性反应，其特征为伴有横纹肌溶解的广泛性肌肉僵直、发热、精神状态改变、震颤和自主神经不稳定（尤其是高血压）。CK 水平一直升高，白血细胞计数则经常升高。治疗方法包括停药、物理降温、丹曲林 1 ～ 10 mg/（kg·d）静脉注射（按需每 4 ～ 6 h 一次，以达到肌肉放松）和溴隐亭 2.5 ～ 5 mg 3 次/日。

　　d. 恶性高热

　　　　这种常染色体显性遗传疾病易导致严重的肌肉僵直、横纹肌溶解、发热和吸入性麻醉药或琥珀胆碱暴露后的代谢性酸中毒。治疗用重复剂量的丹曲林 2.5 ～ 10 mg/kg 反复静脉注射。

4. **遗传性肌病**

　　a. 肌营养不良

肌营养不良是一种进行性的退行性遗传性肌病。肌无力通常出现在幼年时期，随着年龄增长，症状逐渐加重，经常出现早年死亡。

（1）**进行性假肥大性肌营养不良（Duchenne 肌营养不良；X 连锁）**。本病患者一般 5 岁前发病，到 10 岁时出现行走能力丧失，最终呼吸衰竭而死亡。特征性改变包括腓肠肌假性肥大、心肌病，偶发精神异常。Becker 型肌营养不良发病年龄稍晚，疾病表现不太严重。**泼尼松每天 20 ～ 40 mg** 能够改善肌力和功能，但不能改变整个病程。肌营养不良的基因检测是主要的检查方式。基于基因的治疗正在进一步试验中。

（2）**强直性肌营养不良（常染色体显性遗传）**。这是最常见的肌营养不良，导致渐进性远端肌病。这种疾病发生得更早，在连续几代（遗传预期）后更严重。除了肌强直，其特征性面容包括上睑下垂和额部秃顶，还有白内障、心脏传导阻滞、性腺萎缩和精神障碍。偶尔有必要应用**美西律 150 ～ 200 mg 每日 3 次、苯妥英 300 mg 每日 1 次口服、普鲁卡因胺 20 ～ 50 mg/（kg·d）每日 3 次**治疗肌强直，但多数患者不需要治疗。至少每年进行一次心电图检查谨慎评估心脏传导阻滞。基因三联重复序列分析可以确定诊断。

（3）**其他遗传性肌肉疾病**。这些疾病包括面肩肱型肌营养不良（常染色体显性遗传）、肢带型肌营养不良（常染色体隐性和显性遗传，多基因遗传）、眼咽型肌营养不良（常染色体隐性遗传）和 Emery-Dreifuss 肌病（X 连锁）。许多肌病现在都有精确的基因诊断。辨别疾病的临床类型可能会缩小诊断所需的基因检测范围。

b. 代谢性肌病

这些疾病主要发生在儿童人群中，是由于葡萄糖或脂类（骨骼肌能量的两种主要来源）利用中所涉及的特定酶缺乏而导致的。除了肌无力，代谢性肌病患者还常伴有横纹肌溶解和肌红蛋白尿。肌肉活检对于确定诊断是必要的。最常见的代谢性肌病是 McArdle 病（糖原累积病），这是一种常染色体隐性遗传病，由肌磷酸化酶缺乏引起，儿童时期表现为剧烈运动后痛性肌肉痉挛和肌红蛋白尿。前臂缺血性检测的特点是无乳酸水平增加。急性期尿液或血清肌红蛋白的实验室确认是关键。

c. 周期性瘫痪

这些罕见的疾病是由膜离子通道的遗传异常引起的。大多数以常染色体显性方式遗传。患者在严重无力发作间期通常是正常的。通常有低钾和高钾两种类型。

d. 先天性肌病

这组罕见的疾病主要在出生时表现为婴儿松弛综合征，并且这些疾病通常是无进展的或进展非常缓慢的，例如杆状体肌病、肌管状（中央核）肌病和中央轴空病。成人期也可能发病。

e. 线粒体肌病

这些疾病是由线粒体基因组缺陷引起的，因此是由母体遗传的。肌肉活检显示"破碎红纤维"。线粒体疾病的可疑症状和体征包括上睑下垂、眼肌麻痹和血清乳酸水平增高。变异型包括具有破碎红纤维的肌阵挛性癫痫，称为线粒体脑病伴乳酸酸中毒和卒中样发作（MELAS），以及 Kearns-Sayre 综合征（视网膜色素变性、心脏传导缺陷、脑脊液高蛋白）。基因分析可用于多种类型的线粒体肌病。

5. 感染性肌病

旋毛虫、弓形体、囊虫这些有机体侵害肌肉可以导致广泛性或局限性炎性肌病。急性横纹肌溶解和肌红蛋白尿可因流感病毒、风疹病毒、柯萨奇病毒、埃可病毒和支原体感染引起。HIV 肌病的发病率已下降，但仍需考虑。

（侯晓强 译 杨 娜 皇甫春梅 审校）

中枢神经系统脱髓鞘性和炎症性疾病

中枢神经系统（CNS）脱髓鞘性和炎症性疾病复杂多变。多发性硬化（multiple sclerosis，MS）为典型的炎症性脱髓鞘性疾病，是一种慢性自身免疫性疾病，其特点为髓鞘受损，轴索相对保留。急性播散性脑脊髓炎（acute disseminated encephalomyelitis，ADEM）是一种单相疾病，与多发性硬化的病理改变类似，但典型病例发病前由病毒感染诱发。脑桥中央髓鞘溶解症（central pontine myelinolysis，CPM）是指快速纠正低钠血症过程中出现的渗透性脱髓鞘疾病。结节病和Behçet病是可能累及中枢神经系统的特发性系统性炎症性疾病。髓鞘形成障碍性疾病，如 Alexander 病（巨脑性婴儿脑白质营养不良）和 Canavan 病（海绵状脑白质营养不良），是一种髓鞘先天性异常的遗传性疾病；它们多于儿童期发病，本章将不予讨论。

多发性硬化

多发性硬化（MS）的特点是间断发作或进行性加重，累及中枢神经系统的多个部位，本病多发生于青壮年。MS 最常见的初始临床表现主要是感觉障碍、视力下降和力弱。诊断依赖于识别疾病典型的临床表现，以及头颅和脊髓 MRI、脑脊液（CSF）检查（在进行性加重的患者）的支持性证据，但必须除外与 MS 症状类似的其他系统性疾病。

一般情况

MS 在青壮年患者是仅次于外伤的最主要的致残原因。在美国有 35 万～ 50 万人罹患该病，在全球范围内则影响超过 100 万人。MS 的病因不明，到目前为止尚无可靠的诊断性检查，其准确的诊断依赖于对疾病的临床识别。空间和时间的多发性、进行性神经功能缺失、病灶局限于中枢神经系统等为 MS 的主要临床特点。多发性硬化症（MS）的症状和体征在空间上是分开的（累及中枢神经系统的多个区域），并随时间演变（在患者生存期间）。MS 仅累及中枢神经系统，不累及周围神经系统。

MS 具有独特的病理特点，表现为大脑和脊髓的局灶性脱髓鞘改变。MS 被认为是一种自身免疫性疾病，因为在脱髓鞘部位存在炎症性浸润。然而，免疫反应为首发反应，还是由感染、中毒或代谢性因素诱发所致，目前尚未可知。尽管治疗方案已取得巨大进步，尤其在缓解疾病复发方面，但是 MS 目前尚不可治愈，目前的治疗仅能起到部分缓解的作用。

流行病学

女性发生 MS 的概率是男性的 2 ～ 3 倍。MS 极少发生于儿童，但是从青春期开始到 35 岁，其发病率逐渐上升，以后又逐渐下降，65 岁以后则很少发生。MS 在赤道气候罕见，离赤道愈远，发病率愈高。

遗传学

MS 在同一纬度的北欧人种中比在其他地区人种中发病率更高。同卵孪生的患病一致率大约为 30%，异卵孪生的患病一致率为 5%。MS 患者直系亲属的发病率也为 5%。全基因组相关研究已经确定了超过 100 个多发性硬化的危险等位基因，这些等位基因为 MS 的病理生理研究和靶向治疗提供了线索。

病理学

术语"多发性硬化"是指脑和脊髓的白质内可见不连续

的、硬的或质韧的神经斑。这些病变是由髓鞘和少突胶质细胞脱失形成，并伴有巨噬细胞和淋巴细胞浸润。这种局灶性髓鞘脱失是高特异性的脱髓鞘过程，并且使 MS 有别于其他脑白质营养不良性疾病。另外，轴索和神经元的相对保留，使 MS 有别于其他破坏性疾病。虽然轴索损害在 MS 病灶中相对较少，但也可发生不可逆性的轴索断裂，并可能引起华勒变性，从而导致神经元死亡。

临床特征

初始症状

初始的局灶性表现可能是急性或隐匿性，严重程度不同。MS 引起的急性神经功能缺失被称为复发，也可称为暴发、发作或恶化。最常见的初始症状包括感觉障碍、视力下降和肢体无力，也可出现步态异常、肢体灵活性差、复视、共济失调、眩晕及括约肌障碍。在这些初始症状出现之前，常可出现一些非特异性症状，如全身不适、疲劳等。

感觉障碍

MS 患者最常见的症状为感觉异常（刺痛、手脚发麻）、感觉迟钝（烧灼感、沙粒感、触电感或湿凉感）或感觉减退（感觉缺失或普鲁卡因样麻木）。有些患者主诉有束带感，就像肢体或躯体被什么东西紧紧地捆住了。这些症状可能是间断性的或持续性的，也可能为游走性的。上升性麻木伴有脊髓损伤感觉平面提示脊髓受累。Lhermitte 征为一种触电或电击样感觉异常，在颈部屈曲后沿着脊柱向下放射至一个或多个肢体，它是颈髓受累的征象。MS 引起的感觉障碍通常可以自然缓解，但有时可以引起慢性神经性疼痛。MS 也常发生三叉神经痛，可能是由于三叉神经根入口区脱髓鞘所致。

视神经炎

MS 的另一个常见表现是视神经炎，引发的视觉障碍通常影响单眼，数小时至数天逐渐加重。双眼同时出现视神经炎者比较少见，若同时出现则提高了视神经脊髓炎谱系疾病（neuromyelitis optica spectrum disorder，NMOSD）的可能性。视力下降可以是完全性或部分性的。患者常主诉单眼出现暗点、视野缩小或视物模糊。视神经炎患者，眼球运动时可引起眶周疼痛。视觉障碍可能很微弱，仅仅影响色觉。红色色盲或不能辨别红色色系的患者，可通过 Ishihara 颜色板检查明确。靠近视网膜的视神经脱髓鞘可导致视盘苍白。突发视力丧失的鉴别诊断见表 21.1。

运动症状

运动症状和视神经炎一样是 MS 患者常见的初始症状，主要包括肢体无力、灵活性差及步态异常。症状一般于数小时或数天出现，有时于醒来时发现运动缺陷。无力可以影响单侧肢体，或引起偏瘫或截瘫。MS 的偏瘫通常无面瘫。有时力弱仅在用力时才能发觉。无力通常伴随痉挛和反射亢进。

复视

MS 患者的复视常由于眼球非共轭运动而导致。核间性眼肌麻痹（INO）是由于内侧纵束（MLF）脱髓鞘斑块所致。内侧纵束病变常常累及同侧第Ⅲ对脑神经核，可导致同侧眼球内收不能，伴眼外展时合并代偿性眼球震颤。MS 患者也可以出现垂直性复视，以及第Ⅲ、Ⅳ和Ⅵ对脑神经的单独损害。

共济失调和震颤

肢体或躯干的协调运动障碍在 MS 患者中也常常出现，这是由于脱髓鞘斑块影响小脑传入或传出纤维通路所致，损害程度可从轻微到致残。震颤和辨距不良，是运动测量中的误差，可通过指-鼻-指试验和跟-膝-胫试验进行评估。节律障碍可以通过指或趾的拍打试验进行检查。Romberg 征（闭目难立征）检查时，患者双足并拢站立并且闭目，躯干摇晃提示脊髓后索病变引起的本体感觉受损。

表 21.1	突发视力丧失的鉴别诊断

V	**血管**：非动脉炎性前部缺血性视神经病、巨细胞动脉炎、糖尿病视网膜病变、Susac 综合征（脑、视网膜和内耳的微血管病）、急性后部多灶性鳞状色素上皮病、Eales 病（非炎症性视网膜血管闭塞性疾病）、Cogan 综合征（间质性角膜炎、前庭功能障碍和耳聋）、一过性黑矇、视网膜中央静脉闭塞、动脉瘤和动静脉畸形、包括抗心磷脂抗体综合征在内的系统性高凝状态
I	**感染**：无其他并发症时很少引起视力迅速减退，可能局部（视网膜炎、骨膜炎、脑膜炎）或全身（梅毒、弓形虫病、伤寒、钩端螺旋体病）受累
T	**肿瘤**：罕见
A	**自身免疫性**：结节病、视神经炎
M	**代谢或中毒**：维生素 B_{12} 缺乏、中毒（如乙醇、乙胺丁醇、甲醇、胺碘酮、氯碘羟喹、化疗药物、苯）、热带共济失调性神经病（进食木薯、吸烟与氰化物解毒缺陷有关）、放射诱发的视神经炎
I	**先天性或遗传性**：Leber 遗传性视神经病、Kearns-Sayre 综合征、MELAS、NARP、Friedreich 共济失调
N	**肿瘤、副肿瘤或浸润性疾病**：浸润性肿瘤（如淋巴瘤、白血病、骨髓瘤、癌性脑膜炎）、视神经胶质瘤、视神经胶质母细胞瘤、视神经鞘脑膜瘤、CAR、CACD、MAR、DUMP、PCGN、朗格汉斯细胞病
S	**精神病**：转换障碍
其他：	中心性浆液性脉络膜视网膜病、视盘玻璃疣、眼型偏头痛、黑矇综合征（急性带状隐匿性外层视网膜病、急性黄斑视神经视网膜病、多发性一过性白点综合征、急性特发性盲点扩大综合征）

CACD，癌症相关的视锥细胞功能障碍；CAR，癌症相关的视网膜病；DUMP，弥漫性葡萄膜黑色素细胞增生；MAR，黑素瘤相关的视网膜病；PCGN，副肿瘤性神经节细胞神经病；MELAS，伴乳酸酸中毒和卒中样发作的线粒体脑病；NARP，神经病、共济失调、视网膜炎、色盲综合征

神经精神功能障碍

40%～65% 的 MS 患者可以出现认知功能障碍，导致工作能力丧失、日常生活能力下降。患者经常主诉短期记忆力、注意力、信息处理能力、解决问题的能力、多项任务处理能力以及语言能力等方面的障碍。采用简明精神状态检查（Mini-Mental Status Examination）量表可能并不能发现其认知障碍，往往需要求助于专业的神经精神测试检查。情绪不稳定也很常见，多达 60% 的 MS 患者患有抑郁症。

膀胱和肠功能障碍

患者经常主诉有尿急、尿频、尿潴留和尿失禁。尿失禁是由于膀胱持续收缩（痉挛）、膀胱不能完全充盈或膀胱扩张（失神经支配）导致尿液外流所引起。通过询问病史往往不能很好地了解目前膀胱功能障碍的具体情况。检测尿排空后尿潴留量，通过导尿、超声检查或尿流动力学测定，对判断膀胱是痉挛性或失神经性非常重要。膀胱功能障碍是由于括约肌和逼尿肌的协调性受损所致，可导致尿等待和尿潴留。存在尿潴留的 MS 患者往往容易出现尿路感染，后者可刺激自身免疫系统从而导致 MS 复发。

MS 患者也常常出现肠功能障碍，可能是由脊髓脱髓鞘斑块引起。慢性便秘的患者可加剧肠痉挛。大便失禁可能是括约肌功能障碍的结果，也可能是由肠痉挛及排便急迫引起。

眩晕

MS 患者出现的眩晕有时伴随其他脑干病变的症状或体征，如面部感觉缺失或复视。眩晕可以是一过性的，也可以持续数天甚至数周。虽然 MS 患者较少发生单侧耳聋，但有时可以伴随眩晕出现。眩晕常由迷路病变引起，可通过 Dix-Hallpike 试验鉴别（见第 14 章），而不是由 MS 引起。

构音障碍

MS 患者常可出现言语障碍，这是由于脑干下部功能障碍导致舌肌无力所致。皮质延髓束病变可引起痉挛性构音障碍，小脑病变时出现吟诗样构音障碍。

吞咽困难

MS患者可出现吞咽障碍，尤其是在疾病后期。被稀液体窒息符合神经损伤，这与固体食物吞咽困难相反，固体食物吞咽困难是典型的由咽部结构异常引起的。钡餐和纤维内镜对吞咽的评估有助于评估误吸的风险。

面神经麻痹

当MS脱髓鞘斑块影响第Ⅶ对脑神经的脑实质内传出纤维时，患者可出现下运动神经元性面肌无力，类似于Bell麻痹。周围性面神经病的特点为：同侧味觉丧失、听觉过敏、耳后疼痛和联带运动，而不会出现中枢性面瘫。面部肌纤维抽搐是由于面神经或脑干的皮质延髓束受损，引起眼轮匝肌或其他面部表情肌慢性阵发性收缩的一种表现。

疲劳

疲劳是MS患者的常见症状，其与认知障碍是导致工作能力丧失的主要原因。疲劳多发生于劳累时（神经肌肉无力），或作为抑郁症的表现，或由失眠所致（白天嗜睡），或表现为全身性疲乏。疲劳常在下午加重，也可出现在清醒状态，并可持续全天。

发作性症状

MS患者的所有症状，包括Lhermitte征、感觉障碍、无力、共济失调、眩晕和复视，均可表现为一过性发作，持续数秒到数分钟不等，有时也可成簇出现。屈肌痉挛是肢体或面部短暂的强直性痉挛，常在夜间发生，成簇出现。屈肌痉挛发作前常伴有感觉异常，常由活动、过度换气或其他促发因素诱发。

病程

复发-缓解型多发性硬化

由于目前尚无针对 MS 的特异性诊断检查，因此确诊往往依靠病史。当急性脱髓鞘出现在如视神经、脊髓、脑干和小脑等重要部位时，预示患者可能经历复发。然而，许多病灶往往出现于胼胝体或脑室周围白质的临床无症状区。通常，急性炎症后可通过髓鞘修复和组织再生逐渐康复。神经功能恢复期被称为缓解。复发-缓解型多发性硬化（relapsing-remitting multiple sclerosis，RRMS）患者表现为复发、缓解交替出现。约 85% 的 MS 患者表现为复发-缓解型（图 21.1）。虽然急性发病后患者神经功能可完全恢复，但神经已受损。

继发进展型多发性硬化

如不经治疗，约 85% 的复发-缓解型患者可进展为继发进展型 MS（secondary progressive MS，SPMS），其神经功能缺损逐渐累积加重，导致身体残疾和认知障碍。从起病到进展为 SPMS 的中位时间为 10 年。SPMS 患者仍可经历复发，但是复发率逐渐下降，最终大部分患者不再经历复发。虽然一些 SPMS 患者病情平稳，但其他一些患者病情仍持续恶化。很难量化疾病修饰疗法对患者向 SPMS 过渡时期的影响，这对于预测 MS 疾病预后也是一种挑战。

原发进展型多发性硬化

15% 的 MS 患者为原发进展型 MS（primary progressive MS，PPMS）。从疾病初期，病情逐渐加重，无复发和缓解期。PPMS 通常表现为隐匿发病的不对称性下肢乏力；但是，感觉障碍、脑干或小脑功能障碍、括约肌功能障碍也可能是首发症状。相对于复发-缓解型 MS 和继发进展型 MS，原发进展型 MS 的男女发病率无差异，平均发病年龄为 40 岁，而复发-缓解型 MS 平均发病年龄为 30 岁。PPMS 患者的活动障碍症状类似于 SPMS 患者的进展期。PPMS 的病理大致与 RRMS 和

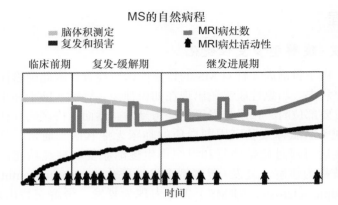

图 21.1 多发性硬化（MS）的自然病程。约 85% 的 MS 患者具有以下类似的病程。在患者尚未出现症状前，头颅 MRI 已显示有病灶存在。复发发生在疾病的复发-缓解期，每次复发后都有不同程度的神经恢复。MS 继发进展期的特点是神经系统功能逐渐恶化，而与是否复发无关。在继发进展期间可能出现复发情况，但复发概率很低，且最终会停止。MRI 病灶活动性，即新发对比增强病灶，在 MS 的继发进展期有所增加。随着疾病进展，MRI 病灶数和脑萎缩程度逐渐增加

SPMS 相同。但是头颅 MRI 显示，PPMS 的病灶较 RRMS 和 SPMS 少，MRI 增强现象不明显。

诊断

MS 表现为时间和空间的多发性，因为在整个病程中，中枢神经系统多个部位可受累。这种模式的识别与相应的物理检查所见构成了诊断标准的基础，用于定义这种疾病（表 21.2）。

磁共振成像

MRI 非常有助于确诊疑似诊断。95% ～ 99% 的复发-缓解型 MS 头颅 MRI 有异常。虽然头颅 MRI 敏感性高，但特异性仅为 50% ～ 65%，因为其他疾病也可出现类似的病灶（表 21.3）。一般来说，头颅 MRI 的 T2 加权像可显示多个部位高信号（T2，质子密度和液体衰减反转恢复序列），表现为圆形或类圆形病灶，多位于胼胝体、脑室周围和皮质下白质（图

表 21.2　多发性硬化的诊断标准

MS 的确诊要求满足以下 5 项标准中的 1 项，并排除其他病因。

1. 2 次或 2 次以上临床发作和 2 处或 2 处以上客观病灶证据
2. 2 次或 2 次以上临床发作和 1 处客观病灶证据，并且 MRI 显示空间多发性[a] 或 1 次先前发作的合理证据
3. 1 次临床发作和 2 处或 2 处以上客观病灶证据，并且 MRI 显示时间多发性[b] 或第 2 次临床发作
4. 1 次临床发作和 1 处客观病灶证据（临床孤立综合征），并且 MRI 提示空间多发性[a] 和时间多发性[b] 或第 2 次临床发作
5. 从起病开始进展至少 1 年，至少符合以下 3 项标准中的 2 项：
   - CSF 阳性：寡克隆区带阳性，或 IgG 指数升高
   - 脑 MRI 提示空间多发性[a]
   - 脊髓 MRI 提示空间多发性（≥ 2 个 T2 病灶）

注：多发性硬化中，1 次临床发作是指 1 次典型的神经功能障碍发作，至少持续 24 h。2 次发作至少间隔 30 天。用临床查体和辅助检查［磁共振成像（MRI）、脑脊液（CSF）及视觉诱发电位（VEP）］可以更好地解释每次发作或者异常表现。

[a] MRI 提示空间多发性：4 个 CNS 典型病灶区域（脑室周围、近皮质、幕下和脊髓）中至少 2 个区域有 ≥ 1 个 T2 病灶（脑干或脊髓综合征患者的责任病灶需排除在外）。

[b] MRI 提示时间多发性：任何随访扫描出现新的 T2 钆增强病灶而不论与基线扫描的间隔时间长短，或同时存在无症状的钆增强和非增强病灶。

CSF，脑脊液；IgG，免疫球蛋白 G；MRI，磁共振成像；MS，多发性硬化。

（Adapted from Polman CH, et al. Diagnostic criteria for multiple sclerosis: 2010 revisions of the McDonald criteria. Ann Neurol. 2011；69：292-302.）

21.2）。从矢状面看，这些病灶多呈条状或放射状垂直于侧脑室，英国病理学家 Dawson 于尸检时也发现了类似征象，故命名为 Dawson 指征。脑干和小脑的白质也常常受累。但灰质结构，如丘脑和基底神经节，却较少受累。虽然皮质也常受累，但标准磁场强度的 MRI 却很难发现。T1 加权像上信号较低的部位在 T2 加权像上表现为高信号。这些所谓的 T1"黑洞现象"对应于慢性 MS 脱髓鞘病灶，与轴索消失有关。在钆增强 T1 加权像上急性 MS 病灶表现为对比增强。增强特征是同质或环形增强，典型表现持续 2 ～ 6 周，以后逐渐衰减。通过追踪头颅 MRI 检查可发现新发病灶，有助于仅有一次临床发作史患

者的确诊（见表 21.2）。头颅 MRI 也有助于评估患者对治疗的反应。

　　虽然脊髓 MRI 不如头颅 MRI 敏感，但是通过钆增强扫

表 21.3	磁共振成像中多灶性脑白质改变的鉴别诊断
V	**血管**：微血管缺血性脑白质损害、CADASIL、原发性中枢神经系统血管炎、偏头痛
I	**感染**：莱姆病、神经梅毒、进行性多灶性白质脑病
T	**创伤**：围生期创伤或缺氧
A	**自身免疫性**：系统性红斑狼疮、干燥综合征、Behçet 病、结节病
M	**代谢或中毒**：脑桥中央髓鞘溶解、迟发性缺氧后脱髓鞘（Grinker 髓鞘病）、六氯酚中毒、Marchiafava-Bignami 病（胼胝体进行性变性）、脊髓亚急性联合变性（维生素 B_{12} 缺乏）、放射病
I	**特发性或遗传性**：肾上腺脑白质营养不良和肾上腺脊髓神经病、异染性脑白质营养不良、真核细胞启动因子脑白质营养不良、Krabbe 病、Lafora 体病、球状细胞性脑白质营养不良
N	**肿瘤**：中枢神经系统淋巴瘤、神经胶质瘤、副肿瘤性脑脊髓炎

CADASIL，常染色体显性遗传性脑动脉病伴皮质下梗死和白质脑病

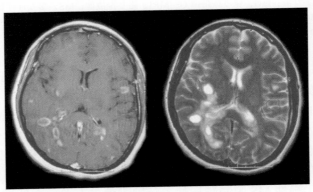

图 21.2　一位 36 岁急性复发-缓解型 MS 女性患者的 MRI 图像。左图 T1 加权像显示多发性散在的卵圆形脱髓鞘病灶伴有环状强化。右图 T2 加权像显示为高密度（白色）病灶伴弥漫性水肿，并影响右侧顶枕叶区域的深部脑白质

描，在 T1 或 T2 加权像可显示脊髓实质中的脱髓鞘斑块，且对 MS 有高度特异性。通常，这些病灶多纵向分布于脊髓内，常位于背侧，跨度为 1 ～ 2 个脊髓节段。

脑脊液

如果头颅 MRI 显示正常或显示与其他疾病进程（如微循环缺血）类似，则需要进行脑脊液分析。85% ～ 90% 的 MS 患者脑脊液出现异常。一般来说，脑脊液检查可见 γ- 球蛋白鞘内合成（总 IgG、IgG/ 总蛋白比值或 IgG 合成率增加），或发现 2 条或 2 条以上的寡克隆区带，而这些在血清检查中缺如。γ- 球蛋白鞘内合成也可以出现在许多感染性疾病中，如急性细菌性脑膜炎、慢性脑膜炎（莱姆病、梅毒）、病毒性脑炎和自身免疫性疾病（如中枢神经系统血管炎）。约 25% 的 MS 患者出现脑脊液淋巴细胞增多，细胞计数通常大于 5/μl 并小于 20/μl。CSF 中总蛋白通常正常或轻度升高。如细胞计数超过 50/μl，为多形核白细胞，或蛋白升高 > 100 mg/dl 时，应考虑为其他疾病，如感染、胶原血管疾病或肿瘤。

诱发电位

当影像学检查或临床查体不支持临床诊断时，则需进行视觉和体感诱发电位的脑电生理检查。85% 的 MS 患者视觉诱发电位存在 P100 位点延迟或传导阻滞。75% 的 MS 患者正中神经或胫神经的体感诱发电位存在 N-20 电位的延迟或阻滞。诱发电位异常并非 MS 的特异性改变，因此，具有一定的局限性。

量表评分

评价 MS 患者神经功能损伤程度最常用的量表是扩展残疾状态量表（expanded disability status scale，EDSS；图 21.3）。EDSS 量表包括了行动障碍程度、生活自理能力和神经功能检查方面，对视力、脑干、皮质脊髓、感觉、小脑、认知能力、肠和膀胱功能等进行量化评分。

扩展残疾状态量表（EDSS）

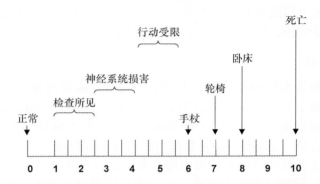

图 21.3 扩展残疾状态量表（EDSS）。这是一个从 0 ～ 10 的点间隔的非线性评分量表。0 分为正常；1 ～ 2 分反映体格检查有异常发现；2.5 ～ 3.5 分表示出现神经系统损害，如轻偏瘫、轻截瘫、小脑性共济失调或严重的感觉缺失；4 ～ 5.5 分表示活动已受限，但尚能独立行走一段距离；6 分或 6 分以上表示活动能力明显受限，甚至影响日常生活能力；10 分为 MS 导致死亡。（From Kurtzke，JF. Rating neurologic impairment in multiple sclerosis：An expanded disability status scale（EDSS）. Neurology. 1983；33：1444-1452. With permission.）

MS 的鉴别诊断

因为 MS 可累及中枢神经系统的任何功能，因此鉴别诊断范围非常广泛，有时很难与以下几种疾病相鉴别。

进展性脊髓病

尽管 PPMS 可表现为不对称的隐匿进展性脊髓病，但应考虑与其他一些疾病进行鉴别，如肿瘤、硬脑膜动静脉畸形（AVM）、亚急性联合变性（维生素 B_{12} 缺乏）、结节病、干燥综合征、遗传性痉挛性截瘫（hereditary spastic paraplegia，HSP）、肾上腺脊髓神经病（女性）、梅毒、HIV 和人类嗜 T 淋巴细胞病毒（HTLV）Ⅰ型和Ⅱ型脊髓炎。肿瘤和动静脉畸形一般可通过脊髓 MRI 检查确诊。血液学检查有助于诊断亚急性联合变性（维生素 B_{12}、甲基丙二酸和同型半胱氨酸）、系统性结节病［血管紧张素转化酶（ACE）］、干燥综合征（抗 SSA 和抗 SSB 自身抗体、类风湿因子、抗核抗体）、肾上腺脊髓神经病（极长链脂肪酸）和感染性疾病［性病研究实验室（VDRL）和荧光密螺旋体抗体吸收试验（FTA-ABS）、HIV 和 HTLV Ⅰ 型和 Ⅱ 型］。在有极轻微感觉受累、膀胱功能正常、相对对称性双下肢无力和痉挛的病例，须考虑原发性侧索硬化症（primary lateral sclerosis，PLS）和遗传性痉挛性截瘫（HSP）的可能。基因检测可用于检查某些 HSP 的基因突变。PLS 是一种排除性诊断。

对称性白质脑病伴进行性认知障碍

　　虽然白质营养不良一般发生于儿童时期，但也有一些患者可在成年期发病，表现为进行性认知障碍。其头颅 MRI 可见类似 MS 的白质病变；然而，脑白质营养不良的 MRI 改变一般呈对称性、融合性表现。鉴别诊断包括肾上腺脑白质营养不良、异染性脑白质营养不良、真核细胞启动因子突变、Krabbe 病、亚甲基四氢叶酸还原酶缺乏症、生物素酶缺乏症、常染色体显性遗传性脑动脉病伴皮质下梗死和白质脑病（CADASIL）、糖原累积病。

脑神经病

　　除 MS 外，Behçet 病和干燥综合征也可以引起多发性脑神经病。当患者出现脑神经病变和口腔溃疡时，应怀疑为 Behçet 病。该病的其他特征还包括生殖器溃疡、皮肤划痕征和红细胞沉降率（ESR）升高。干燥综合征表现为口腔干燥和眼球干燥（口干和眼干），诊断需要根据小唾液腺和泪腺活检来确定。**糖皮质激素和免疫抑制剂**（如环磷酰胺）可用于治疗 Behçet 病和干燥综合征。莱姆病和结节病可以出现双侧面瘫。结节病还可以引起视神经病变，并且对糖皮质激素的治疗效果差。

疾病修饰治疗

　　多发性硬化的治疗分为两部分：疾病修饰治疗和对症治

疗。虽然目前对 MS 尚无特效治疗方法，但目前已有 13 种对疾病有缓解作用的药物获得美国食品和药品管理局（FDA）批准（表 21.4）。

干扰素

干扰素（IFN）是免疫细胞分泌的一种细胞因子，可以抑制病毒复制。IFN-β 具有较强的免疫调节作用和抗炎作用，能够减少 MS 的复发。**IFN-β1b** 每隔一天皮下（SC）注射对 RRMS 有降低疾病复发率和减缓头颅 MR 新病灶出现的作用。应用 **IFN-β1a** 的各种剂型（肌内注射 1 次 / 周、皮下注射 3 次 / 周、聚乙二醇皮下注射每 14 天 1 次）同样可以减少疾病复发率，延缓头颅 MRI 新病灶的出现，减轻神经功能损害的程度。接受干扰素 -β 治疗的患者有肝功能异常、白细胞减少、甲状腺疾病和抑郁的危险。肝功能（谷草转氨酶和谷丙转氨酶）和白细胞计数及分类应在治疗开始后监测，并定期随访。转氨酶异常时大部分患者不需要终止治疗。60% 的 MS 患者经 IFN-β 治疗后可以出现类似流感样症状，随着长期应用，流感样症状逐渐消失。通过服用对乙酰氨基酚或非甾体抗炎药可以减轻这种流感样症状。IFN-β 皮下注射部位可以出现红肿。长期随访研究显示，IFN-β 是安全的且耐受性良好，至少可以使用 10 年。

醋酸格拉替雷

醋酸格拉替雷（GA）是一种由 L- 谷氨酸、L- 赖氨酸、L- 丙氨酸和 L- 酪氨酸按一定比例合成的聚合物，20 mg 1 次 / 日或 40 mg 3 次 / 周皮下注射。GA 类似于髓鞘碱性蛋白，通过改变 T 细胞免疫功能，诱导产生"旁观者抑制"，以致 T 细胞抑制自身免疫反应性 T 细胞。GA 可以减少 RRMS 患者的发作频率和头颅 MRI 增强病灶的数量。10 年随访研究表明，长期应用 GA 治疗在大部分患者中是安全的，GA 一般不会出现 IFN-β 治疗后出现的流感样症状；然而，约 15% 经 GA 治疗的患者可以出现自限性和一过性反应，例如胸闷、面部潮红、

表 21.4　治疗多发性硬化神经性疼痛常用的非麻醉性药物

药物	剂量范围	严重不良反应	常见不良反应	实验室监测指标
阿米替林（Elavil）	50～150 mg/d	癫痫发作、心肌梗死、卒中、骨髓抑制	口干、嗜睡、头晕、便秘、尿潴留、神志不清	CBC
卡马西平（得理多）	200～1200 mg/d	过敏、心律失常、骨髓抑制、皮疹、低钠血症	头晕、嗜睡、共济失调、视物模糊、过敏性皮疹	CBC, Na
加巴喷丁（诺立汀）	900～3600 mg/d	白细胞减少	嗜睡、头晕、共济失调、疲劳、体重增加	—
拉莫三嗪（利必通）	50～200 mg/d	皮疹、骨髓抑制、肝衰竭	疲劳、头晕、头痛、皮疹、认知功能障碍	CBC, LFT
奥卡西平（曲莱）	600～2400 mg/d	血管性水肿、骨髓抑制、皮疹、低钠血症	头晕、嗜睡、复视、疲劳、痉挛、脱发、转氨酶升高	CBC, Na, LFT
托吡酯（妥泰）	50～200 mg/d	代谢性酸中毒、骨质疏松、闭角型青光眼、骨髓抑制、皮疹	代谢性酸中毒、头痛、思睡、认知障碍、视觉障碍、体重减轻、焦虑	CBC
曲马多（Ultram）	50～400 mg/d	癫痫发作、呼吸抑制、血管性水肿、皮疹、5-羟色胺综合征、直立性低血压、幻觉、戒断症状	头晕、恶心、便秘、头痛、思睡、精神障碍、尿潴留	—
唑尼沙胺（Zonegran）	100～600 mg/d	皮疹、骨髓抑制、热射病、肾结石、胰腺炎、精神障碍、撤药性癫痫发作	思睡、头晕、精神性便秘	CBC

CBC，全血细胞计数；LFT，肝功能检测；Na，血清钠。
注：用于治疗神经性疼痛的药物列出了典型的剂量范围，不良事件和用以监测不良反应的实验室检查。详见制造商包装上的完整信息。并非所有已知的不良事件都在本表中列出

焦虑、呼吸困难和心悸症状。

米托蒽醌

米托蒽醌是一种细胞毒性制剂，能够嵌入 DNA 内，抑制拓扑异构酶 II 的活性。它是一种潜在的免疫抑制剂，对复制细胞有细胞毒性效应。在一项有关 RRMS 和 SPMS 患者发作后不完全恢复的研究中，与应用安慰剂相比，米托蒽醌能够有效减轻患者神经功能损害和复发次数。米托蒽醌因存在心脏毒性，限制了其使用剂量，总使用剂量应小于 140 mg/m^2，而且出现急性早幼粒细胞性白血病的风险为 0.25%。这些毒性限制了米托蒽醌在 MS 患者中的使用，特别是在高效的替代性输液药物的情况下。

那他珠单抗

那他珠单抗是一种单克隆抗体，与单核细胞上的 α$_4$ 整合素结合，从而阻断 α$_4$ 整合素与血管细胞黏附分子 -1（VCAM-1）的结合，VCAM-1 是血管内皮细胞表面表达的一种整合素。α$_4$ 整合素与 VCAM-1 的结合可以使淋巴细胞黏附于血管内皮细胞，这是淋巴细胞进入机体组织内的关键步骤。那他珠单抗能够有效减少 MS 患者的发作次数，减缓神经功能损害的进度，减少头颅 MRI 病灶数目。那他珠单抗应用剂量为 300 mg，静脉注射，每 4 周 1 次。已知有进行性多灶性白质脑病（PML）的风险，可通过 John Cunningham 病毒（JCV）抗体状态、输液次数以及既往是否接触免疫抑制剂而被估计出来。

芬戈莫德

芬戈莫德是一种每天 1 次口服的鞘氨醇磷酸受体拮抗剂，它能够限制淋巴细胞从外周淋巴结流出。与安慰剂相比，它可以降低 50% 以上重型 MS 的发作频率，且耐受性良好。它能够减少脑萎缩和新发扩大的 T2 病变发生率。潜在的不良反应包括首次用药时心动过缓、黄斑水肿和淋巴细胞减少。首次给药观察是为了减少潜在的心血管并发症，有心血管疾病危险因素的患者避免用药。

特立氟胺

特立氟胺是一种口服嘧啶合成抑制剂，每天 1 次，可以使细胞利用嘧啶挽救途径，减缓淋巴细胞的快速扩张。与安慰剂相比，应用该药后 MS 年复发率降低了 31%，12 周持续残疾进展降低了 30%。潜在的不良反应包括肝酶升高、脱发、胃肠道不良反应，如恶心和腹泻。开始使用特立氟胺时应每月监测肝酶变化，至少持续 6 个月。如有必要，可用活性炭或考来烯胺来加速其清除。

富马酸二甲酯

这是一种用于治疗银屑病的富马酸酯化合物，**富马酸二甲酯**是一种每日 2 次口服的片剂，能够使复发型 MS 的年复发率减少 50%。它被认为通过 Nrf2 和 NF-κB 途径减少氧化应激的发生。不良反应包括面色潮红、胃肠道不适和淋巴细胞减少。

阿仑珠单抗

阿仑珠单抗是一种输注的抗 CD52 单克隆抗体，能够显著减少循环中的 B 和 T 淋巴细胞。与每周 3 次注射 IFN-β1a 相比，第 1 年连续 5 天和第 2 年连续 3 天注射阿仑珠单抗，可使 MS 复发率降低 49% ~ 74%。患者可以在疾病活动期内再治疗，但许多患者在 5 年的观察期内不需要再治疗。潜在的风险包括约 30% 的患者可能会继发自身免疫性疾病，如自身免疫性甲状腺疾病。

奥瑞珠单抗

奥瑞珠单抗是一种完全人源化的单克隆抗体，它能直接对抗 CD20 受体，导致记忆 B 细胞的选择性减少。与每周 3 次注射 IFN-β1a 相比，应用奥瑞珠单抗使 MS 复发率降低 46%；并且，奥瑞珠单抗与 IFN-β1a 相比，可使强化病灶减少 94%。该药最常见的不良反应是输液相关反应。在奥瑞珠单抗治疗的患者中，上呼吸道感染和疱疹的发生率略有增加。其他休眠病毒也可能会重新激活，因此建议在开始应用奥瑞珠单抗前筛查潜伏性病毒性肝炎。奥瑞珠单抗被批准用于原发进展型和复发型 MS 的治疗，这是首次批准对原发进展型 MS 进行疾病修饰治疗。

糖皮质激素

糖皮质激素是治疗 MS 急性期复发患者的主要药物。静脉注射**甲泼尼龙（Solumedrol），剂量为 1 g/d**，连续应用 3 ～ 5 天后患者症状可以减轻，并缩短完全缓解时间。停止应用糖皮质激素后病情可能出现反弹，一些临床医生习惯在静脉注射后应用泼尼松减量的方法，在 8 ～ 12 天内逐渐减少剂量，从 60 mg 减少到停用。大剂量糖皮质激素冲击治疗前应该检查骨密度。糖皮质激素治疗后的近期不良反应主要为液体潴留、低钾血症、面色潮红、痤疮、失眠、精神障碍、消化不良和食欲增加。既往伴有精神疾病的患者可能会诱发其精神症状。

血浆置换

小样本研究显示，血浆置换对于经糖皮质激素治疗无效的严重脱髓鞘疾病急性发作有效。血浆置换对 SPMS 患者无效。

SPMS 的治疗

IFN-β1b 能够有效地减少从 RRMS 进展为 SPMS 且正在复发期患者的复发率和损害程度。但 IFN-β1b 对无复发的且病情逐渐进展的 SPMS 患者可能无效。米托蒽醌被批准用于复发的且症状迅速恶化的 SPMS 患者，但由于潜在的心脏不良反应和白血病风险，它很少使用。奥瑞珠单抗被批准用于复发型 MS，其中包括伴有复发的 SPMS。一项针对 SPMS 患者的那他珠单抗研究显示，其并不能延缓疾病进展。

药物适应证以外的免疫调节药物

一些有免疫调节或抑制作用的药物可以单独或联合 FDA 批准的药物治疗 MS，包括硫唑嘌呤、甲氨蝶呤、吗替麦考酚酸、克拉立滨、环磷酰胺、利妥昔单抗。这些药物最好在有经验的临床医生的指导下使用。

对症治疗

由于 MS 影响了多处神经系统功能，因此，对症治疗对 MS 患者较为复杂，尤其是 SPMS 患者。

痉挛

痉挛状态是肌肉快速收缩的结果，发生在 MS 是由于脊髓或更高级的中枢神经系统受损后组织再生所致。物理治疗和日常牵张训练可以防止痉挛的发生。使用解痉药物应从低剂量开始，逐渐加量，直至症状缓解或不可耐受的副作用发生（通常是嗜睡）。**巴氯芬（10 mg，3 次 / 日）和替扎尼定（2 mg，3 次 / 日）**是首选药物。**加巴喷丁开始剂量为 300 mg，每日 3 次，并迅速加量**，也同样有效；一般每日使用剂量可为 3600 mg 或更大。**地西泮初始剂量为 2 mg 3 次 / 日**，逐渐加量直至 20 mg 3 次 / 日。一些患者出现持续性痉挛状态或口服用药缓解有限时，给予**巴氯芬鞘内持续泵入**可能有效。

疲劳

MS 患者可能存在神经肌肉疲劳（力弱）、疲乏伴抑郁、继发于失眠症的白天嗜睡、全身疲倦或反应淡漠。MS 患者有发生抑郁的高风险，如果出现，要积极治疗。MS 患者也常常出现睡眠障碍，此类患者应接受睡眠卫生学方面的指导。部分患者可能需要给予催眠药助其睡眠。MS 患者应用**金刚烷胺 100 mg，每日 2 次**治疗疲劳可能有效。其他中枢神经兴奋药物，如**莫达非尼（Provigil）100 ～ 200 mg，每日 2 次**，以及**哌甲酯（Ritalin）10 ～ 20 mg，每日 2 次**，也同样有效。所有的中枢神经系统兴奋剂可能导致失眠症，且可能加剧患者的疲劳症状，因此对于正在采用催眠药物治疗失眠和服用兴奋剂治疗疲劳的患者，用药应谨慎。对于 MS 患者来说，物理治疗和常规训练很重要。存在神经肌肉疲劳症状的患者如伴有体温升高，可以给予水疗。**达伐吡啶（Dalfampridine）10 mg，每日**

2次，可用于改善多发性硬化患者的步行能力。这种钾通道阻滞剂能改善多发性硬化患者受损轴索的传导，提高患者的步行速度和耐力。有癫痫病史的患者应该避免应用这种药物，因为会增加差异传导的风险，诱使癫痫复发。

疼痛

　　急性或慢性神经性疼痛是 MS 患者最常见的并发症，通常对非甾体抗炎药无效。**加巴喷丁**有效，但至少需要给予**每日1800 mg 或更多**（常用药物的剂量范围和不良反应见表 21.4）。**卡马西平（得理多）或奥卡西平（曲莱）**对"挤压"或"束带样"感觉异常和三叉神经痛特别有效。**托吡酯（妥泰）、拉莫三嗪（利必通）和唑沙尼胺（Zonegran）**对治疗神经性疼痛也同样有效。低剂量阿片类镇痛药可与非麻醉性镇痛药联合使用。对于非麻醉性药物难以控制的疼痛，可应用缓释型阿片制剂，如芬太尼透皮贴片（Duragesic 贴片 25 ～ 75 μg/h）。

发作性症状

　　出现 Lhermitte 症状和强直性痉挛时可以服用卡马西平、奥卡西平、加巴喷丁和乙酰唑胺（Diamox）125 ～ 250 mg，每日 2 ～ 3 次。乙酰唑胺和昂丹司琼（枢复宁）4 ～ 8 mg，每日 2 次，对间歇性中枢性眩晕有效。美克洛嗪（Antivert）对中枢性眩晕几乎无效。止痉药物如巴氯芬和替扎尼定对夜间屈曲性痉挛有效。

膀胱功能障碍

　　膀胱痉挛可应用抗胆碱能药物治疗，如**奥昔布宁（Ditropan）5 mg，每日 3 ～ 4 次，或托特罗定（Detrol）2 mg，每日 2 次**。长效奥昔布宁制剂和奥昔布宁透皮贴剂每周 2 次使用有效。去神经性膀胱可以给予间歇性导尿治疗，一旦诊断尿潴留，就应教会患者这项技术。膀胱括约肌协同功能失调可在夜间使用**特拉唑嗪（高特灵）1 ～ 5 mg**，并联合抗胆碱药治疗，部分患者还需要间断导尿。

肠道功能障碍

MS 患者的肠道功能障碍往往被忽视。出现便秘可联合给予纤维素（如美达施，1 勺，每日 3 次随餐口服）、大便软化剂（如多库酯钠，100 mg，每日 3 次随餐口服）和刺激剂（如番泻叶，每晚 2 片）。灌肠、栓剂和手指刺激也很重要。急性大便失禁可以通过肠道疗法在每天适宜时间触发排便。

性功能障碍

男性勃起功能障碍可用西地那非（万艾可）50 ～ 100 mg、伐地那非（艾力达）5 ～ 20 mg 或他达拉非（希爱力）5 ～ 20 mg，性交前口服。对于口服药物无效者，可给予海绵体内注射前列地尔（Edex）2.5 ～ 40 μg。因阴道分泌物减少引起性交困难时，可给予水性润滑剂。口服解痉药也可以缓解阴道痉挛。

急性横贯性脊髓炎

急性横贯性脊髓炎（acute transverse myelitis，ATM）是因脊髓的炎症性病变导致双侧下肢无力、节段型感觉异常以及括约肌功能障碍。ATM 的症状可在约 2% 的 MS 患者和许多处于疾病发作期的 MS 患者中出现。此外，许多潜在因素也会引起急性横贯性脊髓炎（见表 21.5），75% ～ 90% 的 ATM 表现为与MS 无关的单相病程。ATM 患者应进行脊髓影像学检查，以进一步除外脊髓压迫、肿瘤和动静脉畸形。头颅影像学检查也可以用来寻找播散性脱髓鞘的证据。脑脊液检查可以明确是否存在颅内感染，血液学检查可以了解是否有炎症反应。对于严重或急性进展加重的患者，在确诊检查的同时应该立即进行经验性治疗，包括给予大剂量糖皮质激素和静脉注射阿昔洛韦。对于应用糖皮质激素无效的患者，可以采用血浆置换。

视神经脊髓炎谱系疾病

从历史上看，视神经脊髓炎（neuromyelitis optica，NMO）

表 21.5	急性横贯性脊髓炎的鉴别诊断

V	**血管**：脊髓硬脑膜动静脉畸形、卒中
I	**感染性**：病毒，如疱疹病毒科（水痘-带状疱疹病毒、单纯疱疹病毒 1 型和 2 型、EB 病毒、巨细胞病毒）、B 组虫媒病毒（西尼罗病毒和登革热病毒）、皮疹（麻疹、腮腺炎、风疹）和罕见病因（肠道病毒、淋巴细胞性脉络丛脑膜炎病毒及甲、乙、丙型肝炎病毒）；分枝杆菌和细菌，如结核分枝杆菌、马尔他布鲁杆菌（布鲁杆菌病）、细菌性脑膜炎、脑实质内脓肿和硬膜外脓肿；肺炎支原体、肺炎衣原体、伯氏疏螺旋体（莱姆病）、苍白密螺旋体（梅毒）、汉赛巴尔通体（猫抓病） **寄生虫性**：埃及血吸虫、曼氏血吸虫、日本血吸虫、弓形虫属
T	**创伤**：继发于外伤、椎间盘突出或硬膜外占位性病变的脊髓压迫（脊髓转移瘤、硬膜外脓肿、波特病）
A	**自身免疫**：干燥综合征、系统性红斑狼疮、混合性结缔组织病、抗心磷脂自身抗体、原发性中枢神经系统血管炎、p-ANCA 自身抗体、桥本脑病（脊髓病）、线形硬皮病、结节病、NMOSD
M	**代谢或中毒**：化疗
I	**先天性或遗传性**：多发性硬化、急性播散性脑脊髓炎（疫苗接种后）、视神经脊髓炎
N	**肿瘤**：淋巴瘤、白血病和其他浸润性肿瘤； **副肿瘤**：霍奇金淋巴瘤、其他肿瘤
S	**精神疾病**：转换障碍

ANCA，抗中性粒细胞胞质抗体；NMOSD，视神经脊髓炎谱系疾病

是一种罕见的脱髓鞘疾病，其特征性表现是急性横贯性脊髓炎（ATM）和视神经炎同时发生，初期头颅 MRI 可以正常，脊髓病变跨越 3 个或 3 个以上椎体节段。现在这个概念已经拓展为视神经脊髓炎谱系疾病（NMOSD），它包括 6 个核心临床特征，在 2015 年修订的诊断标准中增加了血清学和影像学特征。急性发作时可以应用**糖皮质激素联合血浆置换**治疗。虽然免疫抑制剂如硫唑嘌呤和吗替麦考酚酯被广泛使用，其中还包括抗 CD20 单克隆抗体**利妥昔单抗**，但目前尚无 FDA批准的能改变病程的治疗方法。核心临床特征见表 21.6。如

表 21.6	视神经脊髓炎谱系疾病的诊断标准

核心临床特征:
1. 视神经炎
2. 急性脊髓炎
3. 延髓最后区综合征(顽固性呕吐或恶心 / 呕吐)
4. 急性脑干综合征
5. 发作性睡病,或伴典型脑损伤的急性间脑综合征
6. 伴典型脑损伤的大脑综合征

(Adapted from Wingerchuk DM, et al. International consensus diagnostic criteria for neuromyelitis optica spectrum disorders. Neurology. 2015; 85: 177-189.)

果 AQP4-IgG 抗体阳性,则只需要一个核心临床特征即可。AQP4-IgG 抗体阴性或未知者,必须具备两个临床特征,其中一个是视神经炎、急性脊髓炎或延髓最后区综合征[呃逆、恶心和(或)呕吐伴有延髓最后区脱髓鞘病变],这些必须在 MRI 上满足空间内播散的特征。

急性多发性硬化

急性 MS 或 Marburg 变异型 MS 是一种罕见的暴发性脱髓鞘疾病。头颅 MRI 增强扫描可见大片水肿性增强病灶伴占位效应,类似脑肿瘤表现,许多患者确诊需要进行脑组织活检。从历史上看,急性多发性硬化是一种致死性疾病,多于发病后 1 年内死亡,仅次于广泛的脑干脱髓鞘。推荐治疗措施包括**血浆置换联合大剂量糖皮质激素**(急性期甲泼尼龙 1 ～ 2 g/d,连用 10 天,之后逐渐减量),后续治疗应用高效的免疫抑制剂,包括环磷酰胺、阿仑珠单抗或米托蒽醌。

急性播散性脑脊髓炎(ADEM)

ADEM 是一种单相病程的、多发性炎症性和脱髓鞘性疾病,最常见于儿童。ADEM 与近期接种狂犬病或天花疫苗(疫苗接种后脑脊髓炎)以及最近发生感染(感染后脑脊髓炎)有

关。常见的前驱感染包括儿童发疹，如麻疹和水痘，以及支原体肺炎、单核细胞增多症、风疹、流行性腮腺炎和副流感。急性出血性白质脑炎（Hurst病）是一种暴发性和破坏性的与微血管出血性病变相关的ADEM。ADEM与多发性硬化的区别在于：既往有疫苗接种史或感染史，发病迅速，有累及大脑、脑干、小脑和脊髓的多灶症状。意识改变和癫痫发作在ADEM中常见。脑MRI成像可以显示多发、急性异常信号，通常可以出现增强效应。脑脊液检查结果与多发性硬化类似。治疗包括应用**大剂量糖皮质激素**。当患者对糖皮质激素无效时，可采用**血浆置换**（1.5～2倍体积），或静脉注射免疫球蛋白（IVIG）。儿童可遗留行为障碍、学习障碍和癫痫等后遗症。

神经结节病

结节病是一种慢性全身炎症性疾病，以影响一个或多个器官系统的多发非干酪性肉芽肿为病理学特征。病因可能为特发性，也可能是某种不明病原体诱发的肉芽肿反应。最常累及肺、纵隔淋巴结和皮肤。系统特征包括发热、不适感、疲乏、结节性红斑、多关节痛、纵隔肺门淋巴结病、眼色素层-腮腺热（Heerfordt综合征：腮腺炎、葡萄膜炎和面瘫）、干燥性角膜结膜炎、肝脾大、贫血、心脏传导缺陷、指骨囊肿和高钙血症。

约10%的结节病患者累及神经系统，主要累及软脑膜，产生慢性脑膜炎综合征。临床表现与受累部位有关，包括头痛、眩晕、视力受损、单个脑神经病变（如双侧面神经麻痹）、颅内占位性病变、偏瘫、共济失调、感觉异常、尿崩症或低雌激素血症（源于垂体和下丘脑功能障碍）、癫痫、脑病、精神病、痴呆、脑积水、多发性神经根病、周围神经病或肌病。脊髓很少受累。女性发病率为男性的5倍。结节病的中位发病年龄为25～30岁，然而发病的年龄跨度较大。

诊断

结节病的实验室检查可见血钙升高、尿酸升高、血清免疫球蛋白升高，及血管紧张素转化酶（ACE）水平升高。55%的神经结节病患者脑脊液检查可发现 ACE 阳性。20%～30%的患者脑脊液压力升高、轻度细胞增多、蛋白明显升高、糖含量减少。33% 的患者脑脊液 IgG 指数升高。头颅 MRI 增强扫描显示结节性软脑膜增强和脑实质病变。该病的确诊依赖于临床症状和肉芽肿活检，后者可见被淋巴细胞、内皮细胞和巨细胞（朗汉斯型）包绕的非干酪性上皮样组织细胞局灶聚集。单纯神经结节病仅见于 2%～3% 中枢神经系统受累的患者，因此很难明确诊断。脑膜和脑组织活检是确诊的必要条件。

治疗

皮质类固醇（泼尼松每日 100 mg）和硫唑嘌呤 [1～3 mg/（kg·d）] 是中枢神经系统结节病的一线用药，免疫抑制剂环磷酰胺是二线用药，肿瘤坏死因子（TNF）抑制剂英利昔单抗也对控制神经结节病有效。

Behçet 病

Behçet 病是一种病因不明的炎症性疾病，以复发性虹膜炎和葡萄膜炎为特征，伴有口腔溃疡（100%）和生殖器溃疡（75%）。系统特征包括反复发热、角膜结膜炎、眼前房积脓、游走性浅表血栓性静脉炎（25%），以及深静脉血栓形成、结节性红斑（65%）、疖肿、消化道溃疡、附睾炎、全身性和肺动脉瘤、大关节痛（60%）。

神经系统表现包括突发的脑膜脑炎和脑神经麻痹，可发生于 5%～30% 的 Behçet 病患者。可发生视盘水肿、静脉窦阻塞、偏瘫、四肢瘫、假性延髓麻痹，并可累及基底节、小脑或脊髓。男性多发且病情较重，发病高峰年龄在 20 多岁。

诊断

诊断主要依据临床表现，基于脑膜脑炎的临床特征以及皮肤和眼部的特征性病变。它可以出现类似多发性硬化或脑卒中的短暂或持续的神经系统多灶损害的表现。目前尚无特异性实验室检查，但红细胞沉降率多大于 50 mm/h。脑脊液检查可以出现轻度细胞增多，蛋白质中度升高。头颅影像学检查显示颅内梗死灶（25%）、增强扫描低密度病灶和软脑膜强化。病理检查可见虹膜、脉络膜、视网膜、视神经、脑膜和大脑血管周围间隙（血管炎）的炎症性改变。

治疗

治疗药物包括止痛药、抗凝剂、秋水仙碱、氨苯砜、左旋咪唑、沙利度胺、糖皮质激素和免疫抑制剂（硫唑嘌呤、苯丁酸氮芥、环磷酰胺）。葡萄膜病变和神经系统损害如果未及时治疗，可能导致失明或死亡。

脑桥中央髓鞘溶解症

脑桥中央髓鞘溶解症（central pontine myelinolysis，CPM）的特点是脑桥白质呈对称性损害。在大多数情况下，低钠血症的快速纠正与 CPM 的发生有关。CPM 多见于有酒精中毒、营养不良、多器官功能衰竭病史的患者。病变破坏髓鞘，而神经元和轴索相对完好。急性发作患者常表现为快速进展性痉挛性四肢瘫痪，伴有面部、声门和咽部麻痹。当脑桥完全受累时，患者呈"闭锁状态"，不能言语且四肢瘫痪。在更严重的患者，脱髓鞘还可累及基底节区的白质传导束，这种状态称为脑桥外髓鞘溶解症。MRI 是首选的检查方法。即使是最严重的病例也有可能恢复，但可能需要 4 ～ 12 个月的时间。本病很少直接致命，死亡率高是由于并发症所致。

严重低钠血症患者通过缓慢纠正血钠水平可以防止 CPM 的发生，血清钠的纠正不超过每小时 0.5 mmol/L（每天 12 mmol/L），最高浓度为 130 mmol/L（表 21.7）。

表 21.7　纠正低钠血症的配方 [a]

$$血清 Na^+ 的改变 = \frac{输入 Na^+ - 血清 Na^+}{身体总水量 + 1}$$

输液	剂量（mmol/L）
3% 盐水	513
0.9% 盐水	154
林格乳酸盐	130
0.45% 盐水	77

[a] 方程得出输入 1 L 液体对血清 Na^+ 浓度的影响，单位为 mmol/L。输液的速度应控制在血清钠的纠正不超过每天 12 mmol/L。建议目标 Na^+ 浓度为 130 mmol/L。身体总水量（L）占体重（kg）的比例：男性为 0.6，女性为 0.5。
（Adapted from Adrogue HJ，Madias NE. Hyponatremia. N Engl J Med. 2000；342：1581-1589.）

（张丽丽　译　杨　娜　赵　萌　审校）

第 22 章

中枢神经系统感染

　　大量有机生物体能直接或间接损害中枢或周围神经系统，可危及生命。由于感染和非感染性原因引起的临床症状和体征常无特异性，因此诊断具有挑战性。及时诊断和治疗对预防死亡或神经系统永久性残疾至关重要。**当合并发热、头痛和神经系统症状或体征时须按照中枢神经系统（CNS）感染治疗，直至证实为其他病因。**表 22.1 概述了针对细菌感染的经验性治疗。根据临床表现和危险因素，给予包括抗病毒（如阿昔洛韦）和抗真菌药物在内的经验性治疗，最终的治疗应根据培养结果或其他辅助检查结果。

疑似中枢神经系统感染患者的诊断方法

病史特征

1. 年龄是帮助临床医生了解特定病原体感染风险的一个主要因素。
2. 明确症状的严重程度和进展速度。
3. 明确易感危险因素：

- **免疫抑制**：糖尿病、酒精中毒、恶性肿瘤、应用类固醇或其他免疫调节药物、移植器官、化疗、HIV 感染
- **头外伤、耳部或神经外科手术**
- **意外暴露**：出国旅行、至森林地区、摄食生肉、娱乐活动，以及接触患者、动物或昆虫。
- **疫苗接种史**

　　检查有无下述症状：发热、头痛或颈部疼痛、精神状态改变、局部无力、麻木、视觉障碍、背痛、泌尿或肠道症状。

表 22.1	细菌性脑膜炎的经验性抗生素治疗	
高危人群	**病原体**	**经验性治疗**
新生儿（< 1 个月）	B 组链球菌、大肠埃希菌、单核细胞增生性李斯特菌、克雷伯菌	头孢噻肟或 　庆大霉素＋氨苄西林
婴儿至青壮年（1 个月至 50 岁）	肺炎链球菌、脑膜炎奈瑟菌	头孢曲松或 　头孢噻肟＋万古霉素
> 50 岁成人	肺炎链球菌、单核细胞增生性李斯特菌、革兰氏阴性杆菌	头孢曲松＋万古霉素＋ 　氨苄西林
头颅神经外科手术后	肺炎链球菌、铜绿假单胞菌、金黄色葡萄球菌	头孢吡肟或 　头孢他啶或 　美罗培南＋万古霉素
外伤、颅骨骨折、人工耳蜗植入	表皮葡萄球菌、肠杆菌科	
引流相关脑室炎或脑膜炎	金黄色葡萄球菌、表皮葡萄球菌、痤疮丙酸杆菌、肠杆菌科	头孢吡肟或 　头孢他啶或 　美罗培南＋万古霉素

成人剂量：氨苄西林 2 g 静点，每 4 h 一次；头孢吡肟 2 g 静点，每 8 h 一次；头孢噻肟 2 g 静点，每 6 h 一次；头孢他啶 2 g 静点，每 8 h 一次；头孢曲松 2 g 静点，每 12 h 一次；美罗培南 2 g 静点，每 8 h 一次；万古霉素 1 g 静点，每 8 h 一次；地塞米松 0.15 mg/kg 静点，每 6 h 一次

检查特征

1. 寻找其他部位感染的证据：结膜炎、视网膜炎、葡萄膜炎、鼻窦炎、心内膜炎、淋巴结病肺炎、骨髓炎、尿道感染、皮疹。
2. 一定要检查以下体征：生命体征、视盘水肿、脑膜炎征象、皮疹、鼻窦压痛、中耳炎或脊柱压痛。

腰椎穿刺（LP）

　　腰椎穿刺（简称腰穿）是确定 CNS 感染和识别病原体的最重要检查（表 22.2）。LP 技术在第 3 章已讨论。**如果怀疑 CNS**

表 22.2　不同中枢神经系统（CNS）感染的脑脊液表现

	白细胞计数（/mm³）	细胞类型	蛋白浓度（mg/dl）15～45	糖浓度（mg/dl）45～80	脑脊液压力（cmH₂O）80～180
正常	≤ 5	仅有淋巴细胞和单核细胞			
细菌性脑膜炎	5～10 000	多形核白细胞	增高	降低	增高
病毒性脑膜炎	5～1000	淋巴细胞	增高	正常	正常，偶尔增高
结核性脑膜炎	5～500	淋巴细胞	增高	降低	增高
隐球菌性脑膜炎	5～100	淋巴细胞	增高	正常，偶尔降低	增高
神经梅毒活动期	5～500	淋巴细胞	增高	正常，偶尔降低	正常

感染，决定是否做腰穿时，以下临床规则可能会有所帮助（下面三项中有任意两项都必须做腰穿）：

1. 发热
2. 头痛
3. 精神状态改变

　　脑疝是腰穿少见但却严重的并发症，因此**在腰穿前需行头颅 CT 扫描**。

　　怀疑细菌性脑膜炎，出现下述一种或多种危险因素时，进行 CT 前不应进行 LP 检查：

- 精神状态改变
- 局灶性神经系统体征
- 视盘水肿
- 一周前癫痫发作
- 患者免疫力低下

　　腰穿的相对禁忌证：尽管没有绝对禁忌证，但下列患者应该谨慎。

- 颅内压（ICP）可能增高
- 血小板减少症或其他出血素质（包括正在进行的抗凝治疗）
- 怀疑脊髓硬膜外脓肿

急性脑膜炎

急性细菌性脑膜炎

　　急性细菌性脑膜炎的典型三联征包括发热、颈部强直和精神状态改变，尽管部分患者并不一定都具备上述三种特征。大部分患者高热，但有一小部分出现体温过低，几乎没有患者体温正常。神经系统并发症，例如癫痫发作、局灶性神经功能缺失（包括脑神经麻痹）和视盘水肿可能出现在病程早期或晚期。在两个极端年龄组（婴儿和老年人），症状则不典型甚至具有戏剧性，可仅表现为精神症状。

病因

软脑膜炎通常来源于病原体的血行播散（如肺炎球菌性肺炎并发脑膜炎），也可能是由于脑膜旁的感染（如中耳炎）或外伤、人工耳蜗植入或神经外科手术后（如脑脊液漏）所致。肺炎链球菌（50%）和脑膜炎奈瑟菌（25%）是细菌性脑膜炎最常见的病因，死亡率约为 20%。

实验室诊断

诊断依据脑脊液指标异常，包括中性粒细胞增高、蛋白增高、糖含量降低（见表 22.2）。明确病原体需行脑脊液培养。但是，在 LP 前使用过抗生素，脑脊液培养可以呈阴性，可以通过血液培养确定病原菌。至少 50% 的细菌性脑膜炎患者血液培养呈阳性。神经外科近期放置脑室引流的患者行脑脊液诊断困难。白细胞（WBC）计数升高和糖含量降低提示感染。对于脑脊液引流的患者，由于脑脊液循环受阻，应尽可能从引流管或分流管留取标本。细菌性脑膜炎的影像学检查无特异性，通常只有软脑膜增强。

治疗

细菌性脑膜炎的预后取决于发病后多久开始治疗。根据年龄和危险因素选择经验性抗生素治疗。大部分怀疑社区获得性细菌性脑膜炎的成年人，可予**地塞米松 6 mg 静脉注射，每 6 h 一次，连用 4 天**（首剂于应用抗生素前 15 min 给予），**联合头孢曲松和万古霉素**治疗，直至培养明确了病原菌时再选用敏感抗生素。地塞米松治疗可控制急性炎症反应，使死亡率降低 50%；对肺炎球菌性脑膜炎的疗效尤为显著。在新生儿、老年人或免疫抑制的患者中，还应给予**氨苄西林**以覆盖单核细胞增生性李斯特菌感染。应取出近期放置的引流管或颅内装置。

病毒性（无菌性）脑膜炎

病毒性脑膜炎是一种常见于儿童和年轻人的自限性疾病。病毒性脑膜炎与细菌性脑膜炎表现相似，但程度较轻。较大的儿童和成人可能会出现头痛、发热、恶心、呕吐、颈部僵硬，对声音和光线敏感。在婴儿，临床表现无特异性，可能表现为易激惹、呕吐和腹泻；应评估是否有颈项强直和囟门膨隆。

病因

许多病毒会导致无菌性脑膜炎，包括肠病毒、单纯疱疹病毒（HSV）、人类免疫缺陷病毒（HIV）、西尼罗病毒（West Nile virus，WNV）、水痘带状疱疹病毒（varicella-zoster virus，VZV）、腮腺炎病毒和淋巴细胞性脉络丛脑膜炎（LCM）病毒。Mollaret 脑膜炎是一种少见的复发性良性淋巴细胞性脑膜炎（recurrent benign lymphocytic meningitis，RBLM），其典型表现是发作 3 次以上的发热和假性脑膜炎，持续 2 ～ 5 天，然后自行缓解。

实验室诊断

脑脊液淋巴细胞增多、糖含量正常（见表 22.2）、脑脊液和血液细菌培养阴性，可提示诊断。在一些病毒性脑膜炎患者中，通过培养或扩增［聚合酶链反应（polymerase chain reaction，PCR）］技术可以从脑脊液、血液、鼻咽分泌物或粪便中分离出病毒。症状出现数周后获得的鞘内病毒特异性 IgG 抗体可进行回顾性诊断（WNV 的 IgM 在发病 1 周后就可检测到）。病毒性脑膜炎最常见的病因包括肠病毒、虫媒病毒（尤其是 WNV）、HSV-2、LCM 病毒、急性转换期的 HIV 感染。药物治疗可引起无菌性脑膜炎，后者类似病毒性脑膜炎。这些药物包括非甾体抗炎药（NSAID）、甲硝唑、卡马西平、甲氧苄啶-磺胺甲噁唑和静脉注射免疫球蛋白（IVIG）。还有其他的感染，包括真菌和寄生虫感染，以及软脑膜癌。治疗方面主要是支持治疗，预后好。

慢性脑膜炎

慢性脑膜炎定义为由感染或非感染性因素所引起的持续 4 周或更长时间的脑膜炎。多种感染可引起慢性脑膜炎，许多炎症、恶性肿瘤或其他非感染性疾病可表现为相同的综合征。所有慢性脑膜炎患者都应询问慢性脑膜炎流行地区的旅行史或居住史，包括球孢子菌病、组织胞浆菌病、副球孢子菌病、芽生菌病、血吸虫病、锥虫病、广州管圆线虫感染或囊虫病。除了个别病例以外，慢性脑膜炎患者的异常脑脊液，很少被诊断出来。嗜酸性粒细胞增多可以为寄生虫病或球孢子菌病的诊断提供线索。应对所有慢性脑膜炎患者进行 CSF 抗原测试以检测有无新型隐球菌感染，以及性病研究实验室（VDRL）测试以检测梅毒。在本章，我们讨论几种慢性脑膜炎的病因。

结核性脑膜炎

结核性脑膜炎由结核分枝杆菌引起，可持续数周至数月，容易漏诊，直至出现暴发症状。由颅底脑膜严重的肉芽肿性炎症所引起的脑神经麻痹、血管炎性小血管梗死和梗阻性脑积水较常见（图 22.1）。即使不出现脑膜炎，结核也可引起局灶性脓肿形成，甚至发展为具有占位效应的肿块性病变（结核球）。合并慢性疾病、免疫抑制（艾滋病或酗酒）的人群或老年、婴儿，风险尤其高。如治疗不及时，其发病率和死亡率很高。脑积水、癫痫发作和认知障碍是常见的晚期并发症。

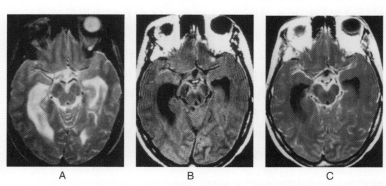

图 22.1 结核性脑膜炎的磁共振成像（MRI）表现。T2 加权像（A）和强化前 T1 加权像（B）显示脑积水。强化后 T1 像显示颅底部脑膜增厚强化和渗出（C）。（Reproduced with permission from Kapra P，et al. Infectious meningitis：Prospective evaluation with magnetization transfer MRI. Br J Radiol. 2004，77：387-394.）

诊断

　　脑脊液显示淋巴细胞增多、蛋白升高、糖含量中度降低（见表 22.2）。脑脊液中找到抗酸分枝杆菌可以明确诊断，当大量脑脊液（10 ～ 25 ml）反复监测时，阳性率可达 50% 以上。结核分枝杆菌也可以从脑脊液中培养出来，但其生长时间长达 6 周，故阳性率较低。PCR 检测可以通过扩增少量结核分枝杆菌 DNA 来确定诊断，但敏感性取决于脑脊液中循环的核酸含量。仅 30% 的患者有活动性肺部疾病，纯化蛋白衍生物（PPD）检测不可靠，无法成为结核性脑膜炎诊断的工具。影像学的常见表现为颅底脑膜强化、基底节区脑梗死和脑积水。

治疗

　　初始治疗包括四种药物：**异烟肼**（同时给予**维生素 B₆ 每天 50 mg**）、**利福平、吡嗪酰胺、乙胺丁醇**。有证据表明，高剂量的利福平静脉注射、氟喹诺酮替代乙胺丁醇疗效更好。重症患者（意识水平下降、局灶性神经功能缺损或多组脑神经麻痹）也可采用静脉滴注**地塞米松 6 mg，每 6 h 一次**联合治疗，以抑制炎症反应和减少损害。如果出现药物抵抗或药物毒副作用较高时，可请传染病专家会诊。强化治疗 2 个月后，继续应用异烟肼和利福平治疗 9 ～ 12 个月。对于脑积水患者，可给予脑室引流。

神经梅毒

　　梅毒是由苍白密螺旋体引起的慢性系统性感染。**初期感染**的特征是硬下疳（硬的、无痛性生殖器溃疡）。2 ～ 12 周后可出现**第二期的菌血症**，出现全身皮肤黏膜病变（掌和跖皮疹）和淋巴结肿大。此期，高达 60% 的患者合并中枢神经系统受累，其中 10% 的患者发展成早期症状性神经梅毒（脑膜炎、脑膜血管炎、脑神经炎）。此期，可以检测到轻微的脑脊液炎性改变（蛋白和细胞数升高）。

　　经过 15 ～ 20 年的潜伏期后，可缓慢进展成**三期梅毒**，出现皮肤（梅毒瘤）、心脏（大动脉炎）、眼睛（脉络膜视网膜炎）或中枢神经系统的慢性进展性、系统性炎症性疾病。5% 未经治疗的初期梅毒会发展成三期神经梅毒。典型的临床表现如下：

1. 麻痹性痴呆

由慢性弥漫性脑炎引起，表现为痴呆伴显著的精神特征，及双侧上运动神经元受累体征。

2. 脊髓痨

脊髓痨起源于慢性脊髓多发性神经根炎，伴继发性后根和脊柱变性。症状包括下肢放射性神经痛、深感觉减退和反射消失。

3. Argyll Robertson 瞳孔（阿罗瞳孔）

瞳孔小而不规则、对光反射消失、调节反射存在，反映是慢性视神经炎。可出现视神经萎缩和失明。

在**艾滋病患者**中，梅毒进展迅速，早期就可以出现二期梅毒的症状（脑膜炎和脑膜血管炎）。症状可以发生在HIV感染的任何阶段。

诊断

血清非密螺旋体抗体［快速血浆反应素（RPR）或 VDRL］滴度为 1 : 32 的患者，或任何血清学检测为阳性、合并神经系统症状、未接受过治疗、正处于全身三期梅毒或 HIV 感染的患者，均需行 LP 检查来排除神经梅毒。

目前，神经梅毒尚无标准的脑脊液实验室诊断标准。脑脊液性病研究实验室检查（VDRL）特异度高，但灵敏度仅为50%。脑脊液荧光密螺旋体抗体吸收试验（FTA-ABS）灵敏度高，但特异度差。脑脊液 FTA-ABS 和 VDRL 阴性可以排除神经梅毒。如果脑脊液 FTA-ABS 阳性，且脑脊液细胞增多或蛋白水平升高，可给予治疗。

在 HIV 患者中，实验室诊断更为困难，因为密螺旋体和非密螺旋体试验可靠性较低，脑脊液指标解释 HIV 各期也有困难。一些学者主张如果脑脊液 FTA-ABS 阳性，同时脑脊液细胞数增高，则可以按照神经梅毒治疗。

治疗

神经梅毒，无论是潜伏期还是活跃期，都用青霉素 300 万～

400 万单位，每 4 h 一次静脉滴注治疗，持续 10 ～ 14 天。

莱姆病

莱姆病是由伯氏疏螺旋体感染引起的，人类通过被感染的鹿蜱（达米尼硬蜱）叮咬而感染。在蜱叮咬的部位出现一种特征性的扩张性红斑"靶"病变，称为慢性游走性红斑。可能会出现急性、慢性和复发性皮肤病，及免疫介导性疾病、风湿病、心脏和神经系统并发症。直接感染效应或免疫介导途径均可使外周和中枢神经系统受累，通常分为早期或晚期表现（表 22.3）。

诊断

诊断中枢神经系统莱姆病，必须有酶联免疫吸附试验（ELISA）或蛋白印迹法（Western blot）证明鞘内产生了疏螺旋体的 IgG 抗体（急性期为 IgM）的证据。也可以用 PCR 法检测脑脊液中的螺旋体 DNA，但不如抗体检测灵敏度高。脑膜炎型莱姆病的淋巴细胞增多并伴有蛋白轻度升高。

治疗

CNS 莱姆病患者应给予头孢曲松 2 g/d 静脉滴注，或青霉

表 22.3　莱姆病的神经系统表现
早期（感染后 6 个月内） 轻度脑膜炎或脑膜脑炎 脑神经病变（尤其是单侧或双侧面神经和视神经） 脊髓炎 神经根炎 多发性单神经炎 急性多发性神经病（类似吉兰-巴雷综合征）
慢性（感染后数月至数年） 莱姆脑病（免疫介导性） 复发性或慢性脑膜脑炎 慢性骨髓炎 慢性轴索性多发性神经病

素 400 万单位每 4 h 一次静脉滴注，疗程 2 ～ 4 周。对脑脊液正常的孤立性面神经麻痹，可口服多西环素 100 mg，每日 2 次，或阿莫西林 50 mg 口服，每日 3 次，疗程 7 ～ 21 天。

真菌性脑膜炎

中枢神经系统的真菌感染通常是机会性的，发生在细胞免疫功能受损者（HIV/AIDS、器官移植、恶性肿瘤、免疫抑制剂治疗、糖尿病或酒精中毒）。新型隐球菌在美国占大多数。其他原因包括粗球孢子菌感染（美国西南部）、白色念珠菌、荚膜组织胞浆菌和芽生菌属。曲霉菌属和毛霉菌属比较独特，主要侵袭局部组织，引起血管炎性梗死。

诊断

大多数脑脊液异常，最常见蛋白水平升高。也有不同程度的淋巴细胞增多和糖含量降低。脑脊液中嗜酸性粒细胞可能提示球孢子菌性脑膜炎，尽管其他寄生虫病也应该考虑。球孢子菌病患者脑脊液中补体固定 IgG 抗体的检测或 IgM 和 IgG 的免疫扩散试验几乎与培养一样具有特异性。脑脊液中的 1,3-β-D- 葡聚糖可能是慢性念珠菌性脑膜炎以及其他病因的真菌性脑膜炎患者的一种有用的辅助检测方法。诊断依靠病原体涂片或培养。CSF 印度墨汁染色或检测荚膜抗原可以快速诊断隐球菌感染。有时，需要进行脑和（或）脑膜活检。

治疗

所有真菌性脑膜炎患者轻症病例均用**氟康唑 400 ～ 800 mg/d 口服**，重症病例应用**两性霉素 B 0.5 ～ 1.5 mg/（kg·d）**静脉点滴，疗程 2 ～ 4 周。非 HIV 隐球菌性脑膜炎可给予**两性霉素 B 联合氟胞嘧啶（5-FC）37.5 mg/kg 口服，每 6 h 一次**，并调整剂量以维持峰值（70 ～ 80 mg/L）和最低值（30 ～ 40 mg/L）。危重患者，可给予两性霉素 B（0.1 ～ 0.3 mg/d）鞘内注射。颅内压升高患者可用乙酰唑胺，但严重病例需要反复行腰穿治疗，对难治性病例，则需要进行腰穿或脑室引流。

脑脓肿和脑膜旁感染

细菌性脓肿

脑脓肿是脑实质内的局灶性感染，也可以是多种感染的并发症。它常见于创伤或手术后的患者。脑脓肿最常见的表现为亚急性进行性头痛（75% 患者）、精神状态改变（50% 患者）、局灶性神经系统体征（50% 患者）和发热（50% 患者）。感染通常开始表现为局灶性脑炎，然后发展成由周围纤维血管囊包绕的局部脓肿。大多数脓肿是由邻近感染（中耳炎、骨髓炎、鼻窦炎）播散而来，或由心内膜炎、支气管扩张、先天性发绀性心脏病或肺动静脉畸形患者通过血行播散而形成。最常见的病原菌是链球菌、金黄色葡萄球菌、肠杆菌科和厌氧菌（如脆弱类杆菌）。多种微生物感染也很常见。

诊断

颅脑 CT 或磁共振成像（MRI）显示环形增强病灶可以明确诊断（图 22.2）。脑脊液可能正常，或细胞数轻度增多。不足 10% 的病例可从脑脊液培养物中分离出病原体。需行血液培养、超声心动图、胸部 X 线、HIV 检测和头颅 CT 扫描（排除鼻窦炎、中耳炎或牙脓肿）。对于有局灶性神经系统症状或体征的患者，禁忌腰穿，因为有诱发脑疝的危险。脑脓肿的位置反映了原发感染扩散到大脑皮质的部位。通过外科引流术中获得的脓液培养常是脑脓肿确诊的唯一方法，但 20% 的病例培养为阴性。

治疗

对疑似细菌性脓肿的患者，可用广谱抗生素进行经验性治疗。①青霉素 400 万单位静点，每 4 h 一次，或头孢曲松 2 g 静点，每 12 h 一次。②甲硝唑 15 mg/kg 静点，每 12 h 一次。对于术后、创伤后或金黄色葡萄球菌感染（血培养阳性）患者，应添加万古霉素，直到药物敏感性结果出来。当脓肿的病原体不明时，必须考虑扩大覆盖范围，包括结核分枝杆菌（见前文"结核性脑膜炎"部分）、真菌（两性霉素 B）和弓

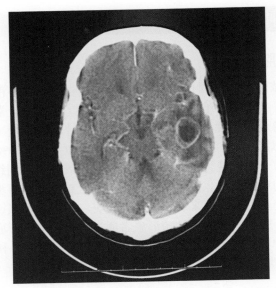

图 22.2 计算机断层扫描（CT）显示病变呈环形强化，这是细菌性脓肿的典型征象

形虫病（见后文"艾滋病的神经系统并发症"部分）。侵袭性病原体可使脓肿迅速扩大，导致神经功能快速恶化甚至脑疝形成。此时，可能需请神经外科会诊行紧急引流和减压。意识障碍的患者也可以用**地塞米松 4 ～ 10 mg 静点，每 6 h 一次**，持续 4 ～ 6 天，以减轻水肿。

硬膜下积脓

　　硬脑膜下积脓是硬脑膜与蛛网膜之间的一种闭合性感染，通常位于大脑半球凸面。成人最常见的原因是邻近部位的感染扩散所致（如鼻窦炎或中耳炎），儿童则往往是脑膜炎的并发症。培养出的病原体与脑脓肿相似，经验性抗生素治疗也是相同的。尽早行手术引流是治疗成功的关键。

脑和脊髓硬膜外脓肿

　　CNS 硬膜外感染几乎都是来源于邻近部位的感染，常见于骨髓炎。脑脊液常显示轻微的炎症（白细胞和蛋白质水平升高），但是没有发现细菌。

脑硬膜外脓肿通常有局部疼痛和压痛，可有脑神经功能缺损。例如，颞骨岩部感染（岩尖综合征）常导致第 V 对和第 VI 对脑神经（CN 5 和 CN 6）受损。常见的感染病原体与脑脓肿相同，经验性抗生素治疗也是相同的。

脊髓硬膜外脓肿常见于胸段，糖尿病和静脉吸毒者常见。这是神经科急症，症状包括剧烈的局部疼痛和压痛、局部神经根刺激引起的牵涉痛和脊髓压迫。75% 的感染为金黄色葡萄球菌和链球菌，20% 为革兰氏阴性菌，结核分枝杆菌（Pott病）和真菌少见。检查首选脊柱 MRI。应立即使用大剂量类固醇（**地塞米松 60 ～ 100 mg 静脉推注，随后 10 ～ 20 mg 静点，每 6 h 一次**）和**手术引流**，以防止脊髓受压。用**万古霉素和头孢曲松**行经验性抗感染治疗（表 22.1）。

囊虫病

囊虫病是全球最常见的中枢神经系统寄生虫感染，典型表现为癫痫发作，是全球范围内最常见的可治疗性癫痫病因之一。猪带绦虫在人体粪便中排出的卵子会污染宿主或其他人摄入的食物，从而导致囊尾蚴通过血液传播到全身，包括中枢神经系统。大多数病例发生在拉丁美洲（如墨西哥）和东南亚。神经系统囊虫病可发生于脑实质内或实质外。实质外神经系统囊虫病是由脑室内囊肿、蛛网膜下腔囊肿、脊髓囊肿和眼囊肿引起的。

诊断

CT 和 MRI 扫描通常具有高度特异性。非炎性囊肿表现为内部充满液体的小囊肿（小于 1 cm）。当幼虫死亡时表现为活动期炎性囊肿，增强扫描存在对比增强从而可以鉴别。一旦囊肿幼虫死亡引起的炎症反应消失，就会形成非活动期囊肿，它们表现为小的、点状的、钙化性病变。在消旋的情况下，囊肿膜充满脑室和蛛网膜下腔，导致脑积水。在囊性病变中头节是唯一的病理学发现，它们是囊肿腔内圆形或细长的明亮结节。

X 线平片或 CT 可以评估神经系统外的囊虫病，通常出现在肌肉或皮下组织中。检测囊尾蚴的血清抗体滴度可以确诊，但对于非活动期病变或仅有单个增强病变的患者，敏感性小于100%。患者和家属应该接受大便检查，寻找是否有卵子和寄生虫，积极治疗可以防止再次感染。脑内的其他囊性病变可能是由包虫病、多头蚴病、囊性胶质瘤和胶质母细胞瘤引起的。

治疗

非活动性（钙化）神经系统囊虫病或有极少量活的或退化的囊肿且症状极轻微的患者（例如，用抗癫痫药物能够控制的癫痫发作，无局灶性体征），不需要抗生素治疗。对于症状极轻微的患者，6 ～ 10 周后随访神经影像通常显示强化的病灶已经变成小的钙化结节。对于那些有多发囊肿、巨大囊肿、脑室内或蛛网膜下腔囊肿的患者，给予**吡喹酮 25 mg/kg 口服，每日 3 次**，或**阿苯达唑 7.5 mg/kg 口服，每日 2 次，连用 14 天**。对于正在接受治疗的重症患者，给予**地塞米松 4 ～ 6 mg 口服，每 6 h 一次，连用 5 天**，以减轻炎症反应，并给予抗癫痫药物（如**苯妥英 300 mg/d 口服**），以尽量减少由囊虫幼虫死亡引起的炎症反应。在治疗脑室内囊虫病导致的脑积水时，手术切除往往比脑室腹腔分流术更有效。

病毒性脑炎

单纯疱疹病毒性脑炎

HSV-1 脑炎是最常见的散发性病毒性脑炎，不经治疗，死亡率可达 70%。患者表现为发热、精神异常、头痛和癫痫发作。该病是由三叉神经节内休眠的 HSV-1 重新激活所致，病毒通过感觉途径传播进入大脑，而不是更常见的病毒逆行性感染导致口腔周围疱疹性病变。

诊断

脑脊液可能显示淋巴细胞轻度增多，红细胞及蛋白增加，但也可能是正常的，尤其在疾病早期。脑脊液 HSV PCR 阳性可确定诊断，但也会出现假阴性结果，尤其是在使用阿昔洛韦后和症状出现后 1 周内。症状出现至少 1 周后从脑脊液中获得的鞘内 HSV 抗体（IgM 或 IgG）有助于进行回顾性诊断。脑脊液培养通常不会产生病毒。额叶下面和颞叶内侧的局灶性坏死性病变具有高度的特征性，最好行增强 MRI 检查。脑电图（EEG）常显示周期性单侧的癫痫样放电，与结构性颞叶病变相一致。确诊需要脑活检证实嗜酸性细胞内（Cowdry Ⅰ 型）包涵体，但当临床、影像学和脑电图为高度特异性表现时，无须进行该检查。

治疗

所有疑似病毒性脑炎患者均应按经验给予**阿昔洛韦 10 mg/kg 静点，每 8 h 一次，共 14 ～ 21 天**。因为疗效取决于早期治疗，所以阿昔洛韦应尽早开始使用，在诊断检查结果出来之前不应停止使用。治疗效果差时应该考虑阿昔洛韦耐药，常需进一步检测。所有危重患者都应服用抗惊厥药（如**苯妥英钠**），如果没有癫痫发作，2 周后停药。精神状态异常的患者需连续脑电图监测，排除非惊厥性癫痫发作。

西尼罗病毒感染

西尼罗病毒（West Nile virus，WNV），一种节肢动物传播的病毒，通过库蚊叮咬传播，是美国流行性脑炎最常见的原因。该病集中在美国西部，多于夏秋季蚊子活动最频繁时暴发。据报道，病毒可通过输血、器官移植和母乳喂养传播；在感染者中，只有 20% 出现症状，不足 1% 患者出现神经系统并发症（神经侵入性 WNV）。大多数神经侵入性患者表现为脑膜脑炎（60% ～ 75%）或脑膜炎（25% ～ 30%），前者表现为精神异常、局灶性神经功能缺损和震颤，后者表现为头痛、颈部疼痛和偶有脑神经麻痹（尤其是面神经）。脊髓炎和多发性神经根炎少见，其特征是非对称性肢体无力急性发作，无感觉丧失和下运动神经元受损体征。

诊断

神经侵入性 WNV 的诊断是依据临床可疑（暴露的风险及提示性的症状和体征）以及血液或脑脊液中存在 WNV IgM。如果 WNV IgM 抗体试验阴性，7天内应重复检测，以防急性感染后的血清转化所致。血清 WNV IgM 抗体不能穿过血脑屏障，如果急性期比恢复期的滴度高出4倍则表明近期存在感染。血清和脑脊液 IgM 抗体均可持续数月，因此，单一的检测阳性并不一定意味着最近感染。当存在圣路易脑炎病毒和日本脑炎病毒抗体时，也可能出现假阳性。脑脊液的典型表现为细胞数轻度增高，蛋白升高，葡萄糖水平正常。当出现快速上升性麻痹伴脑脊液炎性表现时，应考虑西尼罗脊髓灰质炎。分离（培养）或扩增（PCR）技术灵敏度低。

治疗

治疗仍旧是支持疗法，但是静脉注射免疫球蛋白（IVIG）和干扰素（IFN）-α 的临床试验正在进行中。

其他病因的脑炎

病毒性脑炎的病因除了 HSV-1 和 WNV 外，仍有下述其他病因。脑脊液 PCR 检测对大多数病毒感染的诊断均有价值，但其临床敏感性尚不清楚。脑脊液病毒特异性抗体检测是最可靠的诊断方法，尽管是回顾性的。

1. **肠道病毒**

   该组病毒包括**柯萨奇病毒**、**埃可病毒**和**脊髓灰质炎病毒**。脑膜炎很少呈暴发性，脑炎多发生在秋季或冬季，病情较轻。CSF 病毒培养和 PCR 敏感性高。

2. **虫媒病毒（节肢动物传播的病毒）**

   这些病毒可通过多种载体（包括蚊子和蜱）传播给人类，并受到地理位置和季节的限制。

   - **东部马脑炎病毒**（海湾和大西洋沿岸）可引起严重的脑炎，发病率和死亡率均高。
   - **西部马脑炎病毒**（美国西部）可引起轻度脑膜脑炎。

- **圣路易斯脑炎病毒**（整个美国）可引起严重脑炎，偶尔呈流行性。
- **加利福尼亚脑炎病毒**（美国东部和中部）可引起类似 HSV-1 脑炎的表现。
- **科罗拉多蜱热病毒**（落基山脉）由安氏革蜱叮咬传播。
- **波瓦桑病毒**（美国东北部）由考克硬蜱或旱獭蜱传播。
- **日本脑炎病毒**（亚洲）由库蚊传播，是世界范围内脑炎最常见的病因，在美国不流行。死亡率约为 30%。

3. **疱疹科病毒**
- **HSV-2** 是新生儿脑炎、儿童和成人脑膜炎的常见病因。
- **EB 病毒（EBV）**通常与多发性神经根炎或小脑炎相关。
- **水痘-带状疱疹病毒（VZV）**可引起与系统性原发感染（水痘）相关的脑炎，或继发于带状疱疹后在相应的血管分布区域出现脑或脊髓的局灶性肉芽肿性血管炎。
- **巨细胞病毒（CMV）**相关神经系统并发症仅见于细胞免疫功能受损的患者（见"艾滋病的神经系统并发症"部分）。
- **人类疱疹病毒 6 型（HHV-6）**在接受免疫抑制治疗的患者中可引起严重的脑炎。

4. **麻疹病毒**

　　除了在病毒性皮疹（麻疹）后 1～14 天引起急性脑炎外，麻疹病毒还可引起：①免疫抑制患者的进行性亚急性全脑炎；②感染后免疫介导性脱髓鞘性脑脊髓炎；③亚急性硬化性全脑炎（SSPE），这是一种"慢"病毒感染，以进行性痴呆、共济失调、肌阵挛、EEG 上周期性锐波、CSF 中抗麻疹病毒抗体滴度升高、病理性细胞内病毒包涵体为特征。

5. **狂犬病毒**

　　狂犬病是由被感染（狂犬病毒）的动物咬伤传播的。经过一定的潜伏期（1～3 个月）后，狂犬病脑脊髓炎常出现谵妄、癫痫发作、瘫痪和死亡。在感染后，病毒通过逆行轴突运输进入 CNS。Negri 小体和细胞内黑色的病毒包涵体是典型的病理改变。

病毒性脊髓炎

急性病毒性脊髓炎

急性脊髓炎相对罕见，可单独发生，或与脑膜炎或脑炎相伴发。疱疹科病毒（如 HSV-2、EBV、CMV、VZV）、肠道病毒和 WNV 是最常见的病因。急性病毒性脊髓炎表现为急性发作的无力、感觉缺失和自主神经（尤其是膀胱）功能障碍。WNV 和脊髓灰质炎病毒除外，它们感染运动神经元，导致不对称的迟缓性力弱（脊髓灰质炎）。美国曾报道一种病因不明的脊髓灰质炎样疾病，通常影响幼儿。许多急性弛缓性脊髓炎病例在肠病毒 D68 引起的呼吸系统疾病暴发后不久出现，临床上很难区分急性脊髓炎的病因是病毒性还是自身免疫性、中毒性或血管性原因，但一般来说，病毒性脊髓炎可能仅累及一个脊髓节段。

诊断

脑脊液表现为淋巴细胞轻度增高和蛋白含量升高。虽然临床检测的敏感性尚未证实，但许多病毒都可以通过病毒特异性 PCR 扩增检测。发病数周后脑脊液中存在病毒特异性抗体可以明确诊断。MRI 典型表现为 T2 像上病灶信号增强。

治疗

根据不同的病毒，选择相应的抗病毒药物。EBV、VZV或 HSV-1 型或 2 型用**阿昔洛韦 10 mg/kg 静点，每 8 h 一次，**CMV 用**更昔洛韦 5 mg/kg 静点每 12 h 一次**和（或）**膦甲酸钠 90 ~ 120 mg/（kg·d）**。病毒性脊髓炎不适合应用皮质类固醇，但如果是由免疫因素介导则可以考虑应用。膀胱和肠功能紊乱需特别注意。

慢性病毒性脊髓病

人嗜 T 淋巴细胞病毒 1 型或 2 型（HTLV-1/2）和 HIV，以及较少见的 HSV-2 和 VZV，被认为是慢性病毒性脊髓病的病因。HTLV 感染导致一种脊髓病，以前称为热带痉挛性轻截瘫，在加勒比盆地、巴西、日本和非洲部分地区流行。症状包括亚急性或隐匿性发作的痉挛性瘫痪、感觉丧失和自主神经（勃起、泌尿和肠道）功能障碍。

诊断

脑脊液可表现出轻度的非特异性异常，包括淋巴细胞增多和蛋白水平升高。HSV-2 和 VZV 感染可通过 CSF 中病毒特异性 PCR 或 IgG 抗体明确诊断。HTLV-1/2 通过 CSF 中存在 IgG 抗体明确诊断。HIV 脊髓病是一种临床诊断。神经影像学可能是正常的，或显示脊髓萎缩。

治疗

HSV 或 VZV 脊髓病应给予阿昔洛韦 10 mg/kg 静点，每 8 h 一次。HIV 脊髓病采用高效抗逆转录病毒疗法（highly active antiretroviral therapy，HAART）进行控制可能有效。尚未证明抗病毒治疗对 HTLV 相关脊髓病有效。其他则采取支持治疗，膀胱和肠功能紊乱需特别注意。

艾滋病的神经系统并发症

中枢和周围神经系统都容易出现艾滋病相关的并发症。HIV 是一种嗜神经病毒，在感染后不久直接侵入大脑。$CD4^+$ T 辅助淋巴细胞计数小于 $200/mm^3$ 的患者发生机会性感染的风险最大，而免疫介导反应和药物相关的毒性作用可以随时发生。艾滋病患者可以同时发生多种机会性感染。

机会性感染

1. 中枢神经系统弓形虫病

弓形虫病是 HIV 患者发生占位性病变最常见的原因，通常表现为发热、亚急性脑病、局灶性神经功能障碍和癫痫。脑影像学显示一个或多个环形强化占位性病变，在 2 周内对抗弓形虫病治疗有效，据此可以推测诊断。临床和影像学反应很具有戏剧性。可发生眼部和脊髓脓肿，但脓肿破裂引起的脑膜脑炎比较罕见。血清弓形虫 IgG 抗体的出现提高了诊断的概率。脑脊液分析虽不能确定诊断，但可以排除其他疾病。

疑似弓形虫病的患者可予经验性治疗，**磺胺嘧啶 25 mg/kg 口服，每 6 h 一次，及乙胺嘧啶第 1 天 200 mg 口服，以后每天 75 ～ 100 mg，服用 6 ～ 8 周**。还应给予**叶酸 10 ～ 20 mg/d 口服**以降低血液毒性。对磺胺类药物过敏的患者可使用克林霉素 600 mg 静点或每日 4 次口服代替磺胺嘧啶。**地塞米松 6 mg 静点，每 6 h 一次**，仅适用于占位明显且即将发生脑疝的患者，因其可能会掩盖诊断。治疗 10 ～ 14 天后应复查影像学，最好是 MRI 及增强扫描。对治疗无反应的患者需要活检来明确诊断，并与恶性肿瘤（如中枢神经系统淋巴瘤）或其他感染性病变（如结核、细菌）相鉴别。

2. 隐球菌性脑膜炎

任何伴有头痛的艾滋病患者都应考虑这个诊断。患者可能出现颅内压（ICP）增高的症状，包括恶心、呕吐和意识模糊。由于这是一种系统性感染，血清隐球菌抗原诊断脑膜炎的敏感性是 95%，但不是特异性的筛查试验。脑脊液隐球菌抗原检测或真菌培养可以确诊。脑脊液白细胞计数可能正常或略有升高。所有 HIV 患者在进行腰穿前均应进行脑影像学检查以排除占位性病变。治疗取决于感染的严重程度。**轻症病例**（神经系统检查正常，脑脊液隐球菌抗原＜1∶1024）可给予**氟康唑 400 mg/d 口服，连用 8 ～ 10 周**。重症病例，给予**两性霉素 B 0.7 ～ 1.0 mg/（kg · d）静脉注射，连用 2 周**，或者直到 CSF 阴性为止，然后**口服氟康唑 400 mg/d，至少 10 周**。可加用**氟胞嘧啶（5-FC）25 mg/kg 口服，每 6 h 一次，维持 2 周**，但这需要监测血药浓度（峰值为 70 ～ 80 mg/L，最低值为 30 ～ 40 mg/L），并具有骨髓毒性。没有证据表明类固醇可以降低隐球菌性脑膜炎的发病率和死亡率，但有资料显示可以延迟抗逆转录病毒治疗的启动。隐球菌性脑膜炎的一个并发症是 ICP 升高，脑脊液压力 > 250 mmH_2O；文献报道，ICP 升高的隐球菌性脑膜炎患者死亡率高。当诊断性腰穿提示脑脊液压力 > 250 mmH_2O 或者有颅内压增高的症状时，建议进行腰大池腹腔分流术（LPS）治疗。

3. 进行性多灶性白质脑病（PML）

PML 是一种由 JC 病毒引起的脱髓鞘疾病，表现为亚急性局灶性神经功能缺损和痴呆；不累及周围神经系统。MRI T2 加权像上可见显著的白质高信号，而皮质灰质不受累。免疫重建综合征的患者可有强化。脑脊液通常正常。脑脊液中 JC 病毒的 PCR 检测虽不敏感，但有助于确诊。最重要的治疗是高效抗逆转录病毒疗法（HAART）以重建免疫系统。尚无特定的治疗手段可以逆转 PML 的影响。

4. 巨细胞病毒（CMV）感染

巨细胞病毒可影响中枢和周围神经系统。巨细胞病毒性视网膜炎，表现为缓慢进展的无痛性视力丧失，是最常见的神经系统并发症。其他并发症少见，通常发生在晚期艾滋病（CD4 < 50）患者。脑室脑炎表现为迅速进展的认知和行为改变。脊髓炎表现为急性肢体无力、泌尿功能障碍和感觉平面。多发性神经根炎表现为急性发作的背痛、下肢非对称性弛缓性轻瘫、感觉异常（常呈"鞍状"分布）和泌尿功能障碍。多发性单神经炎表现为与周围神经分布一致的不对称性运动和感觉缺失。中枢神经系统感染伴有脑脊液细胞数增多（通常数量为 1000 左右，以多形核白细胞为主）、蛋白含量增高和糖含量降低。巨细胞病毒 PCR 对系统性（血液）和中枢神经系统（CSF）感染都高度敏感。MRI 典型征象是炎症改变和受累部位的强化，包括特征性的室管膜强化。巨细胞病毒感染累及中枢神经系统可迅速进展。疑似病例需立即给予**更昔洛韦 5 mg/kg 静点，每 12 h 一次**，尽管疗效不肯定。**膦甲酸 60 mg/kg 静点，每 8 h 一次，连续 14 天**，可作为二线药物使用。

5. 原发性中枢神经系统淋巴瘤（PCNSL）

PCNSL 是由 EB 病毒引起，表现为亚急性局灶性神经功能缺损和认知障碍。脑影像学显示一个或多个强化占位性病变，类似于弓形虫病脓肿。如果没有禁忌，通过腰穿行 PCR 扩增出 EB 病毒可以确诊。铊单光子发射计算机断层扫描（SPECT）显示局部摄取增加（"热"点）或正电子发射断层扫描（PET）显示高代谢性病变也可以帮助鉴别 PCNSL 和脓肿（如弓形虫病）。然而，大多数患者都是在经验性弓形虫病治疗无效后通过活检才能确诊。因为恶性肿瘤和脓肿可能对类固醇均有效，如非必要，在确诊前应**停用地塞米松**。全脑放疗、甲氨蝶呤和 HAART 疗法是主要的治疗手段。预后从几个月到几年不等，通常取决于患者对 HAART 治疗的反应。

6. 带状疱疹

由水痘-带状疱疹病毒（VZV）的重新激活引起的带状疱疹性神经根炎或神经节炎是与 HIV 相关的常见并发症。常累及多个皮肤节段。与其他感染不同，带状疱疹感染时 CD4 计数常大于 200。VZV 也引起中枢神经系统血管病变，表现为卒中样综合征或脊髓病，常预示带状疱疹的暴发。无并发症的带状疱疹可用**阿昔洛韦（800 mg 口服，每日 5 次）**或**伐昔洛韦（1000 mg 口服，每日 3 次）**治疗，可同时服用止痛剂。如果怀疑中枢神经系统血管病变或有多处皮肤节段受累，应进一步进行 LP 和 MRI 检查，并给予**静脉输液治疗（阿昔洛韦 10～12.5 mg/kg，每 8 h 一次）**。

7. 梅毒

HIV 感染患者的梅毒发展迅速，以二期梅毒症状为主（脑膜炎和脑膜血管炎）。症状可出现在 HIV 感染的各个阶段。HIV 患者的密螺旋体和非密螺旋体试验的假阳性率和假阴性率都较高。与免疫力强的患者相比，**青霉素**的治疗疗程会更长（＞10 天）。

8. HIV（无菌性）脑膜炎

在原发性病毒血症期间，HIV 常引起自限性脑膜炎，而脑膜脑炎少见。脑脊液显示细胞数轻度增高，HIV 很容易通过 PCR 扩增。仅需对症治疗。

艾滋病的非机会性神经系统并发症

1. 远端感觉性多发性神经病

远端感觉性多发性神经病（distal sensory polyneuropathy, DSP）是最常见的 HIV 相关神经系统并发症，可由免疫介导途径或抗逆转录病毒毒性（dd I、ddC 和 d4T）引起。临床特征为对称性手套-袜套样分布的疼痛性感觉异常、感觉缺失、异常性疼痛，以及踝反射消失。抗逆转录病毒的毒性所致 DSP 常发病突然，多发生在治疗开始或增加剂量时。神经性疼痛采取对症治疗（见第 18 章）。主要的治疗措施是用 HAART 进行病毒学控制。抗逆转录病毒介导的 DSP 通常随着致病药物的停用而改善。

2. HIV 相关认知障碍

在原发性病毒血症后不久，HIV 侵入中枢神经系统，并感染非神经元细胞。数年后，当免疫功能丧失（CD4 < 200）和调节功能紊乱时，就会出现慢性脑炎，表现为隐匿起病的认知障碍（执行功能）、运动迟缓和行为改变（抑郁、冷漠），类似皮质下痴呆。人们早就意识到，一些 HIV 感染者存在不能用其他原因解释的神经认知缺陷。

根据临床进行诊断。有三种类型的 HIV 相关神经认知障碍（HIV-associated neurocognitive disorder, HAND）：

- 无症状神经认知损害（asymptomatic neurocognitive impairment, ANI）：由神经认知测试确定，无明显临床症状。

- 轻度神经认知障碍（mild neurocognitive disorder, MND）：是一种排除诊断；轻度功能受损，如果无法进行神经认知测试，则可以通过临床诊断。

- HIV 相关痴呆（HIV-associated dementia, HAD）：中度至重度功能障碍。没有接受抗逆转录病毒治疗的 HAD 患者脑脊液蛋白和 HIV 水平升高。典型的 MRI 表现为中枢性萎缩和白质病变，脑脊液可表现为细胞数轻度增高。用 HAART 控制病毒则可以减缓痴呆的发展（见第 28 章）。

3. HIV 相关脊髓病

该病较少见，常发生在 HIV 晚期（CD4 < 200）。临床

特征是：隐匿性起病的痉挛性轻截瘫、感觉性共济失调（后索功能障碍），以及肠道、膀胱和勃起功能障碍。该综合征与维生素 B_{12} 缺乏类似。应与感染（如 HTLV-1、CMV、HSV、结核、弓形虫、细菌性脓肿）和恶性肿瘤进行鉴别。MRI 可显示脊髓萎缩和后索异常信号，但通常正常。典型病例体感诱发电位可以延长。使用 HAART 进行病毒控制和对症治疗是目前仅有的治疗手段。

4. HIV 相关肌病

尽管其原因较多［感染因素、免疫介导因素或齐多夫定（AZT）毒性］，但 HIV 相关肌病很少见。大部分病例表现为亚急性起病的近端肌肉无力、肌酸激酶（CK）升高和肌痛。肌电图（EMG）可以诊断但不能明确病因。根据病因进行治疗。

5. HIV 相关神经肌肉无力综合征

使用核苷逆转录酶（尤其是 d4T）时，可发生严重的感觉运动性神经病。该综合征的特点是快速进展性无力、类似吉兰-巴雷综合征，以及全身症状（发热、全身不适、恶心、头痛）。血清乳酸水平几乎总是升高。脑脊液显示非特异性异常，但可排除其他感染性原因（如巨细胞病毒）。电生理检查通常显示轴索和脱髓鞘病变，肌肉活检可能显示为一种肌病（提示线粒体疾病）。治疗包括停用所有核苷类抗逆转录病毒药物和支持治疗。

6. 急性脱髓鞘性多发性神经病（AIDP）

这一并发症在 HIV 血清转化后很快发生，临床上和吉兰-巴雷综合征难以鉴别（见第 16 章）。与血清学阴性的 AIDP 患者的无细胞性脑脊液相比，其脑脊液特征是淋巴细胞增多，并且蛋白含量增高。PCR 可以排除巨细胞病毒性多发性神经根炎。治疗包括在监测的情况下**静脉注射免疫球蛋白（每天 0.4 mg/kg，连续 5 天）**，或**血浆置换**和支持治疗。

（杨秀平　译　杨　娜　李雪梅　审校）

第 23 章

神经肿瘤学

中枢神经系统（CNS）肿瘤具有很高的发病率和死亡率。在美国，据估计每年有 22 000 例新发病例和 13 000 例死亡病例是由原发性中枢神经系统恶性肿瘤引起的。此外，每年新增 28 000 例脑膜瘤病例，其中 90% 以上是良性肿瘤。转移性中枢神经系统肿瘤明显多于原发性肿瘤；在美国，据估计每年诊断出 170 000 例脑转移瘤病例。图 23.1 按部位列出了成年人中最常见的原发性中枢神经系统肿瘤。

神经肿瘤学的症状管理

皮质类固醇

皮质类固醇的应用在中枢神经系统肿瘤中的主要作用是减轻脑和脊髓血管源性水肿。皮质类固醇有明显的不良反应，如失眠、高血糖、肌病、精神状态影响和机会性感染，一些研究表明，它们可能会降低胶质瘤患者的总体生存率。无症状 CNS 肿瘤患者和症状与血管源性水肿无关的患者不需要皮质类固醇。在疑似原发性 CNS 淋巴瘤（PCNSL）的病例中，应尽可能避免使用皮质类固醇，因为它们会降低活检的诊断率。地塞米松是治疗中枢神经系统肿瘤的主要皮质类固醇激素，因为它几乎没有盐皮质激素的作用，并且与血清蛋白结合能力较低，从而在中枢神经系统中水平较高。没有特定的地塞米松剂量指南；患者应接受所需的最小剂量，以控制由于血管源性水肿引起的神经系统症状。**脑血管源性水肿的标准起始剂量是地塞米松 4 mg，每天 2 次。**当患者开始使用皮质类固醇时，不应预防性使用质子泵抑制剂，但应该给有胃炎或胃、十二指肠溃疡史的患者应用。如果长期高剂量（每天 ≥ 20 mg 泼尼松或约 3.2 mg 地塞米松）使用皮质类固醇（≥ 4 周），就必须开始对耶氏肺孢子菌进行预防。

抗癫痫药

虽然癫痫发作在原发性和转移性脑肿瘤中都很常见，但在从未发作过癫痫的中枢神经系统肿瘤患者中，预防性使用抗癫痫药物并不适用。仅建议在脑肿瘤切除术后的即刻进行初级癫痫预防。接受脑肿瘤切除术的患者预防性使用抗癫痫药可以

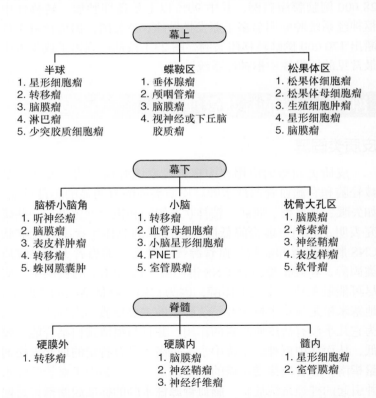

图 23.1 按部位划分的成人孤立性中枢神经系统肿瘤的影像学鉴别诊断。PNET，原发性神经外胚层肿瘤

在术后第 1 周将癫痫发作的风险降低 40% ～ 50%，但它们不能防止其后癫痫发作的发生，应迅速逐渐减量。另一方面，对于任何有癫痫发作的中枢神经系统肿瘤患者（包括单次癫痫发作），都应开始使用抗癫痫药。通常，非酶诱导的抗癫痫药物是首选，以避免与化疗或靶向治疗药物相互作用。

抗凝药

中枢神经系统恶性肿瘤患者静脉血栓栓塞事件的发生率增加。只要没有急性出血症状，中枢神经系统肿瘤并不是住院期间预防性使用普通肝素或低分子量肝素的禁忌证。多达 30% 的高级别神经胶质瘤患者会出现有症状的深静脉血栓形成或肺栓塞。当排除活动性或急性颅内出血时，CNS 恶性肿瘤并不是全剂量抗凝的绝对禁忌证。实际上，与下腔静脉（IVC）滤器相比，慢性抗凝治疗更为可取，因为下腔静脉滤器多合并常见并发症，如反复栓塞事件、下腔静脉或滤器血栓形成、严重的静脉炎后综合征和慢性下肢肿胀。

神经胶质瘤

神经胶质瘤的组织病理诊断标准基于世界卫生组织（WHO）的分类。Ⅰ级胶质瘤（毛细胞型星形细胞瘤）在成人中很罕见，并且是唯一可以通过完全切除来达到治愈的神经胶质瘤。Ⅱ级（低级）和Ⅲ级（间变性）神经胶质瘤根据形态学和分子特征可细分为星形细胞瘤和少突胶质细胞瘤，少突胶质细胞瘤必须同时具有异柠檬酸脱氢酶（IDH）突变和 1p/19q 染色体缺失。胶质母细胞瘤（Ⅳ级神经胶质瘤）是成人中最常见和最具侵袭性的原发性脑肿瘤，病理表现为微血管增生、坏死或两者兼有。

流行病学

神经胶质瘤是成年人中最常见的原发性脑肿瘤，美国每年约有 18 000 人被诊断为神经胶质瘤。男性的发病率略高于女性，白种人的发病率略高于非裔美国人。胶质母细胞瘤占胶质瘤病例的50%以上；发病率随着年龄增长而增加，在60～70岁达到高峰。间变性胶质瘤的发病高峰在40～50岁，而低级别胶质瘤多见于30～40岁的患者。

诊断

低级别胶质瘤为非增强性浸润性肿瘤，极少或无血管源性水肿（图23.2）。少突胶质细胞瘤可由于先前的出血而出现钙化或含铁血黄素沉积。间变性胶质瘤有不同程度的血管源性水肿，约50%在磁共振成像扫描中显示一些增强的征象。胶质母细胞瘤边缘不规则，几乎总是增强，经常有中央坏死和血管源性水肿（图23.3）。由于影像学特征的预测价值有限，组织学诊断需要活检（或可行时，手术切除）。组织学上，低级别胶质瘤表现为轻度核异型性和细胞增多，而间变性胶质瘤的特征是存在有丝分裂，胶质母细胞瘤有微血管增生和肿瘤坏死。

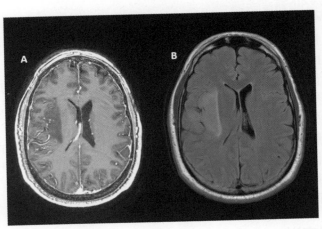

图 23.2 低级别胶质瘤。**A.** 钆增强后 T1 加权像显示右侧额叶内低信号强度肿块，无明显增强。**B.** 液体衰减反转恢复（FLAIR）图像显示右侧额叶内具有占位效应的高信号强度肿块

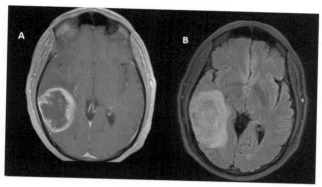

图 23.3　胶质母细胞瘤。**A.** 钆增强后的 T1 加权像显示右侧颞叶内有不规则边界和坏死中心的肿块；**B.** 液体衰减反转恢复（FLAIR）图像显示右侧颞叶内有高信号肿块，并伴有占位效应和血管源性水肿

治疗

新诊断的神经胶质瘤

手术

对于所有级别和亚型的胶质瘤，只要肿瘤可以通过手术切除，并且没有绝对的手术禁忌证，就推荐最大安全切除。然而，由于 Ⅱ～Ⅳ 级胶质瘤浸润正常大脑组织，完全的宏观切除几乎无法做到。但是，手术切除提供的肿瘤组织为准确诊断和分子研究提供了依据，可以改善神经症状，减少对皮质类固醇的依赖，并提高生活质量。此外，回顾性和前瞻性非随机研究表明，在低级别和高级别（Ⅲ级和Ⅳ级）胶质瘤中，更广泛的肿瘤切除与更长的生存期相关。

由于肿瘤的位置，并不是所有的胶质瘤都适合切除，但是，如果可行的话，应该进行活检以提供组织学诊断。神经外科的进步，如神经导航、术中脑成像技术、清醒开颅手术和术中 MRI，使专科中心的神经外科医生能够成功切除以前被认为无法切除的中枢神经系统肿瘤。某些位于脑干的肿瘤可能有较高的活检并发症风险，这种情况下诊断和治疗决策可能只有基于神经影像学和临床特征。

放射治疗

放射治疗（简称放疗）将胶质母细胞瘤患者的中位生存期从仅支持治疗的约 4 个月增加到约 12 个月。**间变性胶质瘤和胶质母细胞瘤最常用的方案是在 6 周的时间内提供 200 cGy 的局部放射剂量，总剂量为 6000 cGy**。对于低级别神经胶质瘤，通常使用较低的总剂量（在 5 ～ 6 周内总剂量为 4500 ～ 5400 cGy）。然而，在低级别神经胶质瘤中放疗的最佳时机仍然存在争议。对于具有最佳切除机会、肿瘤直径 < 6 cm、除癫痫发作以外无其他神经系统症状且年龄 < 40 岁的低级别神经胶质瘤患者，建议使用脑部 MRI 扫描进行密切监测，因为前期放疗或化疗可能不会改善生存。

化学治疗

在神经胶质瘤中最常用的化学治疗（简称化疗）是烷化剂**替莫唑胺**。替莫唑胺在间变性星形细胞瘤和胶质母细胞瘤的初始治疗中被视为处理标准。对于低级别神经胶质瘤和少突胶质细胞瘤，替莫唑胺的作用尚不明确。对于新诊断的胶质母细胞瘤和间变性星形细胞瘤，建议放疗和替莫唑胺治疗（**放疗期间每天 75 mg/m^2，然后在 28 天周期中的第 1 ～ 5 天，以 150 ～ 200 mg/ m^2 进行 6 ～ 12 个周期**）。

由替莫唑胺和其他烷化剂引起的肿瘤 DNA 损伤可以通过 O-6- 甲基鸟嘌呤 -DNA 甲基转移酶基因（*MGMT*）编码的 DNA 修复酶来逆转。*MGMT* 启动子甲基化的胶质母细胞瘤，*MGMT* 基因转录较少，DNA 修复酶水平较低，使用替莫唑胺比 *MGMT* 启动子未甲基化的胶质母细胞瘤效果更好。对于具有未甲基化 *MGMT* 启动子的胶质母细胞瘤，由于其从烷化剂化疗中获益的可能性很小，因此不给予替莫唑胺是可以接受的。

与其他神经胶质瘤相比，少突胶质细胞瘤对化疗更敏感。然而，对于少突胶质细胞瘤化疗的最佳时机尚未确定。目前尚不清楚化疗是否可以安全地代替放疗作为新诊断的间变性少突胶质细胞瘤的初始治疗。除放疗之外，一种古老的化疗方案被称为**丙卡巴肼、CCNU**（也称为洛莫司汀）和**长春新碱**

（**PCV**），其与单纯放疗相比，可改善少突胶质细胞瘤的疗效。然而，PCV 具有明显的毒性，并且其使用量多年来一直在下降。

在肿瘤切除时，将含有烷化剂**卡莫司汀（商品名 Gliadel）**的晶片植入手术腔内，这一方法已被美国食品和药品管理局（FDA）批准用于复发性或新诊断的高级别（Ⅲ或Ⅳ级）胶质瘤，但很少使用。Gliadel 的临床获益非常有限，并且具有特殊的不良反应（手术感染、脑脊液漏）；此外，在临床试验中尚未将 Gliadel 与全身化疗进行直接比较。

肿瘤电场治疗

肿瘤电场治疗（tumor-treating fields，TTFields）是一种非侵入性治疗手段，可通过头皮上方的阵列，传递低强度的交变电场。TTFields 具有抗有丝分裂活性，已被批准用于治疗胶质母细胞瘤；TTFields 通常在放疗和替莫唑胺完成后约 4 周开始。建议与替莫唑胺佐剂联合使用，每天使用约 18 h。TTFields 可以使用长达 2 年，并且可以提高该人群的整体生存率。

复发性神经胶质瘤

复发性神经胶质瘤尚无公认的处理标准。一部分患者在复发时可能会受益于另一次手术切除。在诊断时未接受放疗的低级别神经胶质瘤患者应在复发或进展时接受放疗。对于初次放疗间隔较长且肿瘤较小的患者，复发性高级别神经胶质瘤的重新照射可能是一种选择。**贝伐珠单抗**是一种通过阻断血管内皮生长因子（VEGF）而具有抗血管生成活性的单克隆抗体，已获得 FDA 批准用于复发性胶质母细胞瘤。但是，贝伐珠单抗不能改善复发性或新诊断的胶质母细胞瘤的生存率。尽管对神经胶质瘤患者没有长期益处，但仍使用贝伐珠单抗，因为它具有有效的抗血管生成性水肿控制作用，并且可以帮助控制症状。胶质母细胞瘤的批准方案是**每 2 周静脉注射（IV）10 mg/kg**。

复发性神经胶质瘤的其他化疗方案包括亚硝基脲类（洛莫司汀和卡莫司汀）和卡铂。TTFields 也被批准用于复发性胶质母细胞瘤。应该鼓励在临床试验中登记的治疗方法，包括免疫疗法、溶瘤病毒和新的治疗方式，因为标准治疗方案的疗效不足。

预后

肿瘤分级是一个重要的预后因素，因为胶质母细胞瘤（Ⅳ级神经胶质瘤）患者的中位生存期仅为 15～18 个月，而间变性神经胶质瘤患者的生存期为 2～5 年，低级别神经胶质瘤患者的生存期为 3～10 年。少突胶质细胞瘤的预后要好于同等级的星形细胞瘤。然而，具有相同肿瘤组织学和等级的患者可能具有明显不同的临床进程和生存期，可能反映了这些肿瘤的分子异质性。除组织学和肿瘤分级外，与较好结局相关的临床因素包括诊断时年龄较小、表现状况更好和切除范围更大。

原发性中枢神经系统淋巴瘤

原发性中枢神经系统淋巴瘤（PCNSL）是淋巴结外非霍奇金淋巴瘤，累及大脑、眼、脑膜或脊髓，而无全身性淋巴瘤。组织学上，绝大多数病例是弥漫性大 B 细胞淋巴瘤。

流行病学

PCNSL 相对不常见，每年在美国诊断出约 1300 个新病例。由 HIV 或医源性原因（如预防实体器官移植排斥反应的药物）引起的免疫抑制，显著增加了 PCNSL 的风险。自采用高活性抗逆转录病毒疗法以来，HIV 患者中 PCNSL 的发生率已显著降低。与免疫抑制相关的 PCNSL 是由 Epstein-Barr 病毒（EBV）介导的恶性肿瘤。EBV 对 B 淋巴细胞具有趋向性，可使 B 淋巴细胞永存；并且在免疫抑制条件下，其感染可能导致转化为 B 细胞淋巴瘤。

诊断

在具有免疫功能的 PCNSL 患者中，脑 MRI 通常显示出深部白质或基底神经节中弥漫性增强的肿瘤，并伴有周围血管性水肿。PCNSL 在 MRI 扫描上最典型的特征是 T1 钆增强后弥漫性强化，无坏死，T2 加权像上低信号肿瘤，弥散加权像

上肿瘤弥散受限（图 23.4）。在免疫抑制的患者中，肿瘤可能
具有中央坏死。可选择的诊断方法是立体定向脑活检。在极少
数情况下，可以通过玻璃体活检或 CSF 细胞学检查进行诊断，
但是这些检查的诊断率很低，仅在没有适合活检的脑实质病变
时才考虑使用。在免疫抑制的患者中，脑脊液中的 EBV 聚合
酶链反应（PCR）结合正电子发射断层扫描（PET）或单光子
发射计算机断层扫描（SPECT）的摄取增加可能提示淋巴瘤，
但最好通过脑活检进行诊断确认。

　　所有患者均应用裂隙灯进行眼科学检查以排除眼淋巴瘤。
有脊髓症状的患者应进行全脊柱 MRI 钆增强扫描。假定 PCNSL
的患者必须进行 HIV 血清学检查和全身计算机断层成像（CT）
或 PET 以排除系统受累。在老年人行睾丸超声检查和骨髓活
检对于某些特定病例是有用的。

治疗

　　PCNSL 应以全身大剂量甲氨蝶呤为基础的化疗方案进行
治疗。仍未确定甲氨蝶呤和联合化疗方案的最佳剂量。与单独
使用高剂量甲氨蝶呤相比，多药疗法可改善结局，一些常用药
物包括利妥昔单抗、替莫唑胺、阿糖胞苷、丙卡巴肼、长春新
碱和噻替派。放射线具有较为持久的功效，并可以引起放射相

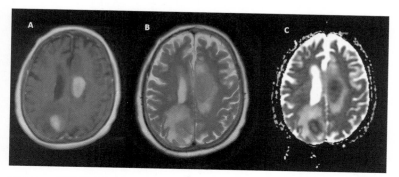

图 23.4　原发性中枢神经系统淋巴瘤。**A.** 钆增强后 T1 加权像显示弥漫性
增强的肿块，没有坏死；**B.** T2 加权像显示低信号肿块，周围有血管源性水
肿；**C.** 表观弥散系数图像显示病变为低信号强度，是水弥散受限的征象

关神经毒性，其特征是进行性痴呆、步态失调、尿失禁和死亡。由于这些原因，放疗在 PCNSL 中越来越少使用。

预后

PCNSL 中最重要的预后因素是年龄和功能状态。< 50 岁的患者中位生存期约为 8 年，而 ≥ 50 岁且功能状态良好的患者中位生存期为 3 年，≥ 50 岁且功能状态不良的患者生存期仅为 1 年。

脑膜瘤

脑膜瘤是最常见的良性原发性颅内肿瘤，它们是源于脑膜内皮细胞的轴外肿瘤。脑膜瘤根据形态特征和有丝分裂次数分为 I 级（良性，占病例的 90% 以上）、II 级（非典型，约占病例的 5%）和 III 级（间变性或恶性，约占病例的 3%）。尽管大多数脑膜瘤是良性病变，但由于它们在中枢神经系统内的特殊解剖位置，这些肿瘤可引起明显的症状，偶可导致死亡。

流行病学

在美国，脑膜瘤的年发病率约为每年 28 000 例新病例，约占所有原发性中枢神经系统肿瘤的 1/3。女性脑膜瘤的发病率是男性的 2 倍。它在儿童中并不常见，并且其发病率随着年龄的增长而稳步上升。

病因学

大多数脑膜瘤没有明确的病因。电离辐射和遗传综合征（如神经纤维瘤病 1 型和 2 型）是明确的危险因素，但仅占脑膜瘤病例的一小部分。

诊断

脑膜瘤是轴外肿块，通常在造影剂增强后显示弥漫性强化，并且通常具有硬膜尾征，构成该肿块在硬脑膜周边的增厚和增强部分。同样，在 T2 加权像上，可以看到将肿瘤与脑实质分离开的 CSF 裂隙（图 23.5）。坏死、血管源性水肿和脑部侵犯可提示脑膜瘤更具侵袭性。非典型脑膜瘤（Ⅱ级）的特征是每 10 个高倍视野中有 4 个或更多的有丝分裂，而恶性脑膜瘤每 10 个高倍视野中有 20 个以上有丝分裂。

治疗

脑膜瘤的最佳治疗方法需要根据患者的年龄、症状、共病、肿瘤位置和级别进行个体化治疗。

积极监测

许多脑膜瘤是因为与肿瘤无关的其他原因或症状行神经影像学检查时偶然发现的。脑膜瘤可以保持不变或生长缓慢，在某些情况下，特别是在老年人，他们可能从不会出现症状。对小的无症状脑膜瘤，一种公认的管理方法是每 3 ～ 6 个月进行一次 MRI 扫描；如果患者仍然无症状且没有肿瘤生长，则推荐保守治疗并监测神经学影像。这一策略尤其适用于老年患

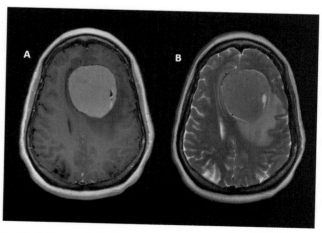

图 23.5　脑膜瘤。A. 钆增强后 T1 加权像显示轴外弥漫性增强的肿块；B.T2 加权像显示轴外肿块伴有周围血管源性水肿。注意肿块周围的脑脊液（CSF）薄环，确认病变位于轴外（CSF 裂隙）

者和手术并发症风险高的患者。

手术

有临床症状的脑膜瘤或肿瘤逐渐增大的患者应考虑手术切除。如果可以安全完成的话，完整地手术切除脑膜瘤及其硬脑膜附着物是最好的治疗选择。对于Ⅰ级脑膜瘤，仅完全切除是治愈性的。相比之下，Ⅱ级和Ⅲ级脑膜瘤的复发率更高，为 20%～40%。在大脑凸面、前镰、小脑幕的脑膜瘤和一些颅后窝肿瘤可以完全切除。相反，邻近海绵窦的脑膜瘤和一些位于颅底的脑膜瘤则不能完全切除。

放疗

对于部分切除或不能切除的症状性脑膜瘤、复发性脑膜瘤和非典型或恶性脑膜瘤，放疗是一种公认的治疗方法。由于放疗后肿瘤不易缩小，因此疾病稳定或预防复发是放疗的目标。完全切除的Ⅱ级脑膜瘤可进行 MRI 扫描监测，而Ⅲ级脑膜瘤通常采用术后放疗。分次放射治疗是视神经鞘脑膜瘤的标准治疗，因为手术会导致失明，而观察会导致进行性视力丧失。

立体定向放射外科治疗作为一种有效的治疗方法，已应用于小的脑膜瘤和术后小肿瘤残留（直径＜3 cm）的患者。立体定向放射外科治疗尤其适用于手术风险高的患者，例如有其他医学并发症，或者脑膜瘤虽小但有症状、进展性或者复发性脑膜瘤的患者。

药物治疗

化疗或靶向治疗在脑膜瘤的初始治疗中没有确定的作用。由于药物治疗选择有限，不再适合进一步手术或放疗的多次复发患者可以尝试参加临床试验。

预后

Ⅰ级脑膜瘤患者接受完全切除后通常可以治愈，并有正常的预期寿命。相比之下，Ⅱ级脑膜瘤患者 5 年和 10 年生存率分别为 78% 和 33%，而Ⅲ级脑膜瘤患者 5 年和 10 年生存率分别为 48% 和 23%。

脑转移瘤

脑转移瘤是最常见的中枢神经系统恶性肿瘤，通常出现在全身性癌症的晚期。对转移性癌症进行更好的系统治疗延长了患者生存期，但因药物穿透血脑屏障的能力较差，中枢神经系统很脆弱，所以发生脑转移的概率会增加。全身性癌症还可以通过癌症的远隔效应影响神经系统，也称为副肿瘤综合征（表 23.1）。

流行病学

脑转移的发生率因原发肿瘤的不同而有显著差异。最常

表 23.1　副肿瘤综合征

临床综合征	相关肿瘤	自身抗体
多灶性脑脊髓炎 / 感觉神经病	小细胞肺癌	抗 -Hu（ANNA-1）、 抗 -CV2（CRMP-5）、抗 -amphiphysin、ANNA-3
	各种肿瘤	抗 -Ma、抗 -Hu、抗 -CV2
小脑变性	乳腺、卵巢或其他部位肿瘤	抗 -Yo、 抗 -Ma、 抗 -Ri（ANNA-2）
	肺或其他部位肿瘤	抗 -Hu、 抗 -CV2、PCA-2、ANNA-3、 抗 -Ri、 抗 -VGCC、抗 -Zic4
	霍奇金淋巴瘤	抗 -Tr、抗 -mGluRl
边缘叶脑炎	小细胞肺癌	抗 -Hu、 抗 -CV2、PCV-2、ANNA-3、 抗 -amphiphysin、抗 -VGKC、抗 -Zic4
	睾丸、乳腺肿瘤	抗 -Ma2

续表

临床综合征	相关肿瘤	自身抗体
	胸腺瘤	抗 -VGKC、抗 -CV2
斜视性眼阵挛-肌阵挛	乳腺、卵巢肿瘤	抗 -Ri、抗 -Yo
	小细胞肺癌	抗 -Hu、抗 -amphiphysin
	神经母细胞瘤	抗 -Hu
	睾丸、其他部位肿瘤	抗 -Ma2
锥体外系综合征	小细胞肺癌	抗 -CV2、抗 -Hu
脑干脑炎	肺癌	抗 -Hu、抗 -Ri、抗 -Ma
	乳腺癌	抗 -Ri
	睾丸或其他部位肿瘤	抗 -Ma2
僵人综合征	乳腺癌、小细胞肺癌	抗 -amphiphysin
	乳腺癌	抗 -GAD
视神经炎	小细胞肺癌	抗 -CV2
视网膜变性	小细胞肺癌、其他肿瘤	抗 - 恢复蛋白
	黑色素瘤	抗 - 双极细胞
神经性肌强直	胸腺瘤	抗 -VGKC
感觉运动性多发性神经病	小细胞肺癌或其他肿瘤	抗 -Hu、抗 -CV2、ANNA-3
自主神经功能障碍	小细胞肺癌	抗 -Hu
Lambert-Eaton 肌无力综合征	小细胞肺癌	抗 -VGCC

注：上表中仅列出了数种常见的副肿瘤综合征。每一种临床综合征都可能与许多其
　　他肿瘤类型相关。每一种综合征都有不同比例的患者是"抗体阴性"，或有一
　　种或多种自身抗体特异性，不符合所列出的特征良好的模式。
GAD，谷氨酸脱羧酶；mGlu，谷氨酸受体；VGCC，电压门控钙通道；VGKC，电
压门控钾通道。（Reproduced with permission from Dropcho EJ：Curr Op Neurol 2005；
18：331-336）.

与脑转移相关的原发性恶性肿瘤有肺癌、乳腺癌、黑色素瘤、结肠癌和肾细胞癌。脑转移的发生率也依赖于组织学亚型。例如，小细胞肺癌比非小细胞肺癌更容易转移到大脑，HER-2 表达阳性乳腺癌与 HER-2 阴性乳腺癌相比，脑转移的发生率也更高。

诊断

脑转移瘤通常表现为灰质-白质交界区环状强化病变，周围有明显的血管源性水肿（图 23.6）。可出现瘤内出血，特别是黑色素瘤、肾细胞癌和绒毛膜癌引起的脑转移瘤。已知的活动性和广泛转移性全身性癌症和典型的脑 MRI 病灶通常仅通过影像学作出诊断。

治疗

脑转移瘤的治疗取决于病灶的数量（≤ 4 个 *vs.* 多个病灶）、中枢神经系统的位置、患者的功能状态、全身性癌症的程度和潜在组织学的放射敏感性。**全脑放射治疗（whole-**

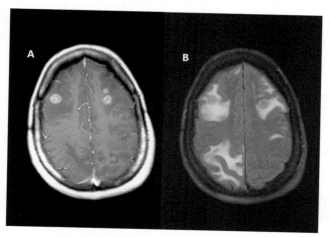

图 23.6　脑转移瘤。**A.** 钆强化后 T1 加权像显示灰-白质交界处的多处增强肿块。**B.** 液体衰减反转恢复（FLAIR）图像显示明显的血管源性水肿，与增强病灶的大小不成比例

brain radiotherapy，WBRT）是几十年来的主要治疗方式，但是对于那些≤ 4 个脑转移灶、功能状态良好和全身性癌症可控制的患者，可以通过外科手术切除或立体定向放射外科治疗获得更积极的治疗，并从中受益。

WBRT 仍被认为是多发性（＞ 4）脑转移瘤患者的标准治疗。播散性全身性肿瘤患者如果没有合理的系统治疗方案或功能状态不佳，应接受 WBRT 或仅给予姑息治疗。WBRT 可能与认知能力下降有关，这是一个显著的长期副作用，表现为脑功能损害和生活质量下降。

可以控制的全身性癌症或系统性治疗有效的患者、功能状态良好和脑转移灶≤ 4 个的患者，应考虑采用更积极的局部治疗，包括手术切除或立体定向放射外科治疗，或两者结合。立体定向放射外科治疗可以非常精确地对目标进行高剂量的放射治疗，但是它应该适用于直径小于 3 cm 的肿瘤，因为会增加症状性脑水肿和放射性坏死的机会。

如果患者功能状态良好，是全身抗肿瘤治疗的候选对象，手术或放疗后最好采用组织学特异性或分子特异性药物治疗。一般来说，最好的医疗选择（化疗、靶向治疗和免疫治疗等）应考虑药物的血脑屏障渗透性。脑转移瘤会严重破坏血脑屏障，即使是大分子量抗体在适当的环境下也能发挥作用（例如免疫检查点阻断剂在黑色素瘤脑转移中的作用）。

预后

生存期较短的脑转移瘤患者，预后差的因素有：较差的功能状态、较高的脑转移灶数量、未控制的全身性癌症、缺乏有效的全身性抗肿瘤治疗以及年龄较大。

软脑膜转移瘤

有多达 5% 的癌症患者发生软脑膜转移，通常发生在癌症的进展期和晚期。最常见的向软脑膜转移的恶性肿瘤是乳腺癌、肺癌、黑色素瘤和淋巴瘤。

诊断

腰椎穿刺脑脊液细胞学检查被认为是诊断的金标准，但单次腰椎穿刺的敏感性只有 54%，三次腰椎穿刺的敏感性为 85%。整个中枢神经系统（脑和颈、胸、腰骶椎）的钆增强 MRI 可以诊断软脑膜转移瘤，有些临床患者不需要腰椎穿刺。MRI 可显示脊髓和脑神经处肿瘤结节或软脑膜增强。

治疗

由于其预后极差，通常对功能状态差的患者只给予支持治疗。对有症状部位进行放疗，例如对颅内压增高进行**全脑放射治疗（WBRT）**或对马尾综合征患者进行腰骶部放疗，可起到缓解作用。功能状态良好、脑脊液流动无阻塞、颅内压正常的患者可从**鞘内或脑室内化疗**获益，**通常为甲氨蝶呤或阿糖胞苷**；脑脊液内化疗的好处在血液系统恶性肿瘤中得到了更好的证实，而在实性肿瘤中的作用尚不清楚。

预后

软脑膜转移和功能状态差的患者只有 4 ~ 6 周的生存期。最近一系列接受更积极治疗的患者中位生存期仅为 2 个月。对于血液系统恶性肿瘤（淋巴瘤、白血病）和可能的乳腺癌患者，预后似乎稍好一些。

转移性硬膜外脊髓压迫

当肿瘤扩散到脊柱和硬膜外腔并压迫脊髓或马尾时，就会发生转移性硬膜外脊髓压迫。高达 5% 的癌症患者发生硬膜外脊髓压迫；与此并发症相关的肿瘤有前列腺癌、肺癌和乳腺癌，其次是非霍奇金淋巴瘤、肾细胞癌、多发性骨髓瘤。

诊断

硬膜外脊髓压迫最常见和最早的症状是背部或颈部疼痛。

已知癌症患者和背部或颈部疼痛的患者应进行整个脊柱（颈、胸、腰骶）的 MRI 扫描，以排除转移性硬膜外脊髓压迫。乏力、感觉异常和肠或膀胱失禁是常见的，而且往往是不可逆的，因此早期诊断对保存神经功能至关重要。

治疗

转移性硬膜外脊髓压迫患者应立即开始使用高剂量的皮质类固醇。一项随机试验显示，大剂量**地塞米松（静脉推注 96 mg，然后口服 96 mg 持续 3 天，之后 10 天内逐渐减量）**联合放射治疗与不使用地塞米松的放射治疗相比，实性肿瘤患者的活动状态从 33% 提高到 59%。

几十年来，外照射放疗一直被认为是转移性脊髓压迫的主要治疗方式。放射治疗可以缓解疼痛，维持稳定的神经功能，如果神经功能缺损是最近才发生的（＜48 h）则可改善神经功能。标准的放射治疗场包括脊柱转移部位的上下两个椎体水平，放射治疗通常在 2 周内以 3 Gy 总剂量分 10 次照射完成。8 Gy 单次或分 2 次照射的减短放疗方案可能同样有效，更适合预期寿命短的患者。

手术直接对脊髓进行周围减压可以使部分转移性硬膜外脊髓压迫的患者受益。放射敏感性肿瘤（如淋巴瘤、白血病、多发性骨髓瘤和生殖细胞肿瘤）患者，手术通常不能获益，因为放射治疗在这些病例中是非常有效的。而由放疗耐受性癌症引起的、局限在单个脊椎水平且功能状态良好的、有症状的转移性硬膜外脊髓压迫患者，可能会受益于手术。此外，转移性脊柱疾病引起的脊柱不稳定或椎管内有大块骨碎片的患者，需要考虑进行减压手术和脊柱固定。

预后

预后因素包括功能状态、肿瘤类型、全身性癌症状态和活动状态。即使是接受手术和放疗的患者，中位生存期也只有约 4 个月。

垂体腺瘤

流行病学

垂体腺瘤约占所有大脑肿瘤的 15%，最常见于 20 多岁和 30 多岁的年轻成人。它们来自蝶鞍内的腺垂体，这是最常见的发生部位。瘤体大时可通过闭锁不全的蝶鞍膈延伸至鞍上区。

病理学

这些组织学上良性的肿瘤往往生长缓慢，压迫而不是侵袭周围的神经组织。垂体腺瘤在解剖学上可分为微腺瘤（直径 < 10 mm）、大腺瘤（直径 > 10 mm 但有硬脑膜包裹）和侵袭性腺瘤（浸润硬脑膜、骨或脑）。组织学上，细胞可能表现为嫌色的（最常见）、嗜酸性或嗜碱性（最不常见）。然而，它的光显微外观与分泌活动度的相关性较差。大多数垂体腺瘤为非分泌性或催乳素性垂体腺瘤。

临床表现

垂体腺瘤可通过以下三种机制产生临床表现：

- 垂体激素分泌过多。功能性或分泌性垂体腺瘤可表现为：①库欣病，由 ACTH 分泌引起；②闭经或乳漏，由催乳素分泌引起；③肢端肥大症，由生长激素分泌引起。垂体腺瘤产生性激素（LH、FSH）或 TSH 是极其罕见的。分泌性肿瘤通常在很小（< 1 cm）的时候被诊断出来，因为严重的内分泌紊乱会使其及早接受治疗。
- 占位效应：非分泌性肿瘤在达到较大尺寸之前很少出现症状。它们压迫正常垂体可导致广泛垂体功能减退，压迫视器官导致视力障碍（双颞侧偏盲），还可出现头痛。
- 垂体卒中：该综合征可由急性梗死或巨大血管瘤内出血引起，可能危及生命。患者会突然出现头痛、视力丧失、眼肌瘫痪和精神状态改变。可能需要紧急减压。这种表现方式在怀孕期间尤其常见。

诊断

MRI 在检测微腺瘤方面比 CT 更敏感，是影像学检查的首选。钆强化通常引起垂体增强，肿瘤的增强是可变的。然而，分泌性腺瘤有时太小，即使在 MRI 上也看不见。在这些病例中，诊断需经过仔细的内分泌学评估，包括 T_3、T_4、TSH、GH、催乳素、LH、FSH、空腹血糖、血清皮质醇和雌二醇（女性）或睾酮（男性）水平。所有的大腺瘤病例都应进行正式的眼科学检查。

治疗

除催乳素瘤外，如果在视交叉或脑神经上有占位效应的征象，一般需要手术治疗。经蝶窦入路手术的发病率和死亡率最低，约 75% 的患者视力得到改善。术中使用高场强 MRI 可进一步降低脑神经和视交叉损伤等并发症的发生率。术后可发生肾上腺功能不全或尿崩症，但通常是暂时的。如果肿瘤有蝶鞍上延伸，通常是不可能完全切除肿瘤的，在这种情况下肿瘤通常会复发。如果肿瘤不能完全切除，则集中放射治疗（4～6 周，40～60 Gy）可降低术后复发率。

多巴胺激动剂药物治疗是治疗催乳素瘤的首选。**溴隐亭，一种合成多巴胺激动剂，2.5～5 mg，每天 3 次**，可抑制垂体分泌催乳素，是治疗催乳素瘤（无论其大小）的一线药物。超长作用的 D_2 受体激动剂**卡麦角林，1.5 mg 每周 1 次**，与溴隐亭效果相当，耐受性更好，但目前 FDA 未批准用于该适应证。在约 80% 的病例中，通过多巴胺激动剂治疗，催乳素瘤显著缩小，视野范围和内分泌紊乱得到改善。如果明显的缺陷持续存在，则可以在溴隐亭预处理的附加作用下进行手术。

预后

垂体腺瘤手术切除后的总复发率约为 12%，大多数肿瘤在 4 年后复发。对因库欣病接受手术治疗的患者，术后第 1 周地塞米松抑制试验呈阳性（前一晚口服地塞米松 1 mg 后，血清皮质醇＜ 3 μg/dl）预测 5 年后无复发可能性＞ 90%。

听神经瘤

此肿瘤起源于第Ⅷ对脑神经前庭神经分支的施万细胞，因此，更恰当的名称是"前庭神经鞘瘤"。该良性肿瘤发生于内耳道内，并沿着阻力最小的路径生长到脑桥小脑角。

流行病学

这些肿瘤占所有脑肿瘤的 8%，主要发生在中年人群。5% ～ 10% 的患者患有神经纤维瘤病 2 型，可能伴有双侧听神经瘤、颅或脊髓脑膜瘤、神经鞘瘤和神经胶质瘤。

临床表现

最常见的症状是单侧耳鸣或听力丧失。随着肿瘤的生长，它压迫了邻近的脑神经，包括三叉神经（面部麻木、角膜反射减弱）、面神经和前庭神经（眩晕）。由脑桥和小脑受压引起的共济失调是晚期症状。

诊断

钆增强 MRI 可以显示非常小的管内肿瘤。听力测试和脑干听觉诱发电位对量化耳蜗神经损伤的程度都很重要。

治疗

大多数情况下手术切除是可治愈的，特别是当肿瘤较小时（直径＜ 2 cm）。手术的主要困难是保留耳蜗神经和面神经，但随着肿瘤的增大而变得越来越困难。常规的放射治疗对这些肿瘤并不有效，但当并发症限制外科手术治疗时，立体定向放射外科治疗（即伽玛刀）在治疗小型肿瘤患者中显示出希望。

（李佳慧　译　杨　娜　孟艳红　审校）

第 24 章

脑血管病

脑血管病包括的疾病谱很广泛，它们都具有脑血管的获得性或遗传性病理改变。卒中症状的变化范围可从单个肢体的偏身感觉缺失到偏瘫、认知功能改变及昏迷。缺损症状通常发生在数秒到数分钟之间。通过**体格检查**能够得出关于病灶大小及梗死部位的合理判断，因此能够指导我们随后的急救处理。**脑影像学检查**在几乎所有卒中的评估中都很重要。磁共振成像（MRI）几乎能够识别最小的缺损病灶，而且对脑干及小的深部梗死灶的识别能力优于 CT。在识别急性出血方面，CT 与 MRI 相同，并且 CT 对骨质异常的识别优于 MRI。然而 CT 可能不显示梗死开始后数小时内的病灶，MR 弥散加权成像（DWI）则能够显示缺血开始后数分钟内的病灶。大脑在转变为不可逆性梗死之前可以耐受仅仅几小时的缺血，因此急性期治疗的时间窗很窄。本章着重讨论急性卒中的临床表现，并关注促使医师做出治疗决策的病理生理机制（已在第 6 章讨论）。

分类

急性卒中包括三个主要类型：缺血性卒中、脑出血（intracerebral hemorrhage，ICH）和蛛网膜下腔出血（subarachnoid hemorrhage，SAH）。它们的临床表现可能相似，但病理生理改变以及随后的处理原则则不相同。

蛛网膜下腔出血

临床表现

突然、剧烈（劈裂样）的头痛是来自脑动脉瘤破裂性 SAH

的典型表现。问诊时，患者常常把头痛称作他们曾经遭受过的最严重头痛，或者说，如果把头痛的程度划分为 1 ～ 10 级，则 SAH 的头痛程度为 10 级。SAH 经常表现出颈项强直和畏光，在鉴别诊断中需要考虑急性细菌性脑膜炎。前兆性出血而致的轻微头痛是较大出血的先兆。外伤是 SAH 的较常见原因，但其后临床表现常常较明显。SAH 最常见的神经系统表现是精神状态的变化。如果出现了局灶性症状或体征，常常是存在局灶性脑内凝血块的表现，或者是动脉瘤直接压迫了脑神经（例如，引起一侧动眼神经麻痹）。

SAH 漏诊的结果将是灾难性的。SAH 未经及时治疗可能导致 50% 的患者有生命危险，大部分死亡发生在 SAH 后的即刻，但继发性血管痉挛、动脉瘤再破裂以及阻塞性脑积水也能显著增加 SAH 的发病率及死亡率。SAH 后动脉瘤再破裂的发生率在 24 h 内为 4%，在前 2 周每天的发生率为 1% ～ 2%。因此，早期诊断及手术夹闭动脉瘤或动脉瘤血管内栓塞是很重要的。

诊断

1. **及早行 CT 或者 MRI 检查。**

CT 和 MRI 对急性出血的检测都较灵敏。CT 在脑沟、较大的脑裂处及脑干周围显示高密度影具有诊断价值。应该特别注意基底池。如果在出血后 5 ～ 7 天，流入蛛网膜下腔（如四叠体池）的血液，可能仅仅显示稍高密度影，甚至与大脑密度相等。图 24.1 显示 1 例 SAH 的脑 CT 影像。其他能在 CT 或者 MRI 检测出来的 SAH 病因包括血管畸形、静脉血栓形成和肿瘤。

2. **CT 或 MRI 阴性不能除外 SAH。**

如果临床怀疑 SAH，而 CT 或 MRI 检查结果为阴性，应该进行腰椎穿刺。SAH 脑脊液中红细胞数大于 1000/mm³，并且后面几管脑脊液颜色不清亮。SAH 脑脊液的病理特点是黄变，离心后脑脊液上清液呈草黄色。腰椎穿刺还能排除细菌性脑膜炎。

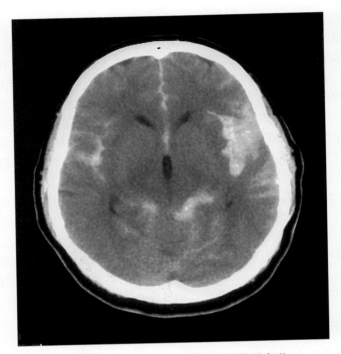

图 24.1 蛛网膜下腔出血的 CT 影像学表现

3. **患者应按 SAH 的 Hunt 和 Hess 分级量表进行分级（表 24.1）。**

将 SAH 患者分级不仅有助于监测病程，而且能够对预后作出更精确的判断，并能够指导临床治疗。SAH 的 Hunt 和 Hess 分级中，1 级和 2 级患者的预后好，3 级和 4 级患者的预后较差，5 级患者可能有生命危险。积极的早期治疗即使在分级较差的患者中也能产生较好的结果。

4. **一旦诊断 SAH，应尽早进行 4 条主要血管的脑血管造影。**

如果准备急诊手术清除大的血肿，可选择 MR 或 CT 血管成像（MRA 或 CTA），但这些检查比脑血管造影的灵敏度低，尤其对于小动脉瘤而言。如果 MR 或 CT 血管成像为阳性，这将有助于指导手术治疗；但是如果计划行经导管弹簧圈栓塞，或者如果 CTA 或 MRA 为阴性，常规血管造影仍很有必要，因为多达 15% 的病例存在未破裂动脉瘤。

表 24.1	动脉瘤性 SAH 的 Hunt 和 Hess 分级量表		
		医院死亡率（%）[a]	
级别	临床表现	**1968**	**2002**
I	无症状或轻微头痛	11	7
II	中度或重度头痛，或动眼神经麻痹	26	2
III	意识模糊、嗜睡或轻微局灶体征	37	10
IV	昏睡（对疼痛有局部反应）	71	35
V	昏迷（去脑强直或对疼痛无反应）	100	65
总计		**35**	**20**

[a] 数据来自 1968 年 Hunt 和 Hess 报道的 275 例患者，以及 2000—2002 年哥伦比亚大学医疗中心治疗的 404 例患者。

（Reproduced with permission from Mayer SA，Bernardini GL，Solomon RA，Brust JCM. Subarachnoid hemorrhage. In Rowland，LP，ed. Merritt's Textbook of Neurology. 11th ed. Baltimore，MD：Lippincott Williams & Wilkins，2005：328-338.）

　　动脉瘤形成的最常见部位是 Willis 环周围的血管分叉处（图 24.2）（见框 24.1 未破裂颅内动脉瘤的管理）。非动脉瘤性 SAH 的病因在血管造影上也可以检查出来，包括动静脉畸形（AVM）、血管病变（如血管炎和纤维肌性发育不良）、椎动脉夹层和静脉血栓形成。

5. **如果 MRI 和血管造影均为阴性，则 SAH 可能是由中脑周围的静脉破裂而引起（中脑周围 SAH）。**

　　如果诊断还不能明确，则应进一步做可卡因凝结试验和毒理学筛查。颈部 MRI 可以显示硬脑膜动静脉畸形，但这种情况罕见。所有首次血管造影阴性的患者均需在 2 周内复查血管造影，除非患者的分级为 1 级或 2 级，或者首次 CT 显示典型的中脑周围 SAH。

治疗

　　对于通过血管造影明确的脑动脉瘤患者，治疗可以分为两方面。首先，早期动脉瘤夹闭或弹簧圈填塞（见下文）能够降低短期和长期发病率及死亡率。因为动脉瘤破裂后的前 2 周

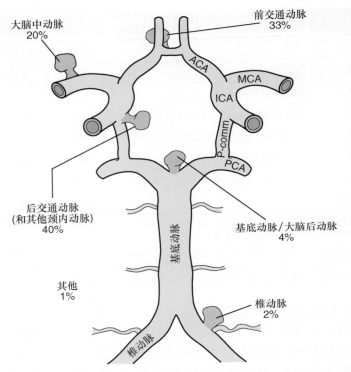

图 24.2   动脉瘤的最常见部位。ACA，大脑前动脉；ICA，颈内动脉；MCA，大脑中动脉；PCA，大脑后动脉；P-comm，后交通动脉

内再破裂的发生率高达 20%，而治疗急性破裂的动脉瘤将很大程度地消除继发风险。很多医疗中心早期采用抗纤维蛋白溶解疗法（表 24.2），如 ε - 氨基己酸（美国）和氨甲环酸（欧洲）来阻止动脉瘤修复之前的再出血，它可用至发病后 72 h。其次，治疗的另外一个主要方面是预防脑血管痉挛所致的缺血性神经功能缺损，这会影响 20% ～ 30% 的患者。在有脑血管痉挛所致脑缺血表现的患者，体液和血压管理对于在术前和术后保持足够的脑血流量是至关重要的（见表 24.2）。

外科治疗

通常 SAH 后应尽早行外科手术夹闭动脉瘤。但如果出现脑血管痉挛，且患者没有较大的风险就不要做手术。脑血管痉挛在发病前 3 天少见，在第 7 天左右达到高峰。在出血后前 5 天，如果血管造影清楚地显示动脉瘤且无脑血管痉挛，应该在随后的 24 h 内行手术治疗。经颅多普勒超声检查（transcranial Doppler ultrasonography，TCD）在术前和术后是一项监测血管

框 24.1　　未破裂颅内动脉瘤

　　颅内动脉瘤在儿童不常见，但在成年人的发生率为 2%，这意味着 200 万～ 300 万美国人患有动脉瘤。未破裂颅内动脉瘤（intracranial unruptured aneurysms，IUA）可能偶尔被发现，或者当患者出现另一个动脉瘤症状时（如 SAH 并发脑神经受压、头痛、痫性发作）而被发现。因为手术或血管内动脉瘤修补术有 2% ～ 5% 发生卒中或死亡的风险，因此对这些动脉瘤（大部分病例终生无症状）的治疗尚有争议。每年 IUA 破裂的风险大约为 0.7%，但在有大动脉瘤（>10 mm）、SAH 病史、吸烟、有脑动脉瘤家族史或中线动脉瘤（前交通动脉或基底动脉尖动脉瘤）的患者，动脉瘤破裂的风险更高一些。通常对于全部有症状的 IUA 或有 SAH 病史的患者及有大动脉瘤的年轻患者（< 50 岁），强烈建议进行治疗。对于偶然发现的小 IUA（<10 mm），因为它们出血的风险低，应该保守治疗，但应进行系列的影像学检查追踪；然而，对于有较大中线动脉瘤（6 ～ 9 mm）、阳性家族史或者有动脉瘤增大证据的年轻患者，仍应考虑积极治疗。另外，应告诫所有的患者戒烟。

IUA，未破裂颅内动脉瘤；SAH，蛛网膜下腔出血

表 24.2　　急诊科及 ICU 急性蛛网膜下腔出血的治疗方案

血压	• 在手术之前静滴拉贝洛尔或者尼卡地平控制升高的血压（收缩压 < 160 mmHg）以防止再出血
静点抗纤维蛋白溶解剂治疗	• 根据诊断给予 ε - 氨基己酸（Amicar）4 g 静滴，然后按 1 g/h 静脉滴注直至动脉瘤修复，或者在发病后 72 h 达到最大量
静脉补液	• 术前：生理盐水（0.9%）80 ～ 100 ml/h
	• 术后：生理盐水（0.9%）80 ～ 100 ml/h，如果 CVP ≤ 5 mmHg，则每 2 h 静点 5% 白蛋白 250 ml

续表

实验室检查	• 定期检查全血细胞计数；病情稳定的患者血细胞比容≤7 mg/dl，或者症状性血管痉挛患者血细胞比容≤10 mg/dl，给予输血 • 定期检查血电解质以发现低钠血症 • 做全导心电图，检查血肌钙蛋白水平以评估心肌损害程度，心电图有异常或肌钙蛋白水平升高的患者做超声心动图
预防癫痫	• 磷苯妥英静脉注射用量：15～20 mg/kg，在术后第2天停用，除非患者有癫痫发作或者病情不稳定的情况
预防血管痉挛	• 尼莫地平60 mg，口服每4 h一次，应用21天
保持生理性内环境平衡	• 应用冰毯保持体温≤37.5℃ • 应用胰岛素保持血糖120～180 mg/dl
脑室引流	• 安放引流管后第3天开始试验性夹闭脑室外引流管，并监测颅内压
血管痉挛诊断	• SAH前后8天每1～2天做一次经颅多普勒超声 • 如果脑血管痉挛发生的风险高，则于SAH后4～8天做CT灌注显像
症状性血管痉挛的治疗	• 置患者于Trendelenburg卧位（垂头仰卧位，头低卧位） • 15 min内输入5%白蛋白500 ml • 如果缺损症状持续存在，应用去甲肾上腺素升高收缩压直至症状消失，最大血压可升至180～220 mmHg • 如果CVP≤8 mmHg或者超声显示下腔静脉塌陷，每2 h给予5%白蛋白250 ml • 如果病情顽固，于肺动脉安放导管并且加用多巴酚丁胺保持心脏指数≥4.0 L/(min·m²) • 除非患者对上述治疗反应较好，否则需要为可能进行的脑血管成形术而行急诊血管造影

CT，计算机断层扫描；CVP，中心静脉压；SAH，蛛网膜下腔出血。

（Adapted with permission from Mayer SA，Bernardini GL，Solomon RA，Brust JCM. Subarachnoid hemorrhage. In Rowland LP，ed. Merritt's Textbook of Neurology. 11th ed. Baltimore，MD：Lippincott Williams & Wilkins，2016：328-338.）

痉挛的重要方法，能够检测 Willis 环周围大血管的血流速度增加。用 TCD 检测到吸入 CO_2 后血管扩张反应减弱，可以确定为脑血管反应减弱；脑血管反应减弱可能是即将发生症状性血管痉挛的早期标志。

血管内栓塞

作为外科手术夹闭动脉瘤的替代方法，用 Guglielmi 可拆卸弹簧圈（Guglielmi detachable coils，GDC）填塞动脉瘤是防止再出血的有效方法。在一项大型试验中，大多数患者临床分级良好且患有小的前循环动脉瘤，结果发现弹簧圈栓塞 1 年的效果比动脉瘤夹闭手术好，可能与栓塞的并发症较少有关。在栓塞过程中，微小的弹簧圈由超选择性导管插入后安放到动脉瘤内。弹簧圈的存在可以引起动脉瘤内血栓形成。

内科治疗

SAH 患者在重症监护病房（ICU）可以得到最好的治疗。SAH 后自由水滞留和钠的丢失可造成水、钠平衡失调。因此，液体治疗的重点在于用等渗液体保持正常或增加的血容量，并消除所有潜在的自由水来源。在评估血容量状况时，尤其是当存在症状性血管痉挛时，中心静脉插管或肺动脉插管可能有帮助（见表 24.2）。我们应在 SAH 后持续 21 天内给予尼莫地平口服，每次 60 mg，每 4 h 一次。

血管痉挛的治疗

70% 的 SAH 患者血管造影可见血管痉挛，而其中 20%～30% 的患者有因血管痉挛性脑缺血导致的迟发局灶性或全脑神经功能缺损症状。通过修正的 Fisher CT 分级量表（表 24.3）能够预测症状性血管痉挛发生的危险，而脑池内有厚的血凝块同时伴有明显脑室内出血的患者危险最大。升高血压和扩容疗法（见表 24.2）可使约 70% 患者的临床症状在某种程度上得到改善。此外，在拥有介入神经放射学经验的医疗中心，对血管痉挛所致的血管狭窄患者行颅内血管成形术正在成为一项重要

表 24.3		预测症状性血管痉挛的改良 Fisher CT 分级量表		
分级	标准	患者百分比（%）	迟发性脑缺血（%）	梗死发生率（%）
0	无 SAH 或 IVH	5	0	0
1	极少量 / 稀薄的 SAH，无双侧 IVH	30	12	6
2	极少量 / 稀薄的 SAH，有双侧 IVH	5	21	14
3	厚积血的 SAH，无双侧 IVH	43	19	12
4	厚积血的 SAH，有双侧 IVH	17	40	28
	全部患者	**100**	**20**	**12**

注：厚积血的 SAH 是指蛛网膜下腔血凝块厚度 > 5 mm，至少填满一个脑池或脑裂。迟发性脑缺血定义为症状加重、脑梗死，或二者均由血管痉挛所致。
IVH，脑室出血；SAH，蛛网膜下腔出血。
（Data are based on a prospectively studied cohort of 276 patients at Columbia University Medical Center. From Claassen J，et al. Effect of cisternal and ventricular blood on risk of delayed cerebral ischemia after subarachnoid hemorrhage：the Fisher scale revisited. Stroke. 2001；32：2012-2020. With permission.）

的治疗方式。血管成形术也正日益成为急性症状性血管痉挛的一线疗法，而不是作为药物难治性病例的补救方法。新的明显神经功能缺损症状出现后 2 h 内做血管成形术效果最好。

缺血性卒中

临床表现及诊断

　　缺血性卒中和脑出血都表现出典型的局灶性体征。脑梗死产生的综合征取决于损伤的部位。虽然较大的卒中或血肿可以造成头痛，但任何形式的头痛在缺血性卒中都不常见。治疗急性卒中患者最困难的一个方面是缺血性卒中产生的局灶症状常常被患者归结为非神经系统疾病的原因而易被忽略，尤其是较小的病灶。视力的改变可能被解释为需要换一副眼镜，一个肢体的感觉缺失或肌力减弱有可能被当作提重物劳累或是前一天撞了门的结果而被忽视。一过性症状（如短暂性脑缺血发作）可能提示卒中，但可能仅靠病史回顾（框 24.2）才认识到该症状的重要性。延误了最初几小时的治疗会导致错过应用急性期溶栓药或者机械取栓的机会。尽管由于各种各样的病理生理原因所产生的临床综合征有交叉重叠，但是医生应该设法鉴别卒中的各种亚型。二级预防的治疗原则依据卒中的发病机制而定。下面讨论 4 种主要的卒中发病机制。

心源性栓塞性卒中

15% ~ 30% 的卒中是来自心脏的栓子，例如心房颤动或

框 24.2　短暂性脑缺血发作

短暂性脑缺血发作（transient ischemic attack，TIA）是没有导致梗死的血管源性一过性脑缺血症状。虽然 TIA 的临床诊断标准包括症状持续达 24 h，但大多数 TIA 症状持续数分钟到数小时。即使症状于 24 h 内完全缓解，如果缺损症状持续长达 1 ~ 2 h，MRI 检查仍会显示有缺血病灶。**TIA 后卒中的高发生率使得 TIA 的临床重要性处于显著位置。**高达 50% 的 TIA 患者 5 年内可以进展为梗死。如果不进行治疗，18% 的患者在 90 天内发生梗死。年龄大于 60 岁、糖尿病、症状持续时间超过 10 min、有无力症状或言语不利，所有这些症状均可使以后发生卒中的可能性增加。TIA 最重要的病因是颈动脉高度狭窄，狭窄的动脉会在病变范围内造成血流动力学异常或产生微栓子。一过性黑矇（amaurosis fugax，TMB）或者半球症状，如一侧力弱或者感觉改变，是常见的临床表现。虽然 TIA 也可能由心源性栓子引起，或者极少数是由腔隙性梗死引起，但初始最重要的处理步骤是用双功能多普勒超声或者 MRA 评估颈内动脉。如果发现动脉狭窄超过 70%，应该考虑行颈动脉内膜切除术或者支架置入术。其后 2 周内卒中的发生率每天达到 1%。如果确定没有大血管狭窄，应遵循缺血性卒中的治疗原则查找病因。如果确定没有颈动脉狭窄或心源性栓子，则**一线治疗是给予阿司匹林，每天 81 mg 或 325 mg。**

MRI，磁共振成像；MRA，磁共振血管成像

瓣膜病。心源性栓塞性卒中的典型临床表现是突发神经功能缺损，发病时即达高峰。类似于栓塞的综合征包括：偏盲不伴轻偏瘫、单纯 Wernicke 失语和基底动脉尖综合征（眼球运动障碍、精神状态改变、视力下降）。偏瘫及向一侧凝视提示一侧大脑半球较大的损害（眼睛看向力弱侧的对侧）或者危重的脑干损害（眼睛向力弱侧凝视），这些体征伴随意识水平下降时更是如此。行为异常，如失语或偏侧忽略而无凝视或意识水平改变，则意味着较小的半球性损害。CT 或 MRI 扫描显示单个皮质支范围内梗死也符合栓子来源，因为动脉粥样硬化性改变很少扩展到皮质表面血管。主干支闭塞也常常是由动脉到动脉的栓子造成，血管局部动脉粥样硬化导致血流中断也有可能。在某种情况下，最初 CT 扫描显示位于深处的低密度灶，包括内囊和基底节在内的 2～3 cm 大小的低密度灶，未明显损伤皮质，这种病灶可能被误认为是大的腔隙性梗死，可能导致制订错误的治疗方案。这种情况常常是栓塞性的，涉及大脑中动脉主干闭塞后的大脑中动脉的数条豆纹动脉分支。来自大脑前动脉或大脑后动脉分支的快速建立的侧支循环或者栓子移向末梢而使栓塞处再通，可使大脑皮质得到再灌注，从而避免了梗死的发生。于肘前静脉注射 10 ml 搅拌的盐水，之后经颅多普勒超声检查显示颅内血管的微小气泡，通过这些可以推断存在由右向左的心腔内分流，这种分流常常是心脏卵圆孔未闭的表现。经食管超声心动图造影通常能够确定房间隔的缺损部位。如果怀疑心房颤动，而常规心电图不能确诊，应用移动心脏门诊遥测（MCOT）装置或皮下植入式心电记录仪进行长期心脏监测，可以检测到隐匿性心房颤动。

大血管狭窄

15% 的病例存在严重的大血管动脉粥样硬化，且动脉粥样硬化与卒中有关，尤其当存在严重的颈内动脉颅外段狭窄或闭塞时，以及头颅 CT 或 MRI 影像显示"远端区域"梗死，并且从大脑前动脉和大脑中动脉交界区向尾侧延伸时，情况更是如此。这种梗死最常见的临床表现是部分肢体力弱（肩部力弱大于手部，髋部力弱大于踝部）。男性、高血压和糖尿病患者比心源性栓塞性卒中患者更易患大血管狭窄。颅内动脉粥样硬化在非白种人群中更常见，而颅外血管疾病在白种人群中更常见。双功多普勒超声很容易显示出颈内动脉狭窄的程度，并可显示出血液高流速、湍流。TCD 超声可以显示同侧大脑中动脉搏动减弱。吸入 CO_2 后 TCD 监测的脑血管反应通常减弱。颈内动脉颅内段或其他大的颅内血管局灶性狭窄也可通过 TCD 或 MRA 监测出来。现在 MRA 或者 CTA 无创成像的效果类似于创伤较大的传统减影血管造影的效果。

动脉到动脉的栓塞

在另外 15% 的卒中患者中，能检测出明显的大血管性动脉粥样硬化，当进行放射学检查时，梗死表现为栓塞。在这种情况下，栓子碎片可能产生于颈内动脉的动脉粥样硬化性病变处。通常很难鉴别它是动脉内栓子还是心源性栓子。前者通常造成较小的皮质梗死，而后者更常伴有意识水平下降和发病初始 CT 扫描即出现异常。

腔隙性卒中（小血管病变）

在皮质下白质、丘脑、基底节或脑桥部位的深处的小病灶，伴有相应的临床综合征时即提示腔隙性梗死。它占所有卒中患者的 15% ~ 20%。尽管微栓子很少引起小梗死，然而小动脉壁的玻璃样变性伴纤维素样坏死或微小动脉粥样斑块是最常见的病理改变。虽然有报道 70 余种综合征伴有小的深处梗死灶，但典型的腔隙性梗死综合征是手笨拙、构音障碍、纯运动性轻偏瘫、共济失调性轻偏瘫、感觉运动性综合征和纯偏身感觉丧失。所有这些类型都没有皮质相应的症状和体征，如失语或偏身忽略。CT 扫描在急性腔隙性卒中患者的阳性率仅为 50%，而 MRI 扫描，尤其在超急性期进行 DWI 扫描，可大大提高检查的阳性率。无症状性腔隙性梗死（静息性卒中）在年龄超过 65 岁的患者中发生率高达 20%。高血压是腔隙性梗死最重要的危险因素。

其他病因

尽管经过努力作出了诊断，但完成了标准的检查之后仍有 40% 患者的梗死原因不明确。这可能是因为患者高龄或同时患有其他疾病而不能完成正常的检查，或是因为医生或患者某一方不愿意做检查；也可能是检测的时间不合适所致，例如，在栓子已经被清除之后做血管成像，或者在梗死出现之前已做完 CT。然而很多情况下，即使在合适的时间做适当的检查，仍可能产生正常或模棱两可的结果。其中有些病例可以解释为由于蛋白 C 或蛋白 S 缺乏、纤维蛋白原水平异常、V 因子 Leiden 或 II 因子凝血酶原（G20210A）等基因突变，或者由于狼疮抗凝抗体或抗心磷脂抗体造成的高凝状态所致。另外一些患者可能有来自主动脉弓的动脉粥样硬化性栓子，其粥样硬化厚度＞ 4 mm 或者形成溃疡。颈部、一侧面部、牙齿、颌部或眶后区疼痛表明可能有椎动脉或颈动脉夹层，即使没有颈部外伤史。偏头痛、脑膜炎、动脉炎或遗传性代谢异常可以解释一些罕见的病例。为了进行治疗，不能划分为前四类病因之一的类别称为病因不明性卒中。为最后明确诊断，可能还需要其他诊断性检查。因为血管炎的预后不良，中枢神经系统血管炎不应遗漏（框 24.3）。

治疗

1. 所有怀疑卒中的患者都应该做头部 CT 或 MRI 扫描。

2. 所有卒中症状持续时间小于 3 h 的患者应该考虑紧急治疗，静脉应用重组组织型纤溶酶原激活剂（recombinant tissue plasminogen activator，rt-PA）。如果 CT 扫描显示没有出血、占位效应、低密度病灶或水肿，且患者符合指南的适应证和禁忌证，则可以按照规范**静脉应用 rt-PA 0.9 mg/kg**（框 24.4）。现在应用 rt-PA 的时间窗可延长至 4.5 h。

3. 如果患者的卒中症状持续时间小于 6 h，NIHSS 评分≥ 8 分，CT 或 MRI 血管成像显示大血管闭塞，并且如果有介入放射学方面的专家和经验，可以经导管进行动脉内取栓。较

框 24.3　脑血管炎

血管炎是缺血性卒中的罕见病因。卒中在全身性胶原血管病中并不常见，如结节性多动脉炎、颞动脉炎或 Takayasu 综合征（主动脉弓疾病、无脉病），卒中有时是由局限于中枢神经系统的自身免疫性疾病导致的。**脑肉芽肿性血管炎**是一种罕见疾病，它可造成皮质及深处结构的多发性小梗死或出血。临床表现通常是波动性或逐步进展性精神迟钝，伴或不伴局灶体征。脑脊液蛋白含量升高超过 100 ml/dl，脑脊液细胞数增多，单核细胞数常可达 500/mm³。动脉造影典型的表现是动脉多节段狭窄，随后扩张，常常呈"念珠状"改变。在任何特定的患者都必须有临床和放射学方面的资料；但需要提醒的是，在进行必要的积极的免疫抑制治疗之前，应获取脑和软脑膜的活检标本。如果有大的多核细胞浸润动脉壁，就可确诊。然而，因为疾病的多灶性，在多达 50% 的患者中活检可能是阴性。如果活检结果最初呈阴性，但脑病出现进展或者血管造影发现新的动脉狭窄区域，并伴有新的局灶体征出现，则有充分的理由开始进行治疗。治疗过程包括应用大剂量的类固醇药物和冲击剂量的免疫抑制剂，如环磷酰胺达 1 年以上。患者的总体预后差，但偶尔功能几乎可恢复到先前的水平。

新的 CT 或 MRI 算法可以识别出低灌注区明显大于梗死区。明显的"弥散-灌注不匹配"可提示存在大的尚未梗死的缺血区，如果大血管恢复血流，脑组织可以挽救。进行影像指导下的血运重建术甚至允许更长的时间窗。血运重建或 rt-PA 溶栓后出血仍然是急性脑卒中治疗的主要风险（见图 24.3）。

4. 如果临床表现和 CT 或 MRI 影像符合小的或中等大小的缺血性卒中病灶，而且病因怀疑是心源性栓子或者大血管狭窄，可以**静脉给予肝素**直至卒中亚型得以明确，应用肝素时要控制部分凝血活酶时间（partial thromboplastin time，PTT）在正常的 1.5 ~ 2 倍之间。静点肝素对防止早期卒中复发和卒中进展无确切的疗效，但可作为长期抗凝的过渡手段。如果脑影像学检查发现有出血性梗死，抗凝治疗也可以应用，但仅局限于微小梗死。心房颤动患者脑梗死出血性转化需要 1 ~ 2 周吸收完，之后重启抗凝治疗。

| 框 24.4 | 美国心脏协会静脉应用重组组织型纤溶酶原激活剂（rt-PA）指南 |

适应证

1. 症状符合急性缺血性卒中
2. 发病时间明确，开始应用 rt-PA 的时间应在症状出现 4.5 h 以内
3. CT 阴性或者仅显示早期缺血性卒中的征象（灰白质交界处不清晰、轻微的密度减低）。如果脑回消失、有占位效应或者脑水肿表现，则不能应用 rt-PA。CT 应由有经验的神经病学专家、神经外科专家或神经放射学专家阅读
4. 一旦发生出血并发症，必须有适当的医疗处理设施（例如，神经重症监护病房或卒中单元）
5. 如果治疗距发病时间在 3 ～ 4.5 h，患者年龄应 <80 岁，NIHSS 评分 ≤ 25，既往无糖尿病史及卒中史

禁忌证

1. 最近应用过口服抗凝剂，PT > 15 s 或 INR > 1.7
2. 24 h 内静脉应用肝素或皮下注射低分子量肝素，或部分凝血活酶时间延长
3. 血小板计数 < 100 000/mm³
4. 过去 3 个月内发生过大的卒中或严重的脑外伤
5. 既往有脑出血
6. 在过去 14 天内做过大的手术（相对禁忌证）
7. 治疗前 SBP > 185 mmHg 或者 DBP > 110 mmHg（应用前需要降压）
8. 血糖 < 50 mg/dl 或者 > 400 mg/dl（相对禁忌证）
9. 发病前 21 天内有胃肠道或泌尿道出血（仅需警惕）
10. 近期患心肌梗死
11. 卒中发病时有痫性发作（相对禁忌证）
12. 怀孕（相对禁忌证）

rt-PA 用法

1. 静脉应用 rt-PA（0.9 mg/kg，最大量为 90 mg），先给予总剂量的 10% 静脉推注，随后 90% 的量持续静脉滴注 60 min
2. 应用 rt-PA 后 24 h 内禁止应用抗凝剂或抗血小板剂
3. 静脉滴注拉贝洛尔 10 ～ 150 mg 控制血压（用于 SBP 为 180 ～ 230 mmHg 或者 DBP 为 105 ～ 120 mmHg），或者静脉滴注硝普钠 0.5 ～ 10 μg/（kg·min）（用于 SBP > 230 mmHg 或者 DBP > 120 mmHg）
4. 静脉应用 rt-PA 后 24 h 复查脑影像学以除外脑出血，如果病情有恶化，影像学检查应提前

CT，计算机断层扫描；DBP，舒张压；INR，国际标准化比值；PT，凝血酶原时间；rt-PA，重组组织型纤溶酶原激活剂；SBP，收缩压

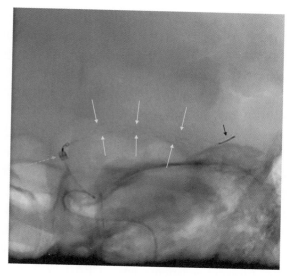

图 24.3　数字减影血管造影（DSA）显示左侧大脑中动脉内打开的支架回收器，动脉内有一血凝块（白色箭头）。微导管尖端（黑色箭头）已通过血凝块。支架、血凝块、微导管鞘（虚线箭头）将从动脉中取回，血管再通，血流恢复

5. **卒中的病因学检查**首先应集中在心源性栓子和大血管的动脉粥样硬化性血栓形成。所有患者均应做经胸超声心动图、颈部双功能多普勒超声和经颅多普勒超声检查。当上述检查不能得到确切结论时，MRA 和经食管超声心动图可以提供诊断。

6. 近期患心肌梗死、心房颤动、心瓣膜病或有心脏内栓子的卒中患者应该给予**口服抗凝剂，如华法林或新型口服抗凝剂（例如，阿哌沙班 5 mg，每日 2 次；利伐沙班 20 mg，每日 1 次；艾多沙班 60 mg，每日 1 次）**，至少 1 年。如果应用华法林，凝血酶原（PT）的国际标准化比值（INR）指标应达到 2 ～ 3。假如有可靠的监测，心房颤动患者应该无限期地持续给予华法林。对于不能吞咽的患者或者怀孕妇女需避免华法林的致畸性，抗凝治疗可用**依诺肝素（Lovenox）**

　　1 mg/kg 皮下注射，每日 2 次，替代口服抗凝剂。

7. 没有其他潜在病因的卵圆孔未闭（patent foramen ovale，
PFO）患者可能受益于由有资质的介入心脏病专家施行的经
导管卵圆孔未闭封堵术。长期抗凝有禁忌证的心房颤动患
者可行经导管左心耳封堵术来降低随后的卒中风险。这项
治疗仅需要短期抗凝治疗。

8. 如果卒中病灶小，患者心功能正常，双功能多普勒超声显示
颈动脉明显狭窄（> 70%），应考虑进行血运重建手术。**静
脉应用肝素，口服阿司匹林 325 mg 每日 1 次，或者口服氯
吡格雷 75 mg 每日 1 次**，应连续应用直到 MRA 或 CTA 明
确了血管狭窄程度。不能进行 MRA 或 CTA 或者非侵入性
血管造影检查结果模棱两可时，可以做数字减影血管造影
检查。对于动脉狭窄大于 70% 的患者，应尽快做颈动脉内
膜切除术（carotid endarterectomy，CEA）或者颈动脉支架
置入术（carotid artery stenting，CAS），进行预防性血运重
建。CAS 适用于手术风险较大的再狭窄病例或射线导致的
狭窄病例。除此以外，CEA 和 CAS 的疗效和操作过程中的
风险相似。对于支架术而言，虽然患者可在手术前 1 天**单
次口服氯吡格雷 300 mg** 的负荷量，但介入学专家通常更愿
意让患者在手术前 3 天即开始**口服氯吡格雷，每次 75 mg，
每天 1 次**。对于动脉狭窄 50% ～ 69% 的患者，手术的效
果不如内科治疗的效果，但仍可以考虑。多普勒超声监测
应间隔 3 ～ 12 个月进行一次，以发现动脉狭窄增加至大于
70% 的患者。如果无症状颈动脉狭窄患者的狭窄程度大于
60%，应考虑在围术期发病率和死亡率小于 3% 的医疗中心
做颈动脉内膜切除术或者支架置入术。在无症状颈动脉狭
窄组，颈动脉内膜切除术与内科治疗相比，5 年内卒中的发
生率是 6% vs. 11%；在狭窄 > 70% 的有症状颈动脉狭窄组，
2 年内卒中的发生率是 9% vs. 26%。

9. 如果明确没有心源性栓子或可手术治疗的颈动脉狭窄，且认
为患者没有出血的风险，应给予**阿司匹林 81 ～ 325 mg/d**，
进行抗血小板的长期门诊治疗。也可以应用**阿司匹林 / 双嘧**

达莫缓释片联合制剂（阿司匹林片 **25 mg**，双嘧达莫缓释片 **200 mg**），每日 **2** 次，或者氯吡格雷 **75 mg** 口服，每日 **1** 次，尤其是在阿司匹林治疗无效的患者。当患者有冠状动脉疾病或者周围血管疾病时，推荐使用氯吡格雷。有些患者服用阿司匹林/双嘧达莫缓释片后可发生头痛。

脑出血

临床表现

原发性脑出血（ICH）是指非外伤性脑实质出血。ICH 约占所有卒中患者的 15%。除了头痛和严重高血压的发生率较高外，ICH 的临床表现与发生在相同部位的缺血性卒中的临床表现可完全相同。昏迷的发生率较高，尤其在大量出血或出血波及脑干时。血肿体积小于 20 ml 的患者预后好，而血肿体积大于 80 ml 的患者通常有生命危险。慢性高血压是 ICH 最常见的病因，推测 ICH 多是最小的穿通动脉破裂的结果；最小的穿通动脉可以发生玻璃样变、纤维素样坏死和微动脉瘤形成等退行性改变。90% 的病例出现急性高血压。也可见拟交感神经药物导致的高血压，如伪麻黄碱、苯丙胺类或可卡因导致的高血压。高血压性脑出血最常发生在小穿通动脉供血区，基底节或丘脑（70%）、脑干（13%）或小脑（9%）。有 10% 发生在大脑半球的脑出血患者必须要怀疑其他病因。脑叶出血的鉴别诊断包括脑淀粉样血管病（框 24.5）、原发性或转移性肿瘤（黑色素瘤、绒毛膜癌、支气管肺癌、肾细胞癌）、凝血障碍性疾病（弥散性血管内凝血、血友病、白血病、血小板减少症、过量抗凝剂治疗）和血管畸形。

诊断

ICH 的诊断基础是神经影像学检查。不论 CT 还是 MRI 都能检测出超急性期脑实质出血。因为脑出血的临床表现可能与缺血性卒中难以区别而治疗原则又完全不同，所以对任何怀

框 24.5　脑淀粉样血管病

脑淀粉样血管病（cerebral amyloid angiopathy，CAA）是无定形的嗜酸性淀粉样物质（刚果红染色）在大脑新皮质和相邻软脑膜的小血管上出现病理性沉积所致。CAA 可引起平均年龄为 72 岁的老年人发生脑叶出血，而且经常发生再出血。淀粉样蛋白前体是来源于 21 号染色体的基因产物。淀粉样蛋白在 Down 综合征和阿尔茨海默病的作用也引起了人们的广泛关注。CAA 可以是家族性或散发性发病，40%以上的 CAA 患者有某种程度的痴呆。出血最常见的部位是额叶和顶叶。MRI，尤其是梯度回波序列，如磁敏感加权成像，常常可以证实一个脑叶的微小出血，与表面铁沉积和小的缺血性病灶相伴。患者年龄大于 55 岁、有典型病史、MRI 发现多个不同时间和不同体积的出血病灶而没有其他原因可解释，可诊断为"可能的 CAA"。目前本病尚无确切的治疗方法。

MRI，磁共振成像

疑 ICH 的患者必须尽快做 CT 或 MRI 检查。60 岁以下、不明原因脑叶出血的患者中，平扫和增强 MRI 检查可以发现肿瘤或有血管畸形的异常血管。对于动静脉畸形（AVM），有必要做常规血管造影以明确诊断，并制订治疗计划。

鉴别 ICH 和缺血性梗死的出血性转化（出血性梗死）可能更具有挑战性。ICH 的 CT 图像倾向于密度高且均匀一致，而出血性梗死的图像通常密度不均，呈斑点状。出血性梗死常发生于动脉栓塞的情况下，并且按动脉分支的供血范围分布。ICH 患者可以看到脑室积血，尤其是出血位于丘脑或基底节时。而栓塞性脑梗死不会引起脑室出血。ICH 一开始就表现出明显的占位效应，而出血性梗死的占位效应是由继发性脑水肿引起，脑水肿的高峰期出现在发病后 48 h。脑血肿的 MRI 表现遵循一个从急性期到亚急性期再到慢性期的典型病程（见表 3.1）。在诊断时应该进行凝血指标检查（PT/PTT、血小板计数等），以排除凝血障碍性疾病作为脑出血的病因。还应进行肝功能检查。

治疗

1. 由维生素 K 拮抗剂（如华法林）导致的**凝血障碍的纠正**需要给予**凝血酶原复合浓缩物 25 ～ 50 U/kg** 和维生素 K 5 ～ 10 mg 静脉滴注以终止活动性出血。对于那些与静点肝素或低分子量肝素相关的出血，必须停用这些制剂，用**每 100 U 肝素对应 1 mg 硫酸鱼精蛋白（最大剂量 50 mg）**来纠正。对于新型口服抗凝剂，有特殊的拮抗剂（详见第 6 章相关内容）。

2. 应**积极控制血压**使收缩压＜ 140 mmHg，口服或静脉应用降压药物似乎是安全的。不同于缺血性脑梗死中降低血压会导致脑血流量下降，随后脑梗死扩大，在脑出血患者中降低血压有助于预防再出血。

3. 用药物方法或过度换气**控制颅内压升高**，可以让患者度过危险阶段，直到血肿开始吸收，但这些方法在一定时间范围内作用有限（见第 13 章）。

4. 因为脑室积血或者脑干血肿直接压迫中脑导水管可能引起阻塞性脑积水，所以可能需要**放置脑室引流管**。如果临床症状加重，应该做 CT 或 MRI 扫描，以鉴别病情恶化的原因是由脑积水引起还是出血或脑水肿加重的结果。

5. **外科开颅手术清除血肿**的效果仍有争论，但可降低死亡率。微创治疗血肿仍处在临床试验中。大的脑出血患者强烈考虑外科手术清除血肿，小脑出血直径大于 3 cm 者也建议外科手术清除血肿。对于昏迷患者或者神经功能缺损严重且持续的患者，手术未必有效。

（张楠楠　译　杨　娜　吴宗武　审校）

第 25 章

运动障碍

　　运动障碍可以简单地定义为异常不自主（不可控）运动。这些运动不是由于无力或者感觉缺陷，更准确地说，它们是功能障碍的结果，即指基底神经节或小脑在解剖结构方面，以及锥体外运动系统在功能方面发生障碍。

　　运动障碍的多样性非常复杂，包括一些常见的（如震颤、抽搐）和一些不常见的（如张力障碍、舞蹈病、偏侧投掷症）表现。尽管有这些差异，运动障碍很容易分为以下两种类型：

　　1. 以运动过多为特征的运动功能亢进。

　　2. 以运动减少为特征的运动功能减退。

　　当第一次接触有运动障碍的患者时，应该记住以下几个基本原则。这些内容概括如下。

基本原则

1. 花时间**观察**患者动作。有些动作可能非常复杂。注意动作的模式和质量。

2. **描述**你的所见。不要给任何事物下定义。例如，注释"眼睛好像间歇性地紧闭"或"每 5 s 左上肢就出现抽搐运动"。

3. 根据前述的定义，把运动障碍**分类**为运动功能亢进或运动功能减退。

4. **给运动障碍命名**（如震颤、舞蹈病）。描述异常运动类型的专业术语参见下文步骤 4 中的列表。阅读每个术语及其定义，并尽量选出最适合描述你所看到情况的术语。有时你会看到多于一种运动类型。

5. 给予运动障碍命名后，**作出特定疾病的诊断**。例如，震颤和运动迟缓是帕金森病的特征。

6. 最后，制订适当的**治疗**措施。表 25.1 列出了治疗运动障碍性疾病的药物及剂量。

学生们最常见的错误是直接跳到诊断和治疗。重要的是首先要**观察、描述、分类和命名**。

本章的主要内容将遵循上述的 6 步大纲。

步骤 1：观察

告诉患者你要观察他或她的动作，然后开始观察患者。有些患者可能会感到局促不安，并试图抑制自己的动作，尤其是在令人尴尬的情况下。如果是这种情况，要求患者让身体自然地活动，不要停止任何运动。你可能需要让患者做一些动作来诱发运动障碍（例如，写字可能会引起震颤，走路可能会引起张力障碍性步态）。有些运动障碍可能是复杂的，你可能需要观察比较长的时间，才能了解其运动模式，或者能够完全描述你所看到的异常运动。

步骤 2：描述

尽量描述这些运动，但这并不容易。实际上，神经科医生发现有时用姿势比用言语更容易描述一种运动。

有些描述也许很直接，例如，你也许会用这样的方法描述 H 先生的运动异常："H 先生的右半侧脸每 5 秒颤搐一次。"其他描述也要尽可能详尽。例如，你可以这样描述 R 女士："R 女士的脖子似乎被扭了，并且向左、向前倾斜。脖子似乎有点不稳定，特别是在某些位置上。"

要避免这样的描述：H 先生有偏侧面部痉挛、R 女士有痉挛性斜颈。这些词句不是描述，而是诊断。

步骤 3：分类

把运动障碍分为运动功能亢进还是运动功能减退是非常

表 25.1 治疗运动障碍的药物和剂量

药物	剂量	治疗疾病
阿普唑仑（Xanax）	0.125 ～ 3 mg/d（2 ～ 3 次 / 日）	特发性震颤
金刚烷胺（Symmetrel）	100 ～ 300 mg/d（2 ～ 3 次 / 日）	帕金森病、舞蹈病
阿扑吗啡（Apokyn）	根据需要注射 2 ～ 6 mg/d	帕金森病
阿替洛尔（天诺敏）	50 ～ 150 mg/d，1 次 / 日	特发性震颤
阿立哌唑（Abilify）	2 ～ 30 mg/d，1 次 / 日	舞蹈病
巴氯芬（力奥来素）	10 ～ 120 mg/d（3 次 / 日）	肌张力障碍
	30 ～ 60 mg/d（3 次 / 日）	抽动秽语综合征
氯硝西泮（克诺平）	对于特发性震颤 0.5 ～ 6 mg/d（2 次 / 日），1 ～ 4 mg/d（2 ～ 4 次 / 日）	抽动秽语综合征
可乐定（Catapres）	0.2 ～ 0.3 mg/d，分次服用	抽动秽语综合征
地西泮（安定）	2 ～ 10 mg/d，分次服用（2 ～ 3 次 / 日）	肌张力障碍
恩他卡朋（珂丹）	200 ～ 1600 mg/d，分次服用	帕金森病
加巴喷丁（诺立汀）	1200 mg/d（3 次 / 日）	特发性震颤
	600 ～ 1200 mg，1 次 / 日	不宁腿综合征
胍法辛（Tenex）	1 ～ 6 mg/d，1 次 / 日	舞蹈病

续表

药物	剂量	治疗疾病
氟哌啶醇（Haldol）	1～10 mg/d（2～3次/日）	抽搐、舞蹈病
左旋多巴/卡比多巴（信尼麦）	300～2000 mg/d，分次服用	帕金森病
甲酪氨酸（Demser）	250～1000 mg/d（3～4次/日）	舞蹈病
纳多洛尔（Corgard）	120～240 mg/d，1次/日	特发性震颤
奥氮平（再普乐）	5～20 mg/d（1次/日）	舞蹈病、抽动秽语综合征
羟考酮（奥施康定）	10～40 mg，每天临睡前	不宁腿综合征
青霉胺（Cuprimine）	125～1500 mg/d	肝豆状核变性（Wilson病）
匹莫齐特（Orap）	1～6 mg/d，分次服用	抽动秽语综合征
普拉克索（Mirapex）	1.5～4.5 mg/d（3次/日）	帕金森病，或
	0.375～0.75 mg，每天临睡前	不宁腿综合征
扑米酮（米苏林）	50～1000 mg/d（3～4次/日）	特发性震颤
普萘洛尔（心得安）	40～320 mg/d（3～4次/日）或长效制剂（60～320 mg/d）	特发性震颤
喹硫平（思瑞康）	25～100 mg/d，分次服用，2～3次/日	舞蹈病
雷沙吉兰（Azilect）	0.5～1 mg/d，1次/日	帕金森病
利血平	0.5～8 mg/d（3～4次/日）	抽动秽语综合征、舞蹈病
利培酮（维思通）	0.5～6 mg/d（2次/日）	舞蹈病、抽动秽语综合征

续表

药物	剂量	治疗疾病
罗匹尼罗（Requip）	3～24 mg/d（3次/日）; 0.25～4 mg，每天临睡前	帕金森病，或; 不宁腿综合征
罗替高汀贴剂（Neupro）	4～8 mg/24 h（贴剂）	帕金森病
司来吉兰（咪多吡）	5～10 mg/d（2次/日）	帕金森病
索他洛尔（Betapace）	80～160 mg/d，分次服用，2次/日	特发性震颤
丁苯那嗪（Xenazine）	12.5～100 mg/d，分次服用，2～3次/日	舞蹈病
托吡酯（妥泰）	200～400 mg/d（2～3次/日）	特发性震颤
曲恩汀（Syprine）	750～1250 mg/d（2～4次/日）	肝豆状核变性（Wilson病）
苯海索（安坦）	1～10 mg/d（3～4次/日）; 1～10 mg/d（成人），1～120 mg/d（儿童），分次服用，3～4次/日	帕金森病或肌张力障碍
醋酸锌（Galzin）	150 mg/d（3次/日）	肝豆状核变性（Wilson病）
齐拉西酮（Geodon）	20～100 mg/d，分次服用，2次/日	舞蹈病

重要的。这是最容易的一个步骤。需要注意有些患者会同时表现出两种形式的运动障碍。例如，一位帕金森病患者可以有震颤（运动功能亢进）和运动迟缓（运动功能减退）。

步骤 4：运动障碍命名

以下是不同类型的异常运动。**粗体字**表示属于运动功能减退的运动障碍类型，其他则为运动功能亢进型。每种运动的基本成分用楷体字表示。

运动名称	定义或描述
静坐不能	一种主观性的从内心感觉到坐立不安的感觉，要通过运动来减轻。这些运动是刻板和复杂性的运动，可以通过运动转移不安（例如，交叉腿或松开腿、来回摇摆、扭动和试图从椅子上站起来、踱步）
扑翼样震颤	多见于当患者双臂前伸时，就像指挥车辆暂停的姿势，突然出现肌肉收缩停止的过程
手足徐动症	通常发生在四肢远端的缓慢的、连续的、弯曲的、扭动的运动
投掷症	单个肢体或多个肢体的野蛮的投掷样、连击性运动；表现为大幅度的肢体近端的舞蹈样运动。投掷运动往往是单侧性的（偏侧投掷症）
运动迟缓	运动或者缓慢或者幅度减小
舞蹈病	连续和随机模式的半目的流动性运动
运动障碍	任何过度运动的总称；运动障碍这个术语通常是"迟发性运动障碍"的缩写（常表现为重复性的口部运动，常见于接受某些抗精神病药物治疗的患者）

肌张力障碍	扭动性运动或者常常在不同时间段保持的运动或姿势
冻结	短暂的发作（通常持续几秒），在此期间运动行为暂时被阻止或停止；说话是一种运动行为，常会受到影响
肌阵挛	突然的、短暂的、电击样抽搐
肌纤维颤搐	肌肉颤动或起伏
强直	肌张力在被动运动时增高。与痉挛状态不同，肌张力在不同方向运动时均相等（即屈曲与伸展时）
运动急促	以连续加速或振幅消失为特征的运动或讲话
抽搐	可抑制的重复的、刻板的动作或声音，可缓解内心紧张的感觉
震颤	可在静止或活动时出现的有节律的振荡运动；当患者的肢体在有目的的运动中（如指－鼻动作）接近目标时，就会发生意向性的震颤

步骤 5：诊断特定的疾病

帕金森病

帕金森病是在 1817 年由 James Parkinson 首次描述的。

运动类型

这种疾病涉及的运动类型包括震颤、强直、运动迟缓、冻结和运动急促。帕金森病的震颤最常见的是静止性震颤。这意味着当患者的手臂放在膝盖上或在身体两侧时（躺着的时候、手臂放松站着的时候，或者走路的时候），就会出现震颤。许多帕金森病患者也会出现动作性震颤，当他们的手臂伸展到身体前方时（姿势性震颤），或者当他们用手进行有目的的运动时（动作性震颤）。有时这种震颤需要一段时间才会出现，在这种情况下被称为再现性震颤（reemergent tremor）。强直为齿轮样强直，因为在被动运动患者的肢体时具有齿轮样感觉。运动迟缓的特征是运动频率降低（眨眼频率降低，面部表情少，或面具脸）和运动缓慢，振幅减小。姿势性反射在疾病的晚期消失，可以通过牵拉试验进行检查，即站在患者身后，把他或她向后拉，正常的反应是患者向后退 1～2 步而没有跌倒。在这个过程中你应该始终站在患者的后面，因为检查时你需要抓住他或她。冻结最常见的表现是开始迟疑或转向迟疑。在狭窄、局促的房间里行走可能会导致冻结现象。运动急促可能表现为语速加快（急语症）或行走速度加快（慌张步态）。

诊断性检查

帕金森病是一种临床诊断。主要特征是震颤、强直、运动迟缓和姿势性反射消失。腰椎穿刺（LP）、脑电图（EEG）、计算机断层扫描（CT）和磁共振成像（MRI）均无特异性。当临床特征难以辨别时，DaTscan 成像可以揭示多巴胺能神经元的减少，可能是疾病早期一个特别有用的诊断工具。

治疗

1. 左旋多巴

左旋多巴－卡比多巴［信尼麦（Sinemet）］ 300～2000 mg/d，个体给药方案从每 2～3 h 一次到每日 2 次。左旋多巴－卡比多巴的控释形式有口服（Sinemet CR，Rytary）和非口服（通过多巴胺肠输液泵，DUOPA）两种形式。

2. 多巴胺激动剂

a. 普拉克索（Mirapex）1.5～4.5 mg/d，分次服用，3 次/日。

b. 罗匹尼罗（Requip）3～24 mg/d，分次服用，3 次/日。

c. 罗替高汀贴剂（Neupro），4～8 mg/24 h（贴剂）。

d. 阿扑吗啡（Apokyn）注射 2～6 mg/d，视需要而定。

3. 金刚烷胺

　　金刚烷胺（Symmetrel）100 ～ 300 mg/d，分次服用，2 ～ 3 次 / 日。

4. 抗胆碱能药物

　　苯海索（Artane）1 ～ 10 mg/d，分次服用，3 次 / 日。

5. 儿茶酚 -O- 甲基转移酶（COMT）抑制剂

　　恩他卡朋（柯丹）200 ～ 1600 mg/d，分次服用，作为左旋多巴-卡比多巴的一种辅助用药。

6. B 型单胺氧化酶（MAO-B）抑制剂

　　a. 司来吉兰（咪多吡）5 ～ 10 mg/d，分次服用，2 次 / 日。

　　b. 雷沙吉兰（Azilect）0.5 ～ 1 mg/d，1 次 / 日。

　　植入深部脑刺激电极后，刺激苍白球内部可以改善电极对侧肢体的运动迟缓、强直、静止性震颤、平衡障碍、药物引起的运动障碍。刺激丘脑底核同样是有益的，根据患者的需要可以个体化选择最佳的大脑作用目标。

　　立体定向丘脑切开术已被证实可减轻帕金森性震颤的严重程度，并且可以减少使用左旋多巴的剂量。然而，这一操作在很大程度上被丘脑腹侧中间核的电刺激所取代，而这种电刺激是由植入大脑深部的电极产生。该手术对于治疗对侧帕金森性震颤或特发性震颤是有益的。

特发性震颤

　　关于特发性震颤，最早的一篇报道是由 Charles Dana 在 1887 年报道的。

运动类型

　　这种病的特征性运动是震颤。特发性震颤最常见的是上肢的动作性震颤。当患者将他（或她）的手臂在身体前面伸平（姿势性震颤），以及做一些写字、倒水和用手指摸鼻等任务时（动作性震颤），就会出现这种症状。动作性震颤通常比姿势性震颤的振幅大。许多特发性震颤患者都有手臂的意向性震颤。在一些患者中，震颤还可能涉及头部、声音和下颌；当患者躺下时，头部震颤通常会消失。在严重的特发性震颤病例中，休息时的震颤可能出现在手臂而不是腿部。患者也可能有轻度的共济失调步态，这在串联行走（tandem walking）测试时尤其明显。

诊断性检查

特发性震颤的诊断是基于之前描述的临床特征。应该排除其他引起类似震颤的原因，包括甲状腺功能亢进和某些药物（如锂或丙戊酸钠）。诊断可以应用加速度测量技术通过计算机进行震颤分析来证实。

治疗

1. β - 受体阻滞剂
   - **a.** 普萘洛尔（心得安）0 ～ 320 mg/d，分次服用，3 ～ 4 次/日，或使用长效制剂（60 ～ 320 mg/d）。
   - **b.** 阿替洛尔（天诺敏）50 ～ 150 mg/d，1 次/日。
   - **c.** 索他洛尔（Betapace）80 ～ 160 mg/d，分次服用，2 次/日。
   - **d.** 纳多洛尔（Corgard）120 ～ 240 mg/d，1 次/日。
2. 增强 γ - 氨基丁酸作用的药物
   - **a.** 扑米酮（麦苏林）50 ～ 1000 mg/d，分次服用，3 ～ 4 次/日。
   - **b.** 托吡酯（妥泰）50 ～ 300 mg/d，分次服用，2 ～ 3 次/日。
   - **c.** 加巴喷丁（诺立汀）1200 mg/d，分次服用，3 次/日。
   - **d.** 阿普唑仑（Xanax）0.125 ～ 3 mg/d，分次服用，2 ～ 3 次/日。
   - **e.** 氯硝西泮（Klonopin）0.5 ～ 6 mg/d，分次服用，2 次/日。
   - **f.** 肉毒杆菌毒素（保妥适）每年数次注射于特定的肌肉（手、头、颈、声带）。

深部脑刺激电极植入后，电刺激丘脑腹侧中间核。

亨廷顿病

亨廷顿病最早由 George Huntington 在 1872 年描述。

运动类型

舞蹈样动作和肌张力障碍是该病的常见特征。舞蹈病可累及面部、舌、四肢或躯干。它通常会因焦虑或压力而加重，或要求患者闭上眼睛、将手臂伸到身体前方、向后数数或做简单算术而引起。肌张力障碍和抽搐也可能出现。肌张力障碍可能表现为握紧拳头、抬高肩膀或行走时足内翻等形式。亨廷顿病的另一个特征是持续运动不能（在随意运动中出现的抑制性停顿，这可以解释在进行握手测试时出现的"挤奶妇手"现象）。除了不自主运动，亨廷顿病患者还经常有精神方面的表现（抑郁、精神病）和认知问题、人格改变和明显的失抑制现象。眼部运动异常（眼震、扫视缓慢）是该病的早期特征，失认症（对身体和精神变化缺乏意识或坦白否认）也是突出的特征。

诊断性检查

由于该病以常染色体显性方式传播，家族史是诊断的一个重要特征。应排除亨廷顿病的其他原因，包括甲状腺功能亢进、使用抗惊厥药和 Sydenham 舞蹈病。异常基因位于 4 号染色体短臂上，由异常长的 CAG 重复片段组成。CT 或 MRI 扫描可显示尾状核萎缩。

治疗

在很多情况下，患者并不会对这些动作感到困扰，而精神病学的表现往往是治疗的重点。然而，有关运动的治疗可能包括以下几个方面：

1. 丁苯那嗪（Xenazine）12.5 ～ 100 mg/d，分次服用，2 ～ 3 次 / 日。
2. 奥氮平（再普乐）5 ～ 20 mg/d，1 次 / 日。
3. 利培酮（维思通）2 ～ 6 mg/d，分次服用，2 次 / 日。

4. 喹硫平（思瑞康）25 ～ 100 mg/d，分次服用，2 ～ 3 次 / 日。

5. 氟哌啶醇（安度利可）1 ～ 10 mg/d，分次服用，2 ～ 3 次 / 日。

6. 金刚烷胺（Symmetrel）100 ～ 300 mg/d，分次服用，2 ～ 3 次 / 日。

7. 利血平 0.5 ～ 8 mg/d，分次服用，3 ～ 4 次 / 日。

8. 甲酪氨酸（Demser）250 ～ 1000 mg/d，分次服用，3 ～ 4 次 / 日。

特发性扭转性肌张力障碍（变形性肌张力障碍）

这种病的特征是异常扭转运动和偶发震颤。

运动类型

这种病通常开始于儿童时期，病程呈进行性。肌张力障碍最初常累及足部，在做某些动作时最为明显，而做其他动作时不出现（例如，走路时出现间歇性痉挛性足内翻，但在跑步或向后走时不出现）。最后，常累及四肢和颈部。虽然肌张力障碍最初由动作时的扭转运动构成，但在最后，静止时也会出现持续的肌张力障碍姿势。肌张力障碍的四肢也可能表现为不规则的肌张力障碍性震颤，类似于特发性震颤患者所见的动作性震颤。

诊断性检查

诊断依据临床病史和检查。应与其他继发性或症状性肌张力障碍的病因（如 Wilson 病）和成人发病的肌张力障碍区别开来。后者通常是良性的病程，从成年开始累及颈部、眼、声带或手，但很少累及腿部。特发性扭转性肌张力障碍的常见基因 *DYT1* 基因位于 9 号染色体长臂上，以常染色体显性方式遗传，外显率为 30%。

治疗

1. 苯海索（安坦）1 ～ 10 mg/d（成人），1 ～ 120 mg/d（儿童），分次服用，3 ～ 4 次 / 日。

2. 巴氯芬（力奥来素）10 ～ 120 mg/d，分次服用，3 次 / 日。

3. 地西泮（安定）2 ～ 10 mg/d，分次服用，2 ～ 3 次 / 日。

4. 肉毒杆菌毒素（保妥适）每年于特定的肌肉注射数次。

抽动秽语综合征

早在 1885 年，Gilles de la Tourette 首次明确描述了抽动秽语综合征（Tourette syndrome）。

运动类型

该综合征的特征是多发性慢性运动和声音抽动，并且随时间的推移有增有减。抽搐可以是单纯运动性抽搐（眨眼、抬起眉毛）、复杂运动性抽搐（摇头、摇动手腕）、单纯声音性抽搐（清嗓子、咕哝），或者复杂声音性抽搐（说话）。秽语症（发出淫秽的语言）和模仿声音（重复言语或声音）均为后者的实例。与大多数抽搐一样，这些抽搐可以在短时间内被自行抑制，并且可以随时间延长改变其强度。除了这些运动特征，抽动秽语综合征患者通常还有精神方面的表现，包括注意缺陷多动障碍和强迫症。

诊断性检查

诊断依据临床。这种疾病通常开始于儿童期，同时伴有运动和声音抽搐。秽语症不是诊断的基本特征。

治疗

1. 丁苯那嗪（Xenazine）12.5 ～ 300 mg/d，分次服用，3 次 / 日。

2. 氯硝西泮（Klonopin）1 ～ 4 mg/d，分次服用，2 ～ 3 次 / 日。

3. 巴氯芬（力奥来素）30 ～ 60 mg/d，分次服用，2 ～ 4 次 / 日。

4. 利培酮（维思通）0.5 ～ 6 mg/d，分次服用，2 次 / 日。

5. 齐拉西酮（卓乐定）20 ～ 100 mg/d，分次服用，2 次 / 日。

6. 阿立哌唑（安律凡）2 ～ 30 mg/d，1 次 / 日。

7. 奥氮平（再普乐）5 ～ 20 mg/d，1 次 / 日。

8. 匹莫齐特（Orap）1 ～ 6 mg/d，分次服用。

9. 氟哌啶醇（安度利可）1 ～ 10 mg/d，分次服用，2 ～ 3 次 / 日。

10. 可乐定（Catapres）0.2 ～ 0.3 mg/d，分次服用。

11. 胍法辛（Tenex）1 ～ 6 mg/d，1 次 / 日。

Wilson 病

1912 年，Samuel Alexander Kinnier Wilson 首次描述了 Wilson 病（肝豆状核变性）。

运动类型

运动障碍的表现变化多样。震颤、强直、运动迟缓、肌张力障碍和舞蹈病的症状均见于该病，且可能一种或多种症状并存。本病的帕金森病型特征可能是静止性震颤、强直或运动迟缓。假硬化型具有扑翼样震颤（当肩膀外展、肘部弯曲、手指相对时，会出现一种幅度很大、拍动、剧烈的震颤）。也可能出现肌张力障碍和舞蹈病。构音障碍常发生，可发展为口吃。精神改变（焦虑、抑郁、精神病）是该病的常见特征。

诊断性检查

诊断依靠临床病史和检查，存在 Kayser-Fleischer 环（环状的铜沉积于角膜）则支持诊断，低血清铜蓝蛋白水平，肝功能检查异常，或肝炎。基底神经节的病变可在 MRI 扫描中看到。

治疗

1. 青霉胺（Cuprimine）125 ～ 1500 mg/d，分次服用，2 ～ 4 次 / 日。

2. 曲恩汀（Syprine）750 ～ 1500 mg/d，分次服用，2 ～ 4 次 / 日。

3. 醋酸锌（Galzin）150 mg/d，分次服用，3 次 / 日。

不宁腿综合征

该综合征的特征是腿部感到不适和不安，有时也会出现在手臂上。这些感觉主要发生在晚上，经常通过运动来缓解（在床上移动腿或起床踱步）。

运动类型

这些运动包括坐立不安、踢腿、腿扭来扭去和在地板上踱步。

这种不适感的位置很深，通常被描述为骨头、肌肉或肌腱具有拉伸、痒、虫爬或蠕动的感觉。这些症状最常出现在患者晚上刚躺在床上时。这种感觉可能会导致腿部扭动、坐立不安或踢腿。一些患者需要在地板上踱步来暂时缓解。不宁腿综合征不同于静坐不能，静坐不能也会引起感觉不适和移动的欲望，但不宁腿综合征最初主要发生在夜间。

诊断性检查

不宁腿综合征是临床综合征，这种疾病的诊断基于临床特征的描述。静坐不能与不宁腿综合征类似，但静坐不能的典型症状是持续不断的，一天均有症状，并且分布广泛（即不仅局限于腿部不适），并且静坐不能仅限于口服抗精神病药物患者或帕金森病患者。

治疗

1. 加巴喷汀酯（Horizant）600 ～ 1200 mg/d，1 次 / 日。
2. 普瑞巴林（乐瑞卡）150 ～ 450 mg/d。
3. 普拉克索（Mirapex）每晚睡前 0.375 ～ 0.75 mg。
4. 罗匹尼罗（Requip）每晚睡前 0.25 ～ 4 mg。
5. 罗替高汀（Neupro）1 ～ 3 mg/d，作为贴片使用。
6. 羟考酮（奥施康定）每晚睡前 10 ～ 40 mg。

其他运动障碍

这部分将简要讨论步骤 4 中列出的、但未在特定疾病中讨论的运动障碍。

静坐不能通常被认为是某些抗精神病药物的不良反应。

扑翼样震颤常见于双侧手臂，是中毒性/代谢性疾病的最常见特征，如肝或肾衰竭。患者常患有脑病。

手足徐动症可出现在各种神经系统疾病中，从脑性瘫痪到阵发性运动性舞蹈手足徐动症。手足徐动症的动作也可与舞蹈病合并出现（舞蹈手足徐动症）。

投掷症最常见的是单侧（偏身投掷症），通常是对侧丘脑底核发生卒中的结果。

肌阵挛可发生在身体的任何部位，包括腭肌阵挛和眼肌阵挛。肌阵挛可能是缺氧-缺血性损伤（Lance-Adams 综合征）、生产时损伤、退行性疾病（Ramsay Hunt 综合征）、感染、肿瘤、卒中，甚至药物治疗（左旋多巴）的结果。打嗝是肌阵挛的一种生理形式。

肌纤维颤搐最常见于面部肌肉，常由脑桥病变引起，特别是多发性硬化或脑桥神经胶质瘤。

（孙玉洁 译 王 义 刘业松 审校）

第 26 章

癫痫和癫痫发作

引言

癫痫（epilepsy）、癫痫发作（seizure）和相关疾病是神经科临床实践中最常遇到的问题。即使是最有经验的医生，面对这些神经障碍的诊断和治疗也会感到棘手，而对患者来说，这些障碍可能是导致发病率高、情绪困扰和残疾的根源。本章将提供癫痫和相关疾病的诊断、鉴别诊断和治疗的概述。

定义

癫痫发作被定义为与皮质神经元异常过度同步活动有关的一过性神经系统症状或体征。

诱发性（急性症状性）癫痫发作被定义为急性脑损伤的直接结果，如中毒、代谢、创伤、炎症或感染性疾病。诱发因素必须与癫痫发作有密切的时间关系。例如，在急性缺血性卒中的几小时内发生的癫痫发作被认为是诱发的，而在 3 个月后发生的癫痫发作则被认为是**非诱发性**的。诱发因素和癫痫发作所间隔的确切时间存在争议，这取决于具体的因素，但一般在几小时到几天的范围内。

癫痫被定义为一种大脑功能紊乱，其特征是至少间隔 24 h 发生 2 次非诱发性癫痫发作，或 1 次非诱发性癫痫发作并伴有其他证据［如异常的脑电图（EEG）或磁共振成像（MRI）］，这些表明癫痫发作复发的可能性很高（ > 60% ）。

癫痫发作分类

　　癫痫发作的分类多年来经历了数次变化，这可能会使学习者和非神经科医师产生混淆。最近提出的国际分类方案将癫痫发作分为局灶性癫痫发作（从大脑的一部分开始）、全面性癫痫发作（起源于或迅速波及两侧大脑半球），以及原因不明的癫痫发作。在每一类别中，都有一些癫痫发作类型，如图 26.1 所示。在临床实践中，现代术语经常与旧术语互换使用，因此在本章中，为了清楚起见，旧术语将包括在括号中。

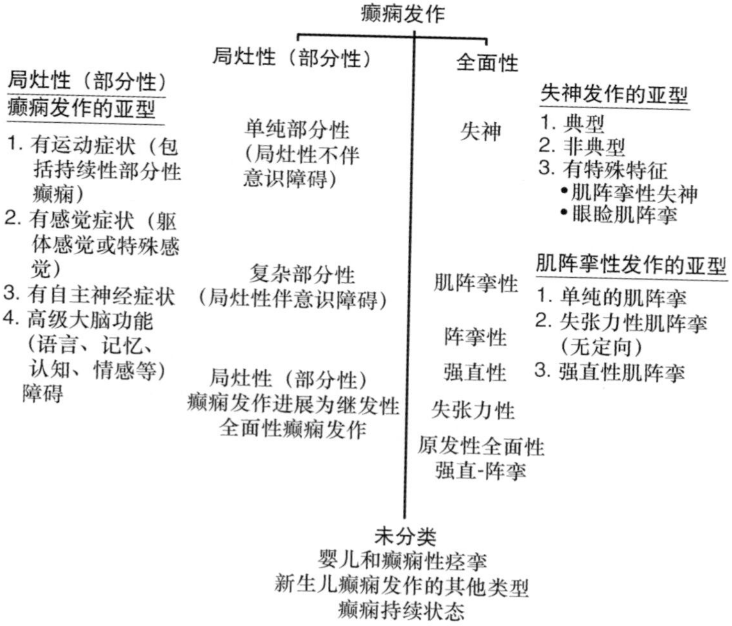

图 26.1　国际抗癫痫联盟有关癫痫发作的分类。（Adapted from Moeller JJ，Hirsch LJ. Diagnosis and classification of seizures and epilepsy. In Winn HR，ed. Youmans and Winn Neurological Surgery. 7th ed. Philadelphia，PA：Elsevier；2017：388-395.）

全面性癫痫发作

全面性强直-阵挛发作（"癫痫大发作"）

这种类型的发作可见于原发性全面性癫痫综合征，但也可由于局灶发作的弥漫性传播而发生（"继发性全面性发作"）。典型的发作特征是，通常以一声呼喊开始（由膈肌和喉部肌肉收缩引起的强迫吸气而产生）；紧接着是强直期（躯干和四肢肌肉的收缩）；然后是阵挛期，通常开始时是低振幅的高频率抖动，然后发展到高振幅的低频率抖动。在阵挛期后，经常有肌肉张力的弥漫性下降，以及嘈杂、潮湿、缓慢的（"打鼾样"）呼吸。一般持续时间为 1 ～ 2 min。患者通常会在随后的 5 ～ 30 min 内感到困倦或思维混乱，有时甚至更长。患有罕见全面性强直-阵挛发作的患者经常描述在发作后数小时至数天内感觉不适，并伴有肌肉酸痛、头痛和疲劳。在强直期，患者常因腭肌强直收缩而发生一侧舌咬伤，并可发生肩关节后脱位或胸椎压缩性骨折等损伤。对于缺乏观察经验的目击者来说，很难将这种类型的发作与"拟态"发作（如心因性非癫痫发作或伴有抽搐特征的晕厥）区分开来。

失神发作（小发作）

这些癫痫发作是突然发生的，持续时间短暂（通常为 10 s，几乎总是少于 1 min）；他们的特征是凝视、行为停止、失忆，有时还会出现眨眼或者细微的口部自动行为。在脑电图中，会出现 3 Hz 的广泛性棘波。失神发作最常见于神经系统检查正常的儿童，以及某些神经障碍如儿童期和青少年期失神癫痫。非典型的失神发作通常发生在有症状的全面性癫痫（如 Lennox-Gastaut 综合征）患者，发作时间较长，发作开始和结束不明显。

肌阵挛性发作

这些癫痫发作最常见于青少年肌阵挛性癫痫（juvenile myoclonic epilepsy，JME），可以单独发生，也可以在原发性全面性强直-阵挛发作之前发生。它们通常是短暂的，仅持续一瞬间，并伴有近端肌肉的快速同步抽动，通常不会损害意识。在 JME 中，它们经常发生在睡眠剥夺或酒精滥用的情况下。在脑电图上，肌阵挛常伴有广泛的或双额部的多棘波放电。

强直性发作

这种类型的癫痫发作最常见于有症状的全面性癫痫综合征，如 Lennox-Gastaut 综合征。与突然、强烈的双侧近端（有时是远端）肌肉收缩有关，可能伴有短暂的意识障碍。通常只持续几秒钟，之后很快就会恢复。脑电图显示在弥漫性脑电波衰减的背景下，有时出现叠加的弥漫性、低电压、高频电活动（β 波）。这种类型的发作会使人受伤致残，因为它通常与患者站立时突然摔倒有关。

失张力性发作

最常见于有症状的全面性癫痫综合征。患者发生短暂的（通常只有几秒钟）肌张力丧失，导致突然摔倒。患者通常既有强直性发作，又有失张力性发作，有时单次发作同时具有两种类型的特点。这些症状有时被称为"跌倒发作"，因为它们会导致患者突然失去平衡姿势或肌张力，尤其是在站立或行走时。在脑电图上，可见典型的弥漫性衰减，或弥慢性低电压快波活动。

局灶性（部分性）癫痫发作

局灶性癫痫发作不伴意识障碍（"单纯部分性癫痫发作"）或伴有意识障碍（"复杂部分性癫痫发作"）

局灶性癫痫发作的临床特征取决于所涉及的大脑区域。这些癫痫发作可以有运动表现（如抽搐、强直姿势、失张力、广泛的运动过度），也可以有感觉（包括特殊感觉，如嗅觉、味觉、视觉等）、自主神经、认知或情感症状，它们可以单独出现或联合出现。这种类型癫痫发作的统一特征是患者的反应能力和事后记忆能力没有受到损害。发作通常持续可达数分钟，但一些患者会在发作后数分钟甚至数小时感到疲劳。

先兆症状是指一些局灶性癫痫发作开始时出现的症状，最常见的是感觉症状，如嗅觉或味觉，认知症状如似曾相识，或者是自主神经症状，如恶心或潮红。

局灶性癫痫发作可发展出现意识障碍，伴有或不伴之前的症状。意识障碍期间的临床特征包括行为停止、自动症和其他运动表现。

颞叶癫痫发作

起源于颞叶的局灶性癫痫发作是成人最常见的发作类型。一些颞叶癫痫发作在之前可有先兆，通常以"上升的"上腹部感觉和其他症状为特征，这些症状包括似曾相识感、恐惧、刻板的想法或心理形象，或难以描述的头部感觉。当进展出现意识障碍时，会出现凝视和无反应，伴有口腔（咀嚼、咂嘴）和手部（采摘、摩搓、拍打）的自动行为。可能会有线索帮助定位癫痫发作的侧别。通常情况下，癫痫发作对侧的手或手臂会出现肌张力障碍姿势。癫痫发作结束后，可用同侧手擦拭鼻子（因为对侧手无力）。如果癫痫发作发生在优势半球，即大多数患者的左半球，通常会出现至少1 min的发作后失语症。

额叶癫痫发作

一般来说，额叶癫痫发作比其他类型的局灶性癫痫发作持续时间短，通常为15～40 s。经常在睡眠中成群出现。如果癫痫发作起源于或邻近初级运动皮质，则常伴有运动表现，如单侧阵挛性抽搐（在"杰克逊癫痫"中有时从一个身体区域蔓延到另一个身体区域）。起源于辅助运动区的癫痫发作与双侧额叶有关，通常是四肢不对称的强直性姿势，意识常保持清楚。起源于额叶前部区域的癫痫发作会有运动增多表现，如不安的运动、脚踏车样运动、尖叫或呼噜声，以及其他奇怪的行为。很难将这种类型的癫痫发作与心因性非癫痫发作（psychogenic nonepileptic spell，PNES）区分开来。

枕叶癫痫发作

起源于枕叶的癫痫发作比额叶或颞叶癫痫发作少见。癫痫发作的症状取决于它们出现在枕叶的哪个部位。由初级视觉皮质引起的癫痫发作与简单的视觉现象有关，比如简单的形状，通常带有闪光或频闪的特征。由联合视觉皮质引起的癫痫发作可能更为复杂，表现为完全成形的视幻觉。始于枕叶的癫痫发作可以传播到颞叶或顶叶，并且，在任何一种情况下，将会在这些区域出现癫痫发作的表现。

顶叶癫痫发作

这是最不常见的局灶性癫痫发作类型。通常，患者有感觉先兆，可能是刺痛或不太常见的疼痛现象。与枕部癫痫发作一样，它们可以扩散到颞叶或额叶，并出现相应的症状。

原因不明的癫痫发作

婴儿（癫痫性）痉挛

这是最常与 West 综合征相关的癫痫发作类型。当这种类型的癫痫发作发生在婴儿，被称为婴儿痉挛症。在某些情况下，类似的发作类型会持续到成年，被称为"癫痫性痉挛"。癫痫发作的表现有一定的可变性，但通常是非常短暂的（几秒钟），以近端屈肌或伸肌突然强直性收缩为特征，发作时最剧烈，几秒钟后逐渐减弱。这些痉挛通常在数分钟内以几次或十几次连续痉挛的形式出现。这些症状在清醒和睡眠时更为频繁。脑电图上，通常存在高压的、最大额部慢波，之后是数秒钟的扩散衰减（电衰减反应）。

癫痫综合征

癫痫综合征是通过结合癫痫发作类型和其他特征（包括脑电图、其他神经系统表现、遗传学和神经影像学）来确定的。以下是一些常见的电生理-临床综合征。

特发性全面性癫痫综合征

所有特发性全面性癫痫综合征都具有发育正常、神经系统检查正常、全面性癫痫发作和脑电图广泛放电的共同特征。这些症状几乎总是发生于儿童期、青春期或成年早期。在成年后期发生全面性癫痫发作是非常罕见的。

儿童失神性癫痫

发病年龄：4 ～ 10 岁（高峰为 6 岁）。

临床病程：发育正常，神经系统检查正常。癫痫发作频繁（每天可达数百次），绝大多数患者在青春期时病情缓解。可能会被误诊为注意力缺陷障碍。

癫痫发作类型：失神；全面性强直-阵挛发作是罕见的。

脑电图表现：3 Hz 的广泛性棘波放电。

治疗：乙琥胺是治疗的首选。替代药物包括拉莫三嗪或丙戊酸。

青少年失神性癫痫

发病年龄：10 ～ 17 岁（高峰为 12 岁）。

临床病程：发育正常，神经系统检查正常。这种癫痫发作可以每天发生，但频率低于儿童失神性癫痫（childhood absence epilepsy，CAE）。可以持续到成年，需要终生服用抗癫痫药物（antiepileptic drug，AED）治疗。

癫痫发作类型：失神；80% 的患者为全面性强直-阵挛发作。

脑电图表现：3 Hz 的广泛性棘波放电。

治疗：拉莫三嗪、左乙拉西坦、丙戊酸、唑尼沙胺、托吡酯、氯巴占。

青少年肌阵挛性癫痫

发病年龄：12 ～ 18 岁（高峰为 15 岁）。

临床病程：发育正常，神经系统检查正常。癫痫发作发生在早晨，通常在醒来后的 30 ～ 60 min 内。可由酒精、睡眠剥夺或光刺激引起。肌阵挛性抽搐（myoclonic jerks）经常被误认为是晨起笨拙。癫痫发作通常可通过药物治疗得到很好的控制，但绝大多数患者需要终生 AED 治疗。

癫痫发作类型：肌阵挛性、全面性强直-阵挛发作；有些患者会有失神发作。

脑电图表现：4 ～ 5 Hz 的广泛性棘波和多棘波放电。在光刺激期间出现全面性癫痫样放电（"光阵发反应"）。

治疗：丙戊酸是最有效的治疗方法，但不能一直耐受，且不是育龄期女性的理想选择。替代药物包括左乙拉西坦、拉莫三嗪、托吡酯、唑尼沙胺和氯巴占。一些钠通道阻断剂如卡马西平、拉莫三嗪、奥卡西平和苯妥英会加剧肌阵挛性抽搐。

清醒时癫痫伴全面性强直-阵挛发作

这是一种类似于青少年肌阵挛性癫痫的疾病，但没有肌阵挛性抽搐。治疗是相似的。

症状性全面性癫痫综合征

West 综合征（婴儿痉挛）

发病年龄：几乎总是在出生后第 1 年。18 个月大后很少见。

临床病程：大量的脑部疾病，包括遗传性疾病、染色体异常、先天性代谢异常、先天性感染和围生期脑损伤，可出现该综合征。在某些情况下，没有明确的病因（"隐源性"）。患有这种综合征的婴儿每天会有几十次甚至数百次的婴儿痉挛。发育退化很常见。

癫痫发作类型：婴儿痉挛。

脑电图表现：高度节律紊乱（高电压，杂乱背景下有丰富的多棘波），痉挛时的电衰减反应。

治疗：促肾上腺皮质激素（ACTH）是大多数情况下的治疗选择。氨己烯酸通常是治疗结节性硬化症的一线药物。

Lennox–Gastaut 综合征

发病年龄：1 ～ 8 岁（高峰为 3 ～ 5 岁）。

临床病程：患者有多种类型的发育迟缓表现和频繁发作，包括跌倒发作，这可能与失张力、强直性或肌阵挛性发作有关。病因有多种，许多患者曾被诊断为 West 综合征。

癫痫发作类型：多种癫痫发作类型，包括跌倒发作。

脑电图表现：广泛性棘慢波放电（低于 2.5 Hz）基础上，睡眠时阵发性快速活动，多灶性癫痫样放电，弥漫性慢化。

治疗：患者经常需要多次 AED 治疗，完全将癫痫控制并不常见。

特发性部位相关性癫痫综合征

伴中央颞区棘波的良性儿童癫痫（"良性 Rolandic 癫痫"）

发病年龄：2 ～ 13 岁（高峰为 7 ～ 9 岁）。

临床病程：患者通常发育正常，许多人罕有癫痫发作，通常在夜间发作。大多数患者在青春期后没有癫痫发作。

癫痫发作类型：局部发作性癫痫，常伴有口咽感觉障碍和流口水，可发展为面部阵挛性抽搐，甚至整个半身抽搐。可继发全面性强直-阵挛发作。

脑电图表现：中央颞区棘波，多为双侧，在睡眠中更常见。

治疗：对于癫痫发作次数很少的患者，可能不需要 AED。对于频繁发作或严重癫痫发作的患者，多次 AED 是有效的。

儿童枕叶癫痫

发病年龄：2 ～ 17 岁。早发变异型（"Panayiotopoulos 综合征"）高峰发病年龄为 3 ～ 5 岁。迟发变异型（"Gastaut 变异型"）高峰发病年龄为 7 ～ 9 岁。

临床病程：患者通常发育正常，许多患者癫痫发作少见，特别是早发变异型。迟发变异型患者可能有更频繁的癫痫发作，并且癫痫发作可能持续到成年。

癫痫发作类型：早发变异型，局灶性癫痫发作伴呕吐、眼偏斜及其他可变的特征。晚发变异型，局灶性癫痫发作伴有视觉症状，包括视力丧失或幻觉。

脑电图表现：枕部棘波，在睡眠时更频繁。

治疗：对于癫痫发作次数很少的患者，可能不需要 AED。对于发作频繁或严重癫痫发作的患者，多种 AED 可能有效。

热性惊厥

在发达国家，高达 5% 的儿童会出现热性惊厥，世界其他地区的发病率甚至更高。发病年龄一般在 6 个月至 5 岁之间。**单纯热性惊厥**被定义为与发热密切相关、持续时间短于 15 min（通常为 3 ～ 4 min）、无局灶性体征、在 24 h 内不复发的癫痫发作。**复杂热性惊厥**发作时间较长，可能有局灶性体征，或在 24 h 内复发。单纯热性惊厥只要患者已恢复，则不需要治疗，而且发热和癫痫发作之间有明确的相关性。复杂热性惊厥通常需要额外的检查。热性惊厥儿童的终生癫痫风险在总体上增加，但这种风险在复杂热性惊厥的儿童中更高。

首次癫痫发作

图 26.2 显示了评估首次癫痫发作患者的一般方法。两个最重要的要素是要确保该事件实际上是癫痫发作（而不是假性癫痫发作），并确定癫痫发作是否为诱发性。

假性癫痫发作

有几种类型的事件表面上与癫痫发作相似。癫痫最常见的鉴别诊断包括心因性非癫痫发作（PNES）和晕厥。很难将这些事件和癫痫发作区分开来，而最重要的鉴别信息通常是基于病史和体格检查。表 26.1 列出了一些鉴别全面性强直-阵挛发作、PNES 和晕厥的重要因素。

一些症状传统上与癫痫发作有关，但它们也可以在其他综合征中看到。例如，尿失禁可与晕厥或 PNES 一起发生，而尿失禁本身不一定有助于确认癫痫的诊断。舌咬伤也可发生于假性癫痫发作中，而外侧舌咬伤更可能与癫痫发作相关。某些类型的损伤可能有助于明确诊断。这些损伤包括在全面性强直-阵挛发作的强直期发生的损伤，如肩后脱位、椎体压缩性骨折、面部和上胸部瘀点。

一些实验室检查可能有助于区分全面性强直-阵挛发作与晕厥和 PNES，包括阴离子间隙代谢性酸中毒、白细胞计数升高、血氨水平升高或肌酸激酶（CK）水平升高。血清催乳素也会增加，但必须在癫痫发作后 10 ～ 20 min 内进行血液测试，并与之后的基线水平进行比较。虽然这些血液测试可能有助于缩小鉴别诊断范围，但这些测试本身都不足以区分癫痫发作和假性癫痫发作。

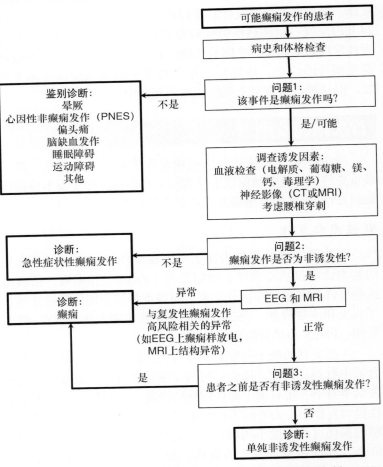

图 26.2　评估疑似癫痫发作患者的初步方法。CT，计算机断层扫描；EEG，脑电图；MRI，磁共振成像。（From：Moeller JJ，Hirsch LJ. Diagnosis and classification of seizures and epilepsy. In Winn HR，ed. Youmans and Winn Neurological Surgery. 7th ed. Philadelphia，PA：Elsevier；2017：388-395.）

表 26.1 有助于区分全面性强直-阵挛发作与两种常见的假性癫痫发作（心因性非癫痫发作和晕厥）的临床特征

	发作之前	发作期间	发作之后
全面性强直-阵挛发作	先兆或其他局灶性癫痫发作；肌阵挛	明显的强直期；"发作性大喊"；持续时间一般为 1～2 min	嘈杂、潮湿的（打鼾样）呼吸；睡眠延长或意识模糊；肌肉酸痛、头痛、舌侧咬伤
PNES	可能有急性心理应激源	不同步、停止和开始动作，背部弓起、骨盆前推；始终闭眼；能保持意识并伴有双侧动作；哭泣	浅而快速的呼吸；在某些情况下会迅速恢复；情绪低落或哭泣
晕厥	头晕、苍白、出汗、管状视野、发热；心悸；由体位变化、情绪困扰、疼痛等引起	通常小于 15 s，除非患者保持直立；肌阵挛常见，强直性体位非常少见	大多数情况下都能迅速恢复；可能有尿失禁；长时间的意识模糊有时是由于摔倒时头部损伤引起

PNES，心因性非癫痫发作。

（Adapted from Moeller JJ, Hirsch LJ. Diagnosis and classification of seizures and epilepsy. In Winn HR, ed. Youmans and Winn Neurological Surgery. 7th ed. Philadelphia, PA: Elsevier; 2017: 388-395）

诱发性癫痫发作

如前所述，多种因素可诱发癫痫发作。如果有一个直接的诱发因素可以通过病史或实验室检查确定，那么治疗方法就是避免将来再出现诱发因素。在这些病例中，对癫痫进行额外的检查或治疗通常是没有必要的。

下列诱发癫痫的具体类型依据个人情况而定。

脑外伤

一些患有轻度脑外伤的患者在受伤后会立即出现急性癫痫发作，而且在许多情况下，并不一定要使用 AED 治疗。更严重的损伤（颅骨骨折、穿透伤、长时间意识丧失或失忆、颅内出血）患者在损伤后的最初 7 天内癫痫发作的风险特别高。在这些患者中，受伤后的最初 7 天预防性 AED 治疗可以减少癫痫发作的可能性。然而，这种治疗并不能预防癫痫的后续发展。如果患者在头部受伤后的最初 7 天内没有癫痫发作，那么就不应该继续治疗，因为它可能不仅不会防止随后的癫痫发作，还可能影响康复。

乙醇（酒精）

癫痫发作通常继发于戒酒后约 24 h。戒酒诱发癫痫的治疗方法就是避免饮酒。通常不会预防性应用 AED，因为患者不遵从，停药会导致癫痫发作恶化，而且有些 AED 有肝毒性。在一些长期饮酒的患者中，在患者戒酒后也会出现癫痫发作。在这种情况下，AED 治疗是必要的。

卒中

4% ～ 9% 的急性卒中患者会发生癫痫发作，出血性卒中患者的癫痫发作率高于缺血性卒中患者。急性症状性癫痫发作几乎总是发生在卒中后的 48 h 内，通常在早期需要 AED 治疗。只有一小部分患者会发展为继发性癫痫，所以很多患者可以在随访后不再服用 AED。许多严重的卒中患者存在亚临床或非惊厥性癫痫发作的风险，因此，如果可能的话，应该考虑对严重卒中和不明原因意识水平下降的患者进行连续视频脑电图监测。

观察首次癫痫发作

如前所述，详细的病史有助于区分癫痫发作和假性癫痫发作，并有助于确定是否有诱发因素。另外，询问其他类型的癫痫发作也是很重要的。在许多情况下，当患者出现"首次癫痫发作"时，他们实际上是出现了第一次被确认的癫痫发作，但他们可能有过去没有被确认的其他癫痫发作类型。这些包括夜间癫痫发作的征象（如醒来时定向障碍、舌咬伤或肌肉酸痛）、肌阵挛性癫痫发作（如 JME）、间歇性瞪视或注意力分散（可能提示伴有意识障碍的未被识别的癫痫发作），或提示单纯部分性发作的症状。如果病史中发现了其他类型的癫痫发作，那么使用 AED 治疗就有了更强的指征。

如前所述，实验室检查和其他检查可以帮助鉴别假性癫痫发作，并且可以确定癫痫发作的诱因。如果有骨科损伤的症状，那么可能需要胸椎或肩部的 X 线检查。如果患者在癫痫发作后有局灶性神经系统症状，则需要紧急进行神经影像学检查（CT 或 MRI）。有中枢神经系统感染症状或体征的患者，可能需要在影像学排除任何禁忌证后进行腰椎穿刺。其他诊断性检查也有助于确定癫痫复发的可能性，如脑电图（EEG）和磁共振成像（MRI），将在下文中讨论。

复发的风险

有几个特征可以帮助确定第 1 次非诱发性发作后癫痫复发的可能性。这些特征包括神经系统检查异常、脑电图上存在癫痫样放电、MRI 异常和夜间惊厥。如果对首次癫痫发作患者进行评估时存在 ≥ 1 种的这些特征，那么在接下来的 2 年内癫痫复发的可能性超过 70%，因此在几乎所有的病例都应该开始 AED 治疗。在很多情况下，如果没有危险因素存在，那么癫痫复发的危险为 20% ～ 30%，推迟启动 AED 直到第 2 次事件发生时再应用则是合理的。

正常的脑电图不能"排除"癫痫的诊断。在已证实的癫痫患者中，在单次常规脑电图中发现癫痫样放电的可能性为25%～50%。通过行多次脑电图、癫痫发作后立即记录或行长程脑电图，这种可能性会增加。然而，有些癫痫患者由于癫痫病灶的位置或范围，脑电图从未发现癫痫样放电。因此，在适当的临床背景下考虑脑电图的结果是重要的。

癫痫发作和安全

每一个曾有癫痫发作的患者都应该讨论有关安全问题。在单纯非诱发性癫痫发作患者中，在初次发作后的前 6 个月内癫痫复发的危险最高，患者在这段时期内应特别谨慎。应建议患者在进行任何活动时，如爬梯子、使用火器或电动工具、高空作业或在重型机械周围作业，以及驾驶时，都要小心谨慎，以免失去知觉而造成伤害。主管医师或家属应了解其辖区内有关驾驶和癫痫的法律，并应与患者进行讨论。

治疗

药物治疗

一般原则

抗癫痫药物（AED）的选择取决于许多影响因素，包括癫痫综合征和癫痫发作类型、药物不良反应、共病、药物相互作用和费用。此外，对于患有癫痫的女性还有一些特殊的考虑。

根据癫痫综合征和癫痫发作类型选择抗癫痫药物

确定 AED 的第一步是确定可能的癫痫综合征和癫痫发作类型。通常用于治疗全面性癫痫发作类型的 AED 的范围很有限，而更多数量的药物可以有效地预防局灶性癫痫发作。表26.2 显示了对全面性和局灶性发作类型（"广谱"）有效的AED 和对局灶性发作类型（"窄谱"）有效的 AED。乙琥胺仅对失神发作有效。关于 AED 疗效的比较数据有限，尤其是许

表 26.2	广谱和窄谱的抗癫痫药
对全面性和局灶性癫痫发作都有效的（广谱）AED	对局灶性癫痫发作，包括继发性全面性癫痫发作有效的（窄谱）AED
布立西坦	卡马西平
氯巴占	艾司利卡西平
非尔氨酯	加巴喷丁
拉莫三嗪	拉考沙胺
左乙拉西坦	奥卡西平
吡仑帕奈	苯巴比妥
芦非酰胺	苯妥英
托吡酯	普瑞巴林
丙戊酸	氨己烯酸
唑尼沙胺	

参阅附录 I 中有关药物的剂量、不良反应和处方说明。
AED，抗癫痫药

多新药。因此，AED 的选择可能取决于其他考虑因素，如不良反应和合并症，下文将对此进行概述。

不良反应和合并症

所有的 AED 都有可能引起不良反应，尤其是在高剂量的情况下。在可能的情况下，应使用耐受性最好的 AED 的最低有效剂量。每种药物都有特别常见的不良反应，应该根据患者的合并症和具体情况来考虑这些药物的使用。

皮疹和过敏反应：最有可能引起过敏性皮肤反应的 AED 包括拉莫三嗪、苯妥英、苯巴比妥、奥卡西平和卡马西平。使用其中一种药物出现皮疹的患者，使用另一种药物更有可能出现皮疹。因此，对于有皮肤过敏史或由 AED 引起其他过敏反应的患者，应考虑使用低皮疹风险的药物，如丙戊酸、左乙拉西坦、普瑞巴林或托吡酯。

偏头痛：几种抗癫痫药物也可用于预防偏头痛，包括托吡酯和丙戊酸。频繁偏头痛的患者可考虑以这些药物单药治疗或附加治疗。

精神病：精神合并症如抑郁和焦虑在癫痫患者中很常见。在有明显精神障碍的患者中，应谨慎使用具有较高精神不良反应发生率的药物（左乙拉西坦、氨己烯酸、氯巴占、吡仑帕奈，可能还有布立西坦）。双相情感障碍患者可能受益于具有稳定情绪作用的AED，如拉莫三嗪、丙戊酸、卡马西平和奥卡西平。

体重增加／肥胖：丙戊酸和普瑞巴林与体重增加的高发生率有关，在肥胖患者中使用时应谨慎。唑尼沙胺和托吡酯可能与食欲抑制和体重减轻有关，这对一些患者可能是有益的副作用。

肝病：大多数AED会在一定程度上经肝代谢。对于严重肝病患者，加巴喷丁、左乙拉西坦和普瑞巴林等只有少量或无肝代谢的药物可能是首选。在轻至中度肝功能障碍的情况下，其他大多数AED的剂量可能需要调整。严重肝病患者应避免使用丙戊酸，应注意监测蛋白结合率高的AED的游离水平，特别是苯妥英。

肾病：一些AED主要通过肾清除，包括艾司利卡西平、非尔氨酯、加巴喷丁、拉考沙胺、左乙拉西坦、奥卡西平、苯巴比妥、普瑞巴林、扑米酮、托吡酯、氨己烯酸和唑尼沙胺。这些AED在肾衰竭的情况下需要调整剂量。一些AED在血液透析时被移除，需要在透析治疗后增加剂量。如果可能的话，建议仔细监测透析前和透析后这些药物的水平。

老年人的AED使用：老年患者AED的药代动力学存在显著差异。老年患者中大多数AED的清除率降低20%～40%。因此，对于老年患者，建议从尽可能低的有效剂量开始，并根据需要慢慢增加（小剂量开始，逐渐增加）。应该对肌酐清除率降低或具有显著相互作用的其他非癫痫药物进行调整。

认知不良反应：几种AED与相对较高的认知不良反应相关，特别是托吡酯、唑尼沙胺、苯妥英和丙戊酸。对于有明显潜在认知功能障碍的患者，或对认知不良反应特别敏感的患者，应谨慎使用这些药物。

药物相互作用

许多 AED 具有显著的药物相互作用，包括抑制和诱导肝酶。患者应该知道他们服用的药物是否有显著的相互作用，并且在开始使用任何新的药物时都应该回顾药物的相互作用情况。表 26.3 显示了有肝酶诱导作用和抑制作用的 AED。

癫痫女性患者的特殊注意事项

对于患有癫痫的女性，特别是那些有生育潜力的女性，有几个重要的考虑因素。每一位服用 AED 的育龄期女性在服用避孕药物时都应该注意一点，那就是诱导肝酶的药物可能会降低复方口服避孕药的效果。服用这些药物的女性应该意识到，她们需要一种替代方法来确保充分的避孕。相反，口服避孕药可以显著降低拉莫三嗪的水平。因此，服用稳定剂量拉莫三嗪的女性在开始或停止口服避孕药时可能需要调整剂量。

对于每一位有生育能力的女性癫痫患者，都强烈推荐注

表 26.3	具有 P450 酶诱导或酶抑制作用的抗癫痫药
酶诱导 AED	**酶抑制 AED**
可能会降低华法林、口服避孕药、其他 AED 和许多其他药物的效果	可能会增加香豆素和其他 AED 的水平，导致毒性
强大的酶诱导剂	**例如：**
卡马西平	非尔氨酯
苯巴比妥	丙戊酸
苯妥英	
扑米酮	
较弱的酶诱导剂	
艾司利卡西平	
奥卡西平	
吡仑帕奈（≥ 12 mg/d）	
托吡酯（≥ 200 mg/d）	

AED，抗癫痫药

意妊娠和癫痫的关系。最好在怀孕前进行干预，因为癫痫女性患者在服用药物时意外怀孕很常见。所有具有生育能力的癫痫女性患者都应服用叶酸补充剂（每日 1 mg，如果计划妊娠则每日 4 ～ 5 mg）以减少 AED 潜在的致畸效应。如果可能的话，对于有生育能力的女性癫痫患者应尽量避免使用丙戊酸，因为致畸和认知功能障碍的风险较高。其他 AED 的致畸潜力应与女性说明，并应权衡孕期继续使用 AED 的风险和益处。拉莫三嗪和左乙拉西坦等药物有较低的重度先天性畸形率（约 3%），在怀孕期间反复癫痫发作对胎儿和母亲都有很大的风险，特别是全面性强直-阵挛发作。在怀孕期间应该监测几种药物的水平，因为它们可能会显著下降。特别是拉莫三嗪，在怀孕期间药物水平可以降低 2 ～ 3 倍，需要增加剂量以确保达到治疗水平。在怀孕期间，左乙拉西坦和奥卡西平的水平也会下降，尽管下降的程度不及拉莫三嗪。

饮食疗法

生酮饮食最常用于患有严重癫痫综合征的儿童。高脂肪、低碳水化合物的饮食会导致酮体的产生和其他类似饥饿的代谢变化。这种饮食改善癫痫发作的机制尚不清楚，但约 2/3 的患者癫痫发作频率有显著改善，多达 1/3 的患者癫痫发作显著减少。这种饮食很难维持，而且有许多潜在的不利影响。其他饮食，包括改良 Atkins 饮食，可能更容易实施和维持，它可以导致一些患者癫痫发作频率的实质性改善。

外科治疗

每位难治性癫痫患者应转至三级医疗中心考虑癫痫手术。如果患者在接受治疗剂量的 2 种适当的 AED 治疗后仍有癫痫发作，在接受第 3 种药物治疗后癫痫发作消失的概率只有 5%。因此，在难治性癫痫的病程中，应尽早考虑手术治疗。

病灶切除

患者如果满足以下条件，可以考虑进行切除手术：①可以确定癫痫发作的病灶；②病灶可以被安全切除，而不会导致神经功能缺陷。许多患者在手术切除后便无癫痫发作，在经过仔细筛选的一些颞叶癫痫患者，手术后长期无癫痫发作率可达 70% ~ 80%。非颞叶癫痫患者手术后得到控制的比率较低，但在大多数精心筛选的患者中，癫痫发作频率可获得有意义的改善。具有 MRI 可识别的癫痫相关病变（如低级别肿瘤、血管畸形或皮质发育畸形）患者，在癫痫手术后相比 MRI 无异常的患者，有更高的无癫痫发作率。

其他神经外科选择

对于不能行病灶切除的患者，有以下几种选择。对于因为有继发残疾风险而不能切除致痫病灶的患者，可以进行**多次软膜下横切**，将水平纤维横断以防止癫痫的横向扩散，可以保留垂直下行的纤维，从而保留神经功能。**胼胝体切开术**可以降低频繁损伤患者的跌倒发作风险。**半球切除术**是一种可用于严重单侧癫痫综合征的治疗方法，如 Rasmussen 脑炎和半侧巨脑畸形。**伽玛刀立体定向放射外科手术**对某些类型的血管畸形和脑肿瘤是有效的。**立体定向激光消融**是一种很有前途的微创技术，可能是治疗某些类型局灶性病变的一种选择，但需要进一步研究来阐明这种方法与传统切除方法相比的风险和好处。

癫痫的神经刺激

迷走神经刺激器是一种通过植入上胸部的起搏器对迷走神经进行周期性电刺激的装置。刺激参数可由医生根据患者的反应和副作用进行调整。该装置的作用机制尚不清楚，迷走神经有几个传入大脑区域的神经投射纤维，这些区域在癫痫发作中均很重要。使用这种装置，多达 1/3 的患者癫痫发作率将显著降低，但是很少有患者完全没有发作。随着时间的推移，这种装置的效率可能会提高。除了声音变化和刺激时咳嗽外，副作用很小。

反应性神经刺激器（responsive neurostimulator，RNS）装置包括放置在癫痫病灶上的电极，可以同时记录和刺激，以防止癫痫发作的传播。这种装置可能特别适用于有多个癫痫病灶的患者（如双侧颞叶癫痫），或由于担心继发神经功能障碍而无法切除癫痫病灶的患者。40%～45%的患者使用这种装置后癫痫发作会显著减少，但完全消失不常见。RNS装置的最初优势是提供长期的癫痫记录，可用于监测对其他治疗的反应。

（孙玉洁　译　卢利红　刘业松　审校）

第 27 章

小儿神经病学

对于每一例急诊就诊的患儿都应该了解其发育史、生活环境和家族史，应该询问患儿的监护人以了解患儿的既往史和目前发病的诱因。首先，要通过评价患儿的意识水平，确定其神经系统损害的程度，以便制订快速的治疗方案。其次，直接与患儿进行交流，以评价患儿的基本神经功能和当前的事件源于何因。用亲切的话语与患儿交流，患儿会更加合作；检查者初始可佯装忽略（不过分注意）患儿，患儿则较少受到惊吓。如有可能，可在患儿坐在看护人腿上休息时检查，鼓励患儿说话和游戏。仔细观察和握住表现正常的儿童，可能会发现不易察觉的肌张力异常（图 27.1），但应保持至检查结束。智力和发育指标应该记录在案（表 27.1）。基本的人体测量数据（体重、身高，以及最重要的头围）应绘制成图表。正常生长参数表可以参考国家卫生统计中心（Hyattsville，MD 20782）或访问 http：//www.cdc.gov/growthcharts/ 参见相关信息。

产伤

过大体重（4500 g 以上）婴儿在分娩时使用器械、少见类型的胎先露、助产、首次阴道分娩都与神经系统产伤有关。**锁骨骨折**是最常见的创伤形式，可通过触诊和 X 线检查来诊断。治疗原则是以自然恢复为主。

臂丛神经产伤

一个或几个臂丛神经根损伤可导致弛缓性瘫痪的表现。非常罕见，影响不足 1% 的活产儿，发病率为 0.04% ～ 0.4%。

产科病史、长时间分娩或使用器械是臂丛神经损伤的潜在危险因素。肩难产和矮小体型是导致臂丛神经损伤的最常见原因。

临床检查对诊断臂丛神经损伤极为重要。检查新生儿可能会发现自发运动的不对称性。在检查期间，患肢的活动可能会很痛苦，尤其是在出生的第1周内。此外，在检查过程

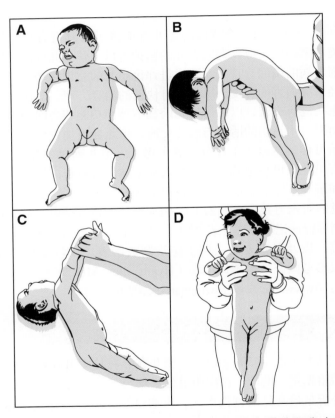

图 27.1　肌张力检查。脊髓性肌萎缩的患儿具有严重肌张力减退（A～C）。**A.** 肌张力减退的青蛙腿姿势，伴有手臂内收、腿外旋和屈膝，所有肢体都接触检查台。**B.** 腹侧抱起时可表现出手臂、双腿软弱无力和颈部伸展差。**C.** 牵拉动作可显示明显的头部后仰和腿部伸展。**D.** 脑室周围白质软化后的高张力改变。拇指为"大脑皮质性"体位，腿部呈"剪刀式"交叉

表 27.1	正常发育指标
月龄	指标
1 ～ 1.5	控制头部，辨别熟悉的人
4	微笑，试图短时间抬头
6	伸手拿物体，从俯卧位翻转为仰卧位
8	可在双手间传递，在支撑下可坐，能结合节拍
10	站稳，抓握
12	在搀扶下可行走，能说 2 或 3 个词语
15	独立行走
18	可遵循指令
24	可用言语表达
36	出现偏利手

中，Moro 反射（拥抱反射）的不对称性会显示弛缓性手臂瘫痪的临床体征。近 75% 的新生儿臂丛神经损伤累及 C5 ～ C7 神经根。患肢表现为肩内收内旋、肘关节伸直、前臂旋前、腕伸直等特征性体位。膈神经损伤可导致膈肌瘫痪。臂丛神经上干或近端损伤的发生率为 50% ～ 80%。远端瘫痪（Klumpke 麻痹）仅占臂丛神经损伤的 2%。在远端臂丛神经损伤的情况下，弛缓性瘫痪累及腕和手部，而肘和肩部的功能未受影响（图 27.2）。

　　产伤继发的臂丛神经损伤预后良好，75% ～ 95% 的病例完全康复。完全瘫痪和 Horner 综合征的存在提示预后不良。

脊髓损伤

　　脊髓损伤，往往是由于产钳或用力外拉时造成头部旋转所致，在 Apgar 评分低的婴儿很难表现出来。长期后遗症包括脊髓积水和脊髓软化。寰枢椎半脱位较为常见，并呈一种良性病程。寰枢椎旋转性半脱位可引起斜颈。当怀疑骶神经管闭合不全时，出生后第 6 个月可做腰骶部超声检查。磁共振成像（MRI）检查是准确诊断的首选检查。

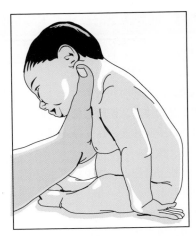

图 27.2 新生儿 Erb 麻痹。肢体处于内收、内旋位

小脑幕硬膜下血肿

小脑幕硬膜下血肿主要发生在应用真空装置助产的新生儿，一般在出生后 1 周内吸收。**帽状腱膜下出血**可触及明显的跨越骨缝结构的较软聚集物，并会造成进行性贫血和消耗性凝血疾病。**头颅血肿**局限于骨膜下，因此遵循骨缝线；触诊坚硬，并有自限性。这些应与在分娩期间先露部分皮下水肿所致的胎头水肿相鉴别。

低张力性新生儿

极度早产儿和**脓毒症**是造成低张力性新生儿的原因。如果排除了缺血性脑病、Down 综合征、Prader-Willi 综合征或神经递质失调造成的肌张力减低，则必须注意脊髓、神经或肌肉病变造成的肌张力减退。**小儿脊髓性肌萎缩（SMA）**可能发生于新生儿期，有时还伴随关节挛缩或呼吸衰竭，可以见到下运动神经元受损体征及舌肌纤颤。SMA 诊断的第一步是对 *SMN* 基因缺失的基因分型。**先天性肌强直性营养不良**常伴有膈疝，这是一种由母系遗传的常染色体显性遗传病。因此，母亲也应进行肌强直方面的检查。**新生儿重症肌无力**是由于抗体从患有重症肌无力或炎症性肠病的母亲体内通过胎盘传递给胎儿所致。**先天性肌病**是以组织学表现为特征（线形体、中央核或肌管），而**代谢性肌病**线粒体 DNA 缺失综合征、Pompe 病（心脏扩大、巨舌症和前角细胞功能障碍）以及细胞色素 C 氧化酶缺乏均显示特定的代谢异常有助于诊断。**先天性肌营养不良**可能伴有大脑发育不全及重度脑病的征象，包括癫痫发作和脑积水。**先天性肌无力综合征**是由于神经肌肉接头处的结构变异所致，除疲劳和无力外，有些可以表现为瞳孔反射减弱或复发性呼吸暂停（后者有时在童年期后成为主要表现）。很多时候，一个虚弱的婴儿（或儿童）出现不明原因的血清谷草转氨酶（AST）和谷丙转氨酶（ALT）升高（来源于肌肉而不是肝）是肌病的第一个线索，直到最终发现肌酸激酶（CK）异常。

早产儿的脑血管并发症

　　早产儿易发生脑室出血、脑室周围出血性脑梗死和脑室周围白质软化。只要前囟未闭合，通过超声可诊断此类疾病。**脑室出血**与极度早产（或出生体重低于 1500 g）有关，发生在出生后的最初几天。它可分为Ⅰ级（生发基质）、Ⅱ级（脑室出血，无脑室系统变形）、Ⅲ级（出血造成脑室扩大）和Ⅳ级（渗透到脑实质）。分级高的出血可引起脑积水，表现为急剧的头围增加及囟门膨出，以及肌张力降低或自发动作减少、瞳孔反射消失、呼吸暂停、低血压和贫血等特征性表现。脑积水的治疗需要连续腰椎穿刺，某些情况下需要进行脑室腹膜腔分流术或脑室-帽状腱膜下分流术。长期预后与脑实质的损害程度相关。

脑室周围出血性梗死

　　脑室周围出血性梗死是一种静脉性梗死，可能是由位于侧脑室生发基质下的终末静脉受压所致，须与Ⅳ级脑室出血相鉴别。梗死累及侧脑室背外侧部，通常是不对称性的，逐渐发展成为与脑室相通的腔。与死亡率显著升高和幸存者遗留痉挛性偏瘫有关。

脑室周围白质软化病

脑室周围白质软化病累及半卵圆中心的脑白质，是由从脑表面入脑的大脑中动脉发出的长穿通支和基底节豆纹动脉（短穿通支）之间的分水岭区灌注不足所致。可能导致痉挛性四肢瘫，主要是下肢受累或截瘫（图27.1）。病变往往形成腔隙，导致脑白质呈现一种典型的瑞士奶酪样超声表现。

新生儿癫痫发作

新生儿癫痫发作的病因、临床表现和脑电图（EEG）特征与婴儿和较大儿童的癫痫发作不同。新生儿癫痫发作被认为是特定病因"急性发作"的结果，如缺氧、缺血和其他代谢紊乱性疾病。缺血－缺氧性脑病仍然是新生儿癫痫发作的最常见原因，其次是缺血性卒中、脑出血、感染和代谢异常。

新生儿不会出现全面性癫痫发作，其原因可能为髓鞘发育不成熟；但是，新生儿局部皮质兴奋会广泛影响大脑功能。表27.2列出了新生儿和婴儿早期癫痫发作的原因。对于新生儿来说，癫痫发作的临床诊断可能并不简单，需要脑电图监测来评估基线脑电图和发作时的特征性脑电图。约50%的新生儿癫痫发作无临床表现或体征。因此，脑电图对非惊厥性发作的诊断至关重要。

除极少数病例外，新生儿惊厥并非良性现象。新生儿及小于3个月的婴儿出现不明原因的癫痫发作应该进行评估和抗感染治疗。即使没有发热，也要用药直到血液、尿液和脑脊液的培养阴性后至少2天。在缺乏感染证据或影像学缺乏脑结构异常的情况下，最重要的诊断方法是进行腰椎穿刺。脑脊液蛋白含量在正常新生儿可高达150 mg/dl，但葡萄糖绝不能低于40 mg/dl。在分娩后的新生儿的脑脊液中可以发现数个多

表 27.2	新生儿和婴儿早期癫痫发作的病因

脓毒症和脑（脊）膜炎

宫内感染（TORCH）

药物效应或戒断反应

脑发育障碍

缺血性脑病

早产儿脑室出血

其他颅内出血

生物素酶缺乏

叶酸反应性癫痫发作

维生素 B_6（吡哆醇）依赖

甘氨酸脑病

新生儿枫糖尿症

甲状旁腺功能减退症与低钙血症

Menkes 病

脑静脉血栓形成

结节性硬化症

福山型肌营养不良

肌-眼-脑病

婴儿神经元蜡样脂褐质沉积症

色素失调症

尿素循环缺陷

家族性良性新生儿惊厥

有机酸血症

酮症性高甘氨酸血症

新生儿肾上腺脑白质营养不良和其他脑白质营养不良

戈谢病 2 型

GM_1 神经节苷脂沉积病

单纯疱疹病毒性脑炎

亚硫酸盐氧化酶缺乏症

1 型葡萄糖转运体缺乏症

丙酮酸脱氢酶缺乏症

丙酮酸羧化酶缺乏症

注：列表大致按发生率顺序排列。

TORCH，弓形虫病、其他（梅毒、水痘-带状疱疹、细小病毒 B19）、风疹、巨细胞病毒和疱疹感染形核细胞。小量多余的 CSF 也可存放在冰上保存长达 16 h 以备进行特殊检查分析。连续视频脑电图监测可以揭示新生儿的发作性事件和背景节律异常表现。治疗还应包括立即评估电解质，必要时进行纠正。

治疗

目前，对于新生儿癫痫发作的最佳治疗尚无共识。**苯巴比妥以 20 mg/kg 负荷量静脉给药（IV）**，随后每天口服或静脉注射 **5 mg/kg**。对于难治性癫痫，可给予 2 次 **10 mg/kg** 的重复负荷剂量。为避免呼吸抑制，在使用苯巴比妥时，必须注意不要添加苯二氮䓬类药物。**磷苯妥英给予负荷剂量 20 mg/kg 静点**，可替代或与苯巴比妥联用。左乙拉西坦是一种替代方案，尽管其作为一线治疗的疗效有待确定。对于难治性新生儿癫痫发作，需考虑潜在的代谢性脑病，可能需要对其进行特殊治疗。

一些代谢性疾病，包括线粒体疾病，可能对维生素治疗有反应。在维生素 B_6（吡哆醇）依赖性癫痫中，维生素 B_6 的管理可以用于诊断该癫痫性脑病，其脑电图表现为暴发性抑制模式，静脉注射维生素 B_6（$50 \sim 100$ mg）可以逆转这种脑电图模式。在疑似病例中，可连续 3 天试验性治疗，口服 30 mg/（kg·d），分为 $2 \sim 3$ 次。通过 α- 氨基己二酸和哌啶酸的升高，以及基因检测 ALDH7A1 突变，可以确定诊断。临床治疗应包括口服维生素 B_6，每日剂量为 $15 \sim 30$ mg/（kg·d），分 $2 \sim 3$ 次服用。

其他维生素反应性癫痫包括磷酸吡哆醇 -5（PLP5）依赖性癫痫，用 PLP $30 \sim 60$ mg/（kg·d），分 $4 \sim 6$ 次服用；叶酸反应性癫痫用叶酸 $3 \sim 5$ mg/（kg·d）加维生 B_6 治疗；关于生物素酶缺乏症，对生物素补充有反应。被诊断为生物素酶缺乏症的儿童常表现为婴儿期起始的癫痫发作，包括婴儿痉挛。

婴儿痉挛症

West 综合征（婴儿痉挛症）是一种年龄特异性的癫痫，主要发生在 $4 \sim 6$ 个月大的婴儿。婴儿痉挛常表现有自主神经系统的改变，如发绀、苍白或出汗，以及发声、眼球震颤、斜视或做鬼脸。痉挛发作的特点为开始的挛缩期，然后为一个持续时间较长的强直期。可能表现为四肢外展和伸展（伸肌痉挛），或四肢屈曲和内收（屈肌痉挛），或混合存在。其他类型的癫痫可以在婴儿痉挛之前发生，也可以在婴儿痉挛之后出现，如局灶性癫痫发作。有一些因素可以诱发婴儿痉挛发作，如给婴儿操作（换尿布、喂食）、较大的声音或触觉刺激、兴奋、愤怒、发热和环境温度变化。鉴别诊断应包括睡眠肌阵挛、表现为肌阵挛发作的婴儿肌阵挛性癫痫、Sandifer 综合征（胃食管反流）、痉挛和过度惊吓反应（精神亢进）。视频脑电图记录将提供临床癫痫发作的特征性信息，并明确婴儿痉挛的诊断。

婴儿痉挛的潜在病因不同。产前原因包括染色体异常、先天性代谢缺陷和神经皮肤综合征（如结节性硬化症、脑皮质畸形、宫内感染）。围生期原因包括缺血性脑病和产伤。产后原因包括中枢神经系统（CNS）损伤、感染和颅内出血。少数隐源性癫痫的特点是没有既往脑病或已知的原因，并且长期预后较好。标准一线治疗药物应包括促肾上腺皮质激素（ACTH）和（或）氨己烯酸，可以控制 60% ～ 70% 患者的癫痫发作。

热性惊厥

据报道，热性惊厥是 6 个月至 5 岁儿童中最常见的发作类型之一，通常继发于由上呼吸道感染或胃肠道感染引起的自限性病毒感染。总发生率在人群中为 2% ～ 5%。单纯热性惊厥定义为持续时间少于 15 min，且无局灶性神经系统体征。复杂热性惊厥表现为眼斜视、手臂或腿部或面部抽搐、单侧肢体僵硬的局灶性特征。如果热性惊厥持续超过 30 min，则被归类为热性惊厥持续状态，需要立即进行医疗干预。约 90% 的儿童在 3 岁之前有第 1 次热性惊厥发作。只有 6% 的热性惊厥发生在 6 个月之前，2 岁后为 4%。大多数儿童都有正常的生长发育史。25% ～ 40% 有热性惊厥家族史。神经元电压门控钠通道亚单位基因突变或 GABA-A 受体亚单位基因突变已有报道，但由于预后良好，不推荐常规进行基因检测。

热性惊厥复发的风险约为 30%，然而发生 3 次以上热性惊厥的概率不到 5%。首次热性惊厥发作时年龄越小，则复发的风险越高。热性惊厥复发与首次热性惊厥发作时年龄较小有关。如果第一次热性惊厥发作的时间延长，那么以后热性惊厥发作时间也会延长。

诊断

关于诊断性检查，除非在惊厥发作时存在局灶性临床特征，否则通常不建议在热性惊厥后进行脑 CT 或 MRI 等神经影像学检查。同样，脑电图的作用亦有限，可能在惊厥发作后显示短暂的脑电图异常。因此，不建议热性惊厥的儿童常规行脑电图检查。

治疗

如果惊厥持续时间超过 5 min，建议给予地西泮直肠凝胶治疗，以消除热性癫痫持续状态。然而，因为当第 1 次热性惊厥持续时间延长时再次发生热性惊厥的风险增高，直肠给予地西泮可早于 5 min。如果长时间或反复发作，护理人员应拨打 911。对于热性惊厥或热性惊厥持续状态，不建议长期使用抗惊厥治疗。直肠地西泮给药不会引起任何不良反应或呼吸抑制，除嗜睡外，一般在给药后会持续 4 ～ 5 h。如果直肠地西泮给药后惊厥仍持续，护理人员应注意立即联系紧急医疗服务人员。

许多研究表明，尽管退热药可使孩子更舒服，但服用退热药并不能防止热性惊厥的复发，甚至在发热性疾病起始时服用亦如此。因此，不建议用退热药预防热性惊厥发作。这种情况可能需要为每个儿童和家庭制订一个个体化的护理计划。不建议长期口服抗癫痫药物预防热性惊厥。

研究表明，热性惊厥患儿的发育、行为和学习障碍发生风险并不高于一般人群。

类似癫痫发作的疾病

晕厥之后可能出现自动症和表现为面色苍白（被认为是自主神经反应亢进的表现），或由心源性因素引起（可能由先天性心脏病或长 QT 综合征引起）。**屏气发作**发生在 6 个月至 2 岁的患儿，发病之前伴有剧烈的哭闹，随后出现短暂的呼吸暂停和发绀。**Sandifer 综合征**由胃反流引起，可以类似于强直性癫痫发作，并伴有自主神经功能障碍。**过度惊吓**导致在保持意识的情况下对突然的刺激失去反应。过度惊吓是一些大脑变性疾病（如 Tay-Sachs 病）的一个特征。**良性婴儿肌阵挛**可看作是在正常神经系统基础上的一种孤立现象，一般在 12 个月时消失。孤立性**呼吸暂停**一般不是癫痫发作的表现，但在非酮症性高甘氨酸血症中可表现显著。**阵发性运动障碍**可由运动诱发（运动源性）或在休息时发生（非运动源性）。**点头痉挛**是发生在 1 岁以前且在 2 岁内消失的一种良性疾病，它包括点头、斜颈、眼球震颤。当出现单眼眼球震颤时，必须行 MRI 检查以排除视神经胶质瘤。**动眼神经危象**可持续数秒或数小时，可能由多种干扰神经递质功能的药物或由芳香族 L- 氨基酸脱羧酶缺乏引起。

中枢神经系统感染

中枢神经系统（CNS）感染的儿童可表现为急性脑膜炎综合征、急性脑炎综合征、亚急性或慢性脑膜炎综合征、脑病伴全身性感染，其中 CNS 是诸如疟疾、心内膜炎、伤寒等全身性感染的一部分，还可出现感染后综合征，如横贯性脊髓炎或急性播散性脑脊髓炎（ADEM）。

诊断评估

脑膜炎的体征在小于 3 岁的儿童或中性粒细胞减少症

（中性粒细胞绝对计数低于 1000/mm³）的患儿中可以缺乏。在新生儿中，引起脑膜炎最常见的病原菌有 B 组链球菌、大肠埃希菌和单核细胞增生性李斯特菌。枸橼酸杆菌是新生儿期脑脓肿的病因。在婴儿期和学龄前期，致病微生物为流感嗜血杆菌、脑膜炎奈瑟菌和肺炎链球菌，在学龄期为脑膜炎奈瑟菌和肺炎链球菌。

单纯疱疹病毒（HSV）是病毒性脑炎最常见的病因。肠道病毒在夏季和秋季发病率较高的发展中国家很常见。流行性乙型脑炎是亚洲一种常见的脑炎，特别是在印度、尼泊尔、菲律宾、越南、泰国、柬埔寨和中国的部分地区。早期诊断和积极治疗是中枢神经系统感染诊治的关键。高度疑似患儿应早期诊断，及时治疗。病史和体格检查是诊断中枢神经系统感染重要和必要的第一步。根据症状和体征将有助于将疾病归类为前面所述的一种综合征。有关创伤、手术、旅行、昆虫叮咬、接触和性行为的临床病史是确定病因的重要因素。先前有病毒性感染疾病史、免疫缺陷史、脑室-腹腔分流术史、呼吸道感染史或胃肠道感染史、皮疹和关节炎是帮助确定潜在病因的其他重要临床依据。急性发作的头痛、发热、呕吐、颈强直、癫痫发作和精神状态改变是常见的症状。颈强直、畏光、婴儿囟门隆起、Kernig 征或 Brudzinski 征阳性是诊断急性脑膜炎综合征的重要临床特征。特殊临床特征如瘀点、休克和弥散性血管内凝血（DIC）在脑膜炎球菌性脑膜炎中是常见的。局灶性临床表现、精神状态改变、局灶性癫痫发作应引起对脑炎的重视。皮疹史、淋巴结肿大、结膜炎或咽炎史、低热应引起对病毒性脑膜炎的怀疑，而精神状态的早期改变和迅速进展应引起对脑炎的关注。

诊断

在询问临床病史和进行体格检查之后，脑脊液检查仍是诊断中枢神经系统感染的金标准。然而，当出现心肺功能不稳、颅内压增高、长时间癫痫发作、局部神经系统异常时，腰椎穿刺应避免进行；腰椎穿刺前应检查是否存在血小板减少或凝血障碍、腰椎穿刺部位是否有局部感染。腰椎穿刺有助于明确病原菌，选择合适的抗生素，并决定治疗疗程。然而，在腰椎穿刺延迟的情况下，所有怀疑中枢神经系统感染的病例都应给予抗菌治疗。脑脊液基本检查应包括细胞计数、蛋白质和葡萄糖的测定、革兰氏染色和脑脊液培养。急性细菌性脑膜炎时，典型的脑脊液表现包括：脑脊液压力增高；白细胞计数超过 $500/\mu L$（早期 $< 100/\mu L$），以多形核细胞为主；蛋白质升高、糖降低。一般情况下，在正确的临床环境中，脑脊液中的单个多形核细胞与脑膜炎一致。大多数病毒性脑膜炎患者脑脊液颜色清亮，蛋白质正常或稍有升高，葡萄糖水平正常，伴或不伴淋巴细胞增多。脑脊液中若存在红细胞，需关注单纯疱疹病毒性脑炎。脑脊液革兰氏染色法是一种快速、准确检测微生物的方法。70% ～ 80% 未经治疗的细菌性脑膜炎涂片呈阳性。脑脊液培养在大多数未经治疗的脑膜炎病例中呈阳性。脑脊液中的聚合酶链反应（PCR）可用于检测脑膜炎的常见微生物。PCR 已经取代了病毒培养来鉴定病毒种类，包括单纯疱疹病毒（HSV）、JE 病毒、肠道病毒、巨细胞病毒、EB 病毒、水痘-带状疱疹病毒、人类疱疹病毒（HHV）-6、流感病毒和腺病毒。PCR 检测 CSF 中 HSV 的敏感性为 95%，特异性接近 100%。因此，HSV 的 PCR 分析仍然是 HSV 脑炎诊断的金标准。需要注意的是，HSV-PCR 可在发病的最初 3 天和发病后 10 ～ 14 天呈阴性。如果最初的检测对诊断没有帮助，腰椎穿刺应该在几天内复查。

　　神经影像学对中枢神经系统感染的诊断作用有限。然而，出现颅内压升高、局灶神经系统体征、神经系统状态或精神状态迅速恶化以及脑积水，需要立即 CT 扫描进行神经影像学检查。然而，腰椎穿刺前，不推荐常规进行头部 CT 检查。在脑炎病例中，脑部 MRI 在显示脑膜强化、脑水肿和血管并发症方面优于头颅 CT。

　　脑电图（EEG）的诊断价值有限；然而，在持续精神状态改变的患者，对于鉴别非惊厥性癫痫发作或癫痫持续状态是一种有价值的诊断方法。所有存在局灶性神经系统表现的患者和有脑炎临床特征的患者都应进行 EEG 检查。出现周期性偏侧癫痫样放电和局灶性颞部慢波应引起对 HSV 脑炎的关注。

中枢神经系统感染的治疗

怀疑中枢神经系统感染应立即加以重视，以便及时诊断和处理。对于经验性抗生素的覆盖，参见表 22.1。所有被诊断为 CNS 感染的儿童必须密切观察和监测。CNS 感染可出现危及生命的并发症，如颅内压升高、DIC、休克和癫痫持续状态。因此，根据临床特点判断患者需收入儿科病房或者重症监护病房。当格拉斯哥昏迷评分低于 8 分时，应考虑早期气管插管和机械通气。休克可能发生在中枢神经系统感染的早期或临床过程中，其原因可能是败血症、神经源性或低血容量导致。因此，应密切监测血流动力学状态，如有休克征象，如心动过速、高血压或毛细血管再充盈时间延长，应考虑补液。

如果存在腰椎穿刺禁忌，不应延误治疗。应立即应用适当的静脉抗生素治疗，以覆盖所有可能的致病微生物。第三代头孢菌素通常对流感嗜血杆菌、脑膜炎球菌和肺炎链球菌治疗有效。抗生素治疗的持续时间取决于病原菌检测结果。对于 b 型流感嗜血杆菌和脑膜炎球菌引起的中枢神经系统感染，抗生素治疗应持续 7 天；肺炎链球菌感染应持续 10 ～ 14 天；对于革兰氏阴性菌、B 组链球菌、大肠埃希菌和单核细胞增生性李斯特菌，至少需要 2 周。如果怀疑有 HSV 脑炎，应立即给予阿昔洛韦，剂量为 60 mg/（kg·d），分 3 次用药，持续 21 天。在停用阿昔洛韦前应进行 PCR 检测。如果 PCR 仍为阳性，则应继续治疗，每周复查脑脊液 PCR，直到 PCR 结果为阴性。

类固醇对诊断为急性脑膜炎的患者具有减轻炎症反应的作用，炎症反应可导致组织损伤和神经功能恶化，如听力下降。地塞米松的经验性使用剂量为每剂 0.15 mg/kg，每天 4 次，建议持续 2 ～ 4 天，在第 1 剂抗生素注射之前或之后 12 h 使用。但是，在急性脑膜炎治疗中不建议常规应用类固醇。

确诊为 CNS 感染并伴有流感嗜血杆菌或脑膜炎球菌感染的儿童应在最初的 24 h 内隔离，开始抗生素治疗以防止感染扩散。所有与脑膜炎球菌性脑膜炎患者密切接触的儿童应接受预防性治疗，与流感嗜血杆菌接触的儿童应接受头孢曲松或利福平治疗。5 岁以下未接种疫苗的儿童也应尽快接种流感嗜血杆菌疫苗。

脑膜炎的后遗症包括脑积水、智力低下、癫痫和听力下降。在诊断为 CNS 感染的儿童中，由于脑水肿、脑梗死、脑静脉血栓形成、梗阻性脑积水和抗利尿激素分泌失调综合征（SIADH）可导致颅内压升高。因此，应及时认识和治疗颅内压升高，防止脑疝和死亡。

婴幼儿暴发性脑病

一些炎症性疾病可以在缺乏感染的情况下，首先表现为发热、意识障碍、癫痫发作、脑膜刺激征和脑脊液细胞增多。

急性播散性脑脊髓炎（ADEM）

ADEM 是一种免疫介导的中枢神经系统炎症性疾病，多继发于病毒感染或者免疫接种。儿童的发病年龄通常为 5 ~ 8 岁。ADEM 通常被认为是单相病程。约 70% 的患者有近期感染史或免疫接种史。最初阶段通常表现为不适、头痛、恶心和呕吐。临床症状的进展通常很快，并在几天内出现脑膜刺激征和嗜睡。因此，ADEM 被认为是一种发展迅速的脑病伴有多灶性神经系统症状。常见的神经系统症状包括单侧或双侧皮质征、共济失调、癫痫发作、言语和吞咽障碍、视力丧失，以及从嗜睡到昏迷的精神状态变化。儿童经常表现为头痛和发热。癫痫发作在成年患者中很少见到，而在年幼的儿童中更为常见。癫痫发作常伴有局灶性运动性发作。据报道，80% 以上的患者都有癫痫持续状态。周围神经系统受累是罕见的儿童 ADEM 表现。然而，据报道，约 50% 的成人 ADEM 患者周围神经系统和中枢神经系统均有受累。神经影像学检查对诊断 ADEM 至关重要。最常见的 MRI 异常包括斑片状、增强的液体衰减反转恢复（FLAIR）信号。ADEM 中的病变通常是不对称的，呈多部位分布，包括皮质下和中央白质、皮质灰质-白质交界处、脑干、小脑和脊髓。此外，丘脑和基底节也可受累。范围较大的脱髓鞘病变可延伸至胼胝体。在ADEM中，钆增强的病变可能与炎症有关。钆增强病变在30%～100%的患者中可见。增强模式可从脑回状到斑点状到结节状强化。通常脑膜没有强化。脊髓受累只发生在10%～30%的患者，也可见结节状改变的强化模式。ADEM中描述了4种不同的MRI异常模式：

1. 直径小于5 mm的小病灶；

2. 大的单个病灶，周围有水肿和占位效应；

3. 对称性双侧丘脑受累；

4. 急性出血性脑脊髓炎。

根据临床病史和神经影像学发现，鉴别诊断应包括脑肿瘤、Schilde病、脑脓肿和多发性硬化。对称性双侧丘脑受累应注意除外流行性乙型脑炎、脑静脉血栓形成、高钠血症和先天性代谢异常（如线粒体脑肌病所致的有机酸尿症或婴儿双侧纹状体坏死）。

ADEM的治疗方法包括类固醇、静脉注射免疫球蛋白（IVIG）或血浆置换。推荐大剂量类固醇治疗，静脉注射甲泼尼龙［10～30 mg/（kg·d），最大剂量1 g/d］或地塞米松（1 mg/kg），持续3～5天。建议口服类固醇逐渐减量持续4～6周。如果继续口服类固醇减量治疗，50%～80%的患者将完全康复。IVIG单次剂量为1～2 g/kg，持续3～5天。IVIG被推荐用于静脉注射类固醇治疗失败或复发性脱髓鞘患者。在少数病例系列研究中，报告了对诊断为ADEM的儿童使用血浆置换治疗。血浆置换治疗有助于清除可能引发免疫介导炎症反应的自身抗体。

多发性硬化（MS）

儿童多发性硬化是中枢神经系统的一种慢性炎症和脱髓鞘疾病。不到10%的多发性硬化患者在18岁之前经历了第一次临床脱髓鞘事件。尽管它是罕见的，20%的儿童多发性硬化是在 10 岁之前被诊断出来。儿童多发性硬化的临床表现包括视力下降、步态障碍、运动无力和感觉改变。横贯性脊髓炎、小脑和脑干受累以及视神经炎也可作为孤立事件发生。癫痫发作和精神状态改变可以发生于儿童，但是，它们是非典型的症状。儿童多发性硬化的临床表现以复发-缓解过程为主，占总病例的 85% ～ 100%。约 1/3 被诊断为 ADEM 的儿童后来被诊断为 MS。

神经影像学检查对于诊断多发性硬化至关重要。多发性硬化的特征是除了存在一侧钆增强和非增强性病变外，在脑室周围、幕下、脊髓和皮质旁区域 4 个部位中至少有 2 个部位存在无症状性病变。如果疾病初期不符合多发性硬化的标准，那么随后的临床发作或一系列 MRI 表现（当发现新病变时）有助于支持多发性硬化的诊断。

脑脊液分析有助于确定多发性硬化的诊断。在诊断为多发性硬化的儿童中，90% 以上可出现寡克隆区带阳性。另一方面，据报道，5% ～ 30% 确诊为 ADEM 的儿童存在寡克隆区带。高达 66% 的儿童可发生脑脊液细胞增多，细胞数不超过 $60/mm^3$。细胞学和流式细胞术对于排除恶性肿瘤至关重要。

感染后小脑炎

感染后小脑炎可以表现为急性和严重的小脑功能障碍，通常在一次轻微感染性疾病消退后出现。在幼儿中，出现较少的脑病样癫痫发作和进展性临床病程，应警惕以下鉴别诊断：血管炎；感染性疾病，如细菌性或病毒性脑膜炎；其他自身免疫性疾病或与自身抗体相关的免疫介导疾病，如抗 N- 甲基 -D- 天冬氨酸（NMDA）受体、GAD 等；中枢神经系统淋巴瘤；先天性代谢障碍，如线粒体脑肌病；Aicardi-Goutières 综合征。

视神经脊髓炎（NMO）

NMO（Devic 病）与视神经炎和坏死性脊髓炎相关，可同时发生或先后发生，常没有脑脊液寡克隆区带，且常伴有脑白质脱髓鞘斑块。儿童中抗髓鞘少突胶质细胞糖蛋白（anti-MOG）相关疾病几乎与多发性硬化的临床特征相似。髓鞘少突胶质细胞糖蛋白（MOG）在髓鞘外膜上表达。

该病主要可见脊髓和视神经受累，很少会发生脑和脑干受累。抗AQP4蛋白的抗体与该综合征有关。这种蛋白质对血脑屏障的形成至关重要，并且在星形胶质细胞中表达。与抗体结合的星形胶质细胞会影响其功能，从而改变血脑屏障的形成，从而触发炎症反应，促进脱髓鞘过程。在AQP4检测阴性的情况下，应在6个月后重复检测AQP4。

急性中毒性脑病

急性中毒性脑病在2岁以下的儿童中更为常见，发病之前可有一般感染，并可在无炎症的情况下引起脑水肿。脑脊液压力增高，但其成分正常。**急性出血性脑炎**是非常少见的感染后和疫苗接种后疾病。病理表现为灰质和白质的小血管坏死性血管炎、循环中具有不典型淋巴细胞和蛋白尿。多形核细胞增多导致脑脊液细胞增多。**血清病**是一种不良的药物反应，伴有脑脊液多形核白细胞、淋巴细胞或嗜酸性细胞增多，蛋白升高，有时还伴有外周血嗜酸性粒细胞增多。许多免疫调节剂都会引起相似的情况。CT通常正常。**系统性红斑狼疮**偶尔表现为无菌性脑膜炎、癫痫或精神异常等。**Behçet病**也可表现为血管炎引起的脑膜炎或癫痫发作，并伴有口腔-生殖器溃疡和眼葡萄膜炎。**代谢性脑病**是即使以前没有异常神经系统酶解底物的证据而出现急性脑病时也需要考虑的一个重要疾病，其中必须考虑有机酸血症、Leigh综合征（亚急性坏死性脑病）、氨基酸病、尿素循环障碍、脂肪酸氧化缺陷及伴有破碎红纤维和卒中样发作的线粒体脑肌病（MELAS）。血糖、肉碱代谢产物、氨基酸、氨、肌酸激酶和乳酸盐分析，尿酮类和其他有机酸分析，以及脑脊液氨基酸、乳酸盐和丙酮酸盐分析，构成了有效的初步筛选程序。有时须辨别饮食中的触发因素，以及轻度的既往感染。在新生儿，必须迅速获取新生儿疾病筛查的初步结果，虽然不是所有疾病在所有地区均能进行筛查（在

美国，请咨询 http：//genes-rus.uthscsa.edu/resources/newborn/
state.htm）。

儿童卒中

　　儿童卒中可以是缺血性、出血性，或两者兼而有之。缺
血性卒中更常由动脉闭塞引起，但也可能继发于脑静脉或脑
静脉窦闭塞。另一方面，出血性卒中可能是急性缺血性卒中
部位出血的结果。对于儿童，约 50% 的卒中是动脉缺血性卒
中。诊断为卒中的儿童有 10% ～ 25% 可能死亡，约 25% 可能
会复发。在儿童中，卒中的临床表现可能会因年龄不同而有所
差别。动脉缺血性卒中更常表现为局灶性神经功能缺损，如偏
瘫，是最常见的局灶性表现，可见于高达 94% 的病例。与动
脉缺血性卒中相比，出血性卒中更常出现头痛或精神状态改
变。缺血性卒中和出血性卒中均可发生癫痫发作，约占卒中儿
童的 50%。较年幼的儿童经常出现非特异性临床症状，如易
怒、进食困难或呕吐。年龄较大的儿童可能有更具体的神经
功能缺损，尤其是局灶性神经症状，如偏瘫、言语困难和视
觉障碍。

　　潜在病因更为多样，与成人相比，新生儿和儿童的危险
因素可能是多方面的。**胎儿卒中**是罕见的，可能是母体同种免
疫性血小板减少症、宫内接触可卡因或创伤的结果，可演变成
脑穿通畸形。在**新生儿**中，心血管畸形、血浆同型半胱氨酸升
高、红细胞增多症、V 因子 Leiden 突变、蛋白 C 或蛋白 S 缺
乏、凝血酶原突变、胎盘栓塞、体外膜肺氧合机制可与卒中相
关。通常情况下，半球梗死的体征是短暂的（除非伴有癫痫发
作），并且直到 6 个月大时才会再次出现，那时在临床上可以
发现偏瘫。经胸超声心动图（相对于经食管超声）足以诊断大
多数心脏畸形，包括卵圆孔未闭。**较大的儿童**也容易出现心源
性栓塞性卒中。此外，Fabry 病（伴有皮肤血管角化瘤和神经
病变）、moyamoya 病（由颅内大血管发育异常导致畸形毛细
血管代偿性增生引起，在亚洲儿童和镰状细胞病患者中较为常

见）、动脉夹层（颈部创伤的结果）都是儿童卒中的原因。患有镰状细胞病的儿童特别容易从婴儿期开始反复出现"无症状性"梗死（通常影响额叶深部白质），并导致智力下降或学习成绩不佳。在经颅多普勒检测中，当大脑中动脉血流速度超过200 cm/s 时，卒中的风险非常大，需输液治疗。卒中样发作包括 MELAS（年龄较大的儿童）和儿童交替性偏瘫（在婴儿期发病），后者有时是由于能量代谢障碍所致。

脑室腹腔分流功能障碍

　　脑脊液的永久性引流是通过脑室颈静脉分流、脑室心房分流、脑室输尿管分流或最常见的脑室腹腔分流完成的。先天性或婴儿期脑积水最常见的病因是中脑导水管狭窄，其次是颅内出血或感染的晚期后遗症。近端分流功能障碍是由于颅内分流通道被出血或蛋白质阻塞或断流而引起。远端分流阻断或因脏器穿孔或穿透腹膜后腔或腹部筋膜而引起尖端阻塞，也可能出现分流功能障碍。婴儿的完全功能障碍表现为烦躁不安、进食困难、头颅增大和囟门饱满。在较大儿童，可首先引起头痛、呕吐，并出现进行性意识障碍。很少发生癫痫，如果出现，提示可能有分流部位感染。分流部位感染还会引起发热，但很少有局部感染症状。部分分流功能障碍是隐匿性的，会持续数周或数月，并导致认知障碍（首先表现为学习困难）、视盘水肿、第Ⅵ对脑神经和上视麻痹、反射亢进和下肢肌张力增高。检查包括 X 线评估分流系统的连续性和位置，头颅 CT 确定脑室大小（与以前的扫描进行对比更有意义），如果是怀疑远端分流功能障碍，可由神经外科医生对分流脑脊液池进行穿刺测压。所有脑脊液标本均应进行常规分析和培养。如果不能排除功能障碍，应住院观察。当怀疑分流功能障碍或确诊后，应紧急请神经外科医生会诊。一旦发现感染，应尽快清除感染，并考虑临时脑室造口术。"过度分流"是指过度引流导致脑脊液压力过低，也可能引起硬膜下血肿和体位性头痛，当患者处于仰卧位时，这些症状会减轻。

肿瘤

肿瘤的表现形式取决于肿瘤的体积和位置、对脑和脑膜的浸润及脑积水的发展情况。在婴儿期，很可能会引起烦躁不安、发育停滞、发育退化、喂养不良、呕吐和大头畸形。在童年期，它们可能不会产生神经系统定位体征，但可引起进行性反复发作的头痛、共济失调和呕吐，并且头围迅速增大。**幕上大脑半球肿瘤**，最常见的是低级别星形细胞瘤和恶性神经胶质瘤，可引起局灶性神经功能缺损和癫痫发作。**幕上中线肿瘤**，如低级别神经胶质瘤、颅咽管瘤和松果体肿瘤，可压迫视交叉，产生视觉障碍；可影响下丘脑而改变内分泌功能、食欲和行为；并可能导致 Parinaud 综合征或梗阻性脑积水。**幕下肿瘤**引起各种各样的症状：弥漫性脑干神经胶质瘤会引起脑神经病变和长束征，小脑星形细胞瘤、髓母细胞瘤和室管膜瘤会导致共济失调、脑积水和呕吐。有时，严重的炎症性脱髓鞘病变可能难以与肿瘤区分，建议进行脑组织活检。**神经母细胞瘤**是神经系统以外肿瘤（最常见于腹部），2/3 的病例有神经系统并发症，如转移灶、癌性脑膜炎和副肿瘤性眼阵挛-肌阵挛。后者会导致不规则的眼球共轭运动（"舞动的眼睛"）和易激惹。脑肿瘤的急诊**处理**包括 CT 扫描，然后是分期 MRI 扫描，对于疑似扩散的多病灶肿瘤应包括脊髓检查。**地塞米松，每日 4 次，每次 0.1 mg/kg，**可缓解肿瘤周围水肿引起的症状。必须请神经外科会诊进行活检、切除或缓解脑积水。

头部损伤

早期识别头部损伤对于早期干预和总体预后至关重要。孩子的外表、呼吸和颜色都有可能揭示潜在的病理变化。应迅速对气道、呼吸、循环和残疾进行初步评估，以便对潜在危及生命的呼吸道或多发损伤问题采取适当的干预措施。简要的病史对于确定损伤原因和排除非外伤性损伤非常重要。格拉斯哥昏迷评分用于确定头部损伤的严重程度；13 ～ 15 分为轻度，9～12分为中度，3～8分为重度神经损伤。在初始检查后，二次检查需要评估损伤机制，进行头部检查、触诊是否有血肿、囟门检查，以及检查颅骨是否有骨折。耳周淤伤（战斗征）的存在可能提示颅底骨折。耳部出血和眶周淤伤（浣熊眼）是颅底骨折的其他临床症状。瞳孔大小及反应性和眼底检查是其他需要检查的临床特征。全身神经系统检查对于确定创伤的严重程度也是必不可少的。

轻微意外头部外伤的初步处理需要确定脑损伤的可能性，并需要进行头部CT扫描。一般来说，从床上摔到坚硬的地面上、戴着头盔等防护设备或者在检查前受伤超过6 h的儿童，如果检查结果正常则不支持脑损伤的诊断。同样，短暂的记忆缺失、头痛、呕吐达3次、头皮裂伤（单独或联合）并不意味着脑损伤。可疑脑损伤的**诊断**依赖于CT扫描。单纯头骨X线片是不够的。CT正常的可疑脑损伤，**处理**包括住院观察24～48 h，定期评估神经系统情况。

CT显示出血或严重挫伤，必须在6～12 h内复查头颅CT，同时及时评估凝血情况。如果有严重的头部外伤，立即处理，复苏应包括气道管理和氧合、维持循环、应用液体复苏治疗或预防高血压，以及调节温度以消除体温过低。头部位置应与30°仰角对齐，以防止二次伤害和改善静脉引流。

CT异常时可给予抗惊厥药物预防癫痫，并应考虑神经外科会诊。当出现血肿、中线移位、硬膜下或硬膜外积液时，可能需要进行神经外科手术。在中线移位的情况下，需要脑室外引流和颅内压监测来预防脑疝。颅骨切开减压术不建议作为早期干预策略。药物治疗应包括镇静或镇痛，用磷苯妥英或左乙拉西坦预防癫痫发作，以及应用甘露醇或低温盐水通过高渗疗法降低颅内压。10%的创伤性脑损伤患者可发生外伤后癫痫发作。为了防止代谢需求增加和缺血改变引起的继发性损伤，建议进行预防性治疗。然而，一旦患者在没有临床或脑电图癫痫发作的情况下能够稳定下来，就不建议进行长期的预防性治疗。

虐待儿童

婴儿摇晃综合征（shaken-baby syndrome），在受伤的婴儿和小于 3 岁的儿童中应怀疑此病。病史通常不清楚，但通常虐待者所说的轻微头部外伤与受损伤程度不成比例。受虐儿童可能不能正常生长发育，有时仅仅因为这个原因才住进医院。在住院期间，这些孩子会迅速长高，体重增加。

颅外病变包括胸部和四肢的指印、瘀伤、烧伤、撕裂伤和骨折，尤其是累及外侧肋骨和长骨干骺端的病变。病变可能发生在不同的时间，表现为陈旧的淡黄色皮肤病损。**颅内损伤**包括硬膜下血肿、蛛网膜下腔出血（尤其容易发生于大脑纵裂）、由于轴索剪切导致的灰白质分界不清、脑挫伤、颅骨骨折和视网膜出血。在排除凝血功能障碍后，硬膜下血液的分层提示创伤发生在不同的年龄时期。**临床表现**包括嗜睡、烦躁不安、癫痫发作、脑膜刺激征、呕吐、进食不良、呼吸暂停，囟门隆起和昏迷。

鉴别诊断包括视网膜出血（可见于 40% 阴道分娩的新生儿，1 个月内消退）、凝血病、败血症、成骨不全（蓝色巩膜、牙齿异常、身材矮小、骨折成角愈合）、戊二酸尿症 I 型（发育迟缓、张力减低、大脑盖发育障碍和慢性硬膜下积液）、Menkes 病（男性）、婴儿期良性硬膜下积液（通常是双侧额叶）和意外创伤。

诊断必须谨慎，而且必须合法；需要头颅 CT 扫描（包括骨窗）、骨骼 X 线检查、散瞳后的眼底镜检查、凝血功能检查〔血小板计数、凝血酶原时间（PT）、部分凝血活酶时间（PTT）〕、尿有机酸和血清铜（男性）。应拍摄所有可见伤害的照片。脑梯度回波 MRI 有助于识别不同年龄段的出血。为评估与败血症混淆的病例而进行的腰椎穿刺，可显示血性液体。眼科会诊应记录任何视网膜发现。

脑死亡

判定小于1岁孩子的脑死亡是一种特殊的挑战，因为儿童发育中的大脑相较于成人大脑具有更大的恢复潜力。诊断脑死亡的**必要条件**包括了解昏迷的原因、记录正常体温、正常血压、正常代谢和毒理学特征，包括没有使用抑制神经系统的处方药。**检查**必须发现昏迷、呼吸暂停、中位或散大的无反应性瞳孔、头眼反射和冷热反射消失、角膜反射消失、呕吐反射消失、肌肉松弛、无自发运动。在孕32周前的早产儿中，大多数脑干反射仍未发育成熟，因此可能无法进行评估。持续呼吸暂停引起的呼吸驱动性反应也可能晚至孕33周才发育。颅后窝的结构性病变可能类似于脑死亡，包括肿瘤、硬膜下血肿、Dandy-Walker和Chiari畸形，应该通过影像学排除。**辅助诊断**方法包括放射性同位素脑血流测定、脑血管造影和脑电图。然而，在新生儿脑死亡后，脑血流可能持续存在，只有在脑血流消失时才有诊断价值。年龄相关的脑死亡**标准**可能有地方性立法，包括：

1. 对于1岁以上的患者
   - 2次检查间隔12～24 h
   - 可选择脑电图和脑血流测定
2. 对于2个月至1岁的患者
   - 2次检查和脑电图间隔24 h，或
   - 进行1次脑电图和脑血流检查
3. 对于7天至2个月的患者
   - 2次检查和脑电图间隔48 h

后一标准可能也适用于小于7天的足月新生儿，但未达成共识。对于无脑畸形，辅助检查技术如脑电图和脑血流测定不需要，这些技术可能因解剖原因并不实用，因此是临床诊断。

（王　茜　译　杨　娜　冯玉婧　审校）

第 28 章

痴呆

记忆障碍的临床表现多种多样，从以往记忆力非常好的老年人抱怨自己健忘，到患者出现相对的行为异常和意识混乱。**健忘**是一种无其他认知功能障碍的单纯记忆丧失。**痴呆**则是慢性渐进性的认知功能障碍，其中慢性记忆下降的程度足以干扰工作及社交行为。痴呆不应与**谵妄**混淆，后者是一种以急性意识障碍及注意力下降为特点的全脑思维及认知功能混乱（见第 8 章）。**逆行性遗忘**指对一个特定时间点之前的事件失去记忆；**顺行性遗忘**是指形成新记忆的能力丧失。记忆常被分为**瞬时记忆（秒）**、**短期记忆**（数分钟至数小时）和**长期记忆**（数天至数年）。短期记忆是在急性遗忘状态和痴呆综合征中最易受损的病理过程。海马及海马旁结构、背内侧丘脑及背外侧额叶前皮质均与短期记忆功能相关。语言记忆主要由左侧大脑半球介导，视觉空间记忆则是由右侧大脑半球介导。

痴呆的鉴别诊断分类如下：

- **V（血管性痴呆，vascular）**：脑梗死、多发性卒中、弥漫性脑白质缺血、双侧丘脑梗死、淀粉样脑血管病
- **I（感染性痴呆，infection）**：梅毒、慢性脑膜炎（结核性或真菌性）、艾滋病、进行性多灶性白质脑病、单纯疱疹病毒性脑炎、克-雅病、亚急性硬化性全脑炎、Whipple 病
- **T（外伤性痴呆，traumatic）**：硬膜下血肿、拳击员痴呆、颅脑损伤
- **A（自身免疫性痴呆，autoimmune）**：中枢神经系统血管炎、多发性硬化、系统性红斑狼疮（SLE）、桥本脑病
- **M（代谢性/中毒性痴呆，metabolic/toxic）**：肾衰竭、肝衰竭、甲状腺功能减退、高钙血症、苯二氮䓬类及其他镇

静剂中毒、慢性酒精中毒（Wernicke-Korsakoff 综合征）、维生素 B_{12} 缺乏、烟酸缺乏症（糙皮病）、铅及一氧化碳中毒

- **I（特发性 / 遗传性痴呆，idiopathic/inherited）**：阿尔茨海默病、亨廷顿病、帕金森病性痴呆、路易体痴呆、额颞叶痴呆、进行性核上性麻痹、皮质基底节变性、短暂性全面遗忘
- **N（肿瘤性痴呆，neoplastic）**：脑肿瘤、副肿瘤性边缘系统脑炎、脑膜癌、肿瘤放疗后效应
- **S（癫痫、精神性、结构性，seizure，psychiatric，structural）**：复杂部分性发作、癫痫发作后状态、抑郁症（假性痴呆）、正常压力脑积水

痴呆患者的检查

痴呆可以通过标准的简易精神状态检查量表（Mini-Mental State Examination，MMSE）进行筛查。接受 12 年及以上教育年限的人群得分低于 28 ～ 30 分应引起注意。MMSE 也可以用于患者的动态随访。

1. 高级皮质功能

a. 警觉力和注意力

可以让患者从 20 倒数到 1 或倒数 1 年的月份。7 系列减法（100 连续减去 7）也可以使用，但测试结果可能受到教育程度的影响。

b. 失语

（1）流利性：听起来费力，非流利性口语，不仅有找词困难，还有语法结构的缺失。

（2）命名：命名障碍在很多类型失语症中是一种非特异性表现，然而在阿尔茨海默病中可能是唯一受影响的语言功能。

（3）单个指令和多个指令的听觉理解：例如，让患者做出诸如"伸出 2 个手指""闭上你的眼睛，用你左手

2 个手指轻触你的右膝部"。

（4）复述陌生短句：当测试复述功能时，使用诸如"如果没有、那么或但是"之类的前置词可能更具挑战，但是它们可能会被患者过度学习来练习表达的方式。

（5）朗读

（6）写作：让患者主动写一个句子，如果做不到，可以给出一个主题，例如"请写一个关于天气的句子"。

（7）听语音错语（将一个音素用其他词代替，如把"cable"用"table"代替）及语义错乱（将一个词用语义相关的另一个词汇代替，如把"门"用"窗"代替）。

c. 记忆力

检查瞬时记忆要求患者复述数字串（数字记忆广度）。在接受教育年限 12 年及以上的受试者，顺序背诵少于 6 个或倒序背诵少于 4 个数字为异常。检查短期记忆要求患者复述 3 个词语，5 min 之后让患者回忆这 3 个词。定向力则是通过询问当前的日期、月份和年份来检查。长期记忆和知识储备可以通过询问患者家庭成员电话号码或生日，或通过让患者说出现任或既往总统、州长、市长、音乐家、演员、运动员的姓名来进行测试。在进行上述检查时，需要考虑到患者的教育水平和兴趣（如患者可能会关注体育运动而不是政治，反之亦然）。

d. 计算力

结合患者的教育程度，要求其做两位数加法或乘法，或让患者回答在 1.75 美元中有多少个 0.25 美元。

e. 偏侧忽视

让患者对分一条水平线，若患者在 6 条水平线上平均偏离实际水平线中点大于 10% 视为异常；也可以要求患者执行一个目标删除任务（例如在一系列字母中圈出字母"a"），寻找遗漏目标的左右不对称性。

f. 失用症

失用症是一种在患者没有肢体无力、感觉缺失或共济失调的情况下，进行学习或模仿动作的执行能力受损。

让患者做打手势、模仿划火柴的动作或用钥匙开锁。这个任务的异常表现（观念运动性失用）可以在 AD 和其他痴呆症中见到。在许多重度痴呆的病例中，患者无法在一个序列行为动作中使用实物（观念性失用症），例如，不能穿衣和扣衣服扣子。

g. 绘图

让患者复制一个复杂图形，例如连接五边形或依照图 28.1 的 Rey 复杂图形进行测试。在痴呆症中可以发现绘图障碍（结构性失用症）。在该测试中也可以发现偏侧忽视的表现（例如，绘制的图形左侧较右侧不完全或不规则）。

2. 运动

寻找轻偏瘫征象，这可能提示有局灶性病变，如硬膜下血肿、卒中或肿瘤。不自主运动，如肌阵挛、舞蹈症、震颤等，常伴发神经变性痴呆，特别是在疾病后期更易出现。帕金森综合征的体征可能提示路易体痴呆、进行性核上性麻痹或帕金森病性痴呆，也可以见于阿尔茨海默病或应用抗精神病药物治疗的患者。

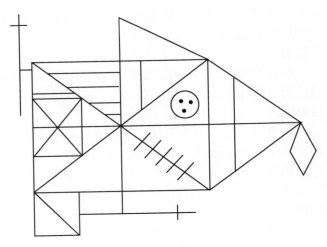

图 28.1　Rey 复杂图形

3. 协调性和步态

共济失调可见于 Wernicke-Korsakoff 综合征。磁性步态，其特点是起步时步态踌躇、缓慢，并且 180° 转弯时困难，这种步态可见于正常压力脑积水（尿失禁、步态失调和痴呆三联征）。

4. 额叶功能障碍表现

额叶功能障碍可产生运动和行为功能失抑制，出现额叶释放体征，如当检查者轻拍患者鼻梁上部的前额时，患者会出现持续眨眼（Myerson 征或眉间反射），或有撅嘴、觅食、抓握和掌颏反射（图 28.2），但这些反应并不都是由

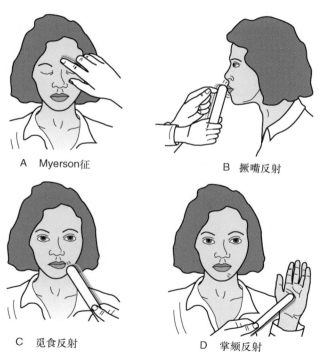

A　Myerson征

B　撅嘴反射

C　觅食反射

D　掌颏反射

图 28.2　额叶释放征。**A.** Myerson 征。反复轻拍患者鼻梁上方的眉间，出现持续眨眼（不习惯）。**B.** 撅嘴反射。用笔或压舌板轻拍患者口唇，出现反射性的撅嘴。**C.** 觅食反射。轻划嘴的一侧，患者的口唇偏向该侧。**D.** 掌颏反射。划患者的手掌，出现颏部抽动

于额叶功能障碍所引起的。其他可提示额叶功能障碍的测试有 go-no-go 试验，检查者要求患者执行两种不同任务，观察其对两种不同指令的反应（例如，"如果我伸出 1 个手指，那么你伸出 2 个手指；如果我向你伸出 2 个手指，那么你不伸出手指"），或 Luria 三步手的序列运动。

主要神经变性疾病

阿尔茨海默病

阿尔茨海默病（Alzheimer's disease，AD）是最常见的神经变性痴呆，占痴呆患者的 60%～80%。AD 是美国最主要的几大死因之一，到 2050 年美国 AD 患者人数预期可增至1300 多万。AD 在病理学上是一种相对同质性的疾病，其特征是含 β 淀粉样蛋白的神经炎性斑块沉积、神经原纤维缠结、突触及最终神经元的丢失。

危险因素

AD 最重要的危险因素是年龄。AD 很少在 60 岁以前发病，而在 60～90 岁期间其患病率每隔 5 年翻倍增加，年龄在 85～90 岁的个体 AD 患病率高达 50%。一小部分 AD（＜1%）的发病与淀粉样蛋白前体或早老素基因的常染色体显性遗传突变相关，这类患者的发病年龄较早。大多数 AD 病例是散发性的，尽管在迟发性病例中，载脂蛋白 E（ApoE）基因的 e4 等位基因已被证实为 AD 发病的危险因素或易感基因。大约 1/3 的人群携带 1～2 个 ApoE e4 等位基因，但是约 2/3 的AD 患者携带 1 个或更多的 ApoE e4 等位基因。由于有很多 AD患者并未携带 e4 等位基因，而一些老年人携带 2 个 e4 等位基因却未患 AD，ApoE 对 AD 的发病缺乏预测价值，因此 AopE的基因分型并不作为常规检测项目。尽管大多数 AD 被认为是散发性的而并非是常染色体显性遗传，但是有越来越多的基因（目前已超过 30 个）发生变异后会增加患病风险。

临床表现

AD 最常见的基本特征是隐匿性出现的**记忆障碍**，伴随其他认知功能慢性进行性下降。然而，AD 的不典型表现可包括语言或视空间障碍的原发症状。由于病情进展缓慢，患者和家属并不能准确回忆认知功能下降的出现时间，反而常常因患者一次与药物或精神应激有关的突发错误行为，或是一次特殊信号事件，如迷路、家庭活动或旅行中思维混乱或是忘记正在烧水的水壶而发现疾病。仔细询问既往史，可能会追溯到更久以前的认知和执行功能下降的病程。由于记忆障碍的患者缺乏对病变严重程度的认识，因此一个或多个受访者证实以前的事件非常重要。记忆障碍最初表现为对最近发生信息的健忘，例如姓名或最近发生的事件，但随着疾病的进展，远期记忆也会受损。初期**言语功能受损**表现为部分命名障碍和口语量减少，言语逐渐变得不流利，最终影响到理解力，后期进展为缄默症。**视空间定向障碍**可能最初表现为对方向的分辨能力下降。驾驶能力受损，并且随着疾病进展，患者会出现在以往熟悉的场所分不清方向。其他常可在 AD 早期出现的认知功能减退包括**计算力受损**（常表现为处理金钱困难或算错账）、**执行功能障碍**（导致组织能力和判断力受损）和习惯改变（包括使用电视遥控器或打电话困难）。而相较于进展性的认知功能障碍，患者的社会功能及人际交往能力常常相对保留，尽管随着病情的进展这些功能也会逐渐退化。**行为改变和知觉障碍**也是 AD 的特征性表现。常见有妄想，多表现为偏执多疑，包括妄想他人盗窃或配偶不忠。行为异常多在 AD 的晚期出现，包括兴奋、焦躁、梦游和睡眠障碍等，给看护者增加明显的负担。这些症状加上患者逐步丧失基本的独立生活能力，如吃饭、洗澡、上厕所等，往往使得晚期 AD 患者需要被安置在养老院。AD 患者的生存率差异很大，但是总体来说，预期寿命可因严重的认知功能下降相关并发症而缩短，如吸入性肺炎、褥疮和泌尿系统感染。

诊断

AD 可以进行临床诊断，但是需要颅脑结构或功能影像学及脑脊液分析结果的支持。诊断标准包括缓慢起病、与之前较高的认知水平相比出现进行性下降的认知功能减退，导致社会和职业能力受损，常累及一个以上认知功能领域，最常见近期记忆和一个其他认知领域障碍（包括语言、行为、视空间功能、注意力和执行功能），而这些功能受损需排除由精神疾病、神经系统疾病或全身性疾病所致，并且不仅仅发生在谵妄状态下。详尽的病史应包括所有功能和精神状态的评估。多数 AD 患者会有相对正常的神经系统检查结果，对任何主要或某一方面异常应该进行更完善的检查。许多 AD 患者会在晚期出现不同程度的肌张力增高或锥体外系强直。全面的检查一般能除外一些全身性疾病所致的认知功能损害。进行常规血液化验及辅助检查以排除一些可治疗的疾病。脑结构影像学检查可以通过颅脑 MRI 或 CT 进行，从而除外颅脑结构异常，如肿瘤、卒中或脑积水。

应用功能性神经影像学检查，如 PET 或 SPECT，显示特征性的双侧颞顶叶代谢率降低，是 AD 的支持性证据。应用淀粉样蛋白结合配体进行分子影像学研究是有帮助的，特别是对于除外 AD 患者，因为在年龄 60 ～ 65 岁的个体中常可见阳性结果（在这类人群中可达 25%）。脑脊液分析常常需要完善，尤其对于在 65 岁之前出现认知功能下降的患者，脑脊液分析一方面可以除外感染、炎症或肿瘤性疾病，另一方面可以通过 Aβ-42、tau 蛋白及磷酸化 tau 蛋白等生物标志物来诊断 AD。

治疗

目前尚没有可用于 AD 的治愈性治疗或疾病修饰治疗，但有许多药物已证明能够减轻和改善疾病的主要症状。在轻至中度 AD 中，这些药物包括作用于中枢神经系统的胆碱酯酶抑制剂多奈哌齐（安理申）、卡巴拉汀（艾斯能）、加兰他敏（Razadyne），可以抑制大脑突触中乙酰胆碱的降解。提高中枢神经系统胆碱能张力对认知的影响是获益的。对于轻、中、重度 AD 患者出现的记忆障碍症状的治疗，以上药物的用量列举如下：

- 多奈哌齐，**5 mg 每晚睡前 1 次，若可以耐受，4 周后增加至 10 mg 每晚睡前 1 次，在严重的病例可给至每日 23 mg 缓释片。**
- 卡巴拉汀，**4.6 mg/d 经皮贴剂，4 ～ 6 周后可加量至 9.5 mg/d 贴剂，在严重病例可给至 13.3 mg/d 贴剂。**
- 加兰他敏（缓释剂），**8 mg 每日晨起 1 次，可加量至 16 mg/d，在严重病例可给至 24 mg/d。**

　　胆碱能药物治疗的不良反应主要包括胃肠道症状，如恶心、腹泻和体重下降，以及腿抽筋、梦魇或晕厥。对于中至重度 AD 患者的治疗，美金刚（Namenda）作为一种 N- 甲基 -D- 天冬氨酸（NMDA）受体拮抗剂，可能有助于改善症状，无论单用或与胆碱酯酶抑制剂合用。**美金刚的起始剂量为 7 mg/d（缓释剂），每周增加 7 mg，直至目标剂量 28 mg/d。** 其他药物可能对于治疗 AD 患者的其他症状及行为异常表现十分有效（表 28.1）。选择性 5- 羟色胺再摄取抑制剂（SSRI）能够帮助治疗所伴发的抑郁症及睡眠障碍。非典型抗精神病药同样经常用于行为异常和幻觉的治疗，但是这类药物因其镇静及锥体外系副作用，在老年人群中应谨慎使用，并且警示可能引起死亡率增加的风险。

表 28.1	与记忆损害可能相关的用药
抗胆碱能药物（如东莨菪碱）	
抗组胺药（如苯海拉明）	
苯二氮䓬类药物	
苯二氮䓬促效药（如吡唑坦）	
巴比妥类药	
肌松药（如卡立普多）	
干扰素	
抗惊厥药（某些药物高剂量时）	
抗精神病药（罕见）	

路易体痴呆

弥漫性路易体病

　　弥漫性路易体（diffuse lewy body，DLB）病是第二常见的神经元变性痴呆。这类痴呆以三个进行性发展的特征为表现：继发性帕金森综合征、视幻觉（通常是完整的）和**波动性认知障碍**。认知损害以不同程度的记忆损害、执行功能障碍、空间定向障碍、视空间损害、淡漠和反应迟钝（思维缓慢）为特点。患者经常发生失认，例如不认识曾经熟悉的家人或朋友。DLB 病患者可能会不认识镜中自己的投影，并可能发展成为 Capgras 综合征，表现为患者不认识配偶，而是坚信自己的配偶已被一个相貌完全相同的骗子顶替了。波动性认知障碍是 DLB 病的一个特征性标志，患者一段时间可以拥有相对完整的认知功能，而另一段时间则表现为明显的意识混乱和嗜睡。神经精神性损害的特征是视幻觉，并且常是完整生动的，而听幻觉和其他类型的幻觉很少见。如果帕金森样表现出现在认知症状之前 1 年以上，按照惯例诊断为帕金森病性痴呆（见下文）；而当帕金森样表现在认知改变后的 1 年以内出现或是随后出现，则按照惯例诊断为 DLB 病。在 DLB 病中的帕金森样症状为对称性出现，对多巴胺反应性较差，相较于 PD 更少以静止性震颤为表现。在 DLB 病（和 PD）患者中常见到**快速眼动期（REM）睡眠行为障碍**（在 REM 睡眠过程中肌张力减低），做梦时出现说梦话及复杂运动行为也很常见，并且可能在患者出现认知或行为改变的数年前就开始出现。REM 睡眠行为障碍可能导致坠床、伤害同床的人。自主神经障碍也可出现，包括直立性低血压、晕厥、阳痿、尿失禁和便秘。颅脑结构影像学检查典型的表现为脑萎缩，常见于顶叶和（或）额叶，相较于 AD，DLB 病较少出现颞叶的萎缩。通过 SPECT 或氟脱氧葡萄糖（FDG）-PET 进行脑功能影像学检查，与 AD 所见大致相似，但是低灌注及基础代谢率下降区域多见于枕叶，而较少累及颞叶。DLB 病的组织病理学标志是出现路易小体，它是由 α- 突触核蛋白聚集物构成的神经元内包涵体，分布在脑干、边缘系统、大脑新皮质区域。如同 AD 一样，目前尚没有可用于 DLB 病的疾病修饰治疗方案，主要采取对症治疗。胆碱酯酶抑制剂在 DLB 病中对于认知及行为的改善不如 AD。DLB 病患者可能会出现明显的精神症状，但是常对典型抗精神病药物十分敏感，导致加重帕金森样症状。多数患者对喹硫平具有较好的耐受性，出现锥体外系症状相对较少，但有时会引起镇静状态。卡比多巴 / 左旋多巴有时能够改善帕金森样症状（步态异常和强直），但是有时会使患者的幻觉及焦虑情绪恶化。**治疗 REM 睡眠行为障碍同样可以使用卡比多巴 / 左旋多巴，或是氯硝西泮 0.25 ～ 1 mg 每晚睡前 1 次。**

帕金森病性痴呆

帕金森病患者有发生类似于 DLB 病的认知功能损害的风险。帕金森病性痴呆（Parkinson disease dementia，PDD）可以通过**认知障碍发生的时间进程**与 DLB 病进行区分，认知障碍在 DLB 病中发生较早，而在 PD 中出现得较晚，尽管二者之间存在重叠的部分。当然二者在组织病理学方面同样也有重叠的情况，例如都在大脑皮质中出现特征性路易小体。治疗上主要是对症治疗，这与 DLB 病相似。

额颞叶痴呆

1892 年 Arnold Pick 首先报道了额颞叶痴呆（frontotemporal dementia，FTD）。它是以局限性额叶和（或）颞叶萎缩为特点的神经变性综合征。与 AD 的单一分子病理学实体不同，FTD 是一种有多个分子病理学病因的临床实体，包括 TDP-43、tau 及其他分子异常。FTD 相关的常见表现包括局部结构异常表现，如与严重的额叶和（或）颞叶萎缩一致的行为和（或）言语功能障碍的临床特点。通常 FTD 表现为或以行为症状为主或以语言障碍为主的综合征；其中语言障碍为主时，可以进一步分为原发性非流利性失语、进行性失语或以理解力及字义损害为主的语义性痴呆（semantic dementia，SD）。FTD 患者可能会出现记忆力受损，但是要明显少于 AD 患者，并且通常相对保留视空间能力；患者在航行或驾驶时可能并不觉得困难。FTD 的患病率少于 AD 和 DLB 病，通常仅在痴呆患者中占 3%～10% 的比例。然而，FTD 通常发病年龄早于 AD（典型是在 60 岁以下），因此在这个年龄群相对常见。FTD 病例中有很大比例的患者会出现运动神经元病，尤其是出现 TDP43 病理学改变的患者，被称作"ALS-痴呆"。DLB 病可能表现为 FTD 样疾病、tau 相关异常、进行性核上性麻痹、皮质基底节变性，有时被分类为 FTD 疾病谱系的一部分。

- **行为异常性 FTD**

此综合征的特点是**早期进行性人格改变**和**早期社会人际交往能力下降**。情感迟钝、个人行为异常，以及早期丧失了对这些变化的洞察力也是该病的基本特征。相关的行为改变，如整理仪表和注意个人卫生能力下降、兴奋、情感不稳、把任何东西放入口中和性欲亢进（Klüver-Bucy 综合征）、口部持续活动和利用行为（无意识地随地捡起或玩弄各种物体）均支持该诊断。讲话及语言的变化也很常见，例如自发语言的减少、刻板语言、持续语言、模仿语言甚至缄默。神经影像学提示显著的额叶及前颞叶萎缩、代谢率下降和（或）血液灌注不足，也是本病的诊断标准。

- **原发性进行性失语**

原发性进行性失语（primary progressive aphasia，PPA）的诊断特征是：隐匿性起病，进行性进展的**言语流利性丧失**，并伴有**命名障碍、语音错误、语法结构错误**（不正常语序和简化句子结构）。在疾病早期，词义保存，但经常有口吃、口语失用、复述障碍、失读症及失写症。随着时间的推移，患者发展为缄默，并可以出现行为改变。影像学显示早期左侧（优势侧）大脑外侧裂萎缩，通常前部较后部多见。

- **语义性痴呆**

语义性痴呆（semantic dementia，SD）的语言障碍特点是流利但空洞的自发性言语，词义丧失。SD 患者常出现找词困难，也可以表现为命名障碍（源于丧失了对物品的基础性语义知识），导致因命名障碍而对物品的识别产生缺陷，常常存在错语。神经影像学检查显示左侧（优势侧）颞叶前部有结构性和（或）代谢性改变。随着疾病的进展，语言障碍和行为改变越来越明显。

- **进行性核上性麻痹**

  进行性核上性麻痹（progressive supranuclear palsy，PSP）的特点是核上性眼球运动障碍，包括**垂直凝视麻痹**（尤其是下视时）、水平凝视麻痹、**轴性肌强直及姿势不稳**。进行性认知障碍主要与额叶相关，包括精神涣散、注意力不集中及行为冲动，并常常在疾病的病程中逐渐加重。PSP 的运动症状对左旋多巴的治疗不敏感。

- **皮质-基底节变性**

  皮质基底节变性（cortical basal ganglionic degeneration，CBD）是进行性认知功能障碍伴有**不对称性肌强直、失用症、皮质感觉缺失及锥体束受损**的一组临床症候群。患者可以表现异己肢现象（肢体运动似乎不受自我控制），但这个特征不是诊断的必要条件。肌阵挛和局灶性肢体肌张力障碍也是相关的临床特点。像 PSP 一样，这种综合征对左旋多巴治疗无效，可给予支持治疗。

额颞叶痴呆综合征的治疗

像 AD 一样，目前还没有能够影响 FTD 病程的治疗措施。治疗上主要是对症治疗，并着重于调整行为异常综合征，以便改善患者的功能状态及看护者的负担（表 28.2）。研究证据显示胆碱酯酶抑制剂或美金刚对于 FTD 无明显效果。

亨廷顿病

亨廷顿病（Huntington disease，HD）主要表现为运动过多和神经心理损害。早期出现的认知损害较轻微，通常表现为健忘和注意力集中障碍。随着时间的推移，则会出现更严重的记忆减退、学习困难、信息处理能力下降、执行功能障碍、语言能力下降及失用症，进展至终末期患者变为卧床不起的静音

表 28.2　常用于治疗痴呆相关症状的药物

症状	药物	开始剂量	典型有效剂量
易激动、兴奋、神志恍惚、精神症状或其他严重的行为异常症状	喹硫平	12.5 mg，1次/日	25～200 mg/d（2～3次/日）
	利培酮	0.25 mg，1次/日	0.5～4 mg/d（2～3次/日）
	奥氮平	2.5 mg，1次/日	2.5～20 mg/d（2～3次/日）
	氟哌啶醇	0.5 mg 需要时服用	0.5～3 mg/d（2～3次/日）
抑郁或情绪不稳	舍曲林	25 mg，1次/日	50～200 mg，1次/日
	帕罗西汀	5 mg，1次/日	10～60 mg，1次/日
	艾司西酞普兰	5 mg，1次/日	10～20 mg，1次/日
	西酞普兰	10 mg，1次/日	10～60 mg，1次/日
	氟西汀	10 mg，1次/日	10～40 mg，1次/日
焦虑、强迫观念或行为	SSRI	（见上述抗抑郁药剂量）	
	劳拉西泮	0.25 mg，1次/日	0.5～3 mg/d（2～3次/日）
	丁螺环酮	5 mg，1次/日	5～20 mg/d（2～3次/日）
失眠症	曲唑酮	25 mg 睡前服	50～200 mg 睡前服
	唑吡坦	5 mg 睡前服	5～10 mg 睡前服
	褪黑素	3 mg 睡前服	3～12 mg 睡前服

SSRI，选择性 5- 羟色胺再摄取抑制剂

状态。相关的神经行为改变，如烦躁、抑郁、社交能力下降、行为冲动、情感暴发、睡眠障碍、强迫观念及行为十分常见。目前对疾病无特效治疗，对症治疗有助于改善患者的行为症状，包括典型或非典型的抗精神病药物，**如氟哌啶醇、喹硫平或利培酮**，但由于不良反应需谨慎使用。氟西汀、帕罗西汀或其他选择性 5- 羟色胺再摄取抑制剂（SSRI）可能对抑郁症和强迫行为有治疗作用。

其他痴呆综合征

血管性痴呆

　　卒中或脑血管疾病可能导致进行性认知障碍。控制良好的高血压及减少卒中危险因素，能够减少血管性认知障碍（vascular cognitive impairment，VCI）的发生。在美国国家神经系统疾病和卒中研究院−瑞士神经科学研究国际协会（NINDS-AIREN）的标准中，血管性痴呆（vascular dementia，VaD）被描述为由记忆损害加 2 个其他认知领域损害组成的认知功能下降，并在神经系统检查和神经影像学中具有**明显的脑血管病证据**，同时**痴呆和脑血管病两者之间具有关联性**。神经影像学观察到的卒中必须与痴呆的诊断相关，包括：多发梗死性疾病，如多发性基底节区和脑白质的腔隙性梗死；重要部位的梗死，如丘脑、内囊前肢或颞叶内侧；广泛脑室周围白质病变。认知下降的发生与脑血管病之间的关系可能是突然发病，或卒中后 3 个月内发病，或是波动性、逐步进展的认知损害。总体来说，可能因血管性痴呆患者更容易累及大脑皮质下结构，与 AD 患者相比，血管性痴呆患者更容易出现执行功能损害而很少出现记忆和视空间损害。神经系统检查往往会发现与既往梗死一致的损害。组织病理学显示除梗死外，还存在动脉粥样硬化和微血管的缺血性改变。现在已认识到，在许多痴呆病例中血管损伤参与痴呆的进程，而主要的病理学改变可能仍是 AD（也称为"混合性痴呆"）。预防性治疗主要在于减少可改变的脑血管病危险因素，包括高血压病、高脂血症和糖尿病。胆碱酯酶抑制剂也可能有效。

正常压力性脑积水

　　步态异常、尿失禁和认知功能障碍，应该是进一步诊断正常压力性脑积水（normal pressure hydrocephalus，NPH）的典型三联征。NPH 为一种病因不明的、在没有脑脊液回流受阻的情况下，在老年患者发生的交通性脑积水。在认知功能变化之前，出现典型的磁力步态，其特点是在地板上拖着脚缓慢小步行走的步态。NPH 痴呆包括记忆和执行功能障碍，同时伴有因皮质下功能异常而导致的认知过程减慢。在无明显的痴呆表现时，出现尿失禁和步态异常共存的患者，为可疑的NPH，而其他痴呆患者则倾向于在痴呆发病后才出现迟发尿失禁和步态异常。典型的神经影像学特点是脑室扩大与脑萎缩不成比例，但这种表现很难在老年脑萎缩的患者中进行评估。其他研究结果发现弥漫性脑室周围白质变性，提示经室管膜脑脊液流动。脑脊液的检查是必要的，既可以排除其他原因造成的脑积水，也有助于评估大量放出脑脊液是否使患者获益。动态观察患者放出大量脑脊液（30 ～ 40 ml）前后的情况，短暂性步态改善则支持 NPH 的可能性。部分患者住院进行持续 3 ～ 5天的脑脊液引流可作为一种诊断性试验。在真正的 NPH 患者中，分流术可显著改善其步态和排尿症状，认知功能改变也可发生逆转。

克-雅病

　　克-雅病（Creutzfeldt-Jakob disease，CJD）是一种快速进展的痴呆，尤其容易侵袭 50 岁以上的人群，患者从出现症状到死亡的病程通常在数周至数月间。CJD 是一种朊病毒疾病，其病因学为在体内持续复制并错误折叠的朊病毒蛋白。在美国大多数病例是散发的，尽管 10% ～ 15% 呈家族性发病，并且是由于朊病毒基因突变导致。CJD 医源性感染很罕见，多数由于注射人生长激素或移植术（如尸体的硬脑膜移植物）造成。从 1995—2010 年出现了变异型 CJD，在全球约 200 例更年轻的患者中，大多数在英国曾暴露于感染了牛海绵状脑病（BSE）的牛肉制品，提示了人感染 BSE 的种间传播。

无论是散发病例还是家族性病例，CJD 都表现为快速进展的痴呆、肌阵挛和步态异常的特点。典型的痴呆可能并未明显影响记忆力，而是影响皮质视觉及行为。肌阵挛可能自发出现或是在受惊吓时诱发。步态异常通常表现为共济失调，伴有小脑功能障碍，锥体痉挛也很常见。

该病的诊断主要依赖于颅脑 MRI，在弥散加权成像（DWI）中显示皮质灰质（皮质飘带征）和深部核团（尾状核和丘脑）信号增强，而在 T2 像中不明显。脑电图（EEG）显示特征性周期性同步复合性尖波，频率约为 1 Hz，这些表现可能仅在病程晚期出现。脑脊液检查是必要的，一方面可以除外其他疾病，一方面进行生物标志物如 tau 蛋白、14-3-3 蛋白、新型实时振荡诱导转化（real-time quaking-induced conversion，RT-QuIC）检测均具有良好的敏感性和特异性。脑脊液细胞数增多是排除朊病毒疾病的证据。在一些病例中脑组织活检可能有助于诊断。最常被误认为 CJD 的疾病是 DLB 病和免疫介导性脑炎。脑组织活检或尸检可见海绵状大脑皮质变性，伴神经元丢失、神经胶质增生及异常朊病毒蛋白免疫染色阳性。不幸的是，除了对症治疗，针对 CJD 目前尚无有效治疗。

免疫介导性脑炎

免疫介导性脑炎，包括边缘叶脑炎综合征，可能表现为快速进展的痴呆，常伴有头痛、癫痫及行为障碍。由于部分病例与肿瘤相关，有时该病被称为"副肿瘤性脑炎"。这些症状多见于年轻人群。NMDA 受体脑炎影响儿童和青年人，女性为主。电压门控钾通道脑炎多影响老年人。这类疾病可通过免疫疗法进行治疗，包括皮质类固醇、静脉注射免疫球蛋白及利妥昔单抗。

维生素 B₁₂ 缺乏症

维生素 B₁₂（钴胺素）缺乏目前是痴呆的一种罕见病因，主要表现为神经病变、精神障碍及认知障碍，包括记忆力障碍、信息处理减慢、烦躁、抑郁及精神病等表现。若患者血液维生素 B₁₂ 水平下降，伴有同型半胱氨酸和甲基丙二酸水平增高，提示功能性维生素 B₁₂ 缺乏，可以诊断该病。典型治疗为**维生素 B₁₂ 替代疗法，即维生素 B₁₂ 1000 μg 肌内注射，每日 1 次，连用 5 天，此后给予维持治疗 1000 μg 肌内注射，每月 1 次，或者部分病例口服治疗 1000 μg 每日 1 次**。

HIV 相关性痴呆（艾滋病痴呆症）

HIV 相关认知障碍目前是一个少见的痴呆病因。主要表现为皮质下痴呆，最初伴有反应减慢及轻度记忆受损。这种综合征以后持续发展可累及多个认知领域，包括语言、执行功能、情感和行为。HIV 相关性痴呆的标准治疗是高效抗反转录病毒疗法（HAART），同时积极治疗情感方面的症状（详见第 22 章相关内容）。

Wernicke–Korsakoff 综合征

Wernicke-Korsakoff 综合征是由于慢性酒精中毒所致营养性维生素 B₁（硫胺素）缺乏而导致的一种综合征。急性期表现（Wernicke 脑病）为注意力障碍、嗜睡、躯干性共济失调、眼球运动障碍（水平性眼震伴或不伴垂直或旋转成分；水平凝视麻痹或外直肌麻痹，逐步发展为全部眼外肌麻痹）。可能还出现其他营养缺乏的征象，如皮肤改变或舌发红。如果不及时治疗，10% 患者的病情有致命性。治疗上应用**维生素 B₁ 100 mg 静脉或肌内注射，每日 1 次，共 3 天**。这些患者也应仔细观察有无酒精戒断症状、震颤性谵妄或肝性脑病的征象，这些也会影响患者的认知状态。尽管共济失调、注意力障碍及眼球运动障碍可缓解，但 80% 以上的患者仍持续存在单纯遗忘性 Korsakoff 综合征。Korsakoff 综合征的特点是中至重度的顺行性遗忘和零碎的长期记忆丧失。不同于短暂性全面性遗忘症（TGA）患者，Korsakoff综合征患者不会对自己的失忆感到悲伤。患者常出现虚构症。即使有良好的营养，Korsakoff综合征的遗忘症也很少被治愈。组织病理学检查提示，在丘脑背内侧、乳头体、中脑导水管周围和小脑蚓部浦肯野细胞层出现神经元丢失和变性改变。

短暂性全面性遗忘症（TGA）

短暂性全面性遗忘症（transient global amnesia，TGA）是一种罕见的短暂性病变。患者年龄多大于50岁，常伴有高血压或其他血管性危险因素，但健康状态良好。通常因为患者的"错乱"，被亲属或朋友带来就诊。在检查中没有局灶性神经功能缺损。除了数小时或数天前出现顺行性遗忘或逆行性遗忘以外，患者的认知功能和语言均完整。患者通常会出现激动，并重复同样的问题，例如"我在这里做什么？"顺行性遗忘在数分钟或数小时后逐渐清楚，通常在24～48 h内完全缓解。在发病的几小时内经常立即出现明显的逆行性遗忘后遗症。TGA通常发生在情绪或机体应激的情况下。病理生理学机制尚不明确，已提出的包括癫痫机制及血管性机制。TGA患者应完善MRI及脑电图，但检查结果通常正常。该病为自限性且并无特效治疗。不到1/4的患者出现复发。

（冯玉婧　译　杨　娜　王　茜　审校）

第 4 部分　附录

颈丛和臂丛神经支配的肌肉

肌肉	运动功能检查	神经根 [a]	神经
颈深肌	颈部屈曲、伸展、旋转	C1，C2，C3，C4	颈神经
胸锁乳突肌	头部向对侧旋转	XI，C2，C3	副神经
斜方肌	耸肩	XI，C3，C4	副神经
膈肌	吸气	C3，C4，C5	膈神经
前锯肌	肩部向前推	C5，C6，C7	胸长神经
小菱形肌	肩胛骨内收和上抬	C4，C5	肩胛背神经
肩胛提肌	肩胛骨上抬	C4，C5	肩胛背神经
冈上肌	手臂外展（0～90°）	**C5**，C6	肩胛上神经
冈下肌	手臂外侧旋转	**C5**，C6	肩胛背神经
三角肌	手臂外展（＞30°）	**C5**，C6	腋神经
小圆肌	手臂内侧旋转	C4，C5	腋神经
肱二头肌	前臂旋后屈曲	**C5**，C6	肌皮神经
肱肌	前臂旋前屈曲	C5，C6	肌皮神经
大圆肌	手臂内旋和内收	C5～C7	肩胛下神经
背阔肌	手臂内收	C6，**C7**，C8	胸背神经
尺侧腕屈肌	手尺侧屈曲	C7，**C8**，T1	尺神经
指深屈肌（尺侧部分）	第4、5指远端指骨屈曲	**C8**，T1	尺神经
拇收肌	拇指内收	C8，T1	尺神经
小指展肌	小指外展	C8，T1	尺神经
小指短屈肌	小指屈曲	C8，**T1**	尺神经
骨间肌	指外展（背侧）或内收（掌侧）	C8，T1	尺神经

肌肉	运动功能检查	神经根[a]	神经
第 3 和第 4 蚓状肌	近端指骨屈曲和 2 个远端指骨伸展（第 4 和 5 指）	C8	尺神经
指浅屈肌	第 2 ～ 5 指中节指骨屈曲，屈手	C7，**C8**，T1	正中神经
旋前圆肌	前臂旋前	C6，C7	正中神经
桡侧腕屈肌	手桡侧屈曲	C6，C7	正中神经
掌长肌	屈腕	C6，C7	正中神经
拇短展肌	拇指掌骨外展	C7，C8，**T1**	正中神经
拇短屈肌	拇指近端指骨屈曲	C8，**T1**	正中神经
拇对掌肌	拇指对掌	C8，**T1**	正中神经
第 1 和第 2 蚓状肌	近端指骨屈曲和远端指骨伸展（第 2 和 3 指）	C8，**T1**	正中神经
指深屈肌（桡侧部分）	第 2、3 指远端指骨屈曲，屈手	C7，C8	正中神经（骨间前神经）
拇长屈肌	拇指远端指骨屈曲	C7，C8	正中神经（骨间前神经）
肱三头肌	前臂伸展	C6，**C7**，C8	桡神经
肱桡肌	前臂屈曲（拇指朝上）	**C6**，C7	桡神经
桡侧腕伸肌	手桡侧伸展	**C6**，C7	桡神经
旋后肌	前臂旋后	**C6**，C7	桡神经
指伸肌	手和第 2 ～ 5 指指骨伸展	**C7**，C8	桡神经（骨间后神经）
尺侧腕伸肌	手尺侧伸展	**C7**，C8	桡神经（骨间后神经）
拇长展肌	拇指掌骨外展	**C7**，C8	桡神经（骨间后神经）
拇短伸肌和拇长伸肌	拇指伸展和腕桡侧伸展	**C7**，C8	桡神经（骨间后神经）
示指伸肌	示指伸展和手伸展	**C7**，C8	桡神经（骨间后神经）

[a] 黑体字母表示主要的神经支配

会阴和腰骶丛神经支配的肌肉

肌肉	运动功能检查	神经根 [a]	神经
髂腰肌	髋关节屈曲	L1，**L2，L3**	股神经和L1、L2、L3
缝匠肌	髋关节屈曲和大腿外旋	L2，L3	股神经
股四头肌	腿伸展	L2，**L3，L4**	股神经
长收肌	大腿内收	L2，**L3**，L4	闭孔神经
短收肌	大腿内收	L2，L3，L4	闭孔神经
大收肌	大腿内收	L3，L4	闭孔神经
股薄肌	大腿内收	L2，L3，L4	闭孔神经
闭孔外肌	大腿内收和外旋	L3，L4	闭孔神经
臀中肌和臀小肌	大腿内收和内旋	**L4，L5**，S1	臀上神经
阔筋膜张肌	大腿内收	L4，L5	臀上神经
臀大肌	髋关节伸展	**L5，S1**，S2	臀下神经
股二头肌	膝关节屈曲（和协助大腿伸展）	L5，S1，S2	坐骨神经（干）
半腱肌	膝关节屈曲（和协助大腿伸展）	L5，S1，S2	坐骨神经（干）
半膜肌	膝关节屈曲（和协助大腿伸展）	L5，S1，S2	坐骨神经（干）
胫骨前肌	足背屈和内翻	L4，**L5**	腓深神经
趾长伸肌	第2～5足趾伸展和足背屈	**L5**，S1	腓深神经

肌肉	运动功能检查	神经根 a	神经
姆长伸肌	姆趾伸展和足背屈	**L5**，S1	腓深神经
趾短伸肌	足趾伸展	**L5**，S1	腓深神经
腓骨长肌和腓骨短肌	足外翻（和辅助跖屈）	**L5**，S1	腓浅神经
胫骨后肌	足跖屈和内翻	**L5**，S1	胫神经
趾屈肌	足跖屈和第 2～4 足趾屈曲	S2，S3	胫神经
姆长屈肌	足跖屈和姆趾末节趾骨屈曲	S1，S2	胫神经
腓肠肌	膝关节屈曲和踝关节跖屈	**S1**（S2）	胫神经
比目鱼肌	踝关节跖屈	**S1**（S2）	胫神经
会阴肌和括约肌	盆底随意收缩	S2，S3，S4	阴部神经

a 黑体字母表示主要的神经支配

臂丛神经

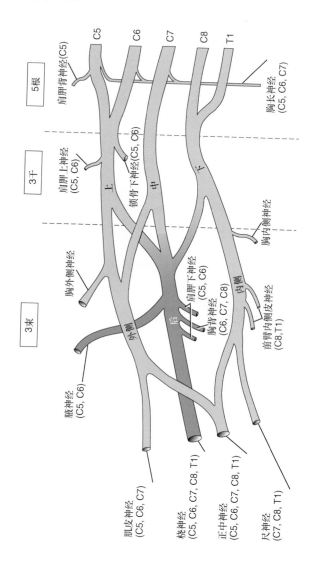

腰丛神经

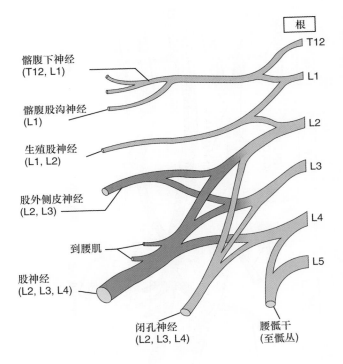

根

T12

髂腹下神经
(T12, L1)

L1

髂腹股沟神经
(L1)

L2

生殖股神经
(L1, L2)

L3

股外侧皮神经
(L2, L3)

L4

到腰肌

L5

股神经
(L2, L3, L4)

闭孔神经
(L2, L3, L4)

腰骶干
(至骶丛)

感觉皮节分布图

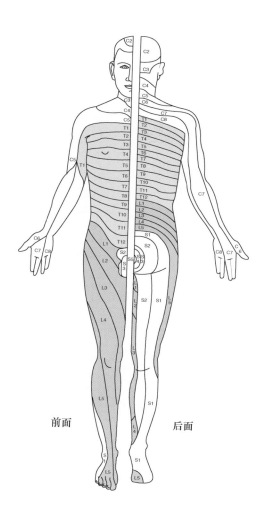

前面　　　　　　　　　后面

大脑表面图

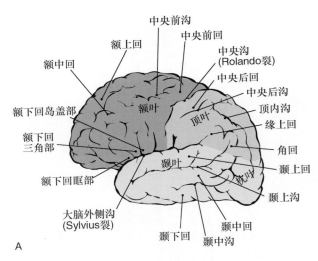

中央前沟
中央前回
中央沟
(Rolando裂)
额上回
中央后回
额中回
中央后沟
顶内沟
额下回岛盖部
额叶
顶叶
缘上回
额下回
三角部
角回
颞叶
颞上回
额下回眶部
枕叶
颞上沟
大脑外侧沟
(Sylvius裂)
颞中回
颞下回
颞中沟

A

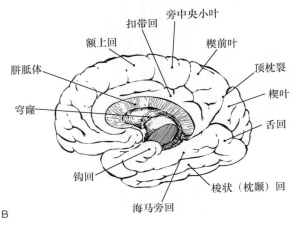

旁中央小叶
扣带回
额上回
楔前叶
胼胝体
顶枕裂
楔叶
穹窿
舌回
钩回
梭状（枕颞）回
海马旁回

B

脑干神经核

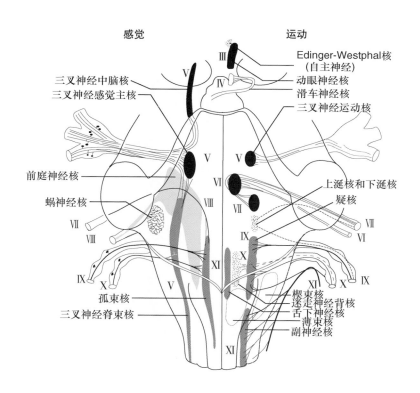

感觉　　　　　　　　　　　　　　　运动

III

Edinger-Westphal核
（自主神经）

V

三叉神经中脑核
三叉神经感觉主核

IV

动眼神经核
滑车神经核

三叉神经运动核

V　　　　　　V

前庭神经核

VI

上涎核和下涎核
疑核

蜗神经核

VIII

VII

VII

VII
VI

IX

VIII

X

IX

X

XI

XI

V

X　　IX

孤束核

XI

楔束核
迷走神经背核
舌下神经核
薄束核
副神经核

三叉神经脊束核

XI

脑干表面解剖

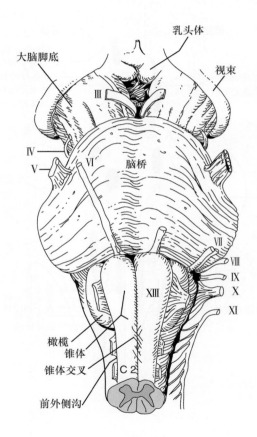

乳头体

大脑脚底

视束

III

IV

V

VI

脑桥

VII

VIII

IX

X

XI

XIII

橄榄

锥体

锥体交叉

C 2

前外侧沟

值班医生处方集：神经科常见处方药

乙酰唑胺（Diamox）（第 11、14、21 章）	
适应证	假性脑瘤、癫痫发作、多发性硬化发作期症状
作用	碳酸酐酶抑制剂，一种弱利尿剂，可减少脑脊液容量和降低颅内压
不良反应	感觉异常、耳鸣或听力障碍、厌食、恶心、呕吐、腹泻、多尿
剂量	250 ～ 500 mg，每日 2 次
阿昔洛韦（Zovirax）（第 5、21 章）	
适应证	单纯疱疹病毒性脑炎
作用	抗病毒
不良反应	局部静脉炎、肾功能不全、脑病
注释	需要大量使用时，请同时静脉补液以减少肾功能不全的风险
剂量	10 mg/kg 静点超过 1 h，每 8 h 一次
前列腺素 E（Edex）（第 21 章）	
适应证	多发性硬化和脊髓损伤患者勃起功能障碍
作用	松弛动脉平滑肌，扩张血管，导致阴茎充血
不良反应	低血压、血肿、瘀斑、勃起痛、出血、头痛、背痛、流感样症状、高血压、鼻窦炎；少见：阴茎纤维化、阴茎异常勃起
注释	有镰状细胞病、白血病、多发性骨髓瘤病史的患者以及正在服用抗凝药的患者避免使用
剂量	性交前海绵体内注射 2.5 ～ 40 μg
金刚烷胺（Symmetrel）（第 25 章）	
适应证	帕金森病
作用	增加多巴胺释放、抑制多巴胺再摄取、刺激多巴胺受体的抗病毒药物
不良反应	网状青斑、脚踝水肿、意识模糊、幻觉、失眠

注释	对运动不能和强直更有效，对震颤效果较差；最好应用于单药治疗 6 个月至 1 年的轻中度帕金森病患者；可以延缓左旋多巴的使用
剂量	100 ～ 300 mg，每日 2 次

阿米替林（Elavil）（第 14、17、21 章）

适应证	神经性疼痛，预防偏头痛，抑郁症
作用	负责摄取去甲肾上腺素和 5- 羟色胺的膜泵抑制剂，抗胆碱能作用；对神经病和偏头痛的作用机制尚不明确
不良反应	嗜睡、感觉异常、尿潴留、口干、头晕、便秘、视物模糊、意识错乱、心脏传导阻滞、心律失常；少见：癫痫发作、心肌梗死、卒中、骨髓抑制
注释	镇静作用仅限于偏头痛，神经病变仅晚上使用；需监测 CBC
剂量	对于偏头痛和周围神经病，每天晚上服用 25 ～ 75 mg；对于抗抑郁效应，剂量可达 150 mg/d，分次使用

两性霉素 B（Amphocin，AmBisome，Abelcet）（第 21 章）

适应证	真菌性脑膜炎
作用	抗真菌
不良反应	发热、畏寒、恶心、头痛、呼吸困难、肾功能不全、注射部位反应、肌肉痉挛、呕吐
注释	脂质体和脂质复合物制剂（AmBisome and Abelcet）可以减少不良反应
剂量	1.5 mg/（kg·d），静脉滴注 4 ～ 6 周

氨苄西林 / 舒巴坦（Unasyn）（第 6 章）

适应证	细菌性脑膜炎
作用	复合抗生素
不良反应	皮疹、腹泻、真菌重叠感染
剂量	1.5 g（氨苄西林 1 g，舒巴坦 0.5 g），每 6 h 静点一次

精氨酸加压素（Pitressin）（第 9、18 章）

适应证	尿崩症、脑死亡后顽固性低血压
作用	抗利尿激素类似物

不良反应	加压素输入联合游离水输液可导致稀释性低钠血症
注释	引起肾游离水潴留和外周血管收缩
剂量	急性尿崩症：静脉推注 6 ~ 10 U，每 6 h 一次；尿崩症低血压的维持治疗：1 ~ 4 U/h

阿司匹林（Ecotrin，Ascriptin，Bayer）（第 24 章）

适应证	卒中二级预防
作用	血小板聚集抑制剂
不良反应	消化不良、胃肠道出血
注释	与安慰剂相比，卒中复发风险下降 10% ~ 20%
剂量	81 mg 或 325 mg，每日 1 次

阿司匹林 / 缓释双嘧达莫（Aggrenox）（第 24 章）

适应证	卒中二级预防
作用	血小板聚集抑制剂
不良反应	头痛、头晕、恶心、腹痛、消化不良
注释	与单独使用两种药物相比，卒中复发风险下降 10%；与安慰剂相比，卒中复发风险下降 24%
剂量	25 ~ 200 mg，每日 2 次

阿替洛尔（Tenormin）（第 16 章）

适应证	血管迷走神经性晕厥复发
作用	β_1 肾上腺素受体（心脏选择性）阻断剂
不良反应	心动过缓、头重脚轻、恶心、支气管痉挛
剂量	每日 50 ~ 100 mg 口服

阿托品 （第 15 章）

适应证	抗依酚氯铵，逆转有机磷中毒
作用	抗胆碱能（毒蕈碱）拮抗剂
不良反应	口干、心悸、瞳孔散大、震颤
注释	40 岁以上患者慎用；可能引起急性青光眼，可使幽门狭窄转变为梗阻，前列腺增生者出现尿潴留
剂量	0.4 mg 静注

硫唑嘌呤（Imuran）（第 15 章）

适应证	重症肌无力（长期治疗）
作用	免疫抑制剂
不良反应	白细胞减少、血小板减少、恶心、呕吐、继发性感染风险增加

注释	充分的免疫抑制体现为白细胞计数轻度减少和红细胞平均容积升高
剂量	100～250 mg/d

巴氯芬（Lioresal）（第21、25章）

适应证	肌张力障碍、多发性硬化的痉挛状态
作用	γ-氨基丁酸激动剂、解痉药
不良反应	意识错乱、镇静、加重肌无力
注释	重症患者可以鞘内泵入
剂量	10～20 mg，每日3次（一些病例可达240 mg/d）

苯扎托品（Cogentin）（第25章）

适应证	帕金森综合征、锥体外系反应
作用	抗胆碱能作用
不良反应	口干、便秘、尿潴留、心动过速、精神病
注释	对帕金森病震颤有效
剂量	初始剂量为0.5 mg，每日1～2次，以后每5天增加0.5 mg/d，最大剂量6 mg/d

氯贝胆碱（Urecholine）（第21章）

适应证	神经源性弛缓性膀胱引起的尿潴留
作用	刺激副交感毒蕈碱受体的胆碱能激动剂
不良反应	痛性痉挛、恶心、腹泻、流泪、低血压、出汗
注释	用药过量的解毒药为阿托品0.6 mg静脉注射
剂量	10～50 mg口服，每日3～4次

比哌立登（Akineton）（第25章）

适应证	帕金森综合征、锥体外系反应
作用	抗胆碱能
不良反应	口干、便秘、尿潴留、心动过速、精神病
注释	对于精神安定药引起的锥体外系反应有效
剂量	2 mg，每日1～3次

肉毒杆菌毒素（Botox）（第25章）

适应证	局部肌张力障碍、眼睑痉挛
作用	神经肌肉阻断剂
不良反应	加重肌无力
注释	随着应用时间延长可产生抗体介导的耐受性
剂量	每个注射部位1.25～2.5 U

溴隐亭（Parlodel）（第 20、25 章）

适应证	帕金森病、抗精神病药恶性综合征、催乳素瘤
作用	多巴胺受体激动剂
不良反应	恶心、头痛、头晕、疲劳、呕吐
注释	可以延迟需要应用左旋多巴的时间
剂量	2.5 ～ 10 mg，每日 3 次

卡麦角林（Dostinex）（第 22 章）

适应证	催乳素瘤
作用	多巴胺受体激动剂
不良反应	直立性低血压、恶心、头晕、疲劳、性欲增加
注释	未获得 FDA 批准
剂量	0.25 ～ 1 mg 口服，每周 1 ～ 2 次

葡萄糖酸钙　（第 8 章）

适应证	低钙血症
作用	补钙
不良反应	心动过缓、晕厥、白垩样味道
剂量	10% 葡萄糖酸钙 10 ～ 20 ml（1 ～ 2 g）溶解在 5% 葡萄糖溶液 100 ml 中，静滴 30 min 以上

辣椒碱（Zostrix）（第 18 章）

适应证	疼痛性周围神经病
作用	局部镇痛剂；可能调控感觉神经元的 P 物质
不良反应	无明显不良反应
注释	非处方药物
剂量	0.025% 或 0.075% 乳膏，局部外敷，每日 3 ～ 4 次

卡马西平（Tegretol）（第 21、24、26 章）

适应证	局部和全面性癫痫发作、三叉神经痛、神经性疼痛
作用	减少多突触反应，阻断强直刺激后增强作用
不良反应	视物成双或视物模糊、头晕、困倦、眩晕、共济失调、胃肠道不适、腹泻、罕见的粒细胞缺乏症、抗利尿激素分泌失调综合征、皮疹、低钠血症、超敏反应；罕见：心律失常、骨髓抑制、皮肤出疹
注释	半衰期为 10 ～ 35 h；抗惊厥的药物水平需维持在 4 ～ 12 μg/ml；可以增加苯妥英的浓度，降低丙戊酸的浓度；监测血常规和血钠浓度

剂量	300 ～ 1600 mg/d，每日 3 ～ 4 次；通常初始剂量为 200 mg，每日 3 次；卡马西平缓释片（100 mg、200 mg 或 400 mg 胶囊），每日 2 次

头孢曲松（Rocephin）（第 5、8、21 章）

适应证	细菌性脑膜炎；中枢神经系统莱姆病的备选药物
作用	抗菌药
不良反应	腹泻、肝功能异常
剂量	2 g 静滴，每 12 h 一次

克林霉素（Cleocin）（第 6、21 章）

适应证	对磺胺类药物过敏的弓形虫病患者（和乙胺嘧啶合用）
作用	抗菌药
不良反应	腹痛、结肠炎
剂量	600 mg 静滴或口服，每日 4 次

氯硝西泮（Klonopin）（第 25 章）

适应证	抽动秽语综合征、抽搐、焦虑、癫痫发作
作用	苯二氮䓬类镇静催眠药
不良反应	镇静
注释	可能出现药物依赖
剂量	1 ～ 10 mg/d，每日 2 ～ 3 次

氯吡格雷（Plavix）（第 24 章）

适应证	卒中二级预防
作用	血小板聚集抑制剂
不良反应	消化不良、血栓性血小板减少性紫癜（罕见）
注释	在具有心肌梗死或周围血管病的患者，也可以降低致死性和非致死性血管事件的危险
剂量	75 mg，每日 1 次

赛庚啶（Periactin）（第 14 章）

适应证	预防偏头痛
作用	5- 羟色胺和组胺拮抗剂
不良反应	头晕、嗜睡、协调性降低
注释	二线治疗用药；禁止与单胺氧化酶抑制剂联合应用，闭角型青光眼、幽门或膀胱梗阻时禁用
剂量	4 ～ 8 mg 口服，每日 3 次

丹曲林（Dantrium）（第 20 章）

适应证	抗精神病药恶性综合征

作用	直接作用的骨骼肌松弛药
不良反应	肺水肿、血栓性静脉炎
注释	FDA 批准应用于恶性高热；在医学文献中报道用于抗精神病药 恶性综合征
剂量	1～10 mg/kg 静滴，每 4～6 h 一次

地塞米松（Decadron）（第 5、7、21、23 章）

适应证	脊髓压迫、脑或脊髓肿瘤或脓肿、急性细菌性脑膜炎、多发性硬化急性复发
作用	抗炎药
不良反应	消化道溃疡、水钠潴留、高血压、高血糖、肌病、延缓伤口愈合、股或肱骨头缺血性坏死、内分泌异常
注释	可减少血管源性水肿，但不能减少细胞毒性水肿
剂量	对于脊髓肿瘤，100 mg 静脉推注；对于颅内肿块，4～10 mg 静滴，每 6 h 一次

地西泮（Valium）（第 4、8、21 章）

适应证	癫痫发作、焦虑、戒酒
作用	苯二氮䓬类药物
不良反应	镇静、低血压、呼吸抑制、反常激动
注释	可以静脉、口服或直肠凝胶给药；有应用苯二氮䓬类药物或乙醇（酒精）滥用病史的患者可能存在横向耐药性，需要更高的剂量；长期应用可形成药物依赖
剂量	持续癫痫发作或癫痫持续状态：5 mg 静推，每 5 min 重复一次，直到 20 mg；对于家中出现持续癫痫发作者，可给予 2.5 mg、5 mg、10 mg 或 20 mg 凝胶由注射器直肠注入；对于精神激动、焦虑、痉挛状态或乙醇戒断者：2～10 mg 口服或静滴，每 4 h 一次

苯海拉明（Benadryl）（第 18 章）

适应证	急性药物诱发性肌张力障碍反应、失眠症
作用	抗组胺和抗胆碱能
不良反应	嗜睡、头晕、口干、尿潴留
注释	老年人、意识障碍患者禁用；可有中枢神经系统不良反应

剂量	对于肌张力障碍反应：50 mg 静滴或肌注，几分钟后可重复；对于失眠症：每晚 25 ～ 50 mg 口服

多库酯钠（Colace）（第 21 章）

适应证	便秘
作用	大便软化剂
不良反应	腹泻、痛性痉挛、咽喉刺激、皮疹、电解质紊乱
注释	肠梗阻和未确诊的腹痛患者禁用
剂量	100 mg 每日 3 次，随餐服用

盐酸多奈哌齐（Aricept）（第 18 章）

适应证	阿尔茨海默病
作用	胆碱酯酶抑制剂
不良反应	恶心、腹泻
注释	消化性溃疡患者可以引起胃肠道出血
剂量	每日 5 ～ 10 mg 口服

多西环素 （第 21 章）

适应证	莱姆病
作用	抗菌药
不良反应	厌食、恶心、呕吐
注释	对于中枢神经系统莱姆病，多西环素只有在面瘫单独存在、脑脊液正常时应用
剂量	100 mg 口服，每日 2 次

度洛西汀（Cymbalta）（第 17 章）

适应证	糖尿病性周围神经痛
作用	选择性 5- 羟色胺和去甲肾上腺素再摄取抑制剂
不良反应	恶心、思睡、头晕、疲劳
剂量	每日 60 mg 口服

依酚氯铵（Tensilon）（第 15 章）

适应证	重症肌无力的评估
作用	短效抗胆碱酯酶（胆碱能作用）
不良反应	恶心、心动过缓、心律失常
注释	床旁应备有阿托品 0.4 mg，以逆转胆碱能不良反应
剂量	试验剂量为 2 mg 静滴，45 s 后 8 mg 静滴

依诺肝素 （第 15 章）

适应证	预防医院卧床患者的深静脉血栓形成，预防血栓栓塞性卒中

作用	抗凝药（低分子肝素）
不良反应	出血
注释	当提示有心源性栓塞性卒中时，可以用作口服抗凝药的前期治疗
剂量	对于预防深静脉血栓形成，每日 40 mg 皮下注射；作为华法林的前期治疗，1 mg/kg 皮下注射，每 12 h 一次

麦角胺［二氢麦角胺（DHE-45）静脉或肌内注射；含咖啡因：Cafergot，Wigraine］（第 14 章）

适应证	偏头痛（顿挫治疗）
作用	α - 肾上腺素 /5- 羟色胺拮抗剂；脑血管收缩药
不良反应	心前区紧缩感、肌痛、感觉异常、恶心
注释	DHE-45 需要应用甲氧氯普胺 10 mg 静滴或肌注和异丙嗪 50 mg 静滴作为止吐剂预处理；复杂性偏头痛或冠心病患者禁用
剂量	初始剂量 1 片口服，然后每 30 min 重复一次，直到 6 片；也可以经直肠给予 1 片栓剂，必要时重复 1 次；DHE-45：1 mg 静滴或肌注，必要时 1 h 内重复使用

乙琥胺（Zarontin）（第 26 章）

适应证	失神发作
作用	抗惊厥
不良反应	嗜睡、胃肠道不适、厌食、头痛、头晕、呃逆
注释	适用于儿童患者
剂量	每日 250 mg 口服（3～6 岁），6 岁以上每日 500 mg 口服

非尔氨酯（Felbatol）（第 26 章）

适应证	Lennox-Gastaut 综合征的辅助治疗
作用	抗惊厥
不良反应	再生障碍性贫血（可能致命）、肝毒性、厌食、头痛、失眠、思睡
注释	因为有潜在致命性肝毒性的危险，只有征得书面知情同意才能应用
剂量	400 mg 口服，每日 3 次，可逐渐加量到每日 3600 mg；儿童患者：开始每日 15 mg/kg

氟康唑（Diflucan）（第 21 章）	
适应证	真菌性脑膜炎（轻型）
作用	抗真菌
不良反应	头痛、皮疹、呕吐、肝功能异常 / 肝炎
注释	重症脑膜炎患者需要应用两性霉素治疗
剂量	每日 400 ～ 800 mg 口服

氟氢可的松（Florinef）（第 16 章）	
适应证	直立性低血压
作用	强效的盐皮质激素
不良反应	容量超负荷、充血性心力衰竭、高血压、水肿
注释	应使用最低的有效剂量
剂量	0.1 mg 口服，每日 1 ～ 3 次

氟马西尼（Romazicon）（第 5、10 章）	
适应证	苯二氮䓬类药物过量
作用	苯二氮䓬类药物拮抗剂
不良反应	激越、焦虑、头晕
注释	可能诱发癫痫发作
剂量	0.5 mg 静滴

亚叶酸（第 21 章）	
适应证	弓形虫病的辅助治疗
作用	减少抗弓形虫药物的血液毒性
剂量	每日 10 ～ 20 mg 口服

膦甲酸（第 21 章）	
适应证	巨细胞病毒性视网膜炎、HIV 患者的 CNS 巨细胞病毒感染
作用	抗病毒
不良反应	肾损害、电解质紊乱
注释	更昔洛韦治疗 CNS 感染后的二线治疗用药
剂量	60 mg/kg 静滴，每 8 h 一次，连用 14 天

磷苯妥英（第 4 章）	
适应证	癫痫持续状态
作用	抗惊厥药
不良反应	眼球震颤、共济失调、心律失常、低血压
注释	苯妥英前体药物，数分钟内被快速转换为苯妥英；与静滴苯妥英相比，较少产生高血压；也可以肌注

剂量	15～20 mg/kg 负荷量静脉输入，速度 50 mg/min
新鲜冷冻血浆（第 5 章）	
适应证	口服抗凝药致急性颅内出血患者
作用	取代重要的维生素 K 依赖凝血因子 Ⅱ、Ⅶ、Ⅸ 和 Ⅹ
不良反应	液体超负荷、充血性心力衰竭、过敏性输血反应、过敏反应、与输液相关的急性肺损伤
注释	要求连续监测 INR，直到成功纠正低凝状态
剂量	15 ml/kg（通常用 4～6 个单位，每个单位为 200 ml）
加巴喷丁（Neurontin）（第 4、21 章）	
适应证	成人癫痫的辅助治疗、神经性疼痛
作用	抗癫痫药
不良反应	思睡、头晕、共济失调、疲劳、眼球震颤、困倦、体重增加；罕见：白细胞减少症
注释	对于部分发作性癫痫有效；经肾清除，没有药物相互作用，非常安全；FDA 批准用于痛性糖尿病周围神经病
剂量	初始剂量 100～300 mg 口服，每日 3 次，持续数天；平均剂量为 300～900 mg，每日 3 次；最大剂量 1600 mg，每日 3 次
加兰他敏（Razadyne）（第 28 章）	
适应证	阿尔茨海默病
作用	胆碱酯酶抑制剂
不良反应	恶心、呕吐、头晕、嗜睡、食欲缺乏、体重减轻
注释	严重肝或肾功能损害者不建议使用。支气管痉挛或慢性阻塞性肺疾病患者慎用
剂量	初始剂量 4 mg 口服，每日 2 次，或缓释制剂 8 mg 口服，每日 1 次，至最大剂量每日 24 mg
更昔洛韦（Cytovene）（第 21 章）	
适应证	巨细胞病毒性视网膜炎、HIV 患者的 CNS 巨细胞病毒感染
作用	抗病毒
不良反应	发热、白细胞渐少、血小板减少、腹泻
剂量	5 mg/kg 静滴，每 12 h 一次
格拉默（Copaxone）（第 21 章）	
适应证	复发-缓解型多发性硬化
作用	免疫调节

不良反应	注射部位疼痛、全身反应伴胸痛、血管扩张
注释	减少多发性硬化的发作次数和程度；10% 的患者注射后可能发生短暂性无力、面部潮红和心悸
剂量	每天 20 mg 皮下注射

格隆溴铵（Robinul）（第 15 章）

适应证	控制重症肌无力或延髓肌萎缩侧索硬化的分泌物
作用	抗胆碱能（抗毒蕈碱）药
不良反应	抗胆碱能：少汗、尿潴留、心动过速、视物模糊
剂量	1 ～ 2 mg 口服，每日 3 次

氟哌啶醇（Haldol）（第 8、25 章）

适应证	精神病，急性精神激动，抽动秽语综合征，亨廷顿病
作用	抗精神病安定药苯丙甲酮
不良反应	镇静、锥体外系反应（急性或长期应用）、溢乳、黄疸、抗精神病药恶性综合征
注释	急性或长期应用可出现锥体外系反应
剂量	对于精神激动或急性精神病：2 ～ 10 mg 肌注，可每小时重复 1 次；对于慢性精神激动或精神病：0.5 ～ 2 mg 口服，每日 2 ～ 3 次

肝素（第 6、11、24 章）

适应证	急性栓塞或进展性卒中，短暂性脑缺血发作
作用	抗凝血酶作用；与抗凝血酶 III 联合作用
不良反应	出血、血小板减少症
注释	监测 APTT，通常控制在 1.5 ～ 2 倍
剂量	20 000 单位溶于 500 ml 5% 葡萄糖液中，速度 20 ml/h（800 U/h 维持，不推注）

高张盐水溶液（2%、3%、23.4% 的氯化钠醋酸盐溶液）（第 5 章）

适应证	控制颅内压升高，治疗急性症状性低钠血症
作用	通过从细胞内到血管内转移游离水，减少脑水肿
不良反应	充血性心力衰竭、液体超负荷、停药后低钠血症和脑水肿反弹
注释	通常静点 2% 和 3% 的溶液，以建立和维持高钠血症（目标钠 150 ～ 155 mmol/L）和高渗（目标渗透压 300 ～ 320 mOsm/L）状态
	输液应该缓慢超过 48 h，在 24 h 血钠浓度避免下降超过 12 mmol/L

	阴离子是氯化物和醋酸盐各 50% 的复合剂，以避免高氯血症性代谢性酸中毒
	23.4% 高浓度溶液 30 ml 由中心静脉导管快速注入来控制急性颅内压升高
剂量	2% 和 3% 溶液：1 ml/（kg·h）
	23.4% 溶液：0.5 ～ 2 ml/kg

静脉注射免疫球蛋白（IVIG）（第 17、20、21 章）

适应证	吉兰-巴雷综合征（GBS），慢性炎性脱髓鞘性多发性神经病（CIDP），重症肌无力，急性播散性脑脊髓炎
作用	免疫抑制剂
不良反应	肾衰竭、无菌性脑膜炎、过敏性反应、高黏滞综合征、白细胞减少
注释	给患者充分补水以避免肾毒性
剂量	对于 GBS：0.4 g/（kg·d）静滴，连用 5 天；对于 CIDP：0.4 g/kg 静滴，每周 1 次

干扰素 β-1a（Avonex）（第 21 章）

适应证	复发-缓解型多发性硬化
作用	细胞因子，免疫调节剂
不良反应	流感样症状、肌痛、发热、寒战、肝功能异常、白细胞减少、甲状腺功能异常、抑郁症
注释	减少多发性硬化的发作次数和程度；抑郁症或癫痫发作患者应慎用
剂量	30 μg 肌内注射，每周 1 次

干扰素 β-1a（Rebif）（第 21 章）

适应证	复发-缓解型多发性硬化
作用	细胞因子，免疫调节剂
不良反应	流感样症状、肌痛、发热、寒战、肝功能异常、白细胞减少、甲状腺功能异常、抑郁症
注释	减少多发性硬化的发作次数和程度；抑郁症或癫痫发作患者应慎用
剂量	22 μg 或 44 μg 皮下注射，每周 3 次

干扰素 β-1b（Betaseron）（第 21 章）

适应证	复发-缓解型多发性硬化
作用	抗病毒，免疫调节剂
不良反应	注射局部疼痛和炎症反应、流感样症状、头痛

注释	减少多发性硬化的发作次数和程度
剂量	0.3 mg［960 万 IU（1 瓶）］皮下注射，隔天 1 次

异烟肼　（第 21 章）	
适应证	结核性脑膜炎
作用	抗菌药
不良反应	感觉异常、周围神经病
注释	需要联合维生素 B_6 使用
剂量	300 mg/d

拉贝洛尔（Normodyne，Trandate）（第 5、9 章）	
适应证	控制急性高血压
作用	β 和 α 受体联合拮抗剂
不良反应	低血压、心动过缓、支气管痉挛
注释	推荐监测动脉血压
剂量	急性血压控制：10 ～ 80 mg 静推，每 10 ～ 15 min 一次，最大总剂量 240 mg；输注速度 2 ～ 8 mg/min，根据目标血压水平调整

乳果糖　（第 8 章）	
适应证	肝性脑病
作用	腹泻、减少产氨肠道菌群
注释	治疗期间监测血氨水平作为疗效指标
剂量	15 ～ 45 ml，每日 2 ～ 4 次

拉莫三嗪（Lamictal）（第 21、26 章）	
适应证	部分性或全面性癫痫发作、神经性疼痛
作用	抗癫痫药
不良反应	皮疹（包括 Stevens-Johnson 综合征）、头晕、共济失调、恶心、呕吐、思睡、头痛、失眠；罕见：骨髓抑制、肝衰竭、胰腺炎
注释	与苯妥英钠、卡马西平、苯巴比妥联合应用时，应减少其剂量；与丙戊酸钠联合应用或应用于儿童时发生皮疹的危险较高；应监测血常规和肝功能
剂量	初始剂量 50 mg/d 口服，连用 14 天，然后 50 mg，每日 2 次，连用 14 天，直到 150 ～ 250 mg，每日 2 次

左乙拉西坦（Keppra）（第 26 章）	
适应证	成人部分性癫痫发作的附加用药
作用	抗癫痫药
不良反应	镇静、头晕、行为异常、感染（多数为轻度上呼吸道感染）
注释	主要由肾排泄，与其他药物无相互作用，初次全面性发作也有效
剂量	1000 ～ 3000 mg/d，每日 2 次；初始剂量 500 mg，每日 2 次

左旋多巴–卡比多巴（Sinemet，Sinemet 控释型）（第 25 章）	
适应证	帕金森病
作用	左旋多巴在基底神经节被转换成多巴胺；卡比多巴抑制周围神经产生多巴胺（脱羧多巴）
不良反应	运动障碍：肌张力障碍、舞蹈病、意识错乱、偏执
注释	剂量高度依赖于临床反应；上面的数字表示卡比多巴的毫克数，下面的数字表示左旋多巴的毫克数；控释（controlled-release，CR）制剂可调节开 / 关变化；可用剂量为 10/100、25/100、25/250 和 50/200（CR）
剂量	初始剂量为 25/100 片剂，每天 3 次，根据临床症状调整剂量

5% 利多卡因贴片（利多卡因透皮贴剂）（第 17 章）	
适应证	疱疹后神经痛
作用	局部麻醉剂，抑制钠通道
不良反应	刺激局部皮肤
注释	仅用于未受损皮肤
剂量	覆盖疼痛区，每次可用到 3 片，每天可用至 12 h

劳拉西泮（Ativan）（第 4、8 章）	
适应证	持续的癫痫发作或癫痫持续状态，焦虑
作用	苯二氮䓬类镇静剂，抗焦虑药，抗惊厥药
不良反应	嗜睡、呼吸抑制
注释	成瘾
剂量	对于癫痫持续状态：0.1 mg/kg 静滴，可重复 2 mg 推注；对于焦虑：0.5 ～ 2 mg 口服，每日 2 次

甘露醇（Osmitrol）（第 9、12 章）	
适应证	颅内压升高
作用	渗透性利尿剂
不良反应	低血压、脱水、低钠血症、高渗性肾小管损害，加重充血性心力衰竭
注释	长期用药可引起反弹性颅内高压；监测血浆渗透压、电解质和体液平衡
剂量	20% 溶液 0.25 ～ 1.5 g/kg（每 100 ml 含 20 g），根据颅内压数值和临床检查，每 1 ～ 6 h 可重复一次

美克洛嗪（Antivert）（第 13 章）	
适应证	良性位置性眩晕、迷路炎
作用	抗组胺药
不良反应	嗜睡、口干、视物模糊
注释	约 50% 的患者有效
剂量	12.5 ～ 25 mg 口服，每日 3 次

美金刚（Namenda）（第 27 章）	
适应证	中至重度阿尔茨海默病
作用	NMDA 拮抗剂
不良反应	头晕、头痛、便秘、意识错乱
注释	通常与胆碱酯酶抑制剂联合应用
剂量	初始剂量 5 mg/d，以后每周增加 5 mg，直到目标剂量 10 mg 每日 2 次

哌甲酯（Ritalin）（第 21 章）	
适应证	发作性睡病、注意力缺陷障碍、疲劳、多发性硬化的疲倦症状
作用	兴奋剂
不良反应	依赖性、神经过敏、失眠、恶心、食欲减退、腹痛、运动障碍、血压改变、癫痫发作、心律失常、心绞痛；罕见：白细胞减少、血小板减少性紫癜、中毒性精神病、皮疹
注释	多发性硬化疲倦症状的二线用药
剂量	5 ～ 15 mg，最多 3 次，最后剂量必须在晚 6 点前服用

甲泼尼龙（Solu-Medrol）（第 11、14、20、21 章）

适应证	外伤性脊髓损伤、多发性硬化复发、炎性视神经病、假性脑瘤
作用	抗炎、免疫抑制剂
不良反应	消化道溃疡、水钠潴留、高血压、高血糖、精神病、失眠、食欲增加、肌病、伤口愈合延缓、股骨头或肱骨头缺血性坏死、内分泌异常
注释	盐皮质激素作用比地塞米松或泼尼松更强
剂量	对于多发性硬化和炎性视神经病：1 g/d 静滴，持续 5 ~ 10 天，之后逐渐减量；对于外伤性脊髓损伤：30 mg/kg 静脉推注 15 min 以上，然后停歇 45 min，然后 5.4 mg/(kg·h) 持续静滴 23 h 以上；对于假性脑瘤：250 mg 静滴，每日 4 次

美西麦角（Sansert）（第 14 章）

适应证	预防偏头痛
作用	5- 羟色胺拮抗剂
不良反应	腹膜后和胸膜肺纤维化，恶心、呕吐、嗜睡、失眠、幻觉
注释	应用 6 个月后，应停用 2 ~ 6 个月
剂量	2 mg 口服，每日 1 ~ 3 次

咪达唑仑（Versed）（第 4、15 章）

适应证	上呼吸机时精神激动，难治性癫痫持续状态
作用	短效的苯二氮䓬类镇静催眠药
不良反应	嗜睡、抑制呼吸、低血压
注释	起效快，而半衰期非常短
剂量	用于镇静：1 ~ 2 mg 静滴 / 肌注，每 30 ~ 60 min 重复一次；对于癫痫持续状态：0.1 ~ 0.3 mg/kg 负荷量静推，然后 0.05 ~ 0.4 mg/(kg·h) 维持

米多君（ProAmatine）（第 16 章）

适应证	直立性低血压
作用	α 受体激动剂
不良反应	仰卧位高血压、感觉异常、瘙痒
注释	为避免夜间仰卧位高血压，最后剂量应在晚 6 点前服用
剂量	10 mg 口服，每日 3 次

米托蒽醌（Novantrone）（第 21 章）	
适应证	复发-进展型多发性硬化
作用	化疗药物在活跃的分裂细胞中破坏 DNA
不良反应	剂量依赖性心脏毒性、充血性心力衰竭、心律失常、肝细胞毒性、严重感染、骨髓抑制、低血压、恶心、腹泻、便秘、呼吸困难、碱性磷酸酶升高、无色尿、咳嗽、月经失调、闭经、疲劳、食欲减退、脱发、泌尿道感染；罕见：过敏反应、继发性白血病、间质性肺炎、肾衰竭、出血、外渗引起组织坏死
注释	主要用于尽管使用 β 干扰素和醋酸格拉默治疗疾病仍进展的多发性硬化患者；每 6 个月监测一次左心室功能，每次用药之前均须检测血常规和肝功能，用药后 14 天再次复查血常规
剂量	12 mg/m^2 每 3 个月一次，持续 2 年；一生累积总剂量 140 mg/m^2；替代方案每个月 5 mg/m^2

莫达非尼（Provigil）（第 21 章）	
适应证	发作性睡病、多发性硬化的疲倦症状、意志力缺失
作用	兴奋剂
不良反应	头痛、恶心、腹泻、口干、厌食症
剂量	100 ～ 200 mg 口服，每日 1 ～ 2 次

纳洛酮（Narcan）（第 5 章）	
适应证	可疑麻醉剂所致昏迷
作用	麻醉拮抗剂
不良反应	恶心、呕吐，可以促使麻醉药物成瘾者发生戒断状态
注释	麻醉剂所致昏迷的逆转效应可在 1 ～ 2 h 后逐渐减弱
剂量	0.4 ～ 2 mg 静滴、肌注或皮下注射，每 5 min 一次，直到最大剂量 10 mg

那拉曲坦（Amerge）（第 14 章）	
适应证	偏头痛（顿挫治疗）
作用	选择性 5- 羟色胺激动剂
不良反应	感觉异常、头晕、嗜睡、疲劳、咽喉紧缩感

注释	比其他曲坦类药物作用持续时间长；但起效慢，有效率低；冠心病患者禁用
剂量	1 mg 或 2.5 mg，4 h 后可重复使用，最大剂量 5 mg/d

那他珠单抗（Tysabri）（第 21 章）

适应证	复发型多发性硬化
作用	通过与活化淋巴细胞表面表达的 $\alpha_4\beta_1$- 整合素相结合，抑制白细胞转运
不良反应	超敏反应、过敏反应、头痛、输液反应、疲劳、抑郁、关节痛、感染、咽炎、皮疹、月经失调；罕见：进行性多灶性白质脑病、严重感染
注释	已退出市场
剂量	300 mg 静滴，每月 1 次

新霉素 （第 8 章）

适应证	肝性脑病
作用	减少肠道产氨细菌的抗生素
不良反应	恶心、腹泻
剂量	2 ～ 4 g/d 口服

新斯的明（Prostigmin）（第 15 章）

适应证	重症肌无力
作用	乙酰胆碱酯酶抑制剂
不良反应	腹部痛性痉挛、腹泻、流涎、肌束震颤
注释	比溴吡斯的明作用持续时间长
剂量	15 ～ 90 mg 口服，每日 4 次；0.5 ～ 1 mg 静滴或肌注，每 2 ～ 3 h 一次

尼卡地平（Cardene）（第 5、9 章）

适应证	控制急性高血压
作用	二氢吡啶钙通道阻滞剂
不良反应	低血压、反射性心动过速
注释	要求持续监测动脉血压
剂量	5 ～ 15 mg/h 持续静脉注射

尼莫地平（Nimotop）（第 24 章）

适应证	蛛网膜下腔出血
作用	具有 CNS 渗透性的钙通道阻滞剂
不良反应	低血压
注释	使血管痉挛引起迟发性缺血的概率减低 30%
剂量	60 mg 每 4 h 一次，持续 21 天

奥卡西平（Trileptal）（第 21、26 章）

适应证	成人部分性癫痫发作的单一或联合用药；4 岁及以上儿童的辅助用药；神经性疼痛
作用	抗癫痫药；钠通道阻滞剂
不良反应	头晕、镇静、恶心、呕吐、复视、皮疹、疲劳、痤疮、脱发、低钠血症；罕见：血管性水肿、骨髓抑制、皮疹
注释	类似卡马西平。但很少有不良反应和药物相互作用；有效成分是 10- 单羟基的代谢产物；监测血常规、血钠、肝功能
剂量	每天 300 ～ 3600 mg，分 2 次服用（通常需要 150% 的卡马西平剂量）

奥昔布宁（Ditropan）（第 21 章）

适应证	膀胱痉挛（如多发性硬化）
作用	平滑肌解痉药，抗毒蕈碱
不良反应	心悸、出汗减少、口干、头晕、尿潴留、便秘
注释	阻塞性尿路病变患者禁用
剂量	5 mg 口服，每日 3 ～ 4 次

匹莫林（Cylert）（第 21 章）

适应证	发作性睡病、脑损伤后意志丧失、注意力缺陷障碍
作用	CNS 兴奋剂
不良反应	失眠、厌食症、体重下降、癫痫发作、运动障碍、幻觉、罕见的再生障碍性贫血
注释	肝功能损害患者禁用
剂量	18.75 mg/d 口服，每周根据需要调整剂量，直至最大剂量 75 mg/d

青霉胺（Cuprimine）（第 25 章）

适应证	Wilson 病（肝豆状核变性）
作用	铜螯合剂
不良反应	狼疮样皮疹、多发性动脉炎、白细胞减少、血小板减少、上腹部疼痛、恶心、腹泻、肾病综合征、耳鸣、神经病
注释	可能引起重症肌无力
剂量	125 ～ 1000 mg/d，每日 2 ～ 4 次

戊巴比妥（第 4、9 章）	
适应证	癫痫持续状态，颅内压增高
作用	抗惊厥，镇静
不良反应	呼吸抑制、镇静、低血压
注释	监测脑电图；低血压时需升压；25 ～ 35 mg/L 通常足以控制颅内压；临床诊断为脑死亡时应低于 5 mg/L
剂量	5 ～ 20 mg/kg 负荷量静脉注射，维持量 1 ～ 4 mg/（kg·h）

培高利特（Permax）（第 25 章）	
适应证	帕金森病
作用	多巴胺受体激动剂
不良反应	恶心、头痛、头晕、疲劳、呕吐
注释	可能延迟左旋多巴的使用或减少所需剂量
剂量	0.75 ～ 3.0 mg/d，每日 3 ～ 4 次

苯巴比妥（Luminal）（第 4 章）	
适应证	癫痫，癫痫持续状态
作用	抗惊厥
不良反应	镇静、呼吸抑制、低血压、行为异常、过度活动
注释	长期治疗，有效药物浓度范围是 20 ～ 40 µg/ml；降低苯妥英钠、卡马西平、丙戊酸钠的浓度
剂量	对于癫痫持续状态：10 ～ 20 mg/kg 负荷量，以 100 mg/min 静脉输入；对于癫痫：60 mg 口服，每日 2 ～ 3 次；对于儿童患者：3 ～ 6 mg（kg·d）

酚苄明（第 17 章）	
适应证	反射性交感神经营养不良
作用	全身性 α 肾上腺素受体阻断剂
不良反应	直立性低血压、心动过速、阳痿
注释	逐渐增加剂量，直到出现不良反应
剂量	10 mg，每日 2 次，逐渐增加至 120 mg/d

去氧肾上腺素（Neo-Synephrine）（第 5 章）	
适应证	脑灌注压低
作用	α 受体激动剂
不良反应	反射性心动过缓、过度高血压

注释	推荐监测动脉内血压；在血流动力学不稳定的缺血性卒中综合征或颅内压升高患者，可用于升高血压
剂量	10～200 µg/min，调整剂量达到期望的血压值

苯妥英（Dilantin）（第4章）

适应证	癫痫，癫痫持续状态
作用	抗惊厥
不良反应	眼球震颤、共济失调、牙龈增生、多毛症、皮疹、淋巴结肿大、肝功能异常
注释	长期治疗，有效药物浓度范围是10～20 µg/ml；降低卡马西平、丙戊酸的浓度，增加或降低苯巴比妥的浓度
剂量	典型维持剂量是300 mg/d 每晚服用

匹莫齐特（Orap）（第25章）

适应证	抽动秽语综合征
作用	哌啶类抗精神病药
不良反应	口干、镇静、运动障碍、运动不能、行为影响、QT间期延长
注释	无
剂量	初始剂量1 mg 口服，每日2次，直到2～10 mg/d，分次口服

普拉克索（Mirepex）（第25章）

适应证	帕金森病
作用	多巴胺受体激动剂
不良反应	幻觉、头晕、思睡、恶心
注释	单独应用或左旋多巴联合应用
剂量	0.125 mg，每日3次，每周增加剂量，直至最大剂量1.5 mg，每日3次

泼尼松 （第11章）

适应证	颞动脉炎、贝尔麻痹
作用	抗炎药
不良反应	消化性溃疡病、水钠潴留、高血压、高血糖、肌病、延迟伤口愈合、股骨头或肱骨头缺血性坏死、内分泌失调、易发生感染
注释	一旦怀疑诊断应立即给予治疗，避免不可逆的视力丧失
剂量	每天100 mg 口服，隔日逐渐减量，维持数周

普瑞巴林（Lyrica）（第 17 章）	
适应证	周围（糖尿病性）神经病、带状疱疹后神经痛、中枢性疼痛综合征
作用	镇痛、抗癫痫发作
不良反应	头晕、思睡、口干
剂量	150 ～ 300 mg 口服，每日 2 次

扑米酮（Mysoline）（第 4、25 章）	
适应证	全面性强直-阵挛发作、特发性震颤
作用	抗惊厥
不良反应	共济失调、眩晕、恶心、厌食、呕吐、易激惹、镇静
注释	二线治疗；代谢为苯巴比妥
剂量	初始剂量 100 ～ 125 mg 口服，每日 1 次，逐渐增加到 250 mg，每日 3 ～ 4 次

溴丙胺太林（Pro-Banthine）（第 15 章）	
适应证	控制重症肌无力的分泌物
作用	抗毒蕈碱剂
不良反应	抗胆碱能：出汗减少、尿潴留、心动过速、视物模糊
注释	无
剂量	15 mg 口服，每日 4 次

丙泊酚（Diprivan）（第 4、9 章）	
适应证	难治性癫痫持续状态，控制颅内压，在机械通气的情况下镇静
作用	烷基苯酚镇静-催眠药
不良反应	呼吸暂停、呼吸抑制、低血压、丙泊酚输注综合征（代谢性酸中毒、低血压、肾衰竭）、血流感染
注释	应仅用于气管插管的患者；建议持续监测动脉血压；不推荐长期高剂量应用，特别是儿童，因为增加了丙泊酚输注综合征的危险
剂量	对于癫痫持续状态：1 ～ 3 mg/kg 负荷量，然后是 50 ～ 250 μg/（kg·min）；用于镇静：25 ～ 100 μg/（kg·min）

普萘洛尔（Inderal）（第 14、25 章）	
适应证	良性特发性震颤，偏头痛的预防

作用	非特异性 β-肾上腺素受体阻滞剂
不良反应	低血压、心动过缓、支气管痉挛，可能掩盖低血糖的症状，阳痿
注释	避免用于哮喘和糖尿病患者
剂量	对于震颤：40 ～ 240 mg/d 口服，每日 3 ～ 4 次；对于偏头痛：20 ～ 40 mg/d

硫酸鱼精蛋白 （第 5 章）

适应证	急性颅内出血患者肝素诱导凝血障碍的逆转
作用	1 ml 硫酸鱼精蛋白中和约 100 U 肝素
不良反应	低血压、过敏反应
注释	需要监测 PTT 以评估疗效是否充分
剂量	10 ～ 50 mg 缓慢静脉推注

车前草（Metamucil）（第 21 章）

适应证	便秘
作用	增加大便量
不良反应	腹泻、便秘、痛性痉挛、支气管痉挛、鼻炎、食管梗阻、肠梗阻
注释	肠梗阻和未确诊的腹痛患者禁用
剂量	1 ～ 2 茶勺，每日 3 次，随餐服用

溴吡斯的明（Mestinon）（第 15 章）

适应证	重症肌无力
作用	乙酰胆碱酯酶抑制剂
不良反应	唾液分泌增多、肺部产生分泌物、腹泻
注释	毒蕈碱不良反应可通过格隆溴铵或溴丙胺太林控制
剂量	初始剂量 30 mg 口服，每日 3 次，最大剂量 120 mg，每 3 ～ 6 h 一次

重组活化因子Ⅶ（NovoSeven）（第 5 章）

适应证	急性凝血障碍所致颅内出血、自发性颅内出血
作用	通过加速活化血小板表面的凝血酶生成，促进快速止血和血凝块形成
不良反应	心肌梗死、脑梗死、静脉血栓栓塞、弥散性血管内凝血
注释	对于急性颅内出血的应用尚在研究中，未被正式批准；费用昂贵，大约每微克（μg）1 美元

剂量	40 ～ 80 μg/kg 在 1 ～ 2 min 静脉推注；剂量为 1.2 mg、2.4 mg 或 4.8 mg 小瓶装
利鲁唑（Rilutek）（第 20 章）	
适应证	肌萎缩侧索硬化
作用	谷氨酸拮抗剂
不良反应	全身乏力、腹痛、恶心、头晕、口周麻木、肝功能异常
注释	可以延长生存期 60 ～ 90 天，延迟插管时间；肝功能异常患者禁用
剂量	50 mg 口服，每日 2 次
卡巴拉汀（Exelon）（第 27 章）	
适应证	阿尔茨海默病痴呆
作用	中枢神经胆碱酯酶抑制剂
不良反应	恶心、头晕
注释	在多奈哌齐后可以用作一线或二线治疗药物
剂量	1.5 mg 每日 2 次，随着逐渐耐受，4 周后逐渐增加到 6 mg 每日 2 次
利扎曲普坦（Maxalt）（第 14 章）	
适应证	偏头痛（顿挫治疗）
作用	选择性 5- 羟色胺激动剂
不良反应	乏力、疲劳、胸部或喉部压迫感、头晕、思睡
注释	比其他曲普坦类药物起效更快且更有效，但更可能引起不良反应；冠心病患者禁用
剂量	5 ～ 10 mg，2 h 后可重复使用，最大剂量 30 mg/d
罗匹尼罗（Requip）（第 25 章）	
适应证	帕金森病
作用	多巴胺受体激动剂
不良反应	晕厥、幻觉、运动障碍、恶心、头晕、思睡、头痛
注释	可单独应用或与左旋多巴联合应用
剂量	0.25 mg，每日 3 次
司来吉兰（Eldepryl）（第 25 章）	
适应证	帕金森病
作用	B 型单胺氧化酶抑制剂，抗氧化剂
不良反应	恶心、头晕、意识错乱、幻觉
注释	可减慢疾病的进展
剂量	逐渐增加到 5 mg 口服，每日 2 次

番泻叶（Senokot）（第 21 章）	
适应证	便秘
作用	增加蠕动
不良反应	恶心、胃肠胀气、痛性痉挛、腹泻、尿色浅、结肠黑色素沉着病；罕见：泻药性结肠炎、泻药滥用
注释	肠梗阻和未确诊的腹痛禁用
剂量	6.6 mg 番泻苷，晚上服用 2 ～ 4 片
西地那非（Viagra）（第 21 章）	
适应证	多发性硬化和脊髓损伤导致的勃起功能障碍
作用	抑制 5 型磷酸二酯酶，增强一氧化氮活化的 cGMP 增加效应，导致阴茎充血勃起
不良反应	头痛、面色潮红、消化不良、鼻充血、头晕、皮疹、阴茎异常勃起；罕见：心肌梗死、卒中、猝死、心律失常、低血压、出血、超敏反应、呼吸困难
注释	冠心病患者避免使用
剂量	25 ～ 100 mg，在性交前 0.5 ～ 4 h 使用
舒马普坦（Imitrex）（第 14 章）	
适应证	偏头痛（顿挫治疗）
作用	选择性 5- 羟色胺激动剂
不良反应	冠状动脉痉挛，麻刺感，面色潮红，下颌、颈部、胸部紧缩感，头晕、注射部位反应
注释	冠心病患者禁用
剂量	6 mg 皮下注射，可 1 h 后重复，最大剂量 12 mg/d，每月 6 次；25 mg 口服，可在 2 h 后重复使用达 100 mg
他克林（Cognex）（第 18 章）	
适应证	阿尔茨海默病
作用	可逆的胆碱能酶抑制剂
不良反应	恶心、呕吐、腹泻、腹痛、疲劳、兴奋、意识错乱
注释	可以改善一些患者的认知评分
剂量	初始剂量 10 mg 口服，每日 3 次，逐渐增加到 30 mg，每日 3 次
他达拉非（Cialis）（第 21 章）	
适应证	多发性硬化和脊髓损伤导致的勃起功能障碍

作用	抑制 5 型磷酸二酯酶，增强一氧化氮活化的 cGMP 增加效应，导致阴茎充血勃起
不良反应	头痛、消化不良、后背痛、肌痛、鼻充血、面色潮红、肢痛、阴茎异常勃起；罕见：心绞痛、心肌梗死、卒中、低血压、高血压、晕厥
注释	冠心病患者避免使用，疗效可以持续达 36 h，肝功能异常患者应用小剂量
剂量	5 ~ 20 mg，在性交前使用

替莫唑胺（Temodar）（第 22 章）

适应证	新诊断的多形性胶质母细胞瘤、难治性间变性星形细胞瘤
作用	细胞毒素烷化剂，破坏迅速繁殖的细胞中 DNA
不良反应	白细胞减少、血小板减少、脱发、恶心或呕吐、食欲减退、头痛、无力； 女性和老年人出现并发症的危险较高； 在发作期间，复方新诺明必须每周 3 次口服，以预防卡氏肺孢子菌病，每周监测血常规； 如果中性粒细胞绝对计数 < 1500/µl 或血小板 < 100 000/µl，应该停止治疗
剂量	每天 75 mg/m² 口服，同时给予放疗 42 天；随后维持治疗，每天 150 ~ 200 mg/m² 口服 5 天，每 28 天为一周期，持续 6 个周期

维生素 B₁（第 4、8 章）

适应证	昏迷、维生素 B₁ 缺乏性神经病
作用	氧化代谢中的辅酶因子（焦磷酸硫胺素）
不良反应	无
注释	昏迷患者给予葡萄糖以预防 Wernicke 脑病
剂量	昏迷：100 mg 静推；100 mg 口服或肌注 3 天

噻加宾（Gabitril）（第 26 章）

适应证	成人部分性癫痫发作的辅助治疗
作用	抗癫痫药，γ - 氨基丁酸再摄取抑制剂
不良反应	镇静、认识功能障碍、头晕、恶心、呕吐、震颤、焦虑
注释	与蛋白结合率高
剂量	每天 4 ~ 56 mg，每日 2 ~ 4 次

噻氯匹定（Ticlid）（第24章）	
适应证	卒中二级预防
作用	血小板聚集抑制剂
不良反应	中性粒细胞减少症、腹泻、皮疹、恶心、呕吐、血栓性血小板减少性紫癜
注释	在治疗的最初3个月，每2周检测一次血常规
剂量	250 mg，每日2次
组织型纤溶酶原激活剂（t-PA）（第6、24章）	
适应证	超急性期缺血性脑卒中
作用	溶栓剂
不良反应	颅内出血
注释	必须在脑梗死发病3 h内给药；使患者3个月完全恢复的概率增加33%或将致残率降到最低；应排除急性出血患者、难以控制的高血压（>180/105 mmHg）患者或进行抗凝治疗的患者
剂量	0.9 mg/kg静点（10%静推，然后剩余90%持续静点1 h以上），最大剂量90 mg
托卡朋（Tasmar）（第25章）	
适应证	帕金森病
作用	COMT抑制剂
不良反应	暴发性肝衰竭（可能致死）、运动障碍、恶心、睡眠障碍、食欲减退、思睡
注释	应用于对其他辅助治疗无反应、左旋多巴治疗症状波动的患者；3周以后没有实质效果则停药
剂量	100~200 mg，每日3次
托吡酯（Topamax）（第21、26章）	
适应证	部分性或原发性全面性癫痫发作的叠加治疗，神经性疼痛
作用	抗癫痫药，弱的碳酸酐酶抑制剂
不良反应	镇静、认知功能障碍、食欲减退、头晕、感觉异常、共济失调、肾结石、代谢性酸中毒、视觉障碍、体重增加、兴奋；罕见：闭角型青光眼、骨髓抑制、皮疹
注释	可能对所有癫痫发作类型均有效；大部分经肾排出；监测血常规

剂量	初始剂量 25 ～ 50 mg/d；维持剂量 100 ～ 600 mg/d，分 2 次服用；儿童 1 ～ 10 mg/（kg·d）；也可以小剂量使用

曲马多（Ultram）（第 21 章）

适应证	镇痛
作用	具体机制不详，但可能是其母体化合物和 M1 代谢产物与阿片 μ 受体相结合；其母体化合物也可以抑制去甲肾上腺素和 5- 羟色胺的再摄取
不良反应	头晕、恶心、便秘、头痛、思睡、精神障碍、尿潴留、戒断症状；罕见：癫痫发作、呼吸抑制、血管性水肿、皮疹、5- 羟色胺综合征、直立性低血压、幻觉
注释	对于神经性疼痛有效；与选择性 5- 羟色胺再摄取抑制剂（SSRI）和其他抗抑郁药合用，可引起 5- 羟色胺综合征
剂量	50 ～ 100 mg，每日 3 次

盐酸苯海索（Artane）（第 25 章）

适应证	帕金森病，特发性扭转性肌张力障碍
作用	抗胆碱能药
不良反应	视物模糊、口干、尿潴留
注释	治疗帕金森病震颤可能有效；肉毒杆菌毒素已经大量替代了抗胆碱能药治疗局部肌张力障碍
剂量	1 ～ 15 mg/d 口服，每日 3 ～ 4 次

丙戊酸 [Depakote，Depakene（糖浆），Depacon（静脉注射）]（第 4 章）

适应证	部分或全面性癫痫发作、预防偏头痛
作用	抗癫痫药
不良反应	恶心、体重增加、脱发、震颤、肝炎、粒细胞缺乏症、血小板减少症、Stevens-Johnson 综合征
注释	治疗有效浓度范围是 50 ～ 100 μg/ml；可增加卡马西平、苯妥英钠和拉莫三嗪的浓度
剂量	250 ～ 2000 mg 口服，每日 4 次；5 ～ 15 mg/kg 静点，每 6 h 一次；对于癫痫持续状态的负荷量是 30 ～ 60 mg/kg 静脉注射

伐地那非（Levitra）（第 21 章）

适应证	多发性硬化和脊髓损伤导致的勃起功能障碍

作用	抑制 5 型磷酸二酯酶，增强一氧化氮活化的 cGMP 增加效应，导致阴茎充血勃起
不良反应	头痛、面色潮红、鼻炎、消化不良、头晕、恶心、关节痛、CPK 升高、阴茎异常勃起；罕见：过敏反应、心绞痛、心肌梗死、心律失常、低血压、高血压
注释	冠心病患者避免使用，肝功能异常患者应使用低剂量
剂量	5～20 mg，在性交前 1 h 使用

华法林（Coumadin）（第 6、24 章）

适应证	心房颤动或其他易诱发心源性栓塞疾病患者的卒中预防
作用	抑制维生素 K 依赖性凝血因子
不良反应	出血、皮疹
注释	用于心源性栓塞性卒中和抗血小板治疗失败的大血管动脉粥样硬化患者的卒中二级预防；用于心房颤动患者的卒中一级预防；要求密切监测凝血酶原时间［PT 或国际标准化比值（INR）］
剂量	开始 4 mg/d 口服，根据 PT/INR 目标值调整剂量

佐米曲普坦（Zomig）（第 14 章）

适应证	偏头痛（顿挫治疗）
作用	选择性 5- 羟色胺激动剂
不良反应	感觉异常、恶心、颈或胸部紧缩感、口干、思睡
注释	对应用舒马普坦后早期复发患者的头痛可能有效；冠心病患者禁用
剂量	2.5 mg，2 h 后可重复使用，最大剂量 10 mg/d

唑吡坦（Ambien）（第 18 章）

适应证	失眠
作用	镇静
不良反应	老年患者可以出现意识错乱
注释	苯二氮䓬类药物和酒精戒断后禁用
剂量	5～10 mg 晚上服用

唑尼沙胺（Zonegran）（第 21、26 章）

适应证	成人部分性癫痫发作的叠加治疗、神经性疼痛
作用	抗癫痫药，弱的碳酸酐酶抑制剂

不良反应	镇静、头晕、厌食、易激惹、皮疹、肾结石、精神障碍、撤药后癫痫发作；罕见：皮疹、骨髓抑制、胰腺炎
注释	磺胺类药物；大部分经肾排泄；对失神发作和其他全面性癫痫发作可能有效；监测血常规
剂量	100 ～ 600 mg/d，每日 2 次

APTT，活化部分凝血活酶时间；cGMP，环磷酸鸟苷；CIDP，慢性炎性脱髓鞘性多发性神经病；CNS，中枢神经系统；COMT，儿茶酚 -O- 甲基转移酶；CPK，肌酸磷酸激酶；FDA，美国食品和药品管理局；GBS，吉兰 - 巴雷综合征；INR，国际标准化比值；NMDA，N- 甲基 -D- 天冬氨酸；PT，凝血酶原时间；PTT，部分凝血活酶时间；SSRI，选择性 5- 羟色胺再摄取抑制剂

常用缩略语

ABG	动脉血气分析（arterial blood gas）
ACA	大脑前动脉（anterior cerebral artery）
ACE	血管紧张素转化酶（angiotensin-converting enzyme）
ACTH	促肾上腺皮质激素（adrenocorticotropic hormone）
AFB	抗酸杆菌（检测）（acid-fast bacillus）
AIDS	获得性免疫缺陷综合征（acquired immunodeficiency syndrome）
AION	前部缺血性视神经病（anterior ischemic optic neuropathy）
ALS	肌萎缩侧索硬化（amyotrophic lateral sclerosis）
AMN	肾上腺髓质神经病（adrenomyeloneuropathy）
ANA	抗核抗体（antinuclear antibody）
ANCA	抗中性粒细胞胞质抗体（antineutrophil cytoplasmic antibody）
APD	传入性瞳孔障碍（afferent pupillary defect）
APTT	活化部分凝血活酶时间（activated partial thromboplastin time）
AV	动静脉（arteriovenous）
AVM	动静脉畸形（arteriovenous malformation）
BAER	脑干听觉诱发反应（brain stem auditory evoked response）
BID	每日 2 次（two times a day）
BP	血压（blood pressure）
BUN	血尿素氮（blood urea nitrogen）
CAA	脑淀粉样血管病（cerebral amyloid angiopathy）
CBC	全血细胞计数（complete blood cell count）
CBF	脑血流量（cerebral blood flow）
CHF	充血性心力衰竭（congestive heart failure）
CIDP	慢性炎性脱髓鞘性多发性神经病（chronic inflammatory demyelinating polyneuropathy）
CK	肌酸激酶（creatine kinase）
CMAP	复合肌肉动作电位（compound muscle action potential）
CMV	巨细胞病毒（cytomegalovirus）
CN	脑神经（cranial nerve）

556

CNS	中枢神经系统（central nervous system）
CPAP	持续正压气道通气（continuous positive airway pressure）
CPK	肌酸磷酸激酶（creatine phosphokinase）
CPP	脑灌注压（cerebral perfusion pressure）
CPR	心肺复苏术（cardiopulmonary resuscitation）
CRAO	视网膜中央动脉闭塞（central retinal artery occlusion）
CSF	脑脊液（cerebrospinal fluid）
CT	计算机断层成像（computed tomography）
D50W	50% 葡萄糖溶液（50% dextrose in water）
D5W	5% 葡萄糖溶液（5% dextrose in water）
D5WNS	5% 葡萄糖生理盐水溶液（5% dextrose in normal saline）
DDAVP	醋酸去氨加压素（desmopressin acetate）
DIC	弥散性血管内凝血（disseminated intravascular coagulation）
DVT	深静脉血栓形成（deep vein thrombosis）
DWI	弥散加权成像（diffusion-weighted imaging）
EBV	EB 病毒（Epstein-Barr virus）
ECG	心电图（electrocardiogram）
EEG	脑电图（electroencephalography）
EMG	肌电图（electromyography）
EP	电生理学（electrophysiologic）
ER	急诊室（emergency room）
ESR	红细胞沉降率（erythrocyte sedimentation rate）
EtOH	乙醇（ethanol）
FDA	美国食品和药品管理局（Food and Drug Administration）
FFP	新鲜冷冻血浆（fresh frozen plasma）
FNF	指-鼻-指（试验）（finger-nose-finger）
GBM	多形性胶质母细胞瘤（glioblastoma multiforme）
GBS	吉兰-巴雷综合征（Guillain-Barré syndrome）
GCS	格拉斯哥昏迷量表（Glasgow coma scale）
GI	胃肠道（gastrointestinal）
GU	泌尿生殖道（genitourinary）
hCG	人绒毛膜促性腺激素（human chorionic gonadotropin）
HEENT	头眼耳鼻喉（head, eyes, ears, nose, throat）
HIV	人类免疫缺陷病毒（human immunodeficiency virus）
HKS	跟-膝-胫（试验）（heel-knee-shin）
HR	心率（heart rate）
HSE	单纯疱疹病毒性脑炎（herpes simplex encephalitis）

HSV-1	单纯疱疹病毒 1 型（herpes simplex virus 1）
HTLV-1	人嗜 T 淋巴细胞病毒 1 型（human T-cell lymphotropic virus type 1）
Hz	赫兹（Hertz）
ICA	颈内动脉（internal carotid artery）
ICH	脑出血（intracerebral hemorrhage）
ICP	颅内压（intracranial pressure）
ICU	重症监护病房（intensive care unit）
IgG	免疫球蛋白 G（immunoglobulin G）
IM	肌内注射（intramuscular）
IMV	间歇性强制性通气（intermittent mandatory ventilation）
INO	核间性眼肌麻痹（internuclear ophthalmoplegia）
INR	国际标准化比值（international normalized ratio）
ION	缺血性视神经病（ischemic optic neuropathy）
IV	静脉注射（intravenous）
IVIG	静脉注射免疫球蛋白（intravenous immunoglobulin）
IVP	静脉推注（intravenous push）
KVO	维持静脉通道开放（keep the vein open）
LCM	淋巴细胞性脉络丛脑膜炎（lymphocytic choriomeningitis）
LFT	肝功能检查（liver function test）
LP	腰椎穿刺（lumbar puncture）
MABP	平均动脉压（mean arterial blood pressure）
MAO	单胺氧化酶（monoamine oxidase）
MCA	大脑中动脉（middle cerebral artery）
MELAS	线粒体脑肌病伴乳酸酸中毒和卒中样发作（mitochondrial encephalomyopathy, lactic acidosis, and stroke）
MI	心肌梗死（myocardial infarction）
MLD	异染性脑白质营养不良（metachromatic leukodystrophy）
MLF	内侧纵束（median longitudinal fasciculus）
MMN	多灶性运动神经病（multifocal motor neuropathy）
MMSE	简易精神状态检查量表（Mini-Mental State Examination）
MRI	磁共振成像（magnetic resonance imaging）
MS	多发性硬化（multiple sclerosis）
MSA	多系统萎缩（multiple-system atrophy）
NCS	神经传导检查（nerve conduction study）
NCV	神经传导速度（nerve conduction velocity）
NPO	禁食［nil per os (nothing by mouth)］

NS	生理盐水（normal saline）
NSAID	非甾体抗炎药（nonsteroidal antiinflammatory drug）
NSE	神经元特异性烯醇化酶（neuron-specific enolase）
OCB	寡克隆区带（oligoclonal band）
OKN	视动性眼球震颤（opticokinetic nystagmus）
ON	视神经炎（optic neuritis）
PCA	大脑后动脉（posterior cerebral artery）
PCNSL	原发性中枢神经系统淋巴瘤（primary central nervous system lymphoma）
PCO$_2$	二氧化碳分压（partial pressure of carbon dioxide）
PCR	聚合酶链反应（polymerase chain reaction）
PE	肺栓塞（pulmonary embolism）
PEEP	呼气末正压通气（positive end-expiratory pressure）
PET	正电子发射断层显像（positron emission tomography）
PLED	周期性单侧癫痫样放电（periodic lateralizing epileptiform discharge）
PML	进行性多灶性白质脑病（progressive multifocal leukoencephalopathy）
PNET	原始神经外胚层肿瘤（primitive neuroectodermal tumor）
PO	口服［per os (by mouth)］
PO$_2$	氧分压（partial pressure of oxygen）
PPD	纯化蛋白衍生物（purified protein derivative）
PPRF	脑桥旁正中网状结构（paramedian pontine reticular formation）
PRN	需要时（as needed）
PT	凝血酶原时间（prothrombin time）
PTT	部分凝血活酶时间（partial thromboplastin time）
PVS	持续性植物生存状态（persistent vegetative state）
QD	每日 1 次（every day）
qhs	每日临睡前（every day at nighttime）
QID	每日 4 次（four times a day）
RA	类风湿关节炎（rheumatoid arthritis）
RAM	快速轮替运动（rapid alternating movement）
RBC	红细胞（red blood cell）
RF	类风湿因子（rheumatoid factor）
RPR	快速血浆反应素（试验）（rapid plasmin reagin）
SAH	蛛网膜下腔出血（subarachnoid hemorrhage）
SBP	收缩压（systolic blood pressure）
SC	皮下注射（subcutaneous）

SFEMG	单纤维肌电图（single-fiber electromyogram）
SIADH	抗利尿激素分泌失调综合征（syndrome of inappropriate antidiuretic hormone）
SIMV	同步间歇指令通气（synchronized intermittent mandatory ventilation）
SL	舌下含服（sublingual）
SLE	系统性红斑狼疮（systemic lupus erythematosus）
SMA	脊髓性肌萎缩（spinal muscular atrophy）
SMP	持续性交感神经痛（sympathetically maintained pain）
SPECT	单光子发射计算机断层显像（single-photon emission computed tomography）
SPEP	血清蛋白电泳（serum protein electrophoresis）
SSEP	躯体感觉诱发电位（somatosensory evoked potential）
SSPE	亚急性硬化性全脑炎（subacute sclerosing panencephalitis）
TCA	三环类抗抑郁药（tricyclic antidepressant）
TCD	经颅多普勒超声（transcranial Doppler）
TENS	经皮神经电刺激（transcutaneous electric nerve stimulation）
TFT	甲状腺功能测试（thyroid function test）
TGA	短暂性全面性遗忘症（transient global amnesia）
TIA	短暂性脑缺血发作（transient ischemic attack）
TID	每日 3 次（three times a day）
TMB	一过性单眼盲（transient monocular blindness）
tPA	组织型纤溶酶原激活剂（tissue plasminogen activator）
VDRL	性病研究实验室（Venereal Disease Research Laboratory）
VEP	视觉诱发电位（visual evoked potential）
VER	视觉诱发反应（visual evoked response）
WBC	白细胞（white blood cell）